U0873028

护士执业资格考试历年真题与解析

（第四版）

主　编　夏桂新

编　委　（以姓氏笔画为序）

李桂兰　杨　芬　杨晓燕

夏春召　夏艳丽　梁雪萍

中国健康传媒集团

中国医药科技出版社

内容提要

本书由多年从事护士执业资格考试考前培训的专家老师精心编写而成。书中甄选十余年经典真题，利于考生提前感知命题方式和试题难度。对这些真题分章节加以关联和总结，解析中配以表格和精美图片，并附有独特的解题技巧和方法，同时双色标记重点，有助于考生练记结合，举一反三，触类旁通，高效复习。本书是参加护士执业资格考试考生的决胜题库。

图书在版编目（CIP）数据

护士执业资格考试历年真题与解析/夏桂新主编．—4版．—北京：中国医药科技出版社，2022.9

ISBN 978－7－5214－3367－8

Ⅰ．①护…　Ⅱ．①夏…　Ⅲ．①护士－资格考试－题解　Ⅳ．①R192.6－44

中国版本图书馆CIP数据核字（2022）第158418号

美术编辑　陈君杞
责任编辑　李红日
版式设计　友全图文

出版　**中国健康传媒集团**｜中国医药科技出版社
地址　北京市海淀区文慧园北路甲22号
邮编　100082
电话　发行：010－62227427　邮购：010－62236938
网址　www.cmstp.com
规格　787×1092mm 1/16
印张　23 3/4
字数　559千字
初版　2019年9月第1版
版次　2022年9月第4版
印次　2022年9月第1次印刷
印刷　三河市万龙印装有限公司
经销　全国各地新华书店
书号　ISBN 978－7－5214－3367－8
定价　59.00元

前　言

《护士执业资格考试精讲》《护士执业资格考试历年真题与解析》《护士执业资格考试全真模拟试卷与解析》由多年从事护士执业资格考试考前培训的专家老师精心编写而成。编者积累了丰富的培训经验，深谙考试命题规律，深受广大考生欢迎。为了帮助更多护考学生通过考试，编者在编写过程中，结合多年来考前辅导经验和心得体会，参考多种国内、外护理学与临床医学教材，并与多所医学院校老师进行了深入沟通和潜心研究。三书搭配使用特别适合参加护士执业资格考试的各种基础程度、各类备考阶段考生使用。具体特点如下：

1.《护士执业资格考试精讲》　适合系统复习阶段的考生备考应用，也适用于护理类专业院校作为临床桥接的培训教材使用。紧扣新版考试大纲和考试指导要求，研析近年命题脉络，以“考情分析＋知识梳理＋记忆要点提示＋备考总结”的体例结构，精心编写，思路清晰，图表为主，文字凝练，条理分明，双色印制，包含了考试的全部考点且重点突出。有助于考生将孤立的知识点系统地串联起来，强化记忆，护航考生高效通关护士执业资格考试。

2.《护士执业资格考试历年真题与解析》　（1）所选题目均为2010～2022年经典真题，剔除了不合时宜和重复考点的题目，并经过认真审核完善，题目完整，利于考生提前感知命题方式和试题难度。（2）将真题分章节加以关联和总结，每题答案均经反复查阅资料核实，并附有详细解析。对部分较复杂的题目，解析中配以表格和精美图片，重点“题眼”内容双色标记，更方便理解和记忆。（3）题目后附有独特的解题技巧和方法，帮助考生举一反三，触类旁通，顺利通过考试。

3.《护士执业资格考试全真模拟试卷与解析》　（1）书中共含五套试卷，每套试卷均分专业实务和实践能力两单元，每单元各120题，总计1200题。（2）试题类型与数量与实际考试完全一样，所有试题均经精心筛选，含金量很高，考点覆盖全面。（3）对一些较复杂的题目，还配有解析，是考生考前实战演练不可多得的经典试卷。

为使考前复习更加高效、便捷，随书附赠备考导学、基础精讲、冲刺专题与习题解析串讲视频课程，以及“医科护考”线上刷题库。详情请见图书封面，考生可扫码后免费获取丰富增值服务内容。

如您在使用本丛书过程中发现不足之处，欢迎随时指出。如有护考相关问题，可以通过微信号 xiaxin182 咨询，也可通过邮箱联系我们，邮箱：xiaguixin123@163.com。

在此，预祝各位考生从容顺利入职！平步青云晋升！

目　录

历年考题回顾

第一章　基础护理知识与技能 …… 1
第二章　循环系统疾病病人的护理 …… 38
第三章　消化系统疾病病人的护理 …… 59
第四章　呼吸系统疾病病人的护理 …… 79
第五章　传染病病人的护理 …… 96
第六章　皮肤及皮下组织疾病病人的护理 …… 103
第七章　妊娠、分娩和产褥期疾病病人的护理 …… 105
第八章　新生儿和新生儿疾病的护理 …… 116
第九章　泌尿生殖系统疾病病人的护理 …… 121
第十章　精神障碍病人的护理 …… 128
第十一章　损伤、中毒病人的护理 …… 133
第十二章　肌肉骨骼系统和结缔组织疾病病人的护理 …… 143
第十三章　肿瘤病人的护理 …… 147
第十四章　血液、造血器官及免疫疾病病人的护理 …… 158
第十五章　内分泌、营养及代谢疾病病人的护理 …… 161
第十六章　神经系统疾病病人的护理 …… 167
第十七章　生命发展保健 …… 173
第十八章　中医基础知识 …… 180
第十九章　法规与护理管理 …… 182
第二十章　护理伦理 …… 190
第二十一章　人际沟通 …… 193

答案与解析

第一章　基础护理知识与技能 …… 200
第二章　循环系统疾病病人的护理 …… 236
第三章　消化系统疾病病人的护理 …… 255

第四章　呼吸系统疾病病人的护理……273
第五章　传染病病人的护理……288
第六章　皮肤及皮下组织疾病病人的护理……293
第七章　妊娠、分娩和产褥期疾病病人的护理……294
第八章　新生儿和新生儿疾病的护理……302
第九章　泌尿生殖系统疾病病人的护理……306
第十章　精神障碍病人的护理……312
第十一章　损伤、中毒病人的护理……317
第十二章　肌肉骨骼系统和结缔组织疾病病人的护理……326
第十三章　肿瘤病人的护理……329
第十四章　血液、造血器官及免疫疾病病人的护理……338
第十五章　内分泌、营养及代谢疾病病人的护理……339
第十六章　神经系统疾病病人的护理……344
第十七章　生命发展保健……349
第十八章　中医基础知识……357
第十九章　法规与护理管理……359
第二十章　护理伦理……365
第二十一章　人际沟通……367

历年考题回顾

第一章　基础护理知识与技能

1. 护理记录的 PIO 格式中的“O”是指（2022）
   A. 护理评估　B. 护理问题
   C. 护理措施　D. 护理后效果
   E. 护理评价
2. 穿防护服属于几级防护（2022）
   A. 一般防护　B. 一级防护
   C. 二级防护　D. 三级防护
   E. 标准防护
3. 患者，男，75 岁，有高血压和冠心病病史，体质虚弱，行直肠镜检查时优先采用的体位是（2022）
   A. 仰卧位　B. 截石位
   C. 膝胸卧位　D. 蹲位
   E. 侧卧位
4. 直肠镜检查时应采取的卧位是（2022）
   A. 主动卧位　B. 被迫卧位
   C. 被动卧位　D. 习惯卧位
   E. 特异卧位
5. 下列关于手的清洁与消毒描述错误的是（2022）
   A. 七步洗手法每步持续时间不少于 15 秒
   B. 左右手臂刷洗时间约 3 分钟
   C. 刷手范围应超过被污染的范围
   D. 流动水冲洗，肘部低于腕部，避免打湿工作服
   E. 无菌刷手时，先刷指尖、然后手、腕、前臂、肘部到上臂下 1/3 段
6. 库斯莫呼吸见于何种病人（2022）
   A. 尿毒症病人
   B. 喉头水肿病人
   C. 深昏迷病人
   D. 呼吸中枢衰竭病人
   E. 发热病人
7. 患者，女，56 岁，近日来出现咳嗽、打喷嚏时不自主排尿现象，这种现象称为（2022）
   A. 压力性尿失禁　B. 反射性尿失禁
   C. 急迫性尿失禁　D. 功能性尿失禁
   E. 部分尿失禁
8. 为中暑患者行大量不保留灌肠时选用的是（2022）
   A. 28℃的肥皂水
   B. 4℃的 0.9% 氯化钠溶液
   C. 4℃的 0.9% 稀醋酸
   D. 4℃的 0.9% 乳果糖
   E. 4℃的 50% 硫酸镁
9. 患者，男，50 岁，在建筑工地干活时被一铁钉扎伤，医嘱为破伤风肌内注射，下列关于破伤风皮试的叙述正确的是（2022）
   A. 当皮丘直径大于 1.5cm 时，红晕超过 4cm 可以判断为结果阳性
   B. 试验为阴性时，可做破伤风脱敏试验
   C. 破伤风皮试液的浓度是 1500IU/ml
   D. 试验结果为阳性，应将余液 0.9ml 与皮试剩余剂量做肌内注射
   E. 当皮丘周围有伪足、痒感时可以判断为阴性
10. 在批号没有改变的情况下，使用 TAT 时免做试验的间隔时间不超过（2022）
    A. 3 天　B. 5 天
    C. 7 天　D. 10 天
    E. 12 天
11. 患者，男，40 岁，因足部外伤 30 分钟就诊。清创缝合后遵医嘱 TAT 肌内注射，注射前需做 TAT 过敏试验。其进针角度为（2022）
    A. 5°　B. 10°～20°

C. 30°~40°　　D. 90°

E. 50°~70°

12. 患者，男，35岁。因食管胃底静脉破裂大出血急需输血治疗，遵医嘱给患者输库存血600ml，输血10分钟后患者感到头部胀痛，四肢麻木，并出现恶心、呕吐，腰背部剧痛。为促进血红蛋白在尿中的溶解度，宜选用的药物是（2022）

A. 枸橼酸钠　　B. 氯化钠

C. 碳酸氢钠　　D. 乳酸钠

E. 葡萄糖酸钙

13. 不属于抢救物品管理的“五定”内容是（2022）

A. 定数量、品种　　B. 定点安置

C. 定期更换　　D. 定期检查维修

E. 定人保管

14. 口服催吐法洗胃液的量为每次（2022）

A. 100~200ml/次　　B. 200~300ml/次

C. 200~400ml/次　　D. 300~500ml/次

E. 500~800ml/次

15. 下列情况易发生低渗性脱水的是（2022）

A. 急性腹膜炎

B. 急性肠梗阻

C. 长期胃肠减压

D. 大面积烧伤早期

E. 大量呕吐

16. 成人正常血钾浓度是（2022）

A. 0.5~1.0mmol/L

B. 1.0~1.5mmol/L

C. 2.5~3.0mmol/L

D. 3.5~5.5mmol/L

E. 6.5~7.0mmol/L

17. 患儿，男，1岁，因腹泻引起脱水需静脉补液，250ml葡萄糖溶液中加10%氯化钾溶液，最多不得超过的量是（2022）

A. 6ml　　B. 6.5ml

C. 7ml　　D. 7.5ml

E. 8ml

18. 尸斑开始出现的时间是死亡后（2022）

A. 2~4小时　　B. 4~6小时

C. 7~8小时　　D. 6~12小时

E. 24小时以上

19. 护士在体温单上绘制肛温的符号为（2022）

A. ⊙（蓝色）　　B. ○（蓝色）

C. ●（红色）　　D. X（蓝色）

E. ●（蓝色）

20. 物理降温后的体温，绘制符号及连线是（2022）

A. 红点，红虚线　　B. 蓝点，蓝虚线

C. 红圈，红虚线　　D. 蓝圈，蓝虚线

E. 红圈，蓝虚线

21. 不属于护理理论四个基本概念的是（2022）

A. 人　　B. 健康

C. 保健　　D. 环境

E. 护理

22. 南丁格尔于哪年创建了世界第一所正式护士学校（2022）

A. 1830年　　B. 1840年

C. 1850年　　D. 1860年

E. 1870年

23. 患者，男，30岁。在输液的过程中出现了呼吸困难，心前区听诊闻及水泡音，此时作为当班护士，应立即停止输液，并协助患者采取的体位是（2021）

A. 头低足高左侧卧位

B. 端坐卧位

C. 半坐卧位

D. 头低足高右侧卧位

E. 头高足底左侧卧位

24. 下列药物中适合饭前服用的是（2021）

A. 维生素　　B. 青霉素

C. 甲硝唑　　D. 枸橼酸铋钾

E. 伊曲康唑

25. 患者出现了喉头水肿，最有可能并发了哪种呼吸困难（2021）

A. 吸气性呼吸困难

B. 呼气性呼吸困难
C. 混合性呼吸困难
D. 潮式呼吸
E. 比奥呼吸

26. 患者中毒后来医院就诊，中毒性质不明，应该选用什么溶液洗胃（2021）
A. 0.9%生理盐水
B. 5%碳酸氢钠
C. 蛋清
D. 2%～4%碳酸氢钠
E. 高锰酸钾

27. 患者生命体征检查体温呈38.3℃，属于（2021）
A. 濒死温度　　B. 低热
C. 中等热度　　D. 高热
E. 超高热

28. 患者，男，51岁。食管癌，进食困难3个月。患者乏力、极度口渴、尿少色深。体温、血压正常，唇干舌燥，皮肤弹性差。考虑患者的脱水类型是（2021）
A. 轻度低渗性脱水
B. 中度高渗性脱水
C. 重度高渗性脱水
D. 轻度等渗性脱水
E. 中度等渗性脱水

29. 甲肝患者和伤寒患者住在同一间病房，符合隔离要求的是（2021）
A. 互换杂志　　B. 共用餐具
C. 床间隔50cm　　D. 相互交谈
E. 共用床尾椅

30. 患儿，男，12岁，淋浴后体温高达40℃，急诊入院给予乙醇拭浴降温，30分钟后复测体温，当体温降至何值以下时，应取下冰袋（2021）
A. 39.5℃　　B. 39℃
C. 38.5℃　　D. 38℃
E. 37.5℃

31. 交班报告在右下角用红笔特殊标注的是（2021）
A. 死亡　　B. 转入
C. 转出　　D. 出院
E. 异常

32. 护士治疗一个艾滋病患者，无菌手套不小心划破，但是手没有伤口，手面上有病人唾液，下列说法不正确的是（2021）
A. 清水清洁　　B. 更换无菌手套
C. 消毒液消毒　　D. 进行血清学检查
E. 加戴一层手套

33. 患者，男，50岁。诊断：胰腺炎，经过6天胃肠外营养支持，肠道逐渐恢复，现遵医嘱给鼻饲管维持营养，插管后护士如图所示的操作目的是（2021）

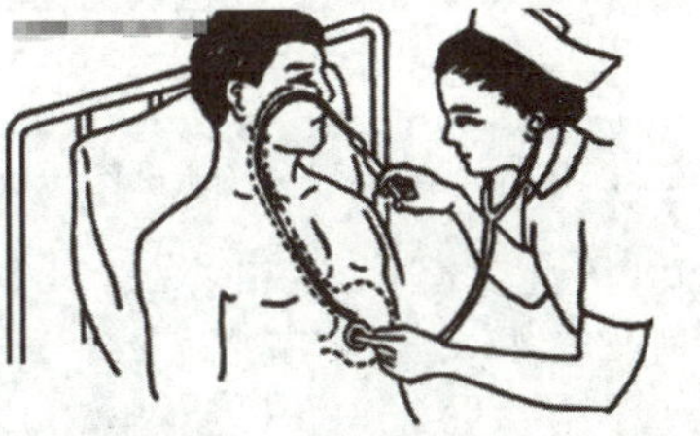

A. 防止胃管脱出
B. 缓解插管引起的不舒适
C. 防止胃内容物反流
D. 验证胃管是否在胃内
E. 判断胃管是否通畅

34. 下图雾化操作流程中，护士的步骤出现错误的是（2019）

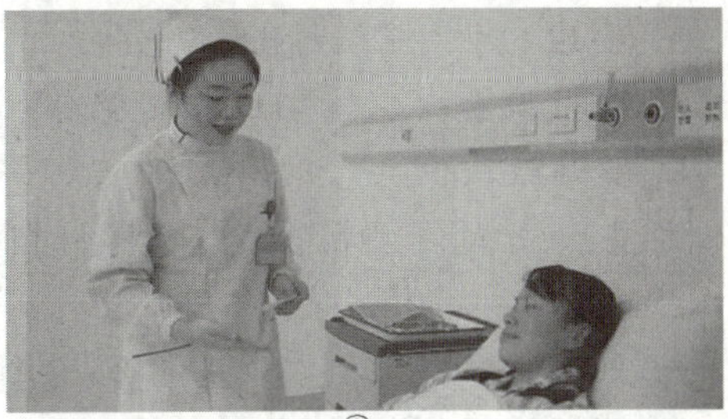

①

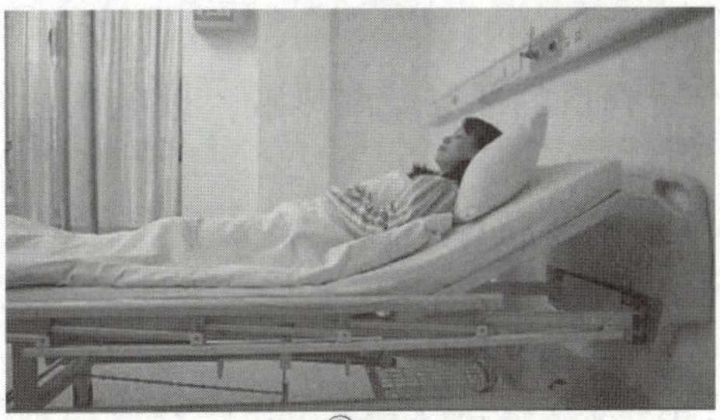

②

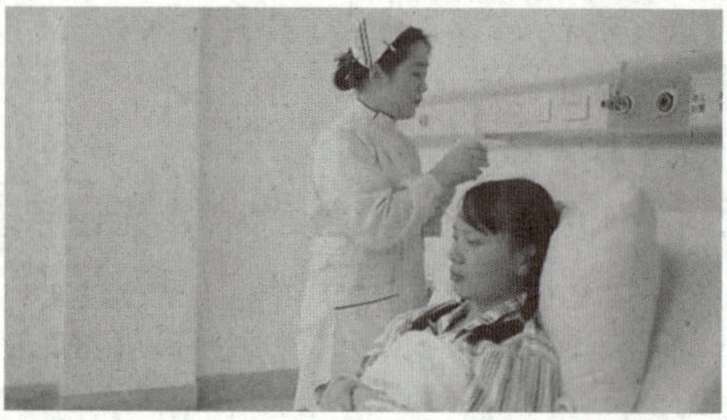

③

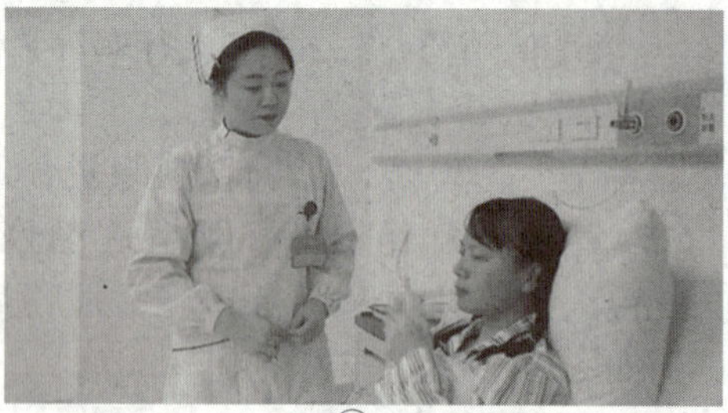

④

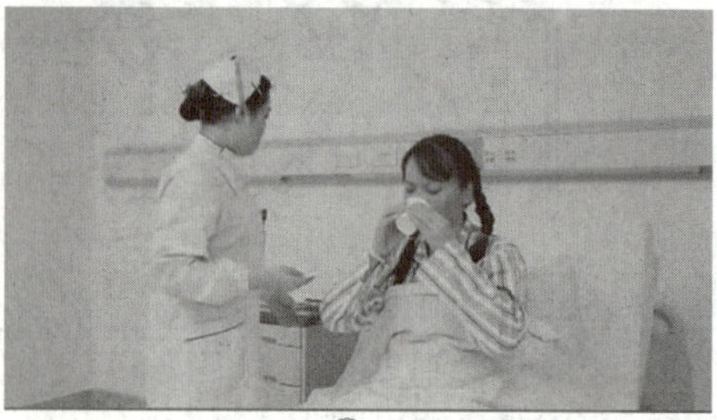

⑤

A. ① B. ②
C. ③ D. ④
E. ⑤

35. 以下选项中与帕金森病无关的是（2019）
A. 安坦 B. 多巴胺
C. 肾上腺素 D. 东莨菪碱
E. 黑质纹状体

36. 为发热病人行酒精擦浴，擦浴时间为（2019）
A. 10 分钟 B. 15～20 分钟
C. 20～30 分钟 D. 30～40 分钟
E. 60 分钟

37. 有伤口的部位做湿热敷，最应该注意的是（2019）
A. 严格执行无菌操作
B. 拧干湿布
C. 局部涂凡士林
D. 保持适宜的温度
E. 每 3～5 分钟更换 1 次

38. 某再生障碍性贫血病人，出现高热，伴抽搐，此时，最合适的降温措施是（2019）
A. 酒精擦浴
B. 温水擦浴
C. 头部及大血管处放置冰袋
D. 冰水灌肠
E. 口服退热剂

39. 产妇，生产后 8 小时尿潴留，不应该（2019）
A. 立即插入导尿管
B. 诱导排尿
C. 站立排尿
D. 药物和针灸
E. 按摩热敷

40. 24h 尿量少于 80ml 属于（2019）
A. 少尿 B. 尿潴留
C. 排尿异常 D. 尿闭
E. 多尿

41. 肛管排气法中肛管需插入直肠（2019）
A. 10～15cm B. 15～18cm
C. 7～10cm D. 10～20cm
E. 20～30cm

42. 患儿首次青霉素皮试需要观察（2019）
A. 10 分钟 B. 5 分钟
C. 30 分钟 D. 20 分钟
E. 15 分钟

43. 张先生，患消化道溃疡多年，今突然呕血约 800ml，入院后立即给予输血，输入 10ml 后病人主诉头痛、发热、四肢麻木、腰背部剧烈疼痛伴胸闷、气促。护士应首先考虑病人发生了（2019）
A. 发热反应 B. 过敏反应
C. 溶血反应 D. 空气栓塞
E. 急性肺水肿

44. 吗丁啉的服用时间是（2019）
A. 饭前服用 B. 饭后服用
C. 与牛奶同服 D. 饭后多喝水
E. 饭后少喝水

45. 患者，男，34 岁。因呕血、黑便来院就诊，查体：神志清楚，面色苍白；BP 84/50mmHg。考虑血容量不足，需补充液体，应输入的溶液是（2019）
A. 5%碳酸氢钠
B. 氨基酸
C. 20%甘露醇
D. 中分子右旋糖酐
E. 浓缩白蛋白注射液

46. 护士将血液加温 20min 后输血，患者出现腰背酸痛、呕吐，考虑是（2019）
A. 溶血　　B. 过敏
C. 酸中毒　　D. 发热
E. 感染

47. 防止细菌污染，延缓尿液中化学成分分解的防腐剂是（2019）
A. 95%乙醇　　B. 浓盐酸
C. 甲醛　　D. 乙酸
E. 甲苯

48. 高钾血症的病人应用钙剂的作用是
A. 防止低钙
B. 对抗 K^+ 对心肌的抑制作用
C. 防止抽搐
D. 减低毛细血管的通透性
E. 防止昏迷

49. 病人膝腱反射消失，肠鸣音减弱，考虑病人是发生了（2019）
A. 高钾血症　　B. 低钾血症
C. 高钙血症　　D. 低钙血症
E. 低磷血症

50. 癌症病人，对身边家人、医护人员发脾气，属于（2019）
A. 接受期　　B. 愤怒期
C. 妥协期　　D. 抑郁期
E. 否认期

51. 一位患者，被确诊为癌症，常常哭泣，情绪低落，此时的心理反应属于（2019）
A. 否认期　　B. 抑郁期
C. 愤怒期　　D. 接受期
E. 协议期

52. 医生于 7：00pm 下达 SOS 医嘱，其失效时间为（2019）
A. 今天 12：00pm　　B. 次日 7：00am
C. 次日 7：00pm　　D. 次日 12：00pm
E. 次日 12：00am

53. 患者，女，72 岁。因脑梗死入院治疗，护士为其进行口腔护理前，应将义齿放在（2017）
A. 盛有 30%乙醇的杯子里
B. 盛有 50%乙醇的杯子里
C. 干燥的密封盒内
D. 盛有热水的杯子里
E. 盛有冷水的杯子里

54. 护士给某乙肝患者拔针时不小心被沾有该患者血液的针头刺伤，伤口的即刻处理方法不妥的是（2017）
A. 按压止血
B. 用肥皂液和流动水冲洗
C. 尽可能挤出损伤的血液
D. 消毒后包扎伤口
E. 用 75%乙醇或 0.5%碘伏消毒

55. 吸氧持续 1～2 天，患者会发生氧中毒的最低氧浓度是（2017）
A. 60%　　B. 45%
C. 70%　　D. 50%
E. 80%

56. 某患者的体温单如图所示，提示发生脉搏短绌的区域是（2017）
A. a 到 b　　B. c 到 d
C. e 到 f　　D. b 到 c
E. d 到 e

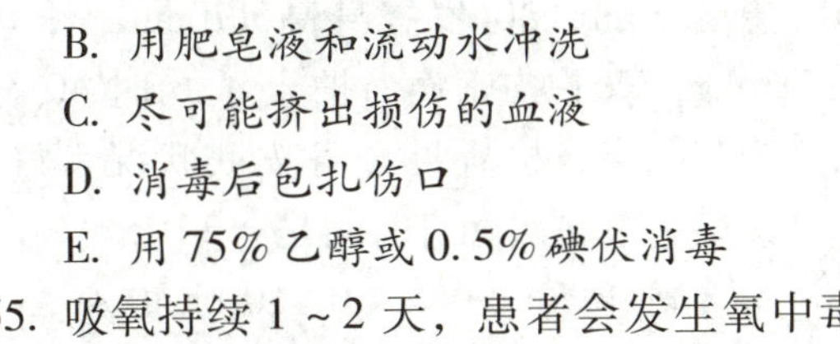

57. 患者，男，26 岁。因上呼吸道感染，遵医嘱服用磺胺类药物，护士嘱其多饮水的主要目的是（2017）

A. 降低药物毒性
B. 减少对胃的刺激
C. 减少对胃脏损害
D. 提高疗效
E. 减少对肾脏损害

58. 某护士使用臭氧灭菌灯对空气进行消毒，消毒结束后，间隔时间多久人员方可进入（2017）
A. 30min　　B. 60min
C. 45min　　D. 90min
E. 20min

59. 患者，女，56 岁。既往有糖尿病病史 10 余年，突发糖尿病酮症酸中毒。此时患者的呼吸气味是（2017）
A. 芳香味　　B. 肝臭味
C. 大蒜味　　D. 烂苹果味
E. 氨臭味

60. 患者，男，30 岁。身高 170cm，体重 56kg，双下肢瘫痪，护士于 6 时 40 分为其翻身，检查见全身皮肤状况良好。该患者下一次翻身时间是（2017）
A. 8 时 40 分　　B. 10 时 40 分
C. 9 时 40 分　　D. 10 时 10 分
E. 9 时 10 分

61. 患者，女，60 岁。因午饭时食用了发芽的马铃薯导致食物中毒，到急诊就诊后医生要为其进行洗胃，首选的洗胃液是（2017）
A. 5% 醋酸
B. 1% ~3% 鞣酸
C. 高锰酸钾溶液
D. 1% 活性炭悬浮液
E. 硫酸镁

62. 患儿，男，8 岁。来院时表情痛苦、呼吸急促、面颊潮红、鼻翼扇动。这种面容表现称之为（2017）
A. 甲亢面容　　B. 急性面容
C. 慢性面容　　D. 脱水面容
E. 贫血面容

63. 为乙肝患者更换伤口敷料时，患者血液溅入护士眼睛，这种损伤属于（2017）
A. 物理性损伤　　B. 机械性损伤
C. 心理性损伤　　D. 生物性损伤
E. 化学性损伤

64. 患者，女，32 岁。医嘱行^{131}I 甲状腺功能测定，护士指导患者在试验期间应忌食的食物是（2017）
A. 芹菜　　B. 紫菜
C. 花菜　　D. 黄瓜
E. 西红柿

65. 患者，男，48 岁。以“全身性黄染 20 天伴消瘦纳差”入院，诊断为胰头癌。患者入院后情绪低落，思想负担较重。责任护士对其采取较为适宜的护理措施是（2016）
A. 对患者隐瞒病情以取得配合
B. 注意强调手术治疗的效果
C. 尽量避免谈及患者的病情
D. 介绍同病种术后康复期病友与其交流
E. 为了避免患者术前情绪波动，尽量减少探视

66. 某护士在急诊科工作 13 年，由于工作长期处于紧张状态，在患者行动不便时还要协助搬运患者，劳动强度较大，经常感到身心疲惫。近期腰部不适加重，检查为腰椎间盘突出症。导致其损伤的职业因素属于（2016）
A. 化学性因素　　B. 生物性因素
C. 放射性因素　　D. 机械性因素
E. 心理因素

67. 患者，男，22 岁。手术后麻醉未清醒，手足厥冷，全身发抖，欲用热水袋取暖，下列操作方法，不恰当的是（2016）
A. 热水袋水温应控制在 60℃以内
B. 热水袋套外包裹大毛巾
C. 密切观察局部皮肤颜色
D. 及时更换热水

E. 交接班时应着重交代

68. 某患儿，出生 1 天，因诊断为“新生儿窒息”入暖箱治疗。该新生儿室的湿度波动范围应为（2016）
A. 20% ~30%　　B. 30% ~40%
C. 40% ~50%　　D. 50% ~60%
E. 60% ~70%

69. 测量血压的方法，错误的是（2016）
A. 测量前安静休息 20 到 30 分钟
B. 测量时肱动脉、心脏处于同一水平
C. 袖带松弛以一指为宜
D. 打气至 240mmHg
E. 放气速度以 4mmHg/s 为宜

70. 患者，男，26 岁。以肺炎入院，给予抗生素治疗。1 周以来体温一直维持在 39 ~ 40℃，24 小时波动范围不超过 1℃，此热型属于（2016）
A. 稽留热　　B. 弛张热
C. 间歇热　　D. 不规则热
E. 药物热

71. 护士进行晨间护理的内容，不包括（2016）
A. 协助患者进行口腔护理
B. 整理床单位
C. 必要时更换衣服
D. 发放口服药物
E. 必要时给予吸痰

72. 细脉常见于（2016）
A. 心房纤颤患者
B. 动脉导管未闭患者
C. 房室传导阻滞患者
D. 心包积液患者
E. 肺动脉高血压患者

73. 患者，男，62 岁。因胃癌行根治性胃大部切除术，术后安全返回病房。责任护士遵医嘱给予患者（2016）
A. 特级护理　　B. 一级护理
C. 二级护理　　D. 三级护理
E. 四级护理

74. 某患者半小时前在硬膜外麻醉下行胃大部切除术，麻醉床的正确铺法是（2016）
A. 橡胶中单和中单铺于床中部和床头
B. 橡胶中单和中单铺于床中部和床尾
C. 橡胶中单和中单铺于床头和床尾
D. 橡胶中单和中单铺于床中部
E. 橡胶中单和中单铺于床头

75. 某护士在抽吸药液的过程中，不慎被掰开的安瓿划伤手指，不妥的处理方法是（2016）
A. 用 0.5% 碘伏消毒伤口，并包扎
B. 用 75% 乙醇消毒伤口，并包扎
C. 从伤口的远心端向近心端挤压
D. 及时填写锐器伤登记表
E. 用肥皂水彻底清洗伤口

76. 某患者因消化性溃疡多年入院，今突然呕血约 700ml，医嘱：全血 200ml ivgtt，输血过程中护士注意到其眼睑、口唇出现水肿，患者自述面部皮肤瘙痒，该患者最可能发生了（2016）
A. 过敏反应　　B. 空气栓塞
C. 血管内溶血　　D. 血管外溶血
E. 枸橼酸钠中毒

77. 患者，男，35 岁。10 月 10 日因胆结石收入院，在院期间饮食、作息、排泄均正常，手术拟于 10 月 18 日进行，10 月 16 日值班护士巡视时发现其晚上入睡困难，夜间常醒来，且多次询问护士做手术会不会痛，手术有无危险，对于该患者目前的情况，正确的护理问题是（2016）
A. 睡眠形态紊乱：与入睡困难，夜间常醒有关
B. 睡眠形态紊乱：与环境的改变有关
C. 睡眠形态紊乱：与护士夜间巡视有关
D. 睡眠形态紊乱：与即将手术，心理负担过重有关
E. 睡眠形态紊乱：与生理功能改变有关

78. 患者，男，70 岁。因呼吸衰竭行呼吸机

辅助呼吸。提示患者出现了过度通气的体征是（2016）

A. 烦躁不安

B. 抽搐、昏迷

C. 皮肤潮红、多汗

D. 表浅静脉充盈消失

E. 睡眠错乱

79. 下列药物过敏试验的皮试液浓度正确的是（2016）

A. 青霉素：500U/0.1ml

B. 链霉素：2500U/0.1ml

C. 普鲁卡因：0.25mg/0.1ml

D. 细胞色素C：0.75mg/0.1ml

E. 破伤风抗毒素：150IU/0.1ml

80. 某护士为外伤患者做头孢菌素皮试，其结果为阳性，但医生仍坚持用药。此时护士最应坚持的是（2016）

A. 重做一次

B. 做对照试验

C. 拒绝使用

D. 与其他护士进行商量

E. 继续执行医嘱

81. 患者，男，70岁，因脑出血急诊入院。目前患者各种反射消失，瞳孔散大，心跳停止，呼吸停止，脑电波平坦，目前患者处于（2016）

A. 生物学死亡期　　B. 深昏迷期

C. 濒死期　　D. 临床死亡期

E. 临终状态

82. 患者，男，57岁。因严重肝病导致昏迷，呼吸微弱，浅而慢。护士为其测量呼吸的正确方法是（2016）

A. 以1/4脉率计算

B. 测脉率后观察胸腹起伏次数

C. 计算所听到的呼吸音的次数

D. 用手感觉呼吸气流通过的次数

E. 用少许棉花置患者鼻孔观察棉花飘动的次数

83. 患者，女，30岁。外伤后昏迷伴尿路感染，医嘱：尿培养。留取尿标本的正确方法是（2016）

A. 导尿术留取　　B. 留取前段尿

C. 留取晨尿　　D. 采集24h尿

E. 留取12h尿

84. 患者，女，51岁。因淋巴瘤入院接受化疗。护士在评估患者时发现其口腔黏膜有乳白色分泌物，在给予口腔护理时首选的溶液是（2016）

A. 朵贝尔溶液

B. 1%～4%的碳酸氢钠溶液

C. 0.1%的醋酸溶液

D. 1%～3%的过氧化氢溶液

E. 生理盐水

85. 患者，男，30岁。因阿米巴痢疾、前列腺增生、尿潴留来院就诊，遵医嘱行留置导尿术。正确的操作方法是（2016）

A. 导尿管插入尿道的长度为4～6cm

B. 插尿管时见尿后再插入2cm

C. 插导尿管遇到阻力时应尽力快速插入

D. 第一次放尿不可超过800ml

E. 集尿袋放置应高于耻骨联合

86. 患者，男，62岁。吞咽困难1月余，经检查后确诊食管癌并肝转移。患者哭泣、烦躁。目前该患者的心理反应是（2016）

A. 否认期　　B. 愤怒期

C. 协议期　　D. 抑郁期

E. 接受期

87. 患者，男，30岁。阿米巴痢疾，医嘱：硫酸巴龙霉素40万～60万U，po，qid。患者正确的服药时间是（2016）

A. 每日4次　　B. 每次3次

C. 每日2次　　D. 每日1次

E. 每4小时1次

88. 无菌盘在未污染的情况下可使用（2016）

A. 1小时　　B. 4小时

C. 8小时　　D. 12小时

E. 24小时

89. 某患者因腹泻、呕吐入院，心电图：ST段水平压低，T波倒置，U波增高。最可能的原因是（2016）
A. 高钾血症　B. 低钾血症
C. 高钙血症　D. 洋地黄效应
E. 洋地黄中毒

（90～91题共用题干）（2016）
患者，男，28岁。外出活动时遇暴雨，淋湿全身，当晚出现全身乏力，肌肉酸痛，测体温39℃，自服“抗病毒冲剂”后效果不佳，凌晨开始感觉胸痛并咳嗽、咳铁锈色痰。

90. 目前该患者最主要的护理问题是
A. 疼痛
B. 清理呼吸道无效
C. 自理能力下降
D. 体温过高
E. 知识缺乏

91. 护士应首先采取的措施是
A. 药物止痛
B. 物理降温
C. 协助生活护理
D. 雾化吸入促进排痰
E. 鼓励多饮水

（92～93题共用题干）（2016）
患儿，男，2岁。因白血病，肺部感染入院。上午10时体温39.8℃，给予降温。

92. 给予该患儿的降温方式是
A. 冰袋　B. 冰帽
C. 冰槽　D. 乙醇擦浴
E. 温水擦浴

93. 适宜该患儿进食的食物是
A. 馒头　B. 油条
C. 饺子　D. 包子
E. 稀粥

（94～95题共用题干）（2016）
患者，男，40岁。汉族，教师。以“心慌、气短、疲乏”为主诉入院。护士入院评估：P 120次/分，BP 70/46mmHg，脉搏细弱、口唇发绀、呼吸急促，患者自制力差、便秘。此外还收集了患者的既往病史、家庭关系、排泄物等资料。

94. 以下属于患者主观资料的是
A. P 120次/分，心慌、气短
B. 心慌、气短、脉搏细弱
C. P 120次/分，BP 70/46mmHg，脉搏细弱
D. 心慌、疲乏、口唇发绀
E. 心慌、气短、疲乏

95. 患者应该优先解决的问题是
A. 低效性呼吸形态：发绀、呼吸急促
B. 语言沟通障碍
C. 便秘
D. 营养失调
E. 潜在并发症：心律不齐

（96～97题共用题干）（2016）
患者，男，38岁。1小时前口服安眠药2瓶，急诊入院，呼之无应答。神志昏迷，护士迅速给予洗胃。

96. 护士用左手将病人头部托起，使下颌靠近胸骨柄的目的是
A. 防止患者呕吐
B. 使患者更舒适
C. 使患者更安全
D. 增大鼻咽通道的弧度
E. 增大咽喉通道的弧度

97. 护士应于何时做上述动作
A. 插胃管前
B. 测胃管长度时
C. 插胃管至咽喉部时
D. 插胃管至鼻咽部时
E. 插胃管至贲门部时

98. 下列信息中，属于客观资料的是（2013）
A. 头痛2天
B. 感到恶心
C. 体温39.1℃
D. 不易入睡
E. 常有咳嗽

99. 护理工作中，护士观察患者病情的最佳方法是（2013）
A. 多倾听交班护士的汇报
B. 经常与患者交谈，增加日常接触
C. 经常与家属交谈，了解患者需要
D. 多加强医护间的沟通
E. 经常查看护理记录

100. 资料最主要的来源是（2011）
A. 患者本人
B. 患者病历
C. 患者家属
D. 患者的营养师
E. 患者的主管医生

101. 属于健康性护理诊断的是（2015）
A. 语言沟通障碍
B. 清理呼吸道无效
C. 有窒息的危险
D. 母乳喂养有效
E. 活动无耐力

102. 患者，男，35 岁。因颅脑外伤入院，护士评估病人后认为病人存在以下健康问题，应优先解决的是（2012）
A. 皮肤完整性受损
B. 有窒息的危险
C. 语言沟通障碍
D. 营养失调
E. 知识缺乏

103. 患者，男，67 岁。以“慢性阻塞性肺疾病”收住院，护士评估后认为该患者存在下列护理问题，其中属于首要问题的是（2013）
A. 清理呼吸道无效
B. 营养不良
C. 知识缺乏
D. 个人应对无效
E. 疼痛

104. 患者，男，25 岁，因“颅脑外伤”入院。护士对处于昏迷状态的患者评估后，确认患者存在以下健康问题，其中应优先解决的问题是（2011）
A. 大便失禁
B. 沟通障碍
C. 活动无耐力
D. 皮肤完整性受损
E. 清理呼吸道无效

105. 对患者进行健康教育属于（2013）
A. 独立性护理措施
B. 非独立性护理措施
C. 协作性护理措施
D. 依赖性护理措施
E. 辅助性护理措施

106. 患者，男，55 岁。因“食欲不佳，胃部不适”来门诊就诊，候诊时患者突然感到腹痛难忍，头冒冷汗，四肢冰冷，呼吸急促，门诊护士应（2015）
A. 协助患者平卧候诊
B. 安抚患者，劝其耐心等候
C. 安排患者提前就诊
D. 给予患者镇痛剂缓解疼痛
E. 请医生加速诊治前面患者

107. 患者，男，65 岁。护士在巡视候诊大厅时发现该患者独自就诊，持续咳嗽，呼吸急促，面色潮红，经询问患者主诉发热 2 天。护士首先应（2015）
A. 立即扶患者坐下
B. 将患者带至发热门诊
C. 详细询问患者病史
D. 向医务科汇报
E. 通知患者家属来院

108. 某患者在门诊候诊时出现剧烈腹痛、呼吸急促，门诊护士应该（2013）
A. 安慰患者　　B. 测量体温
C. 观察病情　　D. 通知医生
E. 安排提前就诊

109. 患者，男，9 岁。车祸致伤，急诊。神志模糊，咯血，口鼻均有血外溢，呼吸困难，烦躁不安。皮肤严重擦伤、肿胀，心率 98 次/分，血压

120/90mmHg，左大腿中下段有瘀斑和严重擦伤。此时最重要的护理措施是（2013）
A. 请胸外科医师会诊处理
B. 清除上呼吸道异物，保持呼吸通畅
C. 开放静脉通道，输血
D. 鼻导管低流量吸氧
E. 包扎、止血

110. 患者，男，34 岁。因车祸而致右下肢开放性骨折，大量出血，被送来急诊。在医生未到之前，接诊护士应立即（2012）
A. 详细询问车祸发生的原因
B. 向医院有关部门报告
C. 给患者注射镇静剂
D. 给患者使用止血药
E. 给患者止血、测量血压，建立静脉通道

111. 手术室的室内温度应控制在（2013）
A. 16～18℃　B. 18～22℃
C. 22～24℃　D. 24～26℃
E. 26～28℃

112. 为达到置换病室内空气的目的，一般每次通风时间是（2014）
A. 10min　B. 20min
C. 30min　D. 60min
E. 90min

113. 产妇顺产一女婴，产后第 2 天门窗紧闭，不让护士为其病室通风。护士给其宣教通风的目的，不恰当的是（2011）
A. 减少感染的发生
B. 减少细菌数量
C. 增加氧含量
D. 抑制细菌生长
E. 净化空气

114. 在铺暂空床的操作中，符合节力原则的是（2014）
A. 操作前备齐用物按顺序放置
B. 操作中使用腕部力量
C. 铺床角时两腿并列站齐
D. 塞中单时身体保持站立位
E. 铺大单时身体尽量远离床边

115. 患者，男，48 岁。因脑外伤，在全麻下行颅内探查术。术后的床单位应是（2014）
A. 麻醉床，床中部和床上部各铺一橡胶单、中单
B. 暂空床，床中部和床上部各铺一橡胶单、中单
C. 暂空床，床中部和床尾部各铺一橡胶单、中单
D. 麻醉床，床中部和床尾部各铺一橡胶单、中单
E. 备用床，床中部和床上部各铺一橡胶单、中单

116. 患者，男，因急性胰腺炎给予手术治疗，病区护士为其准备麻醉床，以下操作不符合要求的是（2011）
A. 更换清洁被单
B. 床头和床中部各铺中单及橡胶单
C. 盖被纵向三折于门对侧床边
D. 枕头横立于床头开口对门
E. 椅子放于折叠被的同侧

117. 患者，女，45 岁。慢性心力衰竭伴全身水肿，经诊疗后需要入院观察。住院处办理入院手续的凭证是（2014）
A. 单位介绍信　B. 门诊病历
C. 以往病例　D. 住院证
E. 医保卡

118. 乙型肝炎患者入院时换下衣服的保存方式是（2013）
A. 统一焚烧　B. 包好后存放
C. 消毒后存放　D. 交给家属带回
E. 消毒后交给患者

119. 患儿，男，3 岁。高热惊厥，在急诊科经止惊、给氧等紧急处理后，情况稳定，欲送儿科病房做进一步治疗。运

送过程中最适宜的供氧装置是（2011）
A. 氧气筒　B. 氧气枕
C. 中心管道　D. 人工呼吸机
E. 简易呼吸器

120. 年轻男性患者因车祸昏迷送来急诊。初步诊断为颅骨骨折、骨盆骨折。医嘱开放静脉通路，急行 X 线检查。护士护送患者时，不妥的做法是（2013）
A. 选用平车运送
B. 护士站在患者头侧
C. 护送时注意保暖
D. 检查时护士暂时离开照相室
E. 运送期间暂时停止输液

121. 患者，男，78 岁。患下肢动脉硬化闭塞症住院，护士促使患者适应医院环境的护理措施不包括（2012）
A. 增加患者的信任感
B. 热情接待并介绍医院规定
C. 关心患者并主动询问其需要
D. 协调处理病友关系
E. 帮助患者解决一切困难

122. 病区护士接到住院处通知有新病人入院后，首先应（2012）
A. 安排床位，将备用床改为暂空床
B. 到门口迎接新病人
C. 向病人做入院指导
D. 填写有关表格
E. 收集病情资料

123. 患者，男，25 岁。患肺炎入院治疗。患者进入病区后，护士的初步护理工作不包括（2012）
A. 迎接新患者
B. 通知病区医生
C. 测量生命体征
D. 准备急救物品
E. 建立患者住院病历

124. 病人住院期间，病案中排列在最前面的是（2011）
A. 医嘱单　B. 体温单
C. 入院记录　D. 门诊病历
E. 住院病案首页

（125～126 题共用题干）（2014）

患者，男，38 岁。体重 80kg，从高空坠落后导致肝破裂，入院后立即进行手术治疗。

125. 住院处护理人员应首先
A. 给予卫生处理
B. 通知科室医生
C. 办理住院手续
D. 护送患者入院
E. 收集病情资料

126. 病房护士接到手术通知后首先应
A. 准备床单位，铺麻醉床
B. 测量生命体征
C. 填写住院病历
D. 通知医生
E. 搜集病情资料，确立护理问题

127. 患者，女，30 岁。妊娠 35 周，因阴道流血就诊，诊断为前置胎盘，拟急行剖宫产收入院。护士首先应为患者做的是（2013）
A. 办理入院手续
B. 送患者进手术室
C. 检查阴道出血
D. 介绍医院规章制度
E. 用平车送患者入病区

128. 患者，男，56 岁。Ⅲ度烧伤面积大于 60%，入院后的护理措施是（2015）
A. 重症护理　B. 特级护理
C. 一级护理　D. 二级护理
E. 三级护理

129. 患者，女，18 岁。因失血性休克给予特级护理，不符合特级护理要求的是（2014）
A. 严密观察病情变化
B. 实施床旁交接班
C. 每 2 小时监测生命体征 1 次
D. 基础护理由护理人员完成

E. 保持患者的舒适和功能体验

130. 不符合特级护理内容的是（2015）
A. 24 小时专人护理
B. 严密观察病情及生命体征变化
C. 做好基础护理，严防并发症
D. 给予卫生保健指导
E. 填写危重病人护理记录单

131. 患者，男，45 岁。上呼吸道感染未痊愈，自动要求出院，护士需做好的工作不包括（2011）
A. 在出院医嘱上注明“自动出院”
B. 根据出院医嘱，通知病人和家属
C. 征求病人及家属对医院的工作意见
D. 教会家属静脉输液技术，以便后续治疗
E. 指导病人出院后在饮食、服药等方面的注意事项

132. 处理出院患者医疗护理文件的方法，错误的是（2014）
A. 患者病历交档案室保存
B. 出院病历的最后一页是体温单
C. 诊断卡、医疗卡夹入病历内
D. 注销床头卡、饮食卡
E. 填写患者出院登记本

133. 患者，男，36 岁。因车祸致下肢瘫痪来诊，初步诊断为腰椎骨折。运送患者时最佳的方式是（2012）
A. 轮椅运送法
B. 平车挪动法
C. 平车单人搬运法
D. 平车两人搬运法
E. 平车四人搬运法

134. 患者，女，78 岁。因右侧肢体活动不便 4 小时入院。入院查体：神志清楚，呼吸 18 次/分，脉搏 90 次/分，血压 165/95 mmHg，右侧肢体肌力 2 级。既往有高血压和糖尿病史。医嘱要求急送该患者行 CT 检查，护士首先必须（2011）
A. 告诉其家属 CT 室方位
B. 先给患者吸氧 30 分钟后再送检查
C. 安排用平车送患者前往
D. 查看检查单是否已经收费
E. 报告护士长请求外出

135. 患者，女，50 岁。因一氧化碳中毒 2h 入院治疗。患者如果伴有恶心、呕吐，此时护士应将患者安置的体位是（2013）
A. 半坐卧位　　B. 端坐卧位
C. 头低足高位　　D. 俯卧位
E. 平卧位头偏一侧

136. 患者，女，32 岁。因宫外孕造成失血性休克入院，该患者应取的卧位为（2013）
A. 头高足低位　　B. 去枕卧位
C. 中凹卧位　　D. 半坐卧位
E. 头低足高位

137. 患者，男，38 岁。因车祸受伤急诊入院。目前诊断为失血性休克，查体：血压 70/50 mmHg。患者最适宜的体位是（2012）
A. 中凹卧位　　B. 头高足低位
C. 去枕仰卧位　　D. 侧卧位
E. 头低足高位

138. 患者，女，28 岁。因停经 40 天，下腹隐痛 2 天，加重 1 天入院。查体：面色苍白，四肢湿冷，体温不升，脉搏 126 次/分，血压 70/50mmHg，此时其最适宜的体位是（2012）
A. 侧卧位　　B. 俯卧位
C. 中凹卧位　　D. 半坐卧位
E. 去枕仰卧位

139. 患者，女，40 岁。上午拟行子宫切除术，术前需留置导尿管，护士在导尿操作中，应为患者安置的体位是（2013）
A. 去枕仰卧位　　B. 头高足低位
C. 侧卧位　　D. 屈膝仰卧位

E. 截石位

140. 患者，男，56 岁。支气管哮喘发作，呼吸困难。此时护士应协助其采取的体位是（2012）

A. 半坐卧位 B. 端坐位

C. 中凹卧位 D. 头高足低位

E. 头低足高位

141. 患者，女，25 岁。诊断为支气管哮喘入院。2 分钟前患者哮喘急性发作。护士应立即协助患者采取的体位是（2011）

A. 去枕平卧 B. 中凹卧位

C. 屈膝仰卧位 D. 侧卧位

E. 端坐位

142. 患者，男，48 岁。诊断为颅内肿瘤入院。患者有颅内压增高症状。护士给予患者床头抬高 15° ~ 30°，其主要目的是（2013）

A. 有利于改善心脏功能

B. 有利于改善呼吸功能

C. 有利于颅内静脉回流

D. 有利于鼻饲

E. 防止呕吐物误入呼吸道

143. 患者，男，38 岁。进行乙状结肠镜检查，应采取的体位是（2012）

A. 头低足高位 B. 头高足低位

C. 俯卧位 D. 膝胸卧位

E. 端坐位

（144 ~ 147 题共用题干）（2015）

患者，男，35 岁。因“头部外伤”急诊入院，浅昏迷。CT 提示颅内血肿，脑挫裂伤。在全麻下进行颅内血肿清除术。

144. 患者术后返回病房，正确的体位是

A. 仰卧位

B. 去枕平卧位，头偏一侧

C. 头高足低位

D. 头低足高位

E. 中凹卧位

145. 术后第 2 天，患者应采取的体位是

A. 头高足低位 B. 半卧位

C. 头低足高位 D. 中凹卧位

E. 仰卧位

146. 术后第 2 天采取此卧位的目的是

A. 促进排痰 B. 利于呼吸

C. 便于观察瞳孔 D. 促进引流

E. 预防脑水肿

147.【假设信息】患者出现躁动，使用约束带时护士需重点观察

A. 呼吸情况 B. 血压情况

C. 约束时间 D. 末梢血液循环

E. 伤口渗血情况

148. 患者，男，28 岁。因车祸导致全身多处损伤，患者躁动不安，为保证治疗的顺利进行，护士使用约束带固定其手腕，护士应重点观察（2014）

A. 神志是否清醒

B. 衬垫是否垫好

C. 卧位是否舒适

D. 局部皮肤颜色

E. 约束带是否扎紧

149. 患者，女，78 岁。由于脑血栓导致左侧肢体瘫痪入院，病情稳定，医嘱二级护理。次日凌晨 1 时，患者发生坠床，造成颅内出血，尽管极力抢救，终因伤势过重死亡。造成这事件的最主要原因是（2013）

A. 病房环境过于昏暗

B. 护士没有升起床档

C. 护士没有进行健康教育

D. 没有安排家属防护

E. 没有安排专人 24h 照护

150. 患者，女，62 岁。因下肢瘫痪，长期卧床并用盖被保暖。为保护双足功能，可选用的保护具是（2014）

A. 床档 B. 宽绷带

C. 肩部约束带 D. 支被架

E. 膝部约束带

151. 某护士用下排气式高压蒸汽灭菌锅进行灭菌，8∶35am 锅内压力达到所需数

值，其后一直维持在103～137kPa之间，结束灭菌的正确时间是（2012）

A. 8:45am　　B. 8:50am

C. 9:05am　　D. 9:35am

E. 10:00am

152. 患者，男，39岁。因大面积Ⅲ度烧伤入院。对其所住的病室进行空气消毒的最佳方法是（2014）

A. 臭氧灭菌灯消毒

B. 消毒液喷雾

C. 开窗通风

D. 食醋熏蒸

E. 过滤除菌

153. 在乡卫生院工作的护士准备用纯乳酸对换药室进行空气消毒，换药室长4m，宽5m，高3m，需要乳酸的量是（2013）

A. 3.6ml　　B. 5.8ml

C. 7.2ml　　D. 12.8ml

E. 17.4ml

154. 在做纤维胃镜消毒时，常选择的化学消毒方法是（2013）

A. 75%乙醇擦拭

B. 2%的戊二醛溶液

C. 3%过氧化氢浸泡

D. 0.2%过氧乙酸熏蒸

E. 含有效氯0.2%的消毒液浸泡

155. 长度为16cm的无菌镊子，存放于浸泡容器中时，适宜的消毒液深度为（2011）

A. 4cm　　B. 5cm

C. 6cm　　D. 7cm

E. 8cm

156. 患者，男，47岁。肺癌术后化疗，护士在给其行PICC置管过程中发现手套破损。此时应（2014）

A. 用无菌纱布覆盖破损处

B. 用消毒液消毒破损处

C. 用胶布粘贴破损处

D. 加戴一副手套

E. 立即更换手套

（157～159题共用题干）（2012）

某护理学学生在临床带教教师指导下，正在进行无菌技术操作。其任务为铺无菌盘及戴消毒手套。

157. 无菌包打开后，未用完的无菌物品，按原折痕包扎好，注明开包日期及时间，其有效期为

A. 4h　　B. 8h

C. 12h　　D. 24h

E. 48h

158. 铺好无菌盘的有效期不得超过

A. 4h　　B. 8h

C. 12h　　D. 24h

E. 48h

159. 戴无菌手套时，错误的一项是

A. 洗手、剪指甲、戴口罩

B. 核对手套号码、灭菌日期及包装

C. 未戴手套的手持手套的反折部分取出手套

D. 戴上手套的手持手套的内面取出手套

E. 戴好手套后，双手置于胸前

160. 在传染病区中属于污染区的是（2013）

A. 走廊　　B. 病室

C. 护士站　　D. 治疗室

E. 值班室

161. 患者，男，45岁。以流行性脑脊髓膜炎收入传染病区治疗。护士接待过程中，不妥的是（2014）

A. 患者衣服经消毒后交由家属带回

B. 护士进入隔离室需戴口罩、帽子

C. 告知患者落地物品分为污染和未污染2种

D. 关闭通向走廊的门窗

E. 紫外线消毒病室时应戴好眼罩

162. 在隔离病区工作护士的下列行为，正确的是（2013）

A. 掀页撕取避污纸

B. 把口罩挂在胸前
C. 身着隔离衣进入治疗室
D. 为患者翻身后用手整理口罩
E. 护理结核患者后立即更换口罩

163. 传染病区护士中班结束与夜班护士床旁交班后，脱下的隔离衣悬挂正确的是（2011）
A. 挂在治疗室，清洁面朝外
B. 挂在治疗室，清洁面朝内
C. 挂在病室，清洁面朝外
D. 挂在走廊，清洁面朝外
E. 挂在走廊，清洁面朝内

164. 特殊口腔护理的适应证不包括（2015）
A. 禁食　　B. 高热
C. 鼻饲　　D. 昏迷
E. 腹泻

165. 患者，男，29 岁。因外伤致昏迷，需鼻饲，护士在晨晚期间为其进行口腔护理的目的不包括（2013）
A. 保持口腔清洁
B. 清除口腔内一切细菌
C. 清除口臭、口垢
D. 观察口腔黏膜
E. 预防炎症

166. 患者，男，89 岁。因腹部隐痛来院就诊。门诊以腹痛待查收入院。患者身高 160cm，体重 40kg，意识清楚，生活基本不能自理。护士在晨间为其进行口腔护理时发现患者口腔黏膜充血、糜烂，舌苔增厚、有假膜。此时护士应（2013）
A. 要求患者每次饭后均要刷牙龈
B. 要求家属加强照护，注意口腔清洁
C. 允许患者在不适时自行消除假膜
D. 提供 0.9% 生理盐水漱口
E. 提供 3% 碳酸氢钠溶液漱口

167. 患儿，男，6 个月。因间歇发热、咳嗽半个月，拟诊“支气管炎”，给予口服“头孢拉定”治疗。近 2 天发现口腔有白色点片状乳凝乳块样物，不易拭去。护士在为患儿进行口腔护理时，宜选择的溶液是（2012）
A. 朵苏水
B. 生理盐水
C. 0.1% 利凡诺
D. 2% 碳酸氢钠
E. 3% 过氧化氢

168. 患者，女，68 岁。患大叶性肺炎，高热昏迷 10 天，10 天内给予大量抗生素治疗。近日发现其口腔黏膜破溃，创面上附着白色膜状物，拭去附着物可见创面轻微出血。为该患者口腔护理时，最适宜的漱口液是（2011）
A. 生理盐水
B. 0.1% 醋酸
C. 朵贝尔液
D. 0.02% 呋喃西林
E. 1% ~4% 碳酸氢钠

169. 为昏迷患者进行口腔护理时，不需准备的用物是（2012）
A. 手电筒　　B. 血管钳
C. 开口器　　D. 棉球
E. 吸水管

（170 ~173 题共用题干）（2014）

患者因脑外伤昏迷，给予降颅压和抗生素治疗。患者 2 周后出现口腔溃疡，有白色膜状物。用棉签拭去，创面出血。

170. 引起口腔溃疡的原因是
A. 铜绿假单胞菌感染
B. 真菌感染
C. 口唇干裂
D. 棉签过湿
E. 没有漱口

171. 为其做口腔护理，漱口液应选用
A. 2% ~3% 硼酸溶液
B. 0.1% 醋酸溶液
C. 0.02% 呋喃西林溶液
D. 1% ~4% 碳酸氢钠溶液

E. 3%过氧化氢溶液

172. 口腔护理时开口器应从

A. 门齿处放入　B. 尖齿处放入

C. 臼齿处放入　D. 双腭处放入

E. 脸颊处放入

173. 取下活动义齿应放入

A. 热水中　B. 冷水中

C. 乙醇中　D. 生理盐水中

E. 碳酸氢钠溶液中

174. 患者，男，18 岁。因高热多日入院。护士接诊时发现患者的头发已结成团，可用下列哪种溶液湿润疏通头发（2014）

A. 温水　B. 生理盐水

C. 70%乙醇　D. 95%乙醇

E. 30%乙醇

175. 患者，女，32 岁。因剖腹产后卧床多日造成长发打结且粘结成团，护士欲帮其湿润梳通头发宜选用（2012）

A. 清水　B. 油剂

C. 百部酊　D. 生理盐水

E. 30%乙醇

176. 患者，男，65 岁。左下肢膝关节置换术后，护士给其擦浴。擦浴过程，错误的是（2011）

A. 关好门窗，调节室温

B. 先擦上身再擦下身

C. 脱衣时，先脱健侧再脱患侧

D. 穿衣时，先穿健侧再穿患侧

E. 保护自尊，注意遮挡

177. 患者，女，81 岁。生活无法自理，护士对其进行按摩时使用 50%乙醇，其目的是（2011）

A. 消毒皮肤　B. 促进血液循环

C. 润滑皮肤　D. 去除污垢

E. 降低局部温度

178. 压疮发生的原因不包括（2012）

A. 局部组织长期受压

B. 使用石膏绷带衬垫不当

C. 全身营养缺乏

D. 局部皮肤经常受排泄物刺激

E. 肌肉软弱萎缩

179. 患者，女，72 岁。患扩张型心肌病伴慢性右心衰竭 5 年，长期卧床。皮肤护理时，应着重预防压疮发生的部位是（2014）

A. 肩峰部　B. 枕部

C. 骶尾部　D. 胫前部

E. 足踝部

180. 患者，男，60 岁。车祸致颅脑损伤伴下肢粉碎性骨折，深昏迷，营养状况差，轻度水肿，评估见骶尾部皮肤紫红色，有皮下硬结，并有小水疱，患者目前的皮肤状况处于（2015）

A. 正常

B. 压疮淤血红润期

C. 压疮炎性浸润期

D. 压疮浅度溃疡期

E. 压疮坏死溃疡期

181. 患者，女，60 岁。因脑出血入院 2 周。目前患者意识不清，骶尾部皮肤发红，大小为 3cm×3cm，未破损，患者的压疮处于（2013）

A. 淤血红润期　B. 炎性浸润期

C. 浅度溃疡期　D. 深度溃疡期

E. 坏死溃疡期

（182～183 题共用题干）（2011）

患者，男，65 岁。脑血栓致右侧肢体瘫痪卧床 2 年，因骶尾部皮肤破损而入院。入院后检查：破损处组织发黑，有脓性分泌物与臭味，面积 5cm×6cm。

182. 目前患者最主要的护理问题是

A. 营养失调　B. 活动无耐力

C. 自理能力缺陷　D. 吞咽功能障碍

E. 皮肤完整性受损

183. 护理措施中正确的是

A. 按摩骶尾部

B. 每 4 小时翻身 1 次

C. 给予高脂低盐饮食
D. 清创后用无菌敷料包扎
E. 晨晚间用60℃清水床上擦浴

184. 护士为一级护理患者行晨、晚间护理的适宜时间分别是（2013）
A. 诊疗开始前，晚饭后
B. 诊疗开始后，晚饭前
C. 诊疗开始后，晚饭后
D. 诊疗开始前，下午4时后
E. 诊疗间隙中进行，临睡前

185. 成人腋温的正常范围是（2014）
A. 35.6～36.6℃　B. 36.0～37.0℃
C. 36.5～37.2℃　D. 36.5～37.5℃
E. 36.5～37.7℃

（186～188题共用题干）（2014）

患者，男，28岁。因高热1天后入院。护士为其测量体温发现：患者早上8点时体温在39.0℃左右，下午4时达39.9℃。

186. 此热型属于
A. 弛张热　B. 间歇热
C. 不规则热　D. 稽留热
E. 波浪热

187. 该热型常见于
A. 肺炎链球菌肺炎
B. 败血症
C. 疟疾
D. 肿瘤
E. 流行性感冒

188. 为患者测量体温应每隔多久测量1次
A. 2h　B. 4h
C. 6h　D. 8h
E. 10h

189. 患者，男，55岁。1周来体温持续39～40℃。护理查体：面色潮红，呼吸急促，口唇轻度发绀，意识清醒。该患者发热的热型是（2013）
A. 弛张热　B. 回归热
C. 稽留热　D. 间歇热
E. 不规则热

190. 患者，男，36岁。因肺炎收入院，持续发热2天，每日口腔温度波动范围在39.3～40.0℃，并伴有脉搏、呼吸明显增快，该患者的热型属于（2012）
A. 间歇热　B. 弛张热
C. 波浪热　D. 稽留热
E. 不规则热

191. 可以使用肛温测量患者体温的情况是（2015）
A. 阿米巴痢疾　B. 痔疮术后
C. 肝昏迷　D. 心肌梗死
E. 直肠术后

192. 患者，男，58岁。因诊断为“风湿性心脏病”入院，突然出现胸闷、胸痛，心律极不规则，心率快慢不一，心音强弱不等，心率102次/分，脉率78次/分。此脉搏属于（2011）
A. 洪脉　B. 奇脉
C. 间歇脉　D. 交替脉
E. 脉搏短绌

193. 患者，男，60岁。因“风湿性心脏病”入院，住院期间患者曾出现心房纤颤。护士为其测量脉搏时，错误的方法是（2012）
A. 应由2名护士同时测量心率和脉率
B. 测量前使患者安静
C. 患者手臂放于舒适位置
D. 将手指指端按压在桡动脉搏动处
E. 记数30秒，将所测得数值乘以2

194. 患者，男，62岁。因房颤住院治疗，心率114次/分，心率脉率不一致。此时护士测量脉搏与心率的方法是（2011）
A. 同一人先测心率，后测脉率
B. 同一人先测脉率，后测心率
C. 两人分别测脉率和心率，同时起止
D. 两人分别测脉率和心率后求平均
E. 一人测心率，然后另一人测脉率

195. 测量脉搏首选的动脉是（2011）

A. 颞动脉　　B. 桡动脉
C. 颈动脉　　D. 肱动脉
E. 足背动脉

196. 患者，男，29 岁。因脑膜炎入院。入院查体：口唇发绀，呼吸呈周期性，先浅慢后深快，继而又浅慢，经过一段呼吸暂停，又开始重复上述的周期变化。该患者的呼吸属于（2013）
A. 潮式呼吸　　B. 间断呼吸
C. 鼾声呼吸　　D. 蝉鸣样呼吸
E. 呼吸困难

197. “三凹征”是指（2011）
A. 胸骨上窝、锁骨上窝、肋间隙在吸气时明显下陷
B. 胸骨上窝、锁骨上窝、肋间隙在呼气时明显下陷
C. 胸骨上窝、锁骨上窝、纵隔在吸气时明显下陷
D. 胸骨上窝、锁骨上窝、纵隔在呼气时明显下陷
E. 胸骨上窝、锁骨下窝、纵隔在吸气时明显下陷

198. 患儿，女，6 岁。诊断为“喉头异物”入院。查体：面色青紫，呼吸费力，伴明显的三凹征，其呼吸类型属于（2015）
A. 深度呼吸
B. 潮式呼吸
C. 吸气性呼吸困难
D. 呼气性呼吸困难
E. 混合性呼吸困难

199. 某患者因脑出血入院治疗，出现意识模糊，左侧肢体瘫痪。护士为其测量血压、体温的正确方法是（2014）
A. 测量口腔温度、右上肢血压
B. 测量腋下温度、右上肢血压
C. 测量腋下温度、左上肢血压
D. 测量直肠温度、左上肢血压
E. 测量口腔温度、左上肢血压

200. 患者，女，患高血压病入院，目前左侧肢体偏瘫。医嘱测血压 4 次/日。执行该医嘱时，错误的是（2011）
A. 固定血压计
B. 测右上肢血压
C. 卧位测量时肱动脉平腋中线
D. 固定专人测量
E. 每日固定时间测量血压

201. 患者，男，65 岁。因“原发性高血压”入院，患者右侧肢体偏瘫，测量血压操作正确的是（2012）
A. 固定专人测量
B. 测量左上肢血压
C. 袖带下缘平肘窝
D. 听诊器胸件置于袖带内
E. 充气至水银刻度达 150mmHg

202. 人体的热能营养素是（2015）
A. 糖类、维生素、矿物质
B. 糖类、脂类、蛋白质
C. 脂肪、糖类、维生素
D. 蛋白质、脂肪、维生素
E. 蛋白质、糖类、微量元素

203. 中国居民“平衡膳食宝塔”的最底层，即居民膳食中最基本的组成部分是（2014）
A. 鱼、禽、肉、蛋
B. 蔬菜、水果类
C. 奶类及豆类
D. 五谷类
E. 油脂类

204. 不属于医院基本饮食的是（2012）
A. 普通饮食　　B. 软质饮食
C. 半流质饮食　　D. 流质饮食
E. 治疗饮食

205. 患者，男，56 岁。需做大便潜血试验，护士指导其在标本采集前 3 天内，可食用的为（2012）
A. 肉类　　B. 动物肝
C. 绿叶蔬菜　　D. 豆制品

E. 动物血

206. 禁止食用肉类、肝类、含铁丰富的药物、绿色蔬菜的试验饮食为（2011）

A. 隐血试验饮食

B. 尿浓缩试验饮食

C. 肌酐试验饮食

D. 胆囊造影饮食

E. 甲状腺^{131}I 试验饮食

207. 患者，女，32 岁。医嘱行^{131}I 甲状腺功能测定，护士指导该患者在试验期间应忌食的食物有（2011）

A. 花菜　　B. 紫菜

C. 芹菜　　D. 西红柿

E. 西兰花

208. 正确测量胃管插入长度的方法是（2012）

A. 从鼻尖至剑突

B. 从眉心至剑突

C. 从眉心至胸骨柄

D. 从前额发际至剑突

E. 从前发际至胸骨柄

（209～211 题共用题干）（2014）

患者，男，45 岁。脑外伤昏迷 2 周，为其插鼻饲管协助进食，以满足营养需要。

209. 在为患者行鼻饲插管时，为提高插管成功率，应重点采取的措施是

A. 患者取平卧位，利于胃管插入

B. 先稍向上而后平行再向后下缓慢轻轻地插入

C. 插管时动作要准确，让胃管快速通过咽部

D. 插入 15cm 时，托起患者头部使下颌靠近胸骨柄

E. 边插边用注射器抽吸有无胃液，检验胃管是否在胃内

210. 每次为患者注入鼻饲液的量和间隔时间要求分别是

A. ≤200ml；≥2h

B. ≤200ml；≥4h

C. >200ml；<4h

D. >200ml；≥4h

E. >200ml；≥2h

211. 通过鼻饲注入流质饮食后，再注少量温开水的目的是

A. 使患者温暖舒适

B. 准确记录出入量

C. 防止患者呕吐

D. 冲净胃管，避免鼻饲液积存

E. 保证足够的水分摄入

（212～213 题共用题干）（2012）

患者，男，50 岁。急性胰腺炎住院。医嘱：立即插胃管进行胃肠减压。

212. 护士携物品到床边后，该患者拒绝插胃管，护士首先应

A. 接受该患者的拒绝

B. 把患者的拒绝转告医生

C. 告诉护士长并请护士长做患者的思想工作

D. 告诉家属并请家属做患者思想工作

E. 给该患者耐心解释插胃管的目的，并教他如何配合

213. 如果在插管过程中，该患者出现恶心呕吐，护士首先应

A. 立即拔出胃管以减轻反应

B. 嘱患者头向后仰

C. 加快插管速度以减轻反应

D. 暂停插管并嘱患者深呼吸

E. 继续插管并嘱患者做吞咽动作

214. 不需记录患者出入量的情况是（2015）

A. 心衰伴下肢水肿

B. 大面积烧伤

C. 大叶性肺炎

D. 肝硬化伴腹水

E. 肾功能不全

215. 患者，女，70 岁。今日下午活动时不慎跌倒，关节扭伤 1h 来院就诊，护士正确的处理措施是（2013）

A. 热敷

B. 冷敷

C. 冷、热敷交替
D. 热水足浴
E. 按摩、推拿

216. 患者，男，35 岁。右外踝软组织损伤半天，局部青紫、肿胀，目前应采取的措施是（2012）
A. 热湿敷
B. 冰袋冷敷
C. 红外线灯照射
D. 局部按摩
E. 早期功能锻炼

217. 使用冰敷时，为防止冻伤需保护的部位是（2015）
A. 前额　　B. 颞部
C. 头顶　　D. 耳部
E. 面颊

218. 患者，男，40 岁。发热 38.3℃，行物理降温。图示的哪个部位不适合放置冰袋（2014）

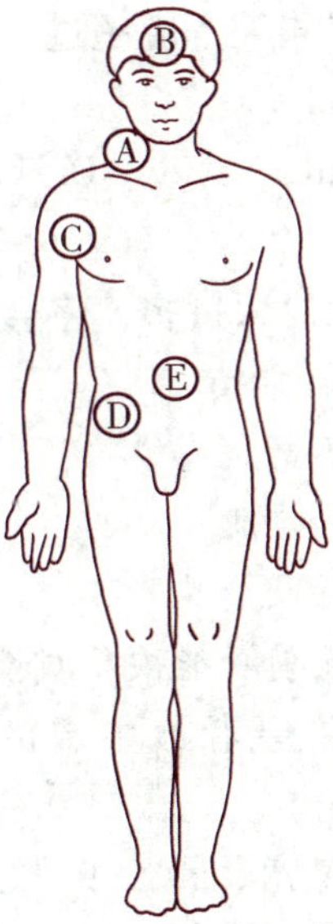

A. A　　B. B
C. C　　D. D
E. E

219. 女，30 岁。高热 39℃，医嘱给予冰袋物理降温。冰袋正确放置的位置是（2012）
A. 枕部　　B. 足底
C. 颈前颌下　　D. 前额
E. 颞部

220. 患者，男，50 岁。以发热急诊入院，体温 38.5℃，护士应采取的正确的物理降温措施是（2013）
A. 低温灌肠
B. 前额头顶冷敷
C. 全身冷水擦浴
D. 心前区酒精擦浴
E. 冰敷 60min 后测体温

221. 患者，男，28 岁。因皮肤黏膜出血来诊。诊断为“再生障碍性贫血”入院。现患者有高热并且时有抽搐。此时最适宜的降温措施是（2012）
A. 温水擦浴　　B. 酒精擦浴
C. 冰水灌肠　　D. 口服退热药
E. 头部及大血管处放置冰袋

222. 患者，女，56 岁。在路上行走时不慎绊倒，手掌、手腕部、膝盖部挫伤。局部处理方法错误的是（2011）
A. 局部制动
B. 抬高患肢
C. 血肿加压包扎
D. 早期局部热敷
E. 血肿若进行性增大，需切开止血

223. 患者，男，65 岁。因脑梗死入院，意识模糊 2 天，身体虚弱，生命体征尚平稳，四肢发凉。护士用热水袋为其进行保暖，正确的方法是（2013）
A. 袋内水温为 60℃
B. 热水袋外裹毛巾
C. 热水袋置于腹部
D. 热水袋水温与室温相同后撤走热水袋
E. 叮嘱家属随时更换袋内热水

224. 患者，男，55 岁。因关节疼痛需每日红外线照射 1 次，在照射过程中观察皮肤出现紫红色，此时护士应该（2012）

A. 停止照射，改用热敷
B. 立即停止照射，涂抹凡士林保护皮肤
C. 适当降低温度，继续照射
D. 改用小功率灯，继续照射
E. 改用大功率灯，继续照射

225. 患者，男，28 岁。肛瘘手术后行热水坐浴，应控制使用时间为（2011）
A. 5～10 分钟　B. 10～15 分钟
C. 15～20 分钟　D. 20～30 分钟
E. 30～40 分钟

226. 患者，男，18 岁。因车祸外伤收入院行手术治疗。7 日晚 6 点至 8 日晚 6 点护士记录患者尿袋中尿量如下：
7 日　18:00　170ml，21:00　210ml，
8 日　8:00　380ml，护士清空尿袋
12:00　70ml，18:00　150ml，
经询问确认家属未自行清空尿袋后，护士应判断患者为（2014）
A. 无尿　B. 少尿
C. 尿量正常　D. 多尿
E. 尿崩

227. 患者，男，70 岁。因肾功能衰竭住院。护士观察其 24h 尿量为 360ml，该患者的排尿状况是（2012）
A. 正常　B. 尿量偏少
C. 无尿　D. 少尿
E. 尿潴留

228. 患者，女，38 岁。剖宫产术后第 2 天，导尿管拔后 5h，患者诉下腹胀痛，有尿意但排不出来。护士检查发现耻骨上突隆，应首先进行的处理措施是（2014）
A. 肌内注射卡巴可
B. 用力按压膀胱，帮助患者排尿
C. 重新插导尿管，将尿液排出
D. 让患者听流水声诱导其导尿
E. 让患者尝试去厕所蹲着排尿

（229～232 题共用题干）（2015）

患者，女，56 岁。卵巢癌术后，拔出尿管后 7h 未能自行排尿。查体：耻骨上部膨隆，叩诊呈实音，有压痛，考虑为尿潴留。

229. 为患者提供的护理措施中，维护其自尊的是
A. 教育其养成良好的排尿习惯
B. 耐心解释并提供隐蔽的排尿环境
C. 调整体位以协助排尿
D. 按摩其下腹部，使尿液排出
E. 温水冲洗会阴以诱导排尿

230. 为患者实施导尿时，第 2 次消毒的顺序是
A. 自上而下，由外向内
B. 自下而上，由外向内
C. 自下而上，由内向外
D. 自上而下，由内向外
E. 自上而下，由内向外再向内

231. 首次导出尿液不应超过
A. 1000ml　B. 1200ml
C. 1500ml　D. 1700ml
E. 2000ml

232. 如果首次导尿过多，将会发生
A. 膀胱挛缩
B. 加重不舒适感
C. 血尿和虚脱
D. 诱发膀胱感染
E. 膀胱反射功能恢复减慢

233. 慢性便秘患者最主要的临床表现是（2015）
A. 缺乏便意、排便艰难
B. 腹痛
C. 里急后重感
D. 恶心、呕吐
E. 腹部下坠感

234. 67 岁慢性便秘患者来院咨询时，护士提出下列为改善便秘的处理措施，其中错误的是（2015）

A. 腹部环形按摩
B. 坚持长期使用缓泻剂
C. 增加饮水量
D. 提供隐蔽的排便环境
E. 高纤维素饮食

235. 便秘患者应用液体石蜡导泻的原理是（2013）
A. 刺激肠蠕动
B. 润滑肠壁，软化粪便
C. 阻止肠道吸收水分
D. 使肠内形成高渗透压
E. 解除肠痉挛

236. 某68岁社区居民主诉经常发生便秘。社区护士对其进行的健康指导中，不恰当的是（2012）
A. “您应该给自己定一个有规律的活动计划，增加活动量”
B. “每天应当多吃一点粗纤维食物，像麦片、芹菜等”
C. “每天排便要有规律，在一段固定时间内排便”
D. “经常做腹部环形按摩，促进肠蠕动”
E. “您应当常备开塞露，排便不畅时随时使用”

（237～238题共用题干）（2012）

患者，女，62岁。肺癌晚期，骨转移。化疗后食欲极差，腹胀痛，夜间不能入睡。近3天常有少量粪水从肛门排出，有排便冲动，却不能排出大便。

237. 患者最有可能出现的护理问题是
A. 腹泻　　B. 粪便嵌塞
C. 肠胀气　　D. 便秘
E. 排便失禁

238. 最恰当的护理措施是
A. 指导患者进行排便控制训练
B. 增加静脉输液量，防止水、电解质紊乱
C. 可适当减少饮食量，避免腹胀
D. 可给予口服导泻剂通便
E. 可给予小量不保留灌肠，必要时人工取便

（239～242题共用题干）（2014）

患者，男，55岁。因进行性吞咽困难1个月入院。入院后被诊断为“食管癌”。术前医生要求护士为患者灌肠以清洁肠道。

239. 灌肠桶内液面距离肛门
A. 10～20cm　　B. 20～30cm
C. 30～40cm　　D. 40～60cm
E. 60～80cm

240. 肛管插入直肠的深度为
A. 7～10cm　　B. 10～15cm
C. 15～18cm　　D. 18～20cm
E. 20～25cm

241. 当液体灌入200ml时，患者感觉有便意，护士应
A. 停止灌肠
B. 移动肛管
C. 嘱患者张口深呼吸
D. 放低肛管筒的高度
E. 协助患者平卧

242. 灌肠过程中，患者出现脉速、出冷汗、剧烈腹痛，护士应
A. 停止灌肠
B. 移动肛管
C. 嘱患者张口深呼吸
D. 放低肛管筒的高度
E. 协助患者平卧

243. 患者，男，50岁。术前医嘱：清洁灌肠。在灌肠过程中出现面色苍白，出冷汗，心慌气促，此时护士应采取的措施是（2012）
A. 边灌肠边通知医生
B. 转移患者的注意力
C. 立即停止灌肠并通知医生
D. 边灌肠边指导患者深呼吸
E. 减低灌肠筒高度减轻压力

244. 患者，男，68岁。便秘5天，医嘱：

0.2%肥皂水大量不保留灌肠，护士选用的灌肠液的温度应为（2011）

A. 4～8℃　B. 15～20℃
C. 28～32℃　D. 39～41℃
E. 45～50℃

245. 患者，男，30岁。黏液脓血便伴里急后重2年，诊断为溃疡性结肠炎。近1周腹痛加重伴发热入院治疗。护士遵医嘱为患者保留灌肠治疗，患者应采取的体位是（2012）

A. 右侧卧位　B. 左侧卧位
C. 仰卧位　D. 俯卧位
E. 半卧位

246. 某冠心病患者将其每日口服的氨氯地平、阿司匹林、舒降之、硝酸甘油、心得安放置于透明的塑料分药盒中，责任护士发现后立即告知患者有一种药物不宜放入此药盒中。这种药物是（2014）

A. 氨氯地平　B. 阿司匹林
C. 舒降之　D. 硝酸甘油
E. 心得安

247. 按医嘱静脉注射地西泮2mg（1ml含10mg地西泮），应抽取药液的量是（2015）

A. 0.2ml　B. 0.4ml
C. 0.6ml　D. 0.8ml
E. 1ml

248. 护士准备按医嘱给患者注射西地兰0.1mg。西地兰针剂的剂型是0.4mg/2ml。护士应该注射的毫升数是（2013）

A. 0.1ml　B. 0.2ml
C. 0.3ml　D. 0.4ml
E. 0.5ml

249. 患者，女，28岁。咽炎，医嘱：复方新诺明1.0g，po，bid，护士指导患者服药时间，正确的是（2015）

A. 8am　B. 8pm
C. 8am－4pm　D. 8am－12n－4pm
E. 8am－12n－4pm－8pm

250. “地西泮5mg，po，sos”属于（2014）

A. 长期医嘱　B. 长期备用医嘱
C. 临时医嘱　D. 临时备用医嘱
E. 短期医嘱

251. 下列外文缩写正确的是（2011）

A. 每日1次qod　B. 隔日1次qd
C. 每晚1次biw　D. 每晨1次qm
E. 每周1次qn

252. 护士为患者发口服药时恰逢其外出，此时正确的做法是（2015）

A. 等候患者
B. 将药交给陪护
C. 将药置于床头柜上
D. 暂缓发药
E. 交给患者同病室病友

253. 患者，男，65岁。上午10点行磁共振检查，护士分发口服药时患者未回，此时正确的处理是（2011）

A. 交给病友　B. 暂缓发药
C. 置于床头柜　D. 交给患者家属
E. 将药品退回药房

254. 为患者分发口服药后将一次性药杯收回，正确的处理方法是（2015）

A. 直接丢弃　B. 消毒后销毁
C. 清洗后销毁　D. 消毒后备用
E. 清洗后备用

255. 宜餐前服用的药物是（2014）

A. 红霉素　B. 氨茶碱
C. 阿司匹林　D. 维生素C
E. 西咪替丁

256. 患者，女，64岁。患有多种慢性病，同时服用下列几种药物，宜饭前服用的药物是（2012）

A. 红霉素　B. 布洛芬
C. 健胃消食片　D. 氨茶碱
E. 阿司匹林

257. 患者，男，29岁。因高热、畏寒、咳

嗽、流涕而住院治疗。医生开出以下口服药，护士在指导用药时嘱咐患者宜最后服用的是（2012）

A. 止咳糖浆　　B. 利巴韦林

C. 维C银翘片　　D. 对乙酰氨基酚

E. 阿莫西林胶囊

258. 患者，男，同时口服下列药物时，宜最后服用的是（2011）

A. 地高辛　　B. 止咳糖浆

C. 维生素C　　D. 维生素B_1

E. 复方阿司匹林

259. 服用磺胺类药后多饮水的目的是（2011）

A. 增强药物疗效

B. 减轻患者的消化道反应

C. 促进药物吸收

D. 促进胃液分泌

E. 避免肾小管堵塞

260. 服用下列药物时，需常规测量脉搏或心率的是（2011）

A. 心得安　　B. 安定

C. 洋地黄　　D. 强的松

E. 氯丙嗪

261. 患者，男，29岁。体温39.3℃，咽痛。诊断为化脓性扁桃体炎。医嘱：头孢曲松钠皮试。护士进行皮试时，正确的操作是（2014）

A. 选择前臂掌侧下段为注射部位

B. 用安尔碘消毒皮肤

C. 注射时，针尖斜面向下

D. 针尖与皮肤成15°刺入皮内

E. 注射完毕，迅速拔出针尖，用棉签按压针眼

262. 为防止发生过敏反应，输血前应皮下注射抗过敏药物，下列操作方法中错误的是（2014）

A. 注射部位常规消毒

B. 进针部位选择三角肌

C. 针头与皮肤成30°~40°进针

D. 抽吸无回血后推药液

E. 注射完毕用干棉签轻压注射处

263. 患儿，女，1岁。因淋巴结结核住院，医嘱肌内注射数种药物。护士为该患儿肌内注射时，不恰当的操作是（2015）

A. 宜选用肌肉肥厚的臀大肌

B. 注射时应固定好肢体，防止折针

C. 注意药物的配伍禁忌

D. 注意经常更换注射部位

E. 切勿将针梗全部刺入

264. 图示肌内注射定位法最合适的人是（2014）

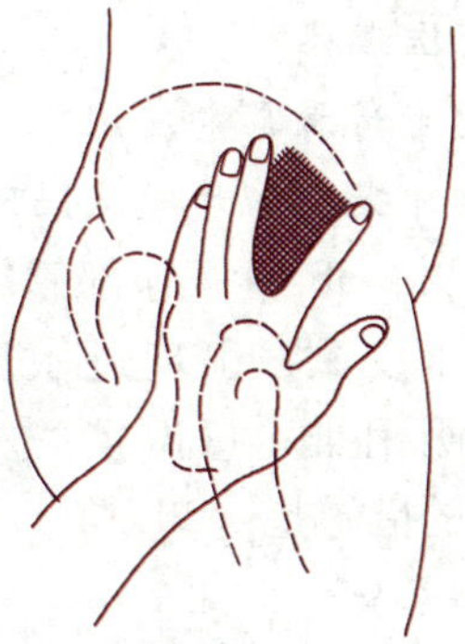

A. 孕妇　　B. 老年人

C. 成年男性　　D. 成年女性

E. 2岁以内婴幼儿

265. 臀大肌注射部位为（2011）

A. 髂前上棘与尾骨连线外上1/2处

B. 髂前上棘与尾骨连线内上1/2处

C. 髂前上棘与尾骨连线外上1/3处

D. 髂前上棘与尾骨连线内上1/3处

E. 髂前上棘与尾骨连线内下1/3处

266. 患者，男，因结核性脑膜炎需肌内注射链霉素。患者取侧卧位时，正确的体位是（2011）

A. 下腿伸直，上腿稍弯曲

B. 上腿伸直，下腿稍弯曲

C. 双膝向腹部弯曲

D. 两腿弯曲

E. 两腿伸直

267. 患者，女，28岁。有习惯性流产史。现妊娠8周，遵医嘱给予黄体酮肌内

注射。以下正确的操作是（2013）
A. 酒精消毒皮肤
B. 消毒范围 3cm
C. 选择粗长针头注射
D. 45°注射
E. 见回血注射

268. 医生为某患者开医嘱青霉素肌内注射。护士在核对医嘱时，注意到该患者无青霉素用药史记录，医生也未开青霉素皮试医嘱。此时，护士应首先（2014）
A. 拒绝执行医嘱
B. 向护士长报告
C. 执行医嘱
D. 为患者行青霉素皮试
E. 向医师提出加开皮试医嘱

269. 患者，男，38 岁。肺部感染，遵医嘱行青霉素皮试，出现过敏反应，然后出现呼吸困难、意识丧失。护士应立即采取的措施是（2013）
A. 通知家属
B. 报告医生
C. 行心肺复苏
D. 将患者采取平卧位
E. 皮下注射盐酸肾上腺素

（270～271 题共用题干）（2012）

患者，男，65 岁。因“直肠癌”拟行手术治疗，医嘱“青霉素皮内试验”，护士配制好青霉素皮试液后给患者注射。

270. 注射的剂量应是
A. 1500U　　B. 200U
C. 150U　　D. 20U
E. 15U

271. 注射前应询问患者的情况不包括
A. 既往是否使用过青霉素
B. 最后一次使用青霉素的时间
C. 有无其他药物或者食物过敏
D. 是否对海鲜、花粉等过敏
E. 家属有无青霉素过敏

272. 患者，男，40 岁。因足部外伤 30min 就诊。清创缝合后遵医嘱 TAT 肌内注射，注射前需做 TAT 过敏试验。皮试液的浓度为（2011）
A. 15U/ml　　B. 150U/ml
C. 1500U/ml　　D. 15 万 U/ml
E. 150 万 U/ml

273. 给予患儿破伤风抗毒素注射治疗，皮试（+）。对于其破伤风抗毒素注射的最佳方法是（2014）
A. 停止注射，改换其他药物
B. 将药液分 2 次肌内注射，每次间隔 20min
C. 将药液分 4 次肌内注射，每次间隔 20min
D. 将药液稀释，分 2 次肌内注射，小剂量并逐渐增加，每次间隔 20min
E. 将药液稀释，分 4 次肌内注射，小剂量并逐渐增加，每次间隔 20min

274. 患者，女，17 岁。行破伤风抗毒素过敏试验，20min 后结果示局部皮丘红肿，硬结大于 1.5cm，红晕大于 4cm，自述有痒感。应采取的处理措施是（2013）
A. 将抗毒素分成 4 份，分次注射
B. 在对侧前臂作对照试验后再注射
C. 将抗毒素稀释，分两次注射
D. 待患者痒感消失后再全量注射
E. 将抗毒素分 4 次逐渐增加剂量注射

275. 碘过敏试验的时间应在碘化物造影检查前（2015）
A. 2 周　　B. 1 周
C. 3～5 天　　D. 2～3 天
E. 1～2 天

276. 对于需要静脉输液的成年人，使用头皮针进行静脉穿刺时优先选择的血管是（2012）
A. 贵要静脉　　B. 头静脉
C. 桡静脉　　D. 手背静脉
E. 肘正中静脉

277. 患者，女，34 岁。因呕吐、腹泻急诊入院进行静脉输液。护士不宜采用的用语是（2013）
A. “今天您呕吐腹泻多次，过会给您输液”
B. “您快点儿去卫生间，回来就要输液了”
C. “现在给您输液，请问您叫什么名字”
D. “等会扎针时，有什么不舒服您可以和我说”
E. “输液的滴速已经调节好了，请您不要随意调节”

278. 医嘱 0.9% 氯化钠溶液 500ml ivgtt。患者从上午 8 时 20 分开始输液、输液器点滴系数为 20。护士根据情况把输液速度调整至 40 滴/分。预计输液完成的时间为（2014）
A. 上午 9 时 56 分
B. 上午 11 时 40 分
C. 中午 12 时 30 分
D. 下午 1 时 20 分
E. 下午 2 时 15 分

279. 患者，男，35 岁。诊断：急性肠炎。按医嘱予静脉输液 1000ml，计划 4 小时滴完（点滴系数为 20），护士应调节输液速度约为（2011）
A. 42 滴/分
B. 63 滴/分
C. 83 滴/分
D. 90 滴/分
E. 95 滴/分

280. 某使用静脉留置针的患者，输液完毕已使用肝素液封管，但第 2 日仍然发生血液反流堵塞导管，导致堵管的可能原因不包括（2013）
A. 封管的肝素液量不够
B. 推注封管液速度过快
C. 患者穿刺侧肢体活动过度
D. 患者静脉压过高
E. 封管的肝素液浓度过大

281. 护士在巡回过程中发现某患者静脉输液突然发生溶液不滴，该护士首先应采取的措施为（2011）
A. 调整针头斜面
B. 抬高输液瓶
C. 穿刺部位热敷
D. 挤压输液管
E. 观察穿刺部位有无红肿及疼痛

282. 患者，女，20 岁。诊断：再生障碍性贫血。医嘱：输注浓缩红细胞。护士巡房时发现输血速度变慢，穿刺点局部无肿胀、无压痛，挤捏输血器无阻力，局部皮温正常。护士首先应（2012）
A. 用生理盐水冲管
B. 热敷患者穿刺局部
C. 更换输血器后继续输血
D. 使用恒温器加热血液
E. 拔针后另行穿刺

283. 护士在巡回过程中发现某患者输液器小壶内液面不断自行下降，最可能的原因是（2011）
A. 针头滑出血管外
B. 输液瓶位置过高
C. 患者静脉痉挛
D. 输液管有漏气
E. 患者静脉扩张

284. 某护士为一患儿进行输液治疗，输液 30 分钟后患儿出现严重的不良反应并休克，经抢救病情好转并转入 ICU 继续治疗。对此，患儿家长反应强烈，质疑护士输液有误，护士应首先进行的重要工作是（2015）
A. 向护士长汇报抢救经过
B. 与医生一起分析患儿病情
C. 继续与患儿家属沟通，做好解释
D. 帮助患儿家长完成抢救用药的缴费
E. 按照规定封存未输完的液体

（285～287 题共用题干）（2013）

男性，67 岁。因冠心病入院，在静脉输液过程中出现腹泻、呼吸困难、咳嗽、咳粉红色泡沫痰。

285. 该患者发生了
A. 发热反应　B. 急性肺水肿
C. 静脉炎　D. 空气栓塞
E. 过敏反应

286. 此时，护士应为患者采取的卧位是
A. 去枕仰卧位
B. 左侧卧位
C. 端坐位，两腿下垂
D. 休克卧位
E. 头低足高位

287. 给氧时护士应选择的吸氧流量为
A. 1～2L/min　B. 3～4L/min
C. 5～6L/min　D. 6～8L/min
E. 9～10L/min

288. 患者，男，55 岁。大面积烧伤，半小时内输入 500ml 液体后突然出现气促、呼吸困难、咳粉红色泡沫样痰，为该患者吸氧时湿化瓶内应放入的液体是（2011）
A. 乙醇溶液　B. 温开水
C. 蒸馏水　D. 矿泉水
E. 生理盐水

289. 患者，男，56 岁。胃癌。在应用化疗药辅助治疗时，注射部位刺痛、水肿，并出现条索状红线。正确的处理措施是（2014）
A. 局部热敷
B. 局部按摩
C. 加快注射速度
D. 减慢注射速度
E. 立即给予抗生素

290. 女性，30 岁。因宫外孕破裂大出血入院。体检：面色苍白，脉搏 140 次/分，血压 60/40mmHg。该患者输血的目的是（2014）
A. 补充血容量
B. 增加血红蛋白
C. 补充凝血因子
D. 增加清蛋白
E. 增加营养

291. 凝血因子缺乏患者最适合输入的血液制品是（2015）
A. 新鲜血浆　B. 冰冻血浆
C. 干燥血浆　D. 红细胞悬液
E. 血小板浓缩悬液

292. 患者，女性，43 岁。因重型再生障碍性贫血被收入院，医生拟对其进行输血治疗。护士在输血准备时，不正确的操作是（2014）
A. 进行血型鉴定和交叉配血试验
B. 提血时，和血库人员共同作好“三查八对”
C. 库存血取出后，如紧急需要，可低温加热
D. 输血前，需与另一名护士再次核对
E. 输血前应先征得患者同意并签署知情同意书

293. 关于输血的叙述，错误的是（2013）
A. 输血前须两人进行查对
B. 输血前先输入少量生理盐水
C. 输血后输入少量生理盐水
D. 在输血卡上记录输血时间、滴速、患者状况等
E. 输血完毕后及时将输血器、血袋等物品进行消毒，分类弃置

（294～295 题共用题干）（2014）

患者，女，36 岁。急性淋巴细胞白血病。医嘱浓缩红细胞 1U 和血小板 1U 输注。在首先输注浓缩红细胞过程中患者出现全身皮肤瘙痒伴颈部、前胸出现荨麻疹。

294. 首先考虑该患者发生了
A. 发热反应　B. 溶血反应
C. 过敏反应　D. 超敏反应
E. 急性肺水肿

295. 针对上述患者发生的情况，护士应该首先采取的措施是
A. 密切观察体温，局部涂抹止痒药膏
B. 减慢输血速度并按医嘱给予抗过敏药等
C. 停止输注浓缩红细胞并保留血袋、余血及输血器送检
D. 停止输注浓缩红细胞并重新采集血标本进行交叉配血
E. 停止输注浓缩红细胞并待患者情况好转后重新输血

296. 患者，男，80 岁。患原发性高血压 10 年。长期服用排钾利尿剂控制血压，现因低血钾收入院。护士在患者右手背进行静脉穿刺滴入含钾溶液。4 小时后遵医嘱抽血复查血钾，不宜选择的采血部位是（2015）
A. 右肘正中静脉
B. 右股静脉
C. 左手背静脉
D. 左肘正中静脉
E. 左肘静脉

297. 检查红细胞沉降率应使用的容器是（2015）
A. 干燥试管　B. 抗凝试管
C. 血培养瓶　D. 乳酸钠试管
E. 液状石蜡试管

298. 患者，男，45 岁。因高热、牙龈出血及多处皮肤斑点 5 天入院。医嘱开具下列检验单，护士采血时应优先采取的标本是（2014）
A. 血常规　B. 血生化组合
C. 凝血四项　D. ABO 血型
E. 血培养

（299～300 题共用题干）（2013）
患者，男，55 岁。1 周来体温持续39～40℃。护理查体：面色潮红，呼吸急促，口唇轻度发绀，意识清醒。

299. 为明确诊断，需查心肌酶、血沉及血培养。应选用的血沉标本容器是（2013）
A. 血培养瓶　B. 无菌试管
C. 干燥试管　D. 抗凝试管
E. 石蜡油试管

300. 采集上述血标本后，注入容器的先后顺序是（2013）
A. 抗凝试管、干燥试管、血培养瓶
B. 干燥试管、血培养瓶、抗凝试管
C. 干燥试管、抗凝试管、血培养瓶
D. 血培养瓶、干燥试管、抗凝试管
E. 血培养瓶、抗凝试管、干燥试管

301. 采集血气分析标本时，错误的操作是（2015）
A. 使用 2ml 无菌干燥注射器
B. 抽取经过稀释的肝素溶液，充盈注射器后弃去
C. 无菌操作下抽取动脉血 1ml
D. 将血迅速注入无菌试管并用软木塞塞住
E. 立即送检

302. 24 小时尿样本检查需要加入甲醛作防腐剂的检查项目是（2015）
A. 艾迪计数　B. 17－酮类固醇
C. 尿路定量　D. 尿蛋白定量
E. 肌酐定量

303. 患者，女，25 岁。以急性肾小球肾炎入院，医嘱做艾迪计数检查。护士应准备的防腐剂是（2011）
A. 10% 甲醛
B. 40% 甲醛
C. 浓盐酸
D. 0.5%～1% 甲苯
E. 1%～2% 甲苯

304. 尿常规检查时，留取尿标本的时间正确的是（2012）
A. 饭前半小时　B. 全天尿液
C. 早晨第 1 次尿　D. 随时收集尿液
E. 饭后半小时

305. 采集24h尿标本时，其正确的采集时间是（2012）
A. 早7:00至次晨7:00
B. 早9:00至次晨9:00
C. 早11:00至次日9:00
D. 晚7:00至次日晚7:00
E. 晚11:00至次日晚11:00

（306～307题共用题干）（2014）

患者，男，50岁。患肾脏疾病，需做尿蛋白定量检查。

306. 该患者留取常规尿标本的时间为
A. 饭前半小时
B. 晨起第1次尿
C. 12h尿
D. 24h尿
E. 随时收集尿液

307. 患者做尿蛋白定量检查，须在标本内加入
A. 甲醛
B. 乙醛
C. 甲苯
D. 稀盐酸
E. 浓盐酸

308. 患儿，女，3岁。因高热、腹泻、进行性呼吸困难入院，考虑为中毒性细菌性痢疾。护士在为患者留取粪便标本时应注意（2011）
A. 在抗菌治疗后采集标本
B. 选择有黏液脓血部分的粪便送检
C. 留取部分成形粪便送检
D. 可多次采集标本，集中送检
E. 患者无大便时，用导泻剂后留取标本

309. 患者，男，29岁。初步诊断为阿米巴痢疾收入院，医嘱：留取粪便做阿米巴原虫检查。护士应为患者准备的标本容器是（2012）
A. 无菌容器
B. 清洁容器
C. 干燥容器
D. 装有培养基的容器
E. 加温的清洁容器

310. 患儿，女，1岁。细菌性肺炎入院。目前患儿烦躁不安、呼吸困难。医嘱：吸氧。适宜该患儿的吸氧方式为（2015）
A. 单侧鼻导管法
B. 面罩法
C. 鼻塞法
D. 漏斗法
E. 头罩法

311. 患者，男，56岁。因肺心病需要吸氧，错误的操作是（2012）
A. 插管前用湿棉签清洁鼻孔
B. 插管前检查导管是否通畅
C. 先调节好流量再插管
D. 给氧期间不可直接调节氧流量
E. 停用氧气时先关流量开关

312. 吸氧时流量为3L/min，其氧浓度为（2012）
A. 29%
B. 33%
C. 37%
D. 41%
E. 45%

313. 患者，男，50岁。以外伤入院治疗，在用氧过程中，家属私自将鼻导管氧流量调至10L/min，15min后患者出现烦躁不安、面色苍白、进行性呼吸困难等表现。该患者最可能出现了（2013）
A. 肺水肿
B. 肺不张
C. 肺气肿
D. 氧中毒
E. 心力衰竭

314. 护士使用呼吸机为患者吸痰，发现痰液黏稠不易吸出。错误的处理措施是（2014）
A. 叩拍胸背部
B. 增加负压吸引力
C. 滴入化痰药物
D. 滴入生理盐水
E. 雾化吸入

315. 患者，男，60岁。因巴比妥中毒急诊入院，立即给予洗胃，应选择的灌洗溶液是（2014）
A. 蛋清水
B. 牛奶

C. 高锰酸钾溶液　　D. 硫酸铜
E. 硫酸镁

316. 为敌百虫重度患者进行洗胃时，禁用的洗胃液是（2013）
A. 温开水　　B. 生理盐水
C. 蛋清水　　D. 高锰酸钾液
E. 碳酸氢钠溶液

317. 目前医学界主张判断死亡的诊断标准是（2012）
A. 瞳孔散大固定
B. 各种反射消失
C. 呼吸停止
D. 心跳停止
E. 脑死亡

318. 临终患者最后丧失的感觉是（2015）
A. 视觉　　B. 嗅觉
C. 味觉　　D. 听觉
E. 触觉

319. 患者，男，65 岁。因尿血被诊断为肾癌。在得知自己的病情后患者拒绝治疗，继而赴多家医院进行咨询。其心理状况处于（2013）
A. 愤怒期　　B. 抑郁期
C. 震惊否认期　　D. 协议期
E. 接受期

320. 临终患者通常最早出现的心理反应期是（2012）
A. 协议期　　B. 愤怒期
C. 否认期　　D. 接受期
E. 忧郁期

321. 一位临终患者向护士叙述："我得病不怪别人，拜托你们尽力治疗，有什么新疗法，可以在我身上先试验。奇迹总是有的啊。"该患者处在心理反应的（2012）
A. 否认期　　B. 愤怒期
C. 协议期　　D. 忧郁期
E. 接受期

322. 患者，男，52 岁。因胃部不适来院就诊，经检查确诊为胃癌。患者获悉病情后，神情呆滞，多次要求家人带其到其他医院检查确认。此时患者所处的心理反应阶段是（2011）
A. 否认期　　B. 愤怒期
C. 协商期　　D. 抑郁期
E. 接受期

323. 某肝癌晚期患者住院期间情绪激动，常常指责或挑剔家属和医护人员，护士正确的护理措施是（2015）
A. 给患者正确的死亡观和人生观教育
B. 让患者尽可能的一个人独处
C. 认真倾听患者的心理感受
D. 诚恳地指出患者的不恰当做法
E. 减少和患者的语言交流

（324～325 题共用题干）（2014）

男性，27 岁。因车祸伤及内脏出现循环衰竭症状，经抢救无效死亡。

324. 护士进行尸体护理的前提是
A. 患者心跳、呼吸停止后
B. 医生做出死亡诊断
C. 呼吸、脉搏消失
D. 测量不到血压
E. 无意识

325. 头部垫枕头的主要目的是
A. 安慰家属
B. 保持舒适
C. 防止面部淤青
D. 保持姿势
E. 便于辨认

326. 护士在体温单上绘制肛温的符号为（2015）
A. ⊙（蓝色）　　B. ○（蓝色）
C. ●（红色）　　D. ×（蓝色）
E. ●（蓝色）

327. 某患者自行排便 1 次，灌肠后又排便 2 次。在体温单上正确的记录是（2014）
A. 3 2/E　　B. 1/2E
C. 2/E　　D. 1/E
E. 1 2/E

328. 患者，女，35 岁。患子宫肌瘤拟行手术治疗。术前 1 日 8:00am 医生开医嘱“安定 5mg，po，sos”，此项医嘱失效时间是（2014）
A. 次日 8:00am　B. 当日 8:00pm
C. 次日 8:00pm　D. 次日 10:00pm
E. 至医生停止医嘱为止

329. 患者，女，34 岁。今早主诉昨晚夜间多醒，下午医生开出医嘱：地西泮 5mg，po，sos，当晚患者睡眠良好，未使用该药物，该值班护士应在次日上午（2013）
A. 用红笔写“失效”
B. 用蓝笔写“失效”
C. 用红笔写“未用”
D. 用蓝笔写“未用”
E. 用红笔写上“作废”

330. 护士可以执行医生口头医嘱的情况是医生在（2015）
A. 抢救病人时　B. 手术过程中
C. 电话告知时　D. 外出会诊时
E. 换药期间

331. 在护理实践中，护士有权拒绝执行医嘱的情形是（2012）
A. 护理程序太烦琐
B. 医嘱中需要监测的生理指标太多
C. 需要额外的劳动和付出
D. 医嘱有错误
E. 费用太昂贵

332. 在下列患者中，护士在书写交班报告时首先应写（2012）
A. 4 床，患者甲，上午 10 时转呼吸科
B. 18 床，患者乙，上午 9 时入院
C. 21 床，患者丙，上午 8 时手术
D. 25 床，患者丁，下午行胸腔穿刺术
E. 41 床，患者戊，医嘱特级护理

333. 采集不同血标本，注入容器的先后顺序是（2020）
A. 抗凝管 – 干燥管 – 血培养瓶
B. 干燥管 – 血培养瓶 – 抗凝管
C. 干燥管 – 抗凝管 – 血培养瓶
D. 血培养瓶 – 干燥管 – 抗凝管
E. 血培养瓶 – 抗凝管 – 干燥管

334. 患者，男，48 岁。患肝硬化 4 年，近来胸闷加重，呼吸困难，经心脏彩超检查发现有大量心包积液，为缓解病人呼吸困难，应采取（2020）
A. 端坐位　B. 仰卧位
C. 半坐卧位　D. 膝胸卧位
E. 头低脚高位

335. 护士给某乙肝病人拔针时不小心被粘有该病人血液的针头刺伤，伤口的即刻处理方法不妥的是（2020）
A. 局部挤压止血
B. 用肥皂水和流动水冲洗
C. 尽可能挤出损伤处的血液
D. 消毒后包扎伤口
E. 用 75% 乙醇或 0.5% 碘伏消毒

336. 患者，女性。因头痛、头晕入院，护士为其进行评估，收到下列资料。其中属于客观资料的是（2020）
A. 头痛
B. 咽部充血
C. 头晕
D. 睡眠不好、多梦
E. 感到恶心

337. 患者，男，66 岁。因病情要行加压静脉输液。当护士去治疗室取物品回到患者床前时，发现患者呼吸困难，有严重发绀。患者自述胸闷、胸骨后疼痛、眩晕，护士立即给患者测量血压，其值为 75/55mmHg。此患者可能出现了（2020）
A. 心脏负荷过重的反应
B. 心肌梗死
C. 空气栓塞
D. 过敏反应
E. 心绞痛

338. 患者，男，63 岁。因慢性支气管炎入院。细菌培养显示铜绿假单胞菌感染。护士为病人做口腔护理时应选用的漱口液是（2020）

A. 生理盐水

B. 复方硼酸溶液

C. 0.02% 呋喃西林溶液

D. 1% ~4% 碳酸氢钠溶液

E. 0.1% 醋酸溶液

339. 患者，女，56 岁。因脑出血致肢体偏瘫入院。住院 1 个月以后，护士发现其骶尾部皮肤发红，并伴有肿、热、麻木，皮肤未出现破损。该病人骶尾部的压疮属于哪一期（2020）

A. 淤血红润期　　B. 炎性浸润期

C. 浅度溃疡期　　D. 深度溃疡期

E. 坏死溃疡期

340. 可使血压测量值偏高的因素是（2020）

A. 肢体位置过高

B. 袖带过紧

C. 袖带过宽

D. 袖带过松

E. 水银不足

341. 患者，女，35 岁。在静脉注射过程中，诉注射部位疼痛，护士检查见注射部位局部肿胀，抽吸有回血，应考虑为（2020）

A. 针头阻塞

B. 针头滑出血管外

C. 针头斜面部分在血管外

D. 针头斜面穿透对侧血管壁

E. 静脉痉挛

342. 患者，男，34 岁。输液 1000ml，滴速为 50 滴/分，从上午 8 时 30 分开始，估计何时输完（2020）

A. 上午 11 时 10 分

B. 中午 12 时 30 分

C. 下午 1 时 30 分

D. 下午 2 时 10 分

E. 下午 2 时 30 分

343. 患者，男，24 岁，乐果中毒，处于昏迷状态，须立即进行洗胃。适宜的洗胃液是（2020）

A. 1：15000 ~1：20000 高锰酸钾

B. 50% 硫酸镁

C. 硫酸钠

D. 2% ~4% 碳酸氢钠

E. 过氧化氢

344. 尿液呈酱油色见于（2018）

A. 阻塞性黄疸　　B. 急性溶血

C. 肝细胞性黄疸　　D. 肾脏肿瘤

E. 晚期丝虫病

345. 患者，男，65 岁。左下肢膝关节置换术后，护士给其擦浴。擦浴程序错误的是（2018）

A. 关好门窗，调节室温

B. 先擦上身再擦下身

C. 脱衣时，先健侧再患侧

D. 穿衣时，先健侧再患侧

E. 保护自尊，注意遮挡

346. 影响人体蒸发散热的最主要原因是（2018）

A. 环境湿度过大

B. 环境温度高

C. 汗腺发育障碍

D. 空气对流差

E. 体温调节中枢功能紊乱

347. 患者，女，43 岁，身高 155cm，体重 65kg。该患者所采用的最佳治疗饮食是（2018）

A. 低胆固醇饮食

B. 低盐饮食

C. 低蛋白饮食

D. 低脂饮食

E. 低热量饮食

348. 患者，女，38 岁。因腹痛、腹泻、解果酱样便入院就诊，经检查确诊为阿米巴痢疾，遵医嘱行保留灌肠，应采

取右侧卧位的目的为（2018）

A. 利于药物达到治疗部位

B. 减少对患者的刺激

C. 防止药液溢出

D. 使患者舒适安全

E. 使患者易于忍受

349. 某急腹症患者，病情平稳，可采用的卧位方式是（2018）

A. 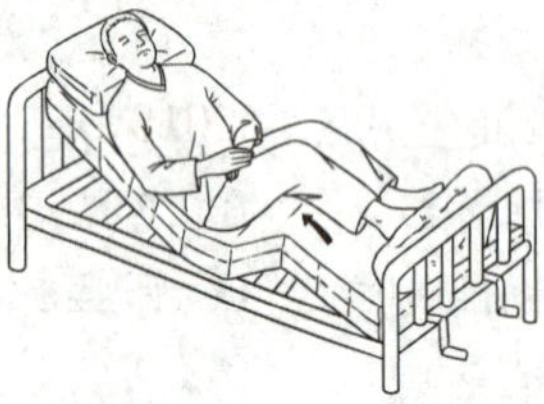

B. 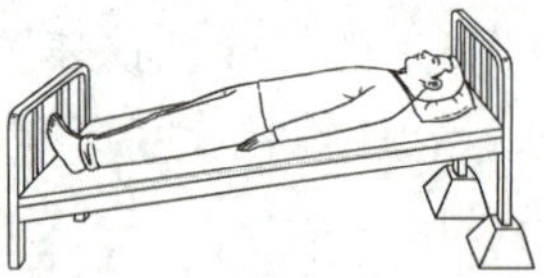

C. 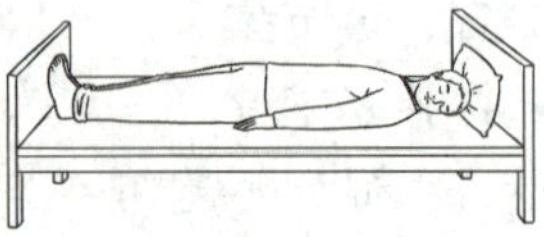

D. 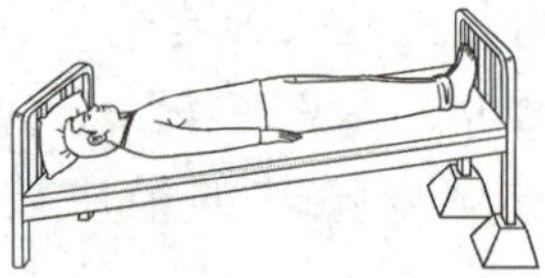

E. 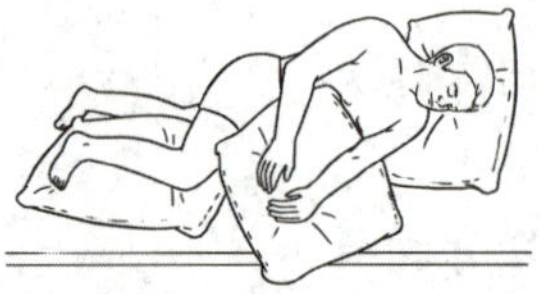

（350～351 题共用题干）

老唐在工地上工作时不慎被一枚钉子刺伤足底，到医院治疗时已经出现角弓反张，牙关紧闭。（2018）

350. 此时患者应采取的隔离措施是

A. 严密隔离　B. 肠道隔离

C. 接触隔离　D. 保护性隔离

E. 呼吸道隔离

351. 护士给患者做完护理后，用过的隔离衣的干净面为

A. 隔离衣的外面

B. 隔离衣的内面和领口

C. 隔离衣的袖子

D. 隔离衣的胸口以上部位

E. 隔离衣的肩部

352. 患者，男，79 岁，因伤寒入院，需做大量不保留灌肠。操作方法如图所示，该操作中，错误的是（2018）

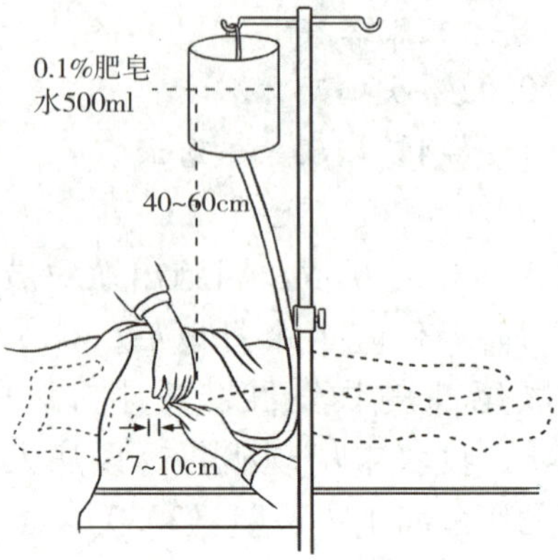

A. 患者体位

B. 肛管插入直肠的深度

C. 灌肠溶液的名称

D. 桶内液面距离肛门的距离

E. 灌肠溶液的用量

353. 某传染病室，长 5m、宽 4m、高 3m，用食醋进行室内消毒，食醋用量是（2018）

A. 300～600ml　B. 600～800ml

C. 800～1050ml　D. 1000～1200ml

E. 1300～1400ml

354. 护士处理医嘱时，应首先执行的医嘱是（2017）

A. 长期医嘱　B. 临时医嘱

C. 临时备用医嘱　D. 长期备用医嘱

E. 停止医嘱

355. 下图给药操作中，护士的步骤错误的是（2019）

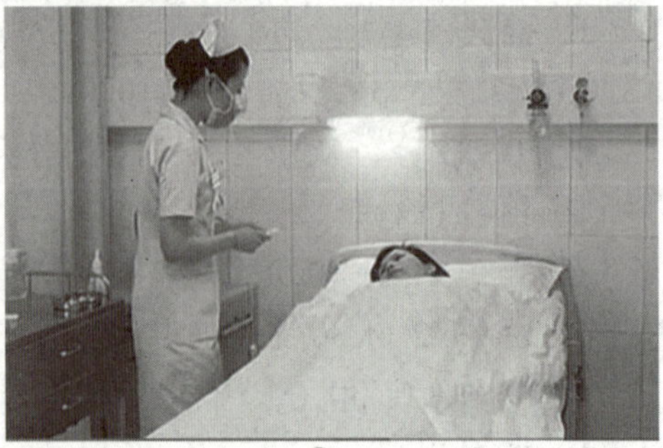

①

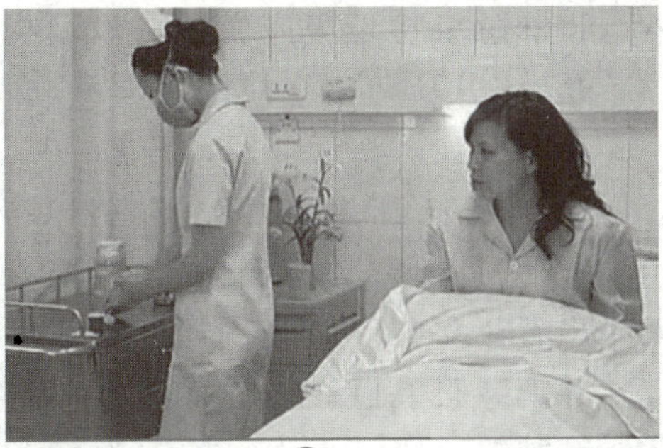

②

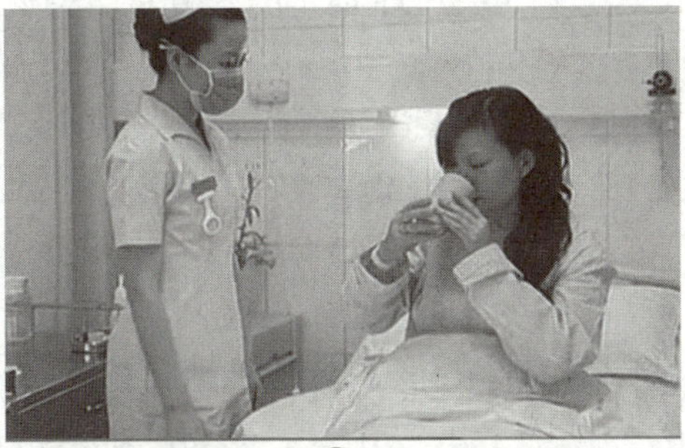

③

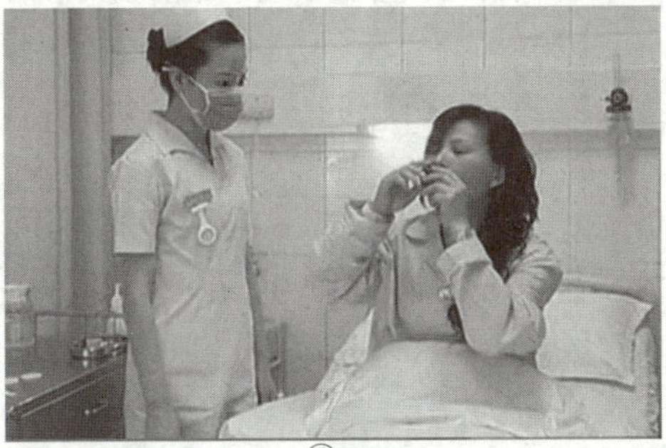

④

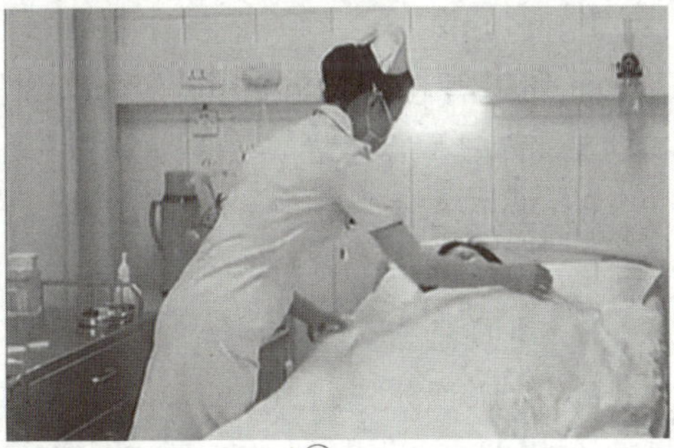

⑤

A. ① B. ②
C. ③ D. ④
E. ⑤

(356～358 题共用题干) (2019)

患者，男，76 岁。慢性支气管炎 24 年，主诉发热、咳嗽，咳黄色黏痰 5 天，自觉咳嗽无力，痰液黏稠不易咳出。吸烟 40 年，20 支/天，难以戒除。体检：精神萎靡，皮肤干燥，体温 38.7℃，肺部听诊可闻及干、湿性啰音。

356. 属于主观资料的是
A. 皮肤干燥
B. 痰液黏稠
C. 体温 38.7℃
D. 无力咳嗽
E. 肺部干、湿性啰音

357. 针对你确定的护理诊断，预期目标是
A. 患者 3 天内体温下降
B. 患者 3 天内炎症控制，自行咳出痰液
C. 指导患者叙述有关呼吸道疾病的预防保健知识
D. 患病期间得到良好休息，体力得以恢复
E. 遵医嘱静脉输液，增加患者组织灌注

358. 该患者的主要护理问题是
A. 清理呼吸道无效：与呼吸道炎症、痰液黏稠、咳嗽无力有关
B. 体温异常：呼吸道炎症导致
C. 活动无耐力：因呼吸道炎症，氧供应减少引起
D. 知识缺乏
E. 组织灌注量不足：与发热、皮肤干燥有关

359. 不属于物理性损伤的是 (2019)
A. 站立 B. 烫伤
C. 放射损伤 D. 噪音
E. 细菌

360. 护士的标准预防护理措施中不包括 (2019)
A. 洗手 B. 戴口罩
C. 戴手套 D. 穿隔离衣
E. 进行免疫接种

361. 锐器盒盛满多少就不可再用（2019）
A. 2/3
B. 1/3
C. 1/4
D. 3/4
E. 1/2

362. 患者，女，33 岁，颅脑外伤急诊。在全麻下行开颅探查术，术后返回病房。监护室护士应为患者准备的床单位是（2019）
A. 暂空床，橡胶单、中单上缘距床头 30～40cm
B. 麻醉床，根据病情铺橡胶单及中单，中单应遮住橡胶单
C. 备用床，床中部和床上部备加橡胶中单、中单
D. 暂空床，床中部和床尾部备加橡胶中单、中单
E. 麻醉床，盖被扇形折叠于床的一侧，开口向里

363. 患者因十二指肠溃疡腹痛，到院就诊，突发腹痛加剧，护士应（2019）
A. 催促医生加速诊治前面患者
B. 安排患者提前就诊
C. 安慰患者耐心等待
D. 给患者止痛药
E. 立即建立静脉通路

364. 患者因食用不洁食物而导致甲型肝炎，应该进行的隔离是（2019）
A. 空气隔离
B. 消化道隔离
C. 血液隔离
D. 接触隔离
E. 严密隔离

365. 病人餐具的消毒方法是（2019）
A. 喷雾
B. 熏蒸
C. 擦拭
D. 高压蒸汽
E. 煮沸

366. 肺结核病人用过的餐具，应采取的消毒办法（2019）
A. 浸泡法
B. 擦洗
C. 日晒法
D. 干烤法
E. 燃烧法

367. 特殊感染性垃圾应使用的垃圾袋类型是（2019）
A. 黄色
B. 黑色
C. 黄色双层
D. 黑色双层
E. 红色双层

368. 患者，女，55 岁。因慢性支气管炎合并铜绿假单胞菌感染入院，患者高热，精神差，疲乏无力，护士为患者做特殊口腔护理时应选用的漱口液是（2019）
A. 0.9%氯化钠
B. 0.1%醋酸溶液
C. 0.2%呋喃西林
D. 1%～3%过氧化氢
E. 1%～4%碳酸氢钠

369. 患者，男，70 岁。咳嗽、咳痰，痰液黏稠不易咳出，下列措施错误的是（2019）
A. 给予化痰药
B. 多饮水
C. 拍背
D. 雾化吸入
E. 体位引流

370. 某患者口腔温度 39.6℃，发热程度属于（2019）
A. 低热
B. 高热
C. 超高热
D. 正常
E. 中等热

371. 下列患者忌测口温的是（2019）
A. 甲亢术后患者
B. 腹泻患者
C. 昏迷患者
D. 消瘦患者
E. 心肌梗死患者

372. 一男性，1.68m，76kg，其 BMI 属于（2019）
A. 偏胖
B. 消瘦
C. 正常
D. 超重
E. 肥胖

373. 患者，男，68 岁。摔倒，左侧肢体远端桡骨骨折，右侧第 5 指骨骨折，该

患者的血压测量方法是（2019）
A. 左侧桡动脉　B. 左侧肱动脉
C. 右侧肱动脉　D. 右侧股动脉
E. 左侧股动脉

374. 下列可以测量口腔温度的是（2019）
A. 腹泻患者　B. 新生儿
C. 精神障碍患者　D. 昏迷患者
E. 扁桃体术后患者

375. 甲状腺功能检查前 14 日不能吃（2019）
A. 海参　B. 小龙虾
C. 牛蛙　D. 鲫鱼
E. 小黄鱼

376. 要素饮食的低温保存时间是（2019）
A. 24 小时　B. 12 小时
C. 4 小时　D. 8 小时
E. 48 小时

第二章　循环系统疾病病人的护理

1. 肥厚型心肌病是以哪个部位的肥厚为特征（2017）

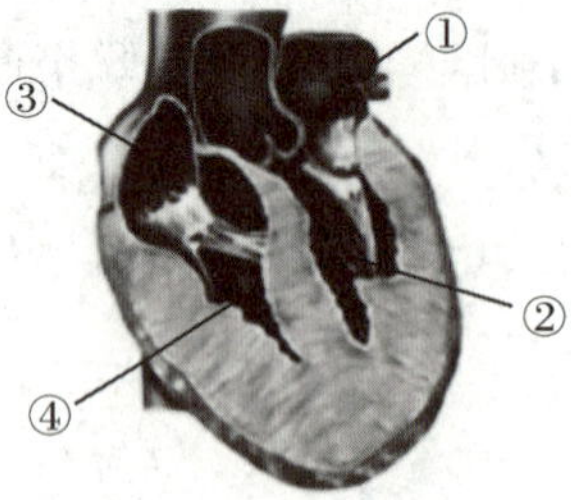

A. ①+③　　B. ①+②
C. ②+④　　D. ①
E. ③+④

2. 患者，男，40岁。因劳累近2周自感头晕、头疼，连续3次测血压值为21.3/13.3kPa（160/100mmHg），休息后血压可自行恢复正常，诊断首先考虑（2017）
A. 急进性高血压
B. 慢性肾炎
C. 甲亢
D. 原发性高血压
E. SLE

3. 患者，男，45岁。患有梗阻性肥厚型心肌病，病情稳定，今日来院复查时测血压为150/96mmHg，护士应指导患者避免使用（2017）
A. 氢氯噻嗪　　B. 硝酸甘油
C. 阿替洛尔　　D. 美托洛尔
E. 硝苯地平

4. 引起病毒性心肌炎最常见的病毒是（2017）
A. 疱疹病毒　　B. 柯萨奇病毒
C. 肝炎病毒　　D. 流感病毒
E. 轮状病毒

5. 主动脉瓣关闭不全的杂音听诊位置是（2017）

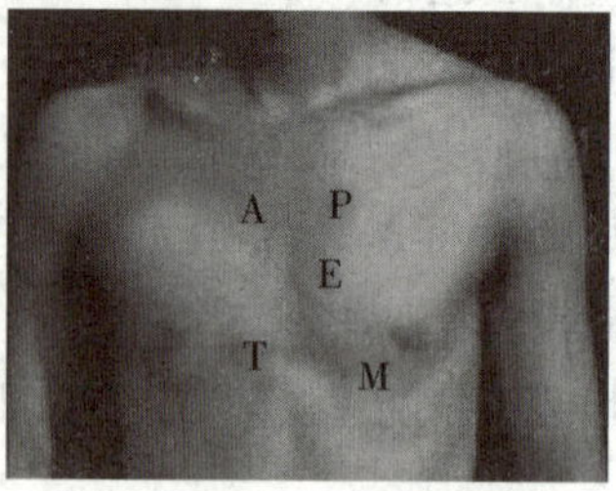

A. A　　B. E
C. M　　D. T
E. P

6. 急性心肌梗死患者24小时内应禁用的药物是（2017）
A. 利多卡因　　B. 速尿
C. 尿激酶　　D. 硝酸甘油
E. 洋地黄

7. 血栓闭塞性脉管炎营养障碍期的表现是（2017）
A. 游走性动脉血管炎
B. 反复性动脉血管闭塞
C. 复发性游走性动脉血管炎
D. 患肢动脉搏动消失
E. 复发性游走性静脉炎

8. 患者，女，41岁。患有肥厚型心肌病，因胸痛1小时急诊入院，首要的护理措施是（2017）
A. 预防呼吸道感染
B. 建立静脉通路
C. 给予高热量饮食
D. 给予1～2L/min吸氧
E. 绝对卧床

9. 患者，男，60岁。疑诊急性心肌梗死。最有诊断价值的心电图特征是（2017）
A. T波倒置
B. ST段弓背向上型抬高
C. P波高尖
D. 出现小Q波

E. QRS 波群增宽

10. 患者，男，50 岁。诊断为风湿性心瓣膜病入院。目前该患者主诉活动无耐力的最主要的相关因素是（2017）
A. 冠状动脉灌注不足致心肌收缩无力
B. 心排血量减少致组织缺血
C. 胃肠道缺血致营养不良
D. 体循环淤血致机体水肿
E. 肺淤血致呼吸困难

11. 患者，男，33 岁。先天性心脏病主动脉瓣狭窄（二叶瓣化畸形）术后引流液突然增多，每小时 >150ml，色鲜红，患者血压下降，紧急处理措施不包括（2017）
A. 摇高床头 60°，取半坐卧位
B. 建立另一静脉通路
C. 立即报告医师
D. 准备升压药等急救药物
E. 严密观察并准确记录

12. 某心脏病患者坚持自测脉搏并随时记录，但最近其在做过心电图后发现自己的心率与脉率不一致，心率 90 次/分，脉率为 75 次/分，出现该现象最可能的原因是（2017）
A. 患者颅内压过高
B. 患者发生了三度房室传导阻滞
C. 患者自测脉搏方法有误
D. 患者发生了心房颤动
E. 患者出现了洋地黄中毒

13. 患者，女，31 岁。下肢表浅静脉曲张，给予保守治疗，下列会加重病情的行为是（2017）
A. 避免久立
B. 防止便秘
C. 适当休息，抬高患肢
D. 戒烟
E. 坐位时双膝交叉

14. 利多卡因治疗心律失常的主要机制是（2017）
A. 阻滞钾通道　　B. 阻断 β 受体
C. 阻滞钙通道　　D. 阻断 α 受体
E. 阻滞钠通道

15. 心跳、呼吸骤停时心电图可表现为（2021）
A. 心房扑动
B. 二度房室传导阻滞
C. 房性心动过缓
D. 病理性 Q 波
E. 心室纤颤

16. 患者，男，42 岁。扩张型心肌病 5 年，因天气转冷，出现咳嗽，咳痰，端坐呼吸 3 天住院，应慎用的药物是（2017）
A. 减慢心律的药物　　B. 速尿
C. 洋地黄类　　D. 酚妥拉明
E. 抗生素

17. 当中心静脉压小于 2～5cmH_2O 时，常提示的是（2017）
A. 右心功能不良
B. 左心功能不良
C. 右心房充盈不佳或血容量不足
D. 左心房充盈不佳或血容量不足
E. 血容量过多

18. 患者，男，50 岁。高血压 1 级，现用药物控制，血压维持在 130/90mmHg 左右，吸烟史 10 年，护士指导其复诊至少应（2017）
A. 每 1～3 个月 1 次
B. 每 6～9 个月 1 次
C. 每月 1 次
D. 每 3～6 个月 1 次
E. 每 9～12 个月 1 次

19. 患儿，女，出生 10 小时。剧烈哭闹时口唇发绀，肋骨左缘第 3～4 肋间闻及全收缩期杂音，肺动脉瓣听诊区第 2 心音亢进。诊断为室间隔缺损，家长情绪紧张，焦虑，此时应重点了解的是（2017）
A. 家庭居住环境

B. 家庭经济状况
C. 家长对本病的认识程度
D. 家长的文化程度
E. 家长对治疗是否有信心

20. 患者，男，40 岁。风湿性心脏病二尖瓣狭窄，住院期间护士遵医嘱给予患者心电监护，患者最易出现的是（2017）
A. 室性期前收缩
B. 二度Ⅱ型房室传导阻滞
C. 预激综合征
D. 室性阵发性心动过速
E. 心房颤动

21. 患儿，男，7 岁。自幼气促，今日在学校剧烈活动后出现晕厥，门诊查体：胸骨左缘第 2 肋间可闻及粗糙喷射样收缩期杂音，为进一步明确诊断，最有价值的检查是（2017）
A. 磁共振　B. 心电图
C. 胸部 X 线　D. 彩色多普勒超声
E. CT

22. 患者，男，37 岁。患下肢静脉曲张，医嘱使用弹力袜以延缓病情进展。护士告诉患者每天开始穿弹力袜的最佳时间是（2017）
A. 晚上上床睡觉前
B. 感到患肢酸胀时
C. 早晨出门上班前
D. 午间休息时
E. 清晨起床前

23. 患者，女，40 岁。因为触电导致意识丧失、心脏骤停。正确的措施是（2017）
A. 胸外按压的频率至少 100 次/分
B. 胸外按压的位置为胸骨 1/2 交界处
C. 按压/通气比例为 15∶2
D. 胸外按压的频率至少为 80 次/分
E. 将患者平放于软床上

24. 患者，男，56 岁。主诉活动后心前区疼痛 1 个月余。患者平时活动后即出现心前区压迫样疼痛，持续 3～5 分钟，休息后可以缓解，入院以后治疗 5 天后出院，遵医嘱继续服用硝苯地平，该药物属于（2017）
A. 血管紧张素转换酶抑制剂
B. 利尿剂
C. 钙通道阻滞剂
D. β 受体阻断剂
E. 硝酸酯类

25. 患儿，女，6 岁。患有先天性心脏病，需采用地高辛进行治疗，护士在给药前，应特别监护（2017）
A. 血压　B. 呼吸
C. 心率　D. 体温
E. 瞳孔

26. 患儿，女，2 岁。出生时青紫，初步诊断为法洛四联症，近日家长带小儿就诊，准备手术，下列护理措施错误的是（2017）
A. 进一步诊断检查
B. 预防感染
C. 保证睡眠与休息
D. 增加活动量
E. 吸氧

27. 患者，男，58 岁，冠心病。护士在指导患者饮食时，建议可多进食（2017）
A. 蛋黄　B. 肥肉
C. 鱼肉　D. 动物内脏
E. 鱼子

28. 患者，女，4 岁。生后即发现心脏有杂音，曾患肺炎 3 次，剧烈活动后气促有时出现青紫，查体：生长发育落后，胸骨左缘 3～4 肋间闻及 4 级粗糙收缩期杂音，对患儿家长进行健康教育时，错误的是（2017）
A. 保证绝对卧床休息
B. 供给充足的营养
C. 预防感冒，及时控制肺炎
D. 适时实施手术治疗
E. 做好保护性隔离，防止感染

29. 患者，男，60岁。因“发热1周，胸闷痛，气急，呼吸困难”入院，B超提示心包积液，医生给予心包穿刺，术后护理不正确的是（2017）
A. 穿刺部分覆盖无菌纱布
B. 密切观察生命体征
C. 若进行引流需做好引流管的护理
D. 心电、血压监测2h
E. 指导患者立即下床活动

30. 关于硝普钠的主要药理作用，正确的叙述是（2016）
A. 利尿
B. 减慢心率
C. 心输出量增加
D. 增强心肌收缩力
E. 扩张动、静脉减轻心脏负荷

31. 频发早搏的心律失常患者，不可饮用浓茶的目的主要是避免（2016）
A. 影响铁的摄入
B. 过多液体的摄入
C. 过多咖啡碱的摄入
D. 过多K^+的摄入
E. 过多Ca^{2+}的摄入

32. 患者，女，30岁。风湿性心脏病二尖瓣狭窄10年。近1个月常于夜间憋醒，呼吸深快，伴有哮鸣音，端坐后可稍缓解，对夜间易发生喘憋的机制，正确的叙述是（2016）
A. 平卧回心血量增加
B. 膈肌下降
C. 交感神经张力增加
D. 小支气管舒张
E. 全身小动脉痉挛

33. 三尖瓣的解剖位置是在（2016）
A. 左心室和主动脉之间
B. 右心室和肺动脉之间
C. 左心房和左心室之间
D. 右心房和右心室之间
E. 主动脉和肺动脉之间

34. 患儿，女，9岁。患有先天性心脏病，应用强心苷类药物治疗，护士对其家长进行有关饮食营养的健康教育时，应强调多给患儿进食（2016）
A. 富含钠的食物
B. 富含钾的食物
C. 富含钙的食物
D. 富含镁的食物
E. 富含铁的食物

35. 患者，男，70岁。高血压病史20年，糖尿病病史15年。平时血压控制在160～170/100～105mmHg之间。该患者的高血压危险度分层属于（2016）
A. 无危险组　　B. 低度危险组
C. 中度危险组　　D. 高度危险组
E. 极高度危险组

36. 判断心脏骤停的最主要指征是（2016）
A. 面色苍白　　B. 瞳孔散大
C. 皮肤发绀　　D. 尿量减少
E. 大动脉搏动消失

37. 患儿，男，10岁。室间隔缺损，拟次日行室间隔缺损修补术，夜间护士巡视病房时发现患儿不肯入睡，哭诉不想手术，此时患儿的主要护理问题是（2016）
A. 活动无耐力
B. 营养失调：低于机体需要量
C. 潜在并发症：心力衰竭
D. 有感染的危险
E. 焦虑/恐惧

38. 患者，男，31岁。因梗阻性肥厚型心肌病入院治疗。患者常有胸痛症状出现，护士需告知其避免胸痛的诱因，其中不包括（2016）
A. 突然屏气　　B. 抬举重物
C. 情绪激动　　D. 饱餐
E. 长时间卧床

39. 某病毒性心肌炎患者出院时，护士对其限制重体力活动，预防病毒的重复感

染，其目的是限制哪种疾病的发生（2016）

A. 风湿性心瓣膜病

B. 二尖瓣脱垂

C. 肥厚型心肌病

D. 扩张型心肌病

E. 限制型心肌病

40. 患儿，女，6个月。室间隔缺损，哭闹时常有口唇发绀，对其饮食护理正确的是（2016）

A. 勿边喂哺边吸氧

B. 每餐宜喂饱，以保证营养

C. 提供低蛋白易消化食物

D. 喂哺后取仰卧位以利消化

E. 喂哺过程中可暂停，给予休息

41. 诊断心律失常最有效的检查方法是（2016）

A. 心电图

B. 心电向量图

C. 心尖搏动图

D. 超声心动图

E. 心脏磁共振

42. 慢性左心功能不全最早出现的症状是（2016）

A. 劳力性呼吸困难

B. 心源性哮喘

C. 水肿

D. 咳粉红色泡沫样痰

E. 食欲降低

43. 我国缩窄性心包炎最常见的病因是（2016）

A. 创伤

B. 肿瘤

C. 结核杆菌感染

D. 化脓性细菌感染

E. 非特异性感染

44. 主动脉瓣狭窄患者的突出临床表现是（2016）

A. 胸痛伴眩晕

B. 乏力、下肢水肿

C. 呼吸困难、心绞痛和晕厥

D. 乏力、水肿、黑矇

E. 咯血伴声音嘶哑

45. 患者，男，55岁。高血压病，身高176cm，体重86kg。该患者属于（2016）

A. 体重低下　　B. 体重正常

C. 体重超重　　D. 中度肥胖

E. 重度肥胖

46. 如图所示，该心电图显示的心律失常类型是（2016）

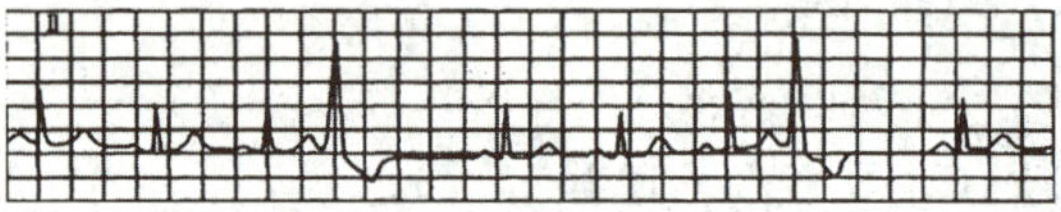

A. 室颤

B. 阵发性房性心动过速

C. 房室传导阻滞

D. 室性期前收缩

E. 窦性心动过速

47. 患者，男，34岁。左足麻木、疼痛、走路时小腿酸胀，易疲劳，足底有硬胀感，初步诊断为血栓闭塞性脉管炎，可确诊的辅助检查是（2016）

A. 肢体抬高实验

B. 静脉注射碳酸镁100ml

C. 仔细检查肢体各动脉波动情况

D. 行交感神经阻滞

E. 行动脉造影

48. 患者，女，3岁。患法洛四联症，心功能Ⅳ级，护士建议其家长该患儿最佳的手术时机是（2016）

A. 立即　　B. 择期

C. 学龄前　　D. 成年后

E. 心功能改善后

49. 患者，女，32岁。因心悸、水肿、端坐呼吸入院，诊断为肥厚型心肌病。护士采集健康史时，针对病因，首先应询问的是患者有无（2016）

A. 应用化疗药物　　B. 病毒感染史

C. 家居装修史　　D. 酗酒史
E. 家族史

50. 患者，男，72 岁。因急性前壁心肌梗死收入院。入院后已行面罩吸氧，建立静脉通路，心电监护示频发，多源性室性早搏，护士在床边准备抢救用品，最重要的是（2016）
A. 血氧饱和度仪　　B. 气管切开包
C. 吸痰器　　D. 除颤仪
E. 呼吸机

51. 患者，女，39 岁。患下肢静脉曲张数年，近日行硬化剂注射治疗，护士对其进行健康教育，正确的内容是（2016）
A. 绷带加压期间不能行走
B. 绷带加压包扎期间不能久站
C. 坐时双膝可长久采取交叉位
D. 绷带加压包扎 1 个月
E. 可穿紧身衣裤

52. 患者，女，27 岁。患类风湿性瓣膜病，二尖瓣狭窄伴关闭不全 2 年，1 周前因感冒后病情加重入院治疗，不正确的护理措施是（2016）
A. 空腹服用阿司匹林
B. 定时测体温，注意热型
C. 卧床休息减少活动
D. 进食高热量、高蛋白、清淡、易消化食物
E. 保持口腔清洁

53. 患者，女，52 岁。因慢性心力衰竭，长期低盐饮食及用利尿剂，洋地黄类药物治疗后，近日出现疲乏，食欲减退，淡漠，嗜睡等，应首先考虑其发生了（2016）
A. 左心衰竭加重
B. 洋地黄类药物中毒
C. 电解质紊乱
D. 继发感染
E. 消化不良

54. 患者，女，70 岁。急性下壁心肌梗死，收入 CCU 病房，患者出现下列哪种心律失常最危险（2016）
A. 窦性心动过速
B. 偶发房性期前收缩
C. 窦性心律不齐
D. 三度房室传导阻滞
E. 偶发室性期前收缩

55. 患儿，男，3 岁。哭闹时出现口唇发绀，听诊闻及胸骨左缘收缩期杂音，考虑为先天性心脏病。最具有诊断价值的检查是（2016）
A. 心电图　　B. X 线检查
C. 超声心动图　　D. 血常规检查
E. 心肌损伤标志物检查

56. 二尖瓣的解剖位置是（2014）
A. 左心房与左心室之间
B. 右心房与右心室之间
C. 右心室与肺动脉之间
D. 左心房与主动脉之间
E. 左心房与肺静脉之间

57. 心脏正常窦性心律的起搏点是（2012）
A. 心房　　B. 窦房结
C. 房室结　　D. 希氏束
E. 左心室

58. 心脏自身的血液供应主要来自于（2011）
A. 主动脉　　B. 锁骨下动脉
C. 冠状动脉　　D. 肺动脉
E. 肺静脉

59. 心包腔内液体的生理作用是（2011）
A. 维持心包腔内压力
B. 润滑作用
C. 营养心肌
D. 免疫作用
E. 维持心肌张力

60. 为慢性心力衰竭患者进行输液治疗时，输液速度宜控制在（2015）
A. 10～20 滴/分
B. 20～30 滴/分
C. 30～40 滴/分

D. 40～50 滴/分

E. 50～60 滴/分

61. 提示左心衰竭的临床表现是（2015）

A. 奇脉　　B. 平脉

C. 水冲脉　　D. 脉搏短绌

E. 交替脉

62. 慢性左心功能不全患者的主要临床表现是（2013）

A. 咳嗽　　B. 心悸

C. 下肢水肿　　D. 肝脏肿大

E. 呼吸困难

63. 右心衰竭的特征性体征是（2014）

A. 水肿

B. 肝大和压痛

C. 肝－颈静脉回流征阳性

D. 肺动脉瓣区第二心音亢进

E. 肺部闻及湿啰音

64. 患者，男，69 岁。以“肺心病”入院治疗。护士对患者进行身体评估发现下列症状，其中提示其右心功能不全的是（2012）

A. 口唇发绀

B. 呼吸急促

C. 表情痛苦

D. 肝－颈静脉回流征阳性

E. 双肺底可闻及散在湿性啰音

65. 地高辛用于治疗心力衰竭的主要药理作用是（2012）

A. 扩张冠状动脉

B. 增强心肌收缩力

C. 减轻心脏前负荷

D. 减少心律失常发生

E. 降低心脏的传导性

66. 临床治疗心力衰竭时，应用洋地黄的主要目的是（2011）

A. 增强心肌收缩力

B. 减慢心室率

C. 调节心肌耗氧量

D. 抑制心脏传导系统

E. 提高异位起搏点的自律性

67. 患者，男，55 岁。因心力衰竭收住入院，采用地高辛治疗。护士查房时，患者主诉食欲明显减退，视物模糊，护士测心率 50 次/分，心律不齐，上述症状最可能的原因是（2011）

A. 心力衰竭加重

B. 颅内压增高

C. 心源性休克

D. 低钾血症

E. 洋地黄中毒

68. 患者，男，55 岁。因心力衰竭使用洋地黄进行治疗。治疗期间的下列医嘱中，护士应对哪项提出质疑和核对（2012）

A. 氯化钾溶液静滴

B. 生理盐水静滴

C. 5% 葡萄糖溶液静滴

D. 葡萄糖酸钙溶液静滴

E. 乳酸钠溶液静滴

69. 长期服用利尿剂（呋塞米）的心力衰竭患者，护士最应当关注的不良反应是（2014）

A. 低血压　　B. 低血钾

C. 低血钠　　D. 脱水

E. 发热

70. 在静脉补钾时，200ml 生理盐水中最多可加入 10% 氯化钾的量是（2014）

A. 12ml　　B. 10ml

C. 8ml　　D. 6ml

E. 3ml

71. 慢性心功能衰竭患者经保守治疗后，病情好转出院。患者做出以下哪项陈述证明其还没有充分了解出院指导（2013）

A. “如果我睡不好觉，只能坐起来才能睡着，我应当来复诊”

B. “如果我呼吸越来越短，越来越急，我应当来复诊”

C. “如果我饮食没变化，但体重越来越轻，我应当来复诊”

D. “如果我把开的药都吃完了，病情没变化，就来复诊继续开药”
E. “如果我咳嗽、发热，应当先把剩下的抗生素吃掉，然后来复诊”

72. 患者，女，50岁。因心力衰竭入院，诊断为心功能Ⅱ级。患者应表现为（2012）
A. 不能从事任何体力劳动
B. 日常活动后出现呼吸困难，休息后易缓解
C. 轻微活动后出现呼吸困难，休息后不易缓解
D. 一般活动不引起疲乏，呼吸困难
E. 休息时即有呼吸困难

（73～74题共用题干）（2014）

患者，男，62岁。患有高血压10年。夜间睡眠中突然憋醒，大汗淋漓，被迫坐起、喘息，咳粉红色泡沫痰。双肺可闻及广泛哮鸣音。给予乙醇湿化吸氧。

73. 乙醇湿化吸氧的目的是
A. 湿化气道
B. 净化气道
C. 降低通气阻力
D. 降低肺泡表面张力
E. 降低肺泡内泡沫的表面张力

74. 乙醇的浓度是
A. 20%～30%　　B. 30%～40%
C. 40%～50%　　D. 50%～60%
E. 60%～80%

75. 窦性心动过速是指心率大于（2015）
A. 80次/分　　B. 100次/分
C. 120次/分　　D. 160次/分
E. 180次/分

76. 心动过缓是指安静状态下成年人脉率每分钟少于（2013）
A. 40次　　B. 50次
C. 60次　　D. 70次
E. 80次

77. 下列因素中，可能引起窦性心动过缓的是（2012）
A. 缺氧　　B. 发热
C. 失血性贫血　　D. 甲亢
E. 高钾

78. 通过解除紧张情绪能缓解的心律失常是（2013）
A. 窦性静止
B. 房性期前收缩
C. 心室颤动
D. 室性期前收缩
E. 三度房室传导阻滞

79. 心室颤动患者的脉搏特征是（2015）
A. 快而规则　　B. 慢而规则
C. 快而不规则　　D. 慢而不规则
E. 摸不到

80. 预防室性心律失常的最佳方法是（2015）
A. 适宜的锻炼
B. 保持情绪稳定
C. 良好的饮食习惯
D. 经常进行健康体检
E. 控制器质性心脏病病情

81. 高钾血症引起心律失常时，静脉注射应首选的药物是（2015）
A. 10%硫酸镁溶液
B. 5%碳酸氢钠溶液
C. 5%氯化钙溶液＋等量5%葡萄糖溶液
D. 利尿剂
E. 5%葡萄糖溶液＋胰岛素

82. 患者，男，42岁，码头搬运工人。安装永久性起搏器10天后出院。正确的出院指导是（2014）
A. 可以恢复正常工作
B. 可以行磁共振检查
C. 学会每天自测脉搏
D. 术侧上肢只能下垂，不能抬起
E. 1年内无心律失常，可取出永久起搏器

83. 患者，女，28岁。诉心慌不适来诊，医

嘱行心电图检查。护士在给该患者做心电图检查时单极胸导联 V_1 电极应放在（2011）

A. 胸骨右缘第 4 肋间
B. 胸骨左缘第 4 肋间
C. 左腋前线第 4 肋间
D. 左腋中线第 5 肋间
E. 左锁骨中线与第 5 肋间相交点

84. 护士在给该患者做心电图检查时单极胸导联 V_4 电极应放在（2011）

A. 胸骨右缘第 4 肋间
B. 胸骨左缘第 4 肋间
C. 左腋前线第 4 肋间
D. 左腋中线第 5 肋间
E. 左锁骨中线与第 5 肋间相交点

85. 患者，男，70 岁。行十二导联心电图检查，其中 V_1 导联电极的安放位置应为图中的（2014）

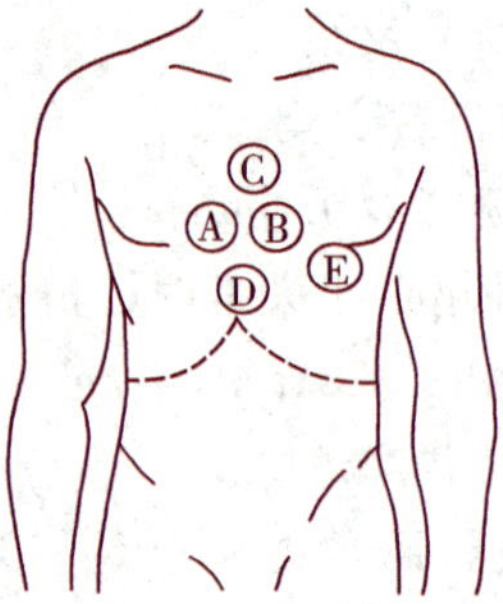

A. A　　B. B
C. C　　D. D
E. E

86. 属于青紫型先天性心脏病的是（2013）

A. 法洛四联症　　B. 室间隔缺损
C. 动脉导管未闭　　D. 房间隔缺损
E. 主动脉缩窄

87. 患儿，5 岁，在门诊诊断为“房间隔缺损”，拟择期手术治疗。门诊护士对家属的健康教育要点，错误的是（2013）

A. 本病为一种先天性心脏病
B. 经过治疗，大多数情况下预后良好
C. 治疗方案以手术为主
D. 术前最重要的是防止皮肤破损
E. 术前注意保暖，避免着凉、感冒

88. 患儿，男，6 岁。患轻度室间隔缺损，尚未治疗，现因龋齿需拔牙，医生在拔牙前给予抗生素，其目的是预防（2012）

A. 上呼吸道感染
B. 牙龈炎
C. 支气管炎
D. 充血性心力衰竭
E. 感染性心内膜炎

89. 某患儿，3 岁。出生 4 个月后出现发绀，剧烈哭闹时有抽搐史。发育比同龄儿童稍差，平时经常感冒。查体：杵状指，嘴唇发绀明显，心前区闻及 3 级收缩期喷射样杂音。X 线胸片提示肺血少、右心室增大。最可能的临床诊断是（2015）

A. 房间隔缺损　　B. 室间隔缺损
C. 动脉导管未闭　　D. 法洛四联症
E. 肺动脉狭窄

90. 法洛四联症患儿缺氧发作时，使用普萘洛尔（心得安）进行治疗的目的是（2013）

A. 控制惊厥
B. 减慢心率
C. 减少水钠潴留
D. 抑制呼吸中枢
E. 纠正代谢性酸中毒

91. 患儿，男性，3 岁。诊断为法洛四联症。患儿缺氧发作时宜采取的体位是（2012）

A. 去枕平卧位
B. 取半坐位
C. 膝胸卧位
D. 患儿头肩抬高 15°～30°
E. 侧卧位

92. 护理法洛四联症患儿时，增加水分的主要目的是（2013）

A. 预防形成脑血栓
B. 预防并发肺感染
C. 预防并发亚急性细菌性心内膜炎

D. 预防心力衰竭

E. 预防中枢神经系统感染

93. 关于先天性心脏病儿童个性心理特征表现，错误的叙述是（2015）

A. 性格内向

B. 情绪不稳定

C. 依赖心理增强

D. 明显的恐惧感

E. 记忆力强

94. 患儿，2 岁，诊断为动脉导管未闭。对该患儿做健康指导时，不妥的是（2011）

A. 建立合理的生活制度

B. 充分运动，增强体质

C. 合理营养，促进生长

D. 预防呼吸道感染

E. 指导定期复诊

95. 患者，男，41 岁。近期出现头晕、乏力，连续 3 天血压（140～150）/(90～96)mmHg。患者的血压属于（2015）

A. 正常值 B. 正常高值

C. 1 级高血压 D. 2 级高血压

E. 3 级高血压

96. 患者高血压 5 年，血压 175/105mmHg，应诊断为（2014）

A. 1 级高血压 B. 2 级高血压

C. 3 级高血压 D. 高血压危象

E. 正常高值

97. 患者，女，50 岁。最近血压波动在（160～170）/(90～95）mmHg，被诊断为高血压，属于（2014）

A. 舒张期高血压 B. 收缩期高血压

C. 1 级高血压 D. 2 级高血压

E. 3 级高血压

98. 3 级高血压是指血压的范围为（2013）

A. 收缩压等于 160～180mmHg，舒张压大于等于 110mmHg

B. 收缩压等于 160～180mmHg，舒张压小于 110mmHg

C. 收缩压等于 140～160mmHg，舒张压大于 100mmHg

D. 收缩压等于 140～160mmHg，舒张压小于 100mmHg

E. 收缩压大于等于 180mmHg，舒张压大于等于 110mmHg

99. 利尿剂降低血压的主要作用机制是（2012）

A. 减少血容量 B. 阻断 β 受体

C. 阻断 α 受体 D. 阻滞钙通道

E. 扩张小动脉

100. 高血压病的治疗药物卡托普利最常见的副作用是（2013）

A. 头痛 B. 乏力

C. 心率增快 D. 心率减慢

E. 刺激性干咳

101. 患者，男，70 岁。高血压 15 年。昨日受凉后出现剧烈头痛、头晕、呕吐。查体：血压 200/130mmHg。遵医嘱给予硝普钠降压。用药护理正确的是（2012）

A. 提前配制 B. 肌内注射

C. 静脉推注 D. 快速滴注

E. 避光滴注

102. 需避光输注的药物是（2013）

A. 血管加压素 B. 尼可刹米

C. 硝普钠 D. 脂肪乳

E. 复方氨基酸

103. 患者，男，68 岁。因高血压来诊，医嘱予降压药口服治疗。护士应指导患者，为评估降压效果，患者自行测血压，记录血压。测血压的最佳时段是（2014）

A. 服用降压药前

B. 服用降压药后

C. 两次服用降压药之间

D. 服用降压药 0.5h 后

E. 服用降压药 2h 后

104. 患者，男，70 岁。高血压 10 年，今在服用降压药物后出现头晕、恶心、乏

力。查体：血压 110/70mmHg，脉搏 106 次/分。目前最主要的处理措施是（2015）

A. 吸氧　　B. 肌内注射止吐剂

C. 心电监护　　D. 服升压药物

E. 安置头低足高位

105. 某患者患高血压病 3 年，入院后给予降压药等治疗，在用药护理中指导患者改变体位时动作宜缓慢，其目的为（2012）

A. 避免发生高血压脑病

B. 避免发生高血压危象

C. 避免发生急进性高血压

D. 避免发生体位性低血压

E. 避免血压增高

106. 患者，女，66 岁。有高血压病史多年。曾多次发生短时间肢体麻木或眩晕，持续几分钟后恢复正常，发作时曾有跌倒现象。目前最重要的护理措施是（2013）

A. 给予低脂、低盐、低胆固醇饮食

B. 向患者讲解疾病相关知识

C. 安抚患者情绪

D. 指导患者配合，进行有效安全防护

E. 嘱患者戒烟限酒

107. 扩张型心肌病的主要病理特征是（2021）

A. 左心室或双心室扩张，室壁多变薄，有收缩功能障碍

B. 右心室扩张，有收缩功能障碍

C. 左心室扩张，超声心动图检查显示室壁运动呈节段性运动障碍

D. 双心室扩张，室壁变薄，常伴有局限性肥厚

E. 双心室扩张，瓣膜和冠状动脉多有改变

108. 患者，男，50 岁，高血压 2 年。体态肥胖，无烟酒嗜好。为减轻患者体重，适宜的运动是（2011）

A. 散步　　B. 举重

C. 冬泳　　D. 攀岩

E. 跳绳

109. 关于心绞痛疼痛特点的描述错误的是（2013）

A. 阵发性疼痛，胸骨后疼痛

B. 劳累或情绪激动时发作

C. 可放射至心前区、左上肢

D. 持续时间长，像针刺刀扎样痛

E. 持续数分钟，为压榨性疼痛

110. 先心病患者感冒后呼吸困难，最容易引起什么疾病（2021）

A. 肺炎　　B. 心肌炎

C. 脑出血　　D. 脑栓塞

E. 感染性心内膜炎

111. 急性心肌梗死患者发病后 24 小时内主要的死亡原因是（2014）

A. 心脏破裂　　B. 心律失常

C. 心力衰竭　　D. 心源性休克

E. 室壁瘤

112. 患者，男，62 岁。心绞痛 2 年，4h 前出现胸骨中段剧烈疼痛，舌下含服硝酸甘油不能缓解。查体：心率增快，心尖部可闻及舒张期奔马律，心电图 ST 段抬高，该患者的检查结果可能出现（2013）

A. 血糖减低

B. 白细胞减少

C. 血清心肌酶升高

D. C 反应蛋白降低

E. 红细胞沉降率正常

113. 患者，男，59 岁。冠心病、心绞痛 5 年。3h 前发生心前区剧烈疼痛，服用硝酸甘油 3 片未缓解，急诊入院。心电图检查发现 ST 段弓背上抬，随后相应导联出现病理性 Q 波，血压 85/55mmHg，心率 108 次/分，律齐。入监护室观察治疗，经用药后疼痛缓解。2h 后心电监测示血压 70/50mmHg，心率

118次/分，患者烦躁不安，皮肤湿冷。此时最可能发生了（2012）

A. 脑出血 B. 室壁瘤破裂
C. 心源性休克 D. 心律失常
E. 心力衰竭

114. 急性心肌梗死患者心电图的特征性表现为（2011）

A. 深而宽的Q波
B. ST段压低
C. T波高尖
D. P波消失
E. QRS波宽大畸形

115. 患者，男，43岁。踢球时突感左臂及心前区剧痛，有濒死感，就地休息30分钟未缓解，伴烦躁不安、恶心、出冷汗，急送至急诊科。心电监护示多导联ST段呈弓背向上型抬高，T波倒置，可见异常深宽Q波，最可能发生了（2015）

A. 稳定型心绞痛
B. 急性心包炎
C. 急性心肌梗死
D. 心脏神经官能症
E. 急性主动脉夹层动脉瘤

116. 患者，男，70岁。有冠心病史15年，今运动后出现心前区压榨样疼痛2h不缓解，应首选的治疗措施是（2014）

A. 口服螺内酯片
B. 嚼服铝碳酸镁片
C. 肌内注射哌替啶
D. 舌下含服硝酸甘油
E. 口服马来酸氯苯那敏片

（117～119题共用题干）（2015）

患者，男，52岁，因“胸骨后压榨性疼痛半日”急诊入院。心电图：急性广泛前壁心肌梗死。

117. 升高最早、也是恢复最早的心肌损伤标记物是

A. 门冬氨酸转移酶
B. 乳酸脱氢酶
C. 肌酸磷酸激酶
D. 碱性磷酸酶
E. 谷氨酸转移酶

118. 为减轻患者疼痛，首选的药物是

A. 地西泮 B. 阿司匹林
C. 吗啡 D. 硝酸甘油
E. 硝苯地平

119. 最有可能导致患者24小时内死亡的原因是

A. 右心衰竭 B. 心源性休克
C. 室颤 D. 心脏破裂
E. 感染

120. 确诊二尖瓣狭窄最可靠的辅助检查是（2012）

A. 心电图 B. 胸部X线片
C. 超声心动图 D. 心导管检查
E. CT

121. 胸部X线检查心影呈梨形提示（2015）

A. 心包积液
B. 三尖瓣关闭不全
C. 二尖瓣关闭不全
D. 二尖瓣狭窄
E. 主动脉瓣狭窄

122. 二尖瓣面容的特点是（2011）

A. 两颊部蝶形红斑
B. 两颊部紫红，口唇轻度发绀
C. 两颊黄褐斑
D. 午后两颊潮红
E. 面部毛细血管扩张

123. 风湿性心脏病二尖瓣狭窄所致的常见心律失常是（2013）

A. 室性早搏
B. 心房颤动
C. 窦性心动过速
D. 房室传导阻滞
E. 室上性心动过速

124. 患者，女，43岁。有风湿性心脏瓣膜病史。患者于户外运动时，突然出现

右侧肢体无力，站立不稳，并有口角歪斜。该患者最可能是并发了（2012）
A. 脑栓塞
B. 短暂性脑缺血发作
C. 颅内肿瘤
D. 蛛网膜下腔出血
E. 颅内动静脉瘤破裂

125. 患者，男，49岁。因风湿性心瓣膜病入院，给予抗感染和抗心衰治疗后好转，拟于今日出院，护士在指导中应强调，预防链球菌感染最重要的措施是（2012）
A. 坚持锻炼，防止呼吸道感染
B. 减少运动，多休息
C. 坚持限制钠盐饮食
D. 减轻心理压力，增强康复信心
E. 定期复查，必要时作细菌培养

126. 患者，男，62岁。2年前行“人工瓣膜置换术”，术后遵医嘱服用华法林。护士建议该患者日常生活中使用电动剃须刀剃须，主要目的是（2013）
A. 避免出血
B. 避免损伤皮肤引发感染性心内膜炎
C. 避免交叉感染
D. 方便老年人使用
E. 经济实用

127. 引起亚急性自体瓣膜心内膜炎最常见的致病菌是（2013）
A. 草绿色链球菌
B. 肺炎链球菌
C. 淋球菌
D. 流感嗜血杆菌
E. 金黄色葡萄球菌

（128～129题共用题干）（2013）

女性，25岁。患风湿性心瓣膜病，不明原因持续发热1月余，体温波动在37.5～38.5℃，应用多种抗生素治疗无效，今晨以“感染性心内膜炎”收住入院。

128. 现遵医嘱行血培养检查。抽取血培养标本时间的选择，正确的是
A. 第1日间隔1h采血，共3次，体温升高时采血
B. 第1日间隔1h采血，共3次，不需体温升高时采血
C. 第1日间隔1h采血，共3次，寒战升高时采血
D. 入院3h内采血，每次间隔1h
E. 停用抗生素2～7天后采血

129. 入院后心脏彩超检查示二尖瓣有大小为10mm×10mm赘生物，护士最应预防和关注的是
A. 心力衰竭
B. 肺部感染
C. 动脉栓塞
D. 出血
E. 深静脉血栓

130. 亚急性心内膜炎血培养标本采血量应为（2012）
A. 1～3ml
B. 4～6ml
C. 7～9ml
D. 10～15ml
E. 16～18ml

131. 患者，男，38岁。患感染性心内膜炎。患者住院期间突然出现失语、吞咽困难、瞳孔大小不等，神志模糊，最可能出现的并发症是（2015）
A. 脑栓塞
B. 肾栓塞
C. 肺栓塞
D. 脾栓塞
E. 肝栓塞

132. 扩张型心肌病病人心脏结构基本的改变是（2015）
A. 室间隔肥厚
B. 心室容积减少
C. 单侧或双侧心腔扩大
D. 左心室肥厚
E. 右心室流出道梗阻

133. 扩张型心肌病的主要体征是（2013）
A. 听诊心脏杂音
B. 叩诊心界扩大
C. 咳粉红色泡沫样痰
D. 心率增快

E. 出现心律失常

134. 肥厚型心肌病患者猝死的先兆症状是（2014）

A. 心悸　　B. 晕厥

C. 心前区疼痛　　D. 全身乏力

E. 呼吸困难

135. 患者，女，41 岁。患有肥厚型心肌病。因胸痛 1h 急诊入院。首要的护理措施是（2014）

A. 绝对卧床

B. 给予 1～2L/min 吸氧

C. 给予高热量饮食

D. 建立静脉通道

E. 预防呼吸道感染

136. 护士指导梗阻性肥厚型心肌病患者避免屏气的主要目的是（2015）

A. 避免心衰　　B. 避免出血

C. 防止晕厥　　D. 防止栓塞

E. 防止抽搐

（137～138 题共用题干）（2014）

患者，男，32 岁。因出差劳累，发作性头晕、胸闷半月余，突发晕厥 1h，以"晕厥原因待查，梗阻性肥厚型心肌病待查。"急诊收入院。有猝死家族史。

137. 入院当晚，患者情绪较为紧张，迟迟无法入睡，多次呼叫值班护士，诉"头晕、胸闷"，但每次床边检查生命体征，除脉搏稍快外，其余均正常。其发生上述表现的最主要原因是

A. 床铺不舒服

B. 环境陌生

C. 担心会突然死去

D. 不习惯熄灯睡觉

E. 不习惯与陌生人同住

138. 对其进行健康指导，错误的做法是

A. 解释保持情绪稳定的重要性，必要时遵医嘱使用镇静剂

B. 避免屏气用力

C. 若失眠，可独自出去活动，以改善睡眠

D. 如厕、沐浴时，要告知陪人或同室病友，无需反锁

E. 保持二便通畅

139. 患者，男，30 岁，农民。患病毒性心肌炎经治疗康复后出院。出院医嘱要求患者出院后限制活动 6 个月。患者认为现无不适现象，询问为何不能下地干农活。护士向患者说明此时合理休息的主要原因是（2012）

A. 减少疲劳感

B. 减轻精神压力

C. 减少心肌耗氧量

D. 恢复体力，增强体质

E. 增加战胜疾病的信心

140. 对心肌疾病患者进行长期用药指导的内容不包括（2011）

A. 药物的名称、剂量、用法

B. 教会病人或家属观察药物的不良反应

C. 教会病人或家属观察药物的疗效

D. 根据药物疗效调整药物剂量

E. 指导患者时间药效的观点

141. 患者，男，45 岁。近日诊断为高血压，饮食护理中食盐摄入量应是（2021）

A. <19/d　　B. <3g/d

C. <6g/d　　D. <8g/d

E. <10g/d

142. 心包炎患者做出下列哪项表述时，护士还需进行健康教育（2013）

A. "医院的饭太淡，我自己带了几个咸鸭蛋"

B. "我的身体正在恢复，要每天吃点肉和鱼"

C. "每天饭菜量必须足够，不能饿着"

D. "我每天都要多吃一些新鲜水果"

E. "要多吃蔬菜不然会便秘"

143. 护士配合医生进行心包穿刺操作时，正确的是（2013）

A. 术前嘱患者禁食2～3h
B. 术前准备阿托品
C. 第一次可抽液350ml以上
D. 抽液中禁止夹闭胶管
E. 术后待心包引流液小于50ml/d时可拔管

144. 患者，男，63岁。因下肢不适6个月来院就诊，被诊断为下肢静脉曲张，护士最有可能观察到的临床表现是（2011）
A. 皮肤溃疡
B. 足部浮肿
C. 下肢酸胀乏力
D. 下肢静脉迂曲、隆起
E. 足部皮肤苍白、发冷、肌肉萎缩

145. 患者，女，63岁。因右下肢静脉曲张行大隐静脉高位结扎剥脱术。术后护士指导其使用弹力绷带的正确方法是（2013）
A. 包扎前应下垂患肢
B. 手术部位的弹力绷带应缠绕得更紧
C. 两圈弹力绷带之间不能重叠
D. 由近心端向远心端包扎
E. 包扎后应能扪及足背动脉搏动

146. 患者，男，43岁。因左下肢静脉曲张行大隐静脉高位结扎剥脱术。术后该患者的患肢应（2012）
A. 平放　　B. 内收
C. 外展　　D. 抬高
E. 垂落床边

147. 血栓闭塞性脉管炎最常见的病变部位是（2011）
A. 上肢大动脉
B. 上肢大静脉
C. 下肢大动脉
D. 下肢中、小动脉
E. 下肢中、小动静脉

148. 让患者多做博格运动的主要目的是（2014）
A. 控制或缓解疼痛
B. 预防或控制感染
C. 预防并发症
D. 促进侧支循环的建立
E. 减轻焦虑

149. 患者，男，40岁。行血栓闭塞性脉管炎术后，为了解肢体远端血运情况，护士应观察的体征不包括（2012）
A. 双侧足背动脉搏动
B. 皮肤温度
C. 皮肤颜色
D. 皮肤出血
E. 皮肤感觉

150. 一般认为心脏骤停多长时间后会出现脑水肿（2015）
A. 1min　　B. 2min
C. 3min　　D. 10min
E. 15min

151. 患者，男，55岁。因频发室性早搏入院。如厕时突然倒地不省人事，颈动脉扪不到搏动，未闻及呼吸音，双侧瞳孔散大。此时应立即采取的措施是（2013）
A. 平卧保暖　　B. 氧气吸入
C. 心肺复苏　　D. 建立静脉通路
E. 通知医生

152. 护士巡视时发现一位冠心病病人突然出现抽搐、意识丧失，颈动脉触诊无搏动，此时首要的急救措施是（2011）
A. 心内注射肾上腺素
B. 吸氧
C. 通知医生
D. 进行心肺复苏
E. 静脉推注利多卡因

153. 患者，女，18岁。失足落入水中，15min后被救出，呼之不应，胸廓无起伏，抢救该患者首要的步骤是（2014）
A. 倒水处理　　B. 通畅气道

C. 人工呼吸　　D. 心肺复苏
E. 紧急呼救

154. 医务人员在现场判断成人是否出现心跳骤停时，最主要的方法是触摸图中哪个位置的动脉搏动（2014）

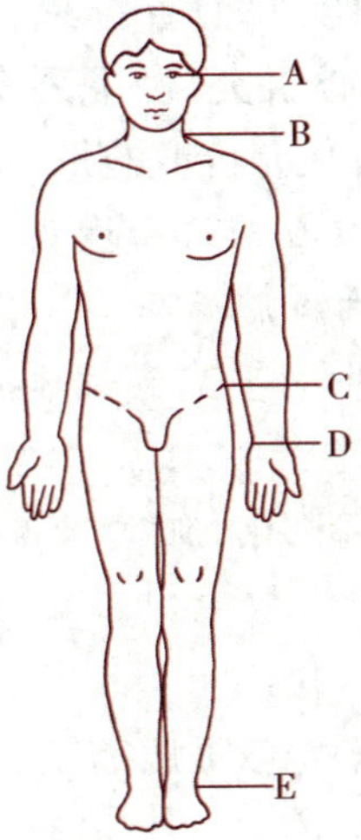

A. A　　B. B
C. C　　D. D
E. E

（155～156 题共用题干）（2015）

患者，男，22 岁。HIV 阳性。因患风湿性心脏病住院。护士巡视病房时发现患者面色苍白，呼之不应，立即呼救，触摸颈动脉无搏动。

155. 护士首要采取的措施是
A. 心脏按压
B. 开放气道
C. 人工呼吸
D. 通知医生
E. 建立静脉通路

156. 如该患者出现呼吸骤停，此时最适宜的辅助呼吸方法是
A. 鼻导管给氧
B. 口对口人工呼吸
C. 配合医生气管插管
D. 配合医生气管切开
E. 简易呼吸器辅助呼吸

157. 为成人进行心肺复苏（CPR），心脏按压的按压点应位于图示的（2014）

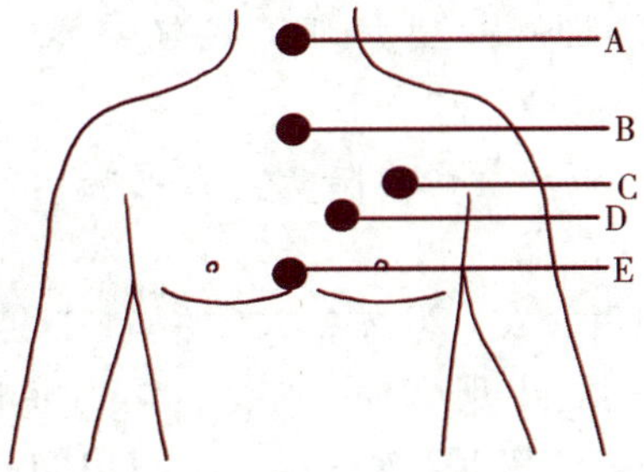

A. A 点　　B. B 点
C. C 点　　D. D 点
E. E 点

158. 心肺脑复苏（CPR）CAB 三个步骤中的“A”是指（2012）
A. 胸外心脏按压
B. 人工呼吸
C. 清理口腔污物
D. 开放气道
E. 头部降温

159. 患者，男，58 岁。因心脏呼吸骤停进行心肺复苏。胸外心脏按压操作中错误的是（2011）
A. 患者仰卧在硬板上
B. 按压部位为胸骨下段
C. 按压力度使胸骨下陷 5～6cm
D. 按压频率 100～120 次/分
E. 下压和放松时间为 1∶2

160. 心肺复苏时首选的给药途径是（2013）
A. 中心静脉输注
B. 气管内注射
C. 心内注射
D. 外周静脉输注
E. 骨髓腔注射

161. 心脏复苏首选的药物是（2012）
A. 阿托品　　B. 利多卡因
C. 肾上腺素　　D. 异丙肾上腺素
E. 氯化钙

162. 心肺复苏后的处理措施不包括（2011）
A. 维持有效的循环和呼吸功能
B. 维持水、电解质和酸碱平衡

C. 防止脑缺氧和脑水肿
D. 做好心理护理，减轻病人的恐惧心理
E. 由家属代为陪护，满足病人的情感需求

163. 患者，女，20 岁，大学生。“重感冒”2 周后出现胸闷，心悸，乏力症状。查体：心率 102 次/分，血压 110/70mmHg。实验室检查：蛋白增高，拟诊为病毒性心肌炎收住治疗。患者紧张焦虑，为缓解其病情，护士应告知患者（2018）
A. 目前可下地活动
B. 出院后可上体育课
C. 出院后即可复学
D. 该病可治愈，不会有任何后遗症
E. 症状消失，血液指标恢复正常后可增加活动量

164. 室间隔缺损患儿在剧烈哭闹屏气时，可出现暂时性青紫的原因是（2018）
A. 右心衰竭　B. 主动脉高压
C. 左心衰竭　D. 肺动脉高压
E. 肺动脉狭窄

165. 患者，女，56 岁。有稳定型心绞痛病史，与其邻居吵架时突发心前区压榨样疼痛，自行舌下含服硝酸甘油，作用是（2018）
A. 增强心肌收缩力
B. 增强心脏做功
C. 增强外周血管阻力
D. 扩张外周血管
E. 扩张静脉系统

166. 老年人在做健身体操时突发心绞痛，立即含硝酸甘油 2 片（0.6mg），1min 后眼前发黑，恶心，手心发凉，此时应指导其（2018）
A. 活动四肢
B. 喝热开水
C. 躺下平卧
D. 再含 1 片硝酸甘油
E. 站立不动，待自行恢复

167. 患者，女，29 岁。约 10 天前感冒发热，后一直有疲劳感，昨日起感心慌、胸闷。心电图示二度Ⅱ型房室传导阻滞。通过实验检查结果，临床考虑为“病毒性心肌炎”。下列实验室检查对诊断患者最有价值的是（2018）
A. 高敏 C 反应蛋白增高
B. 血液白细胞升高
C. 血清中同型病毒抗体滴度升高 4 倍以上
D. 肌红蛋白、肌酸激酶及其同工酶增高
E. 血沉加快

168. 治疗扩张型心肌病需要慎用的药物是（2018）
A. 利多卡因　B. 地高辛
C. 速尿　D. β 受体阻断剂
E. 辅酶 Q_{10}

169. 患者，女，60 岁。诊断为“风湿性心瓣膜病、二尖瓣狭窄、心房颤动”。遵医嘱给予华法林治疗，其治疗目的是（2018）
A. 抗风湿治疗
B. 预防血栓形成
C. 预防感染
D. 转复窦性心律
E. 控制心室率

170. 患者，女，68 岁。因“晕厥一次”入院，心电图：心率 38 次/分。P 波与 QRS 波各自独立，互不相关，心房率快，QRS 形态时限正常，R－R 间期相等，患者最可能的诊断是（2018）
A. 一度房室传导阻滞
B. 三度房室传导阻滞
C. 交界性逸搏
D. 二度Ⅱ型房室传导阻滞
E. 二度Ⅰ型房室传导阻滞

171. 左向右分流型先天性心脏病最常见的并发症是（2018）
A. 脑脓肿
B. 感染性心内膜炎
C. 脑栓塞
D. 脑膜炎
E. 支气管肺炎

172. 患儿，男，3岁。查体胸骨左缘第2肋间可闻及粗糙的连续性机器样杂音。占整个收缩期和舒张期，向腋下传导，局部可触及震颤，该患儿最可能是（2018）
A. 室间隔缺损　B. 动脉导管未闭
C. 法洛四联症　D. 主动脉缩窄
E. 房间隔缺损

173. 心脏瓣膜听诊第四步是（2021）
A. 二尖瓣区
B. 主动脉瓣第二听诊区
C. 肺动脉瓣区
D. 主动脉区
E. 三尖瓣区

174. 心脏复苏的首选药物是（2019）
A. 氧化钙　B. 阿托品
C. 碳酸氢钠　D. 利多卡因
E. 肾上腺素

175. 患者，男，45岁。因间断胸闷1周，1天前于夜间突然被迫坐起，频繁咳嗽，严重气急，咳大量粉红色泡沫痰，既往患冠心病10年，对该患者正确的护理是（2019）
A. 多食蔬菜水果
B. 端坐位，背部靠物支撑，双腿下垂
C. 给温开水饮用
D. 将硝酸甘油快速静脉推注
E. 与麻醉科联系给予气管插管

176. 洋地黄类药物使用的禁忌证是（2019）
A. 充血性心力衰竭
B. 三度房室传导阻滞
C. 心房颤动
D. 室上性心动过速
E. 心房扑动

（177～180题共用题干）（2019）

患者，女，63岁。因支气管扩张合并肺部感染、左心衰竭入院治疗，入院时体温39℃，呼吸急促，端坐呼吸。

177. 患者经抗炎、利尿、强心治疗后，体温降至正常，可平卧，现改用地高辛口服，护士给药时特别注意
A. 应饭后服药
B. 应空腹服药
C. 应准时服药
D. 用药前测脉率
E. 服药后少饮水

178. 患者服用地高辛几天后，出现恶心、呕吐、视物模糊，护士应立即（2019）
A. 报告护士长
B. 给予止吐药
C. 做心电图检查
D. 做好患者心理护理
E. 停止服药并报告医生

179. 患者以往有骨质疏松，自行长期口服活性钙，护士应嘱咐患者（2019）
A. 立即停用
B. 自行间断服用
C. 改服其他钙剂
D. 适当减量服用
E. 在医护人员指导下服用

180. 医嘱吸氧，以改善患者呼吸状况，吸入氧流量应维持（2019）
A. 9～10L/min　B. 6～8L/min
C. 5～6L/min　D. 3～4L/min
E. 1～2L/min

181. 可以通过刺激迷走神经而缓解的心律失常是（2019）
A. 心房颤动
B. 心室颤动
C. 室性心动过速
D. 室上性心动过速
E. 心房扑动

182. 杵状指出现在（2019）
A. 法洛四联症
B. 室间隔缺损
C. 房间隔缺损
D. 动脉导管未闭
E. 肺动脉狭窄

183. 下列因素除哪项外，均可使血压升高（2019）
A. 睡眠不足　B. 寒冷环境
C. 高热环境　D. 兴奋
E. 精神紧张

184. 心肌缺血急性发作造成影响的时间是（2019）
A. 3～5 分钟　B. 10～15 分钟
C. 15～30 分钟　D. 5～10 分钟
E. 60 分钟以上

185. 某急性心肌梗死患者 2 小时后心电图随访显示Ⅱ、Ⅲ、aVF 导联出现病理性 Q 波，提示心肌梗死的部位可能是（2019）
A. 后壁　B. 前壁
C. 下壁　D. 右侧壁
E. 左侧壁

186. 心绞痛发作时护理不正确的是（2019）
A. 舌下含服硝酸甘油，未缓解，隔 15 分钟再含
B. 舌下含服硝酸甘油，未缓解，连续间断服药 3 次
C. 多次服药未见缓解，立即就医
D. 原地休息，避免活动
E. 服药后观察胸痛情况

187. 主动脉瓣关闭不全杂音表现为（2019）
A. 舒张期早期叹息样杂音
B. 收缩期吹风样
C. 收缩期隆隆样
D. 收缩期叹息样
E. 舒张期隆隆样

188. 主动脉瓣狭窄压力最高的是（2019）
A. 左心房　B. 左心室
C. 右心房　D. 右心室
E. 肺静脉

189. 下列有关感染性心内膜炎的叙述，正确的是（2019）
A. 心肌内部的炎症
B. 以左心室扩张为主
C. 心包的微生物感染
D. 心包内有赘生物的形成
E. 心肌内膜表面的微生物感染

190. 扩张型心肌病的最常见病因是（2019）
A. 柯萨奇病毒 B 感染
B. 细菌
C. 家族史
D. 感冒
E. 重体力劳动

191. 重症病毒性心肌炎不包括的临床表现是（2019）
A. 恶心、呕吐　B. 心源性休克
C. 持续高热　D. 心力衰竭
E. 呼吸困难

192. 心包积液最迅速和确诊的检查是（2019）
A. 心包穿刺　B. X 线检查
C. 超声心动图　D. 心电图
E. 磁共振

193. 某个工人长期在冷库工作，近日出现下肢肿胀、疼痛，足背动脉搏动消失，应考虑哪种病情（2019）
A. 大隐静脉曲张
B. 小隐静脉曲张
C. 血栓闭塞性脉管炎
D. 下肢静脉曲张
E. 下肢深静脉曲张

194. 患者，男，56 岁。下肢静脉高位结扎及剥脱术后 4 小时，因站立排尿，小腿部伤口处突然出血不止，紧急处理方法是（2019）
A. 指压止血　B. 用止血带绑扎
C. 站立位包扎　D. 钳夹结扎

E. 抬高患肢，加压包扎

195. 与血栓闭塞性脉管炎关系不大的因素是（2019）

A. 患肢曾被砸伤
B. 饮酒 10 年余
C. 吸烟 30 年余
D. 在东北居住
E. 有受寒史

196. 下肢静脉曲张的高危人群不包括（2019）

A. 警察　　B. 运动员
C. 空姐　　D. 医生
E. 教师

197. 患者，男，45 岁。因冠心病住院治疗，住院期间突然发生室颤，责任护士立即赶到床边，确认患者心脏骤停后立即电除颤，患者意识未恢复，此时抢救的首选药物是（2019）

A. 利多卡因　　B. 可拉明
C. 阿托品　　D. 碳酸氢钠
E. 肾上腺素

198. 患者，女，41 岁。患有肥厚型心肌病，因胸痛 1 小时急诊入院。首要的护理措施是（2020）

A. 绝对卧床
B. 氧气吸入
C. 安慰病人，解除紧张情绪
D. 遵医嘱使用钙通道阻滞剂
E. 病情观察

199. 患者，女，23 岁。风湿性心脏瓣膜病史 3 年。近 1 月余不明原因持续低热，抗生素治疗无效，现收住入院。心脏彩超提示二尖瓣有一大小约为 12mm × 12mm 赘生物。该患者首选用药（2020）

A. 青霉素　　B. 阿奇霉素
C. 阿昔洛韦　　D. 甲硝唑
E. 卡那霉素

200. 可引起右心室后负荷过重的疾病是（2020）

A. 三尖瓣狭窄
B. 高血压
C. 肺动脉瓣狭窄
D. 主动脉瓣狭窄
E. 肺动脉瓣关闭不全

201. 心脏收缩射血期瓣膜的状态是（2022）

A. 二尖瓣、三尖瓣关闭
B. 二尖瓣、三尖瓣开放
C. 主动脉瓣关闭、肺动脉瓣开放
D. 主动脉瓣开放、肺动脉瓣关闭
E. 二尖瓣开放、主动脉瓣关闭

202. 二尖瓣听诊区位于（2022）

A. 第 5 肋间左锁骨中线内侧
B. 胸骨左缘第 3 肋间
C. 胸骨右缘第 2 肋间
D. 胸骨体下端左缘或右缘
E. 胸骨左缘第 2 肋间

203. 患者，男，50 岁，肺癌晚期。住院期间突然出现意识丧失，血压测不清，颈动脉搏动消失。心电图显示为心室颤动，此时应首选的治疗措施为（2022）

A. 静脉推注利多卡因
B. 同步直流电复律
C. 非同步直流电复律
D. 安装起搏器
E. 应用强心苷类药物

204. 房颤心电图的典型表现是（2022）

A. 大小、形态及规律不一的 f 波替代窦性 P 波，QRS 波形态正常，R－R 间期不等
B. QRS 波群与 T 波消失，呈现完全不规律的波浪状曲线
C. QRS 波群与 T 波消失，呈现相对规律的快速大幅波动
D. 规律的锯齿状 f 波消失，QRS 波群形态正常
E. QRS 波群提前出现，T 波与 QRS 主

波群方向相反，随之出现完全性代偿间歇

205. 心电图如图，考虑为（2022）

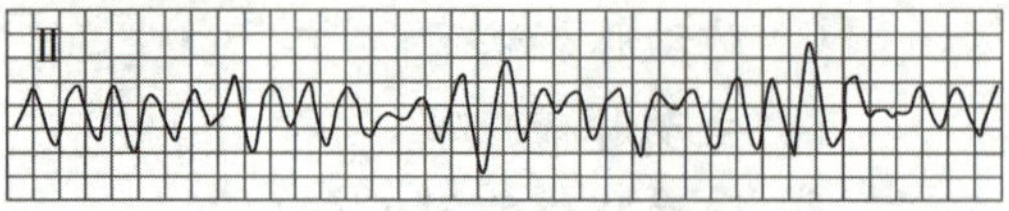

A. 心房扑动　　B. 心房颤动
C. 心室颤动　　D. 窦性心律不齐
E. 心室扑动

206. 在心电图上观察到 QRS 波群提前出现，形态宽大畸形，其前无相关的 P 波为（2022）

A. 室性期前收缩
B. 房性期前收缩
C. 交界区性期前收缩
D. 心房颤动
E. 阵发性心动过速

207. 患者，女，56 岁，既往稳定型心绞痛病史，今与其邻居争吵时突发心前区压榨疼痛，自行舌下含服硝酸甘油，作用是（2022）

A. 增强心肌收缩力
B. 增强心脏功能
C. 增加外周血管阻力
D. 扩张冠状动脉和外周血管
E. 扩张静脉系统

208. 男，66 岁，突然心前区持续剧烈疼痛已 2 小时，伴冷汗，就医。查心电图在Ⅱ、Ⅲ、aVF 3 个导联上显示宽大 Q 波，ST 段抬高，呈现弓背向上的单向曲线。考虑该患者为（2022）

A. 急性心肌梗死　　B. 心律失常
C. 气胸　　D. 急性胸膜炎
E. 自发性气胸

209. 急性心包炎最常见的病因是（2022）

A. 埃可病毒感染
B. 结核杆菌感染
C. 心肌梗死
D. 尿毒症
E. 肿瘤

210. 扩张型心肌病，心影明显增大，心胸比例为（2022）

A. >0.2　　B. >0.3
C. >0.4　　D. >0.5
E. >0.6

211. 患者，男，56 岁，因心前区不适就诊，患者心电图如图所示，判断其心率约为（2022）

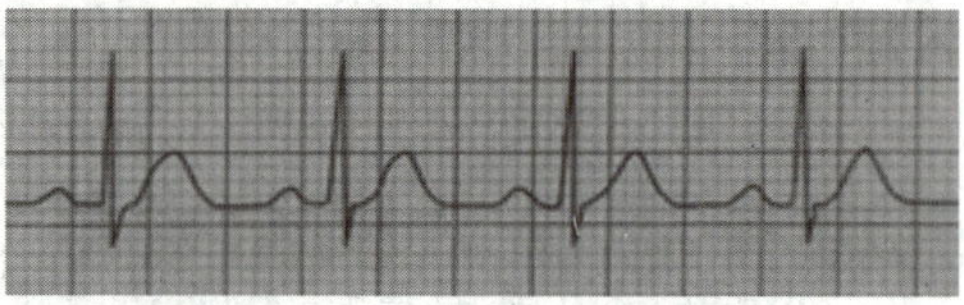

A. 80 次/分　　B. 100 次/分
C. 120 次/分　　D. 150 次/分
E. 180 次/分

212. 心包积液的典型心影形态为（2022）

A. 梨形心
B. 烧瓶形
C. 靴形心
D. 主动脉瓣型心
E. 球形心

213. 患者，女，39 岁。下肢静脉曲张数年，近日行硬化剂注射疗法。护士对其进行健康教育，正确的内容是（2022）

A. 绷带加压包扎期间不能行走
B. 绷带加压包扎期间可以久站
C. 坐时双膝可长久采取交叉位
D. 绷带加压包扎 1～3 个月
E. 可穿紧身衣裤

第三章　消化系统疾病病人的护理

1. 患者，男，56 岁。肝硬化 3 年，因肝性脑病入院。为防止患者病情加重，应给予（2017）
   A. 低脂肪饮食　　B. 低蛋白饮食
   C. 低嘌呤饮食　　D. 低胆固醇饮食
   E. 低盐饮食
2. 患者，男，38 岁，因急腹症手术治疗，术中见腹腔内少量淡黄色腹水，有粪臭味，提示感染为（2017）
   A. 金黄色葡萄球菌　　B. 大肠埃希菌
   C. 变形杆菌　　D. 铜绿假单胞菌
   E. 溶血性链球菌
3. 下列药物中均为治疗幽门螺杆菌方案的是（2017）
   A. 奥美拉唑 + 克拉霉素 + 阿莫西林 + 枸橼酸铋钾
   B. 红霉素 + 奥美拉唑 + 阿莫西林 + 枸橼酸铋钾
   C. 硫酸镁 + 奥美拉唑 + 克拉霉素 + 枸橼酸铋钾
   D. 多潘立酮 + 奥美拉唑 + 克拉霉素 + 枸橼酸铋钾
   E. 青霉素 + 克拉霉素 + 甲硝唑 + 枸橼酸铋钾
4. 患者，男，46 岁。患消化道溃疡多年，今晚饮酒后出现上腹部剧烈疼痛，面色苍白，腹肌紧张，全腹明显压痛及反跳痛。该患者首要的护理措施是（2017）
   A. 吸氧
   B. 继续观察病情
   C. 绝对卧床休息
   D. 禁食及胃肠减压
   E. 建立静脉通路
5. 患者，女，41 岁。因“急性胰腺炎”收治入院。患者主诉剧烈腹痛，宜选用的止痛药为（2017）
   A. 哌替啶　　B. 阿司匹林
   C. 苯巴比妥　　D. 吗啡
   E. 地西泮
6. 门脉高压患者出血的特点是（2017）
   A. 以呕血为主，可自行停止
   B. 以便血为主，可自行停止
   C. 有呕血、便血，可自行停止
   D. 有呕血、便血，不能自行停止
   E. 出血量小，可自行停止
7. 患者，女，37 岁。行胆总管切开取石，T 管引流术，术后 15 天，T 管引流液清亮，约 200ml/d，无腹痛、腹胀，试夹管 24 ~ 36h 无出现不适，皮肤及巩膜黄疸消退，T 管造影显示胆道通畅，针对患者目前状况可考虑的是（2017）
   A. 带 T 管出院
   B. 拔出 T 管
   C. 继续更换 T 管
   D. 继续保留 T 管 2 周
   E. 继续保留 T 管 1 周
8. 患者，男，26 岁。溃疡性结肠炎，1 天前患者大便次数增多，呈鲜红，患者应采用（2017）
   A. 高纤维、高蛋白饮食
   B. 低脂、低蛋白饮食
   C. 无渣、半流质饮食
   D. 低纤维、低蛋白饮食
   E. 高脂、高蛋白饮食
9. 患者，男，20 岁。因车祸撞伤右上腹部，表现有明显腹膜刺激征，应首先考虑的是（2017）
   A. 肝破裂　　B. 脾破裂
   C. 胆囊破裂　　D. 胃破裂
   E. 肾破裂
10. 下列药物中适宜饭前服用的是（2017）
   A. 伊曲康唑　　B. 维生素 C

C. 枸橼酸铋钾　　D. 青霉素

E. 甲硝唑

11. 肝性脑病患者伴有肾脏损害，口服抗生素首选（2017）

A. 新霉素　　B. 卡那霉素

C. 氨苄西林　　D. 庆大霉素

E. 甲硝唑

12. 口服补液盐中加入葡萄糖的主要作用是（2017）

A. 补充电解质

B. 降低血清钾浓度

C. 使口服补液盐具有一定的渗透压

D. 增加肠道对水钠的重吸收

E. 预防酮症酸中毒

13. 患者，男，27 岁。因“上腹部不适，食欲减退，黑便 1 次”就诊，诊断为慢性胃炎，护士对其进行指导，告诉患者慢性胃炎不用担心，护士应对其进行的健康教育是（2017）

A. 预后指导　　B. 心理指导

C. 用药指导　　D. 饮食指导

E. 疾病知识指导

14. 急性胰腺炎最典型的临床表现是（2017）

A. 上腹部疼痛　　B. 消化不良

C. 恶心、呕吐　　D. 肠鸣音减弱

E. 腹膜炎体征

15. 腹壁静脉血流方向如图所示，最可能的疾病是（2017）

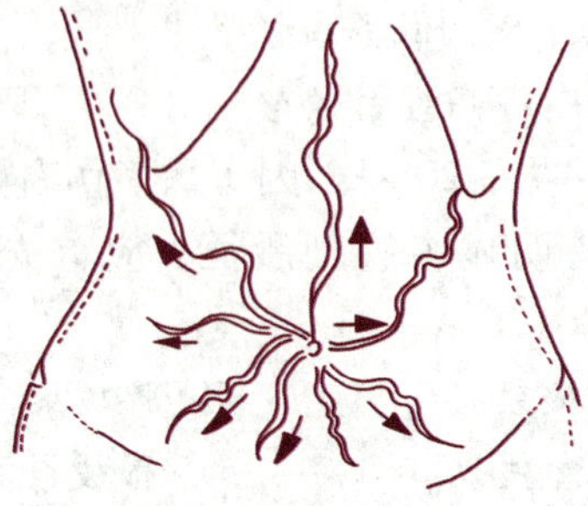

A. 上下腔静脉均阻塞

B. 下腔静脉阻塞

C. 门静脉高压

D. 正常人腹壁静脉

E. 上腔静脉阻塞

16. 患者，男，56 岁，原发性肝癌行肝叶切除术，术后嘱其避免过早活动的目的是（2017）

A. 减少能量消耗

B. 避免肝断面出血

C. 利于有效引流

D. 保存体力

E. 利于肝细胞再生

17. 患者，男，45 岁，直肠肛管检查时取膝胸位，病变部位为 11 点，若患者改为截石位时，其病变部位是（2017）

A. 5 点　　B. 11 点

C. 9 点　　D. 7 点

E. 3 点

18. 患者，男，30 岁。7 小时前行阑尾切除术，现患者主诉下腹胀痛，护士观察其下腹膀胱区隆起，该患者最主要的护理问题是（2017）

A. 便秘　　B. 有感染的危险

C. 疼痛　　D. 尿潴留

E. 体液过多

19. 腹外疝患者因担心疝块反复突出影响工作和生活，最常产生的主要心理问题是（2017）

A. 自卑　　B. 忧郁

C. 焦虑　　D. 恐惧

E. 愤怒

20. 轻型急性胰腺炎患者开始进食无脂低蛋白质饮食的时间为患者病后（2017）

A. 3～5 天　　B. 不超过 12 小时

C. 5～7 天　　D. 7 天以上

E. 1～3 天

21. 患者，女，48 岁。因胆石症出现右上腹阵发性绞痛、寒战、高热，医嘱：哌替啶 50mg，肌内注射；阿托品 0.5mg，肌内注射。该患者使用阿托品的主要作用是（2017）

A. 扩散瞳孔
B. 兴奋呼吸中枢
C. 解除迷走神经的抑制
D. 解除平滑肌痉挛
E. 抑制腺体分泌

22. 患者，女，42岁。患肝硬化腹水、重度高血压，但水肿较轻，因此给予低盐饮食，每日食盐量不超过（2017）
A. 3g　　B. 0.5g
C. 1g　　D. 2g
E. 5g

23. 甲硝唑用于治疗阿米巴性肝脓肿时，最常出现的不良反应是（2017）
A. 急性膀胱炎　　B. 荨麻疹
C. 恶心、呕吐　　D. 白细胞减少
E. 头痛眩晕

24. 腹股沟斜疝发生绞窄时，疝囊渗液的性质不包括（2017）
A. 棕褐色　　B. 淡红色
C. 红褐色　　D. 暗红色
E. 淡黄色

25. 关于肝硬化门脉高压患者的临床表现，错误的叙述是（2017）
A. 早期可出现脾大，脾功能亢进
B. 全身无出血倾向
C. 可出现黄疸、蜘蛛痣、腹壁静脉曲张等
D. 腹部膨隆，可叩出腹部移动性浊音
E. 门静脉血液阻力增加是门脉高压的始动因素

26. 患者，女，40岁。急性胰腺炎住院，经保守治疗后好转，出院时护士饮食建议不妥的是（2017）
A. 暴饮暴食
B. 热量充足、禁酒类饮料
C. 清淡饮食
D. 清淡饮食，禁酒类饮料
E. 适量蛋白，禁酒类饮料

27. 患者，男，56岁。肝硬化病史12年，1周前因症状加重入院，诊断为肝性脑病，医嘱给予 $MgSO_4$ 溶液导泻，以下不属于应用此药观察重点的是（2017）
A. 血压　　B. 大便
C. 体温　　D. 尿量
E. 呼吸

28. 胆道蛔虫病患者临床表现最重要的特点是（2017）
A. 发作时伴恶心、呕吐
B. 症状与体征不符
C. 症状可自行缓解
D. 多不伴黄疸
E. 疼痛呈反复、间歇发作

29. 患者，女，40岁。行胆总管切开取石T管引流术后5天，T管引流液每天2000ml，提示（2017）
A. 胆总管下段梗阻
B. 胆汁量正常
C. 胆汁量偏少
D. 肠液反流
E. 肝总管梗阻

30. 细菌性肝脓肿最常见的早期症状为（2017）
A. 寒战高热　　B. 肝区疼痛
C. 黄疸　　D. 食欲减退
E. 乏力

31. 治疗单纯高位肛瘘，能有效避免肛门失禁的方法是（2017）
A. 1∶5000高锰酸钾溶液坐浴
B. 挂线疗法
C. 局部换药治疗
D. 瘘管搔刮
E. 使用抗菌药物

32. 患者，女，10岁。发热4天，伴有咳嗽，全腹疼痛。查体：体温38～39℃，右下肺有湿啰音，全腹轻度腹胀，腹肌紧张，压痛，反跳痛，肠鸣音减弱。腹腔穿刺抽出无臭味脓汁。诊断为腹部感染合并原发性腹膜炎。该患儿腹腔脓液

涂片镜检最有可能检出的致病菌是（2016）

A. 溶血性链球菌
B. 金黄色葡萄球菌
C. 大肠埃希菌
D. 变形杆菌
E. 厌氧类杆菌

33. 患者，男，65岁。发现右腹股沟内侧包块3年余。3天前腹股沟包块突然增大，变硬，不能回纳，伴剧烈疼痛。8小时前疼痛有所缓解，但出现发热。患者最有可能出现了（2016）

A. 易复性疝 B. 难复性疝
C. 嵌顿性疝 D. 绞窄性疝
E. 急性阑尾炎

34. 急性胰腺炎患者应慎用的药物是（2016）

A. 钙剂 B. 奥曲肽
C. 吗啡 D. 生长抑素
E. 洛赛克

35. 评估肝硬化患者有无腹水的最佳方法是（2016）

A. 问诊 B. 叩诊
C. 听诊 D. 触诊
E. 视诊

36. 患者，女，72岁。胃溃疡12年，听说胃溃疡会发生癌变后闷闷不乐，一言不发，暗自垂泪，感觉自己没有未来，担心拖累家人，目前其心理反应最可能为（2016）

A. 烦躁 B. 焦虑
C. 抑郁 D. 孤独
E. 否认

37. 患儿，男，11个月。2015年10月因发热、呕吐、腹泻入院。大便为黄色蛋花汤样，每日10余次，量多，无腥臭味。前囟、眼窝稍凹陷，尿量减少，大便镜检（-）。对该患儿的治疗不恰当的是（2016）

A. 及时足量使用广谱抗生素
B. 补液
C. 补钾
D. 应用双歧杆菌
E. 使用蒙脱石散

38. 患者，男，63岁。慢性胃炎，幽门螺杆菌（+），需要采用抗菌药物治疗，其用药原则是（2016）

A. 剂量宜大
B. 宜静脉给药
C. 联合用药
D. 宜长期使用
E. 药物种类不受限制

39. 患者，男，25岁。1周前肛门周围持续性跳痛，皮肤红肿，并有局部压痛及波动感，诊断为肛门周围脓肿。行手术治疗，并应用抗生素，以下选择抗生素的方法，正确的是（2016）

A. 对革兰阳性菌有效的抗生素
B. 对厌氧菌有效的抗生素
C. 对金黄色葡萄球菌有效的抗生素
D. 对革兰阴性杆菌有效的抗生素
E. 对铜绿假单胞菌有效的抗生素

40. 患者，女，35岁。1天前进食油腻的食物后出现上腹剧烈疼痛，查体：Murphy征（+），其压痛点位于（2016）

A. 膈下 B. 右肋下
C. 右下腹 D. 左肋下
E. 脐周

41. 患者，女，36岁。因车祸致腹部闭合性损伤入院，左中下腹持续性剧烈疼痛伴腰背部酸痛。患者烦躁不安，诉口渴，血压下降，具体诊断尚未确定，医嘱X线平片。适宜的护理措施是（2016）

A. 强痛定止痛
B. 哌替啶止痛
C. 给水止渴
D. 确诊前禁食
E. 搀扶患者去放射科做检查

42. 患者，男，28岁。酗酒后突发剧烈上腹绞痛 10h 伴呕吐、冷汗、面色苍白入院，查体：T 39.1℃，P 110 次/分，BP 83/60mmhg。腹上区压痛及反跳痛阳性，腹肌紧张，Grey Turner 征阳性。实验室检查：血清淀粉酶升高，血钙降低，下面最可能的诊断是（2016）
A. 急性水肿型胰腺炎
B. 出血坏死型胰腺炎
C. 急性胃穿孔
D. 胃溃疡
E. 胆石症

43. 关于慢性胃炎的叙述，正确的是（2016）
A. 多好发于青壮年
B. 自身免疫性胃炎可伴有贫血
C. 常有特征性腹痛的特点
D. 均应进行抗幽门螺杆菌的治疗
E. 缩窄性胃炎随年龄增加的症状可逐渐减轻

44. 某消化性溃疡患者即将出院，责任护士指导其回家后应注意的问题不包括（2016）
A. 生活规律、劳逸结合
B. 避免进食刺激性的食物
C. 保护胃黏膜药宜在餐前 1h 服用
D. 抗酸药宜在饭前和睡前服用
E. 上腹部疼痛要及时服用去痛片止痛

45. 患者，男，48 岁。胃癌根治术后 1 个月。近日复诊时主诉进食半小时内出现心悸、出汗、面色苍白和头痛、上腹部饱胀不适等。护士对其进行健康教育，不恰当的是（2016）
A. 饮食方面宜少量多餐
B. 用餐时限制饮水喝汤
C. 进餐后宜活动 20min 后休息
D. 宜进低碳水化合物，高蛋白饮食
E. 避免过甜、过咸、过浓的流质饮食

46. 患者，男，30 岁。因反复上腹痛 1 年伴加重 3 天入院。护士夜间巡视时，患者诉上腹痛加剧，大汗淋漓。此时护士应采取的最有意义的措施是（2016）
A. 取半坐位
B. 遵医嘱使用止痛药
C. 检查腹肌紧张度，是否有压痛及反跳痛
D. 针灸或热敷
E. 多饮水

47. 患者，男，65 岁。行痔疮手术后给予热水坐浴，不正确的叙述是（2016）
A. 具有消炎，止痛作用
B. 浴盆和溶液要求无菌
C. 坐浴前需排空膀胱
D. 坐浴后更换敷料
E. 坐浴时间 30～45min

48. 关于右侧腹股沟斜疝嵌顿病人的术后出院指导，正确的是（2016）
A. 减少和消除引起腹内压升高的因素
B. 出院后 3 天内避免重体力劳动或提举重物
C. 卧床休息，不可增加活动量
D. 可进食刺激性食物
E. 出院后不必定期随访

49. 患儿，男，出生后 10 天，因口腔黏膜有异常来院就诊。查体可见口腔黏膜有白色乳凝块样小点，汇聚成小片，家长称不易拭去。目前患儿饮食正常，无全身症状。为该患儿进行口腔黏膜局部治疗应选用的是（2016）
A. 2% 利多卡因
B. 3% 过氧化氢溶液
C. 10 万 U/ml 制霉菌素鱼肝油混悬溶液
D. 2% 碳酸氢钠溶液
E. 2.5% 金霉素鱼肝油

50. 患者，男，40 岁。因溃疡穿孔行“毕Ⅰ式胃大部切除术”。现术后 4 天，主诉腹部胀痛，恶心，停止排气排便。查体：全腹膨隆，未见肠型，中上腹轻度压痛及肌紧张，肠鸣音消失。最重要的处理措施是（2016）

A. 镇痛　　B. 胃肠减压
C. 补液　　D. 半卧位
E. 应用抗生素

51. 患者，男，50岁。胃溃疡病史20余年，近1个月出现腹部疼痛不似以前规律，无恶心、呕吐、体重下降现象。入院检查大便隐血实验阳性，考虑胃溃疡伴消化道出血。下列生活指导正确的是（2016）
A. 禁食
B. 多饮肉汤
C. 高蛋白高纤维饮食
D. 温凉、清淡、无刺激饮食
E. 加强体育锻炼

（52～53题共用题干）（2016）

患者，女，57岁。胆总管结石。

52. 入院时胆总管切开探查，关于T型管引流的护理措施，不妥的是
A. 记录引流胆汁的量、色及性状
B. 每日用生理盐水用力推注冲洗T管
C. 一般留至2周
D. 拔管前经T管胆道造影
E. 拔管前夹管观察1～2天

53. 若患者出院时仍然不能将T型管拔除，不妥的出院指导是
A. 穿柔软宽松衣物，以防止引流管受压
B. 避免过度活动，以防牵拉T管致其脱出
C. 避免淋浴，以防感染发生
D. 更换引流袋注意消毒引流口
E. 出现引流异常或管道脱出应及时就诊

（54～57题共用题干）（2016）

患儿，女，10个月，足月儿。反复腹泻1月余，每天5～6次，时稀时稠。生后混合喂养，未添加辅食。查体：神清，表情呆滞，体重4.8kg；腹软、腹壁脂肪消失。

54. 应首先考虑该患儿为
A. 轻度营养不良，慢性腹泻
B. 中度营养不良，慢性腹泻
C. 重度营养不良，慢性腹泻
D. 中度营养不良，迁延性腹泻
E. 重度营养不良，迁延性腹泻

55. 患儿变化最为显著的血清学指标是
A. 红细胞计数
B. 淋巴细胞计数
C. 白细胞计数
D. 血清白蛋白浓度
E. 血红蛋白浓度

56. 关于该患儿的补液原则，正确的是
A. 补液总量适当减少，滴速宜稍慢
B. 补液总量适当减少，滴速宜稍快
C. 补液总量适当减少，保持正常滴速
D. 补液总量适当增加，滴速宜稍慢
E. 补液总量适当增加，保持正常滴速

57. 患儿住院第2天晨起突然神志不清，面色苍白，脉搏细弱，呼吸表浅，出冷汗，首先应静脉注射的是
A. 氨茶碱　　B. 洛贝林
C. 地西泮　　D. 葡萄糖
E. 地高辛

（58～59题共用题干）（2016）

患儿，男，8个月。体重8kg，因严重腹泻入院治疗。医嘱：0.9%氯化钠静脉滴注，输液速度为20ml/（kg·h）。

58. 护士每小时为患儿输入的液体量是
A. 140ml　　B. 160ml
C. 180ml　　D. 200ml
E. 240ml

59. 患儿病情稳定后，护士在日常护理工作过程中，不正确的措施是
A. 详细记录出入液体量
B. 加强臀部护理
C. 腹胀时注意观察有无低钾血症
D. 如再次发生急性腹泻，应早期使用止泻剂

E. 若患儿呕吐，应禁食，补液

（60～62 题共用题干）（2016）

患者，男，50 岁。肝硬化 5 年。中午进食后突然呕血，色暗红，量约 350ml，急诊入院。查体：神志清，T 37.5℃，P 120 次/分，BP 90/60mmHg，患者情绪高度紧张，诉说有濒死的感觉。经抢救，患者病情平稳后行门体分流术。

60. 入院时，患者主要的心理问题是
A. 抑郁　B. 恐惧
C. 焦虑　D. 淡漠
E. 悲哀

61. 患者入院后采取的处理措施中不正确的是
A. 输液、输血
B. 应用保肝药物
C. 静脉止血药物的应用
D. 三腔二囊管压迫止血
E. 应用肥皂水灌肠

62. 分流术后 24h 内应指导患者采取的卧位是
A. 半坐卧位　B. 俯卧位
C. 平卧位　D. 中凹位
E. 头低足高位

63. 结肠的主要生理功能是（2013）
A. 吸收水分和盐类
B. 吸收维生素 B_{12}
C. 分解产物
D. 吸收营养物质
E. 储存和转运粪便

64. 正常情况下，胰液进入十二指肠，在肠激酶的作用下首先激活的是（2013）
A. 糜蛋白酶原
B. 激肽释放酶原
C. 前磷脂酶
D. 前弹力蛋白酶
E. 胰蛋白酶原

65. 肝脏组织基本的功能单元是（2014）
A. 肝　B. 肝小叶
C. 肝实　D. 肝段
E. 门脉系统

66. 患者，女，68 岁。患大叶性肺炎，高热昏迷 10 天，10 天内给予大量抗生素治疗。近日发现其口腔黏膜破溃，创面上附着白色膜状物，拭去附着物可见创面轻微出血。该患者口腔病变原因可能是（2011）
A. 病毒感染
B. 真菌感染
C. 维生素缺乏
D. 凝血功能障碍
E. 铜绿假单胞菌感染

67. 患者，男，27 岁。因上腹部不适、食欲减退等就诊，诊断为慢性胃炎。护士在对其进行宣教时，应告知其与慢性胃炎发病相关的细菌是（2012）
A. 大肠埃希菌　B. 沙门菌
C. 幽门螺杆菌　D. 空肠弯曲菌
E. 嗜盐杆菌

68. 符合慢性胃炎临床表现的是（2012）
A. 上腹饱胀不适，餐后加重
B. 长期上腹痛，餐后缓解
C. 反酸，呕吐，腹泻
D. 上腹部疼痛，向肩背部放射
E. 贫血，消瘦

69. 执行慢性胃炎患者的医嘱时，使用前应着重与医生进行沟通的药物是（2015）
A. 消胆胺　B. 山莨菪碱
C. 雷尼替丁　D. 强的松
E. 多潘立酮

70. 急、慢性胃炎患者有少量出血，中和胃酸可给予（2014）
A. 米汤　B. 肉汤
C. 绿色蔬菜　D. 温开水
E. 凉开水

71. 患者，男，38 岁。因上腹部胀痛、饭后嗳气及反酸明显来诊，胃镜报告示慢性胃炎。下列食物适合患者食用的是

(2011)

A. 浓茶　　B. 咖啡

C. 纯牛奶　　D. 面条

E. 油条

72. 消化性溃疡最主要的发病因素是（2014）

A. 十二指肠壁薄弱

B. 习惯性便秘

C. 先天畸形

D. 黏膜萎缩

E. 幽门螺杆菌感染

73. 腹腔穿刺的部位为（2021）

A. 脐和髂前上棘连线中、外 1/3 交界处

B. 脐和髂前上棘连线中、内 1/3 交界处

C. 脐和髂前上棘连线 1/2 交界处

D. 脐和髂棘最高点连线中、外 1/3 交界处

E. 脐和髂棘最高点连线中、内 1/3 交界处

74. 消化性溃疡特征性的临床表现是（2014）

A. 黄疸　　B. 食欲下降

C. 恶心、呕吐　　D. 反酸、嗳气

E. 节律性和周期性上腹痛

75. 胃溃疡的好发部位是（2013）

A. 胃小弯　　B. 胃大弯

C. 胃底　　D. 贲门

E. 幽门管

76. 十二指肠溃疡患者腹痛的节律特点为（2012）

A. 空腹时腹痛明显

B. 餐后即刻腹痛明显

C. 餐后 0.5 ~ 1h 腹痛明显

D. 进餐时腹痛明显

E. 餐后 2h 腹痛明显

77. 患者，女，50 岁。确诊为胃溃疡活动期，其最可能的腹痛特点是（2011）

A. 夜间腹痛明显

B. 空腹时腹痛明显

C. 餐后 0.5 ~ 1h 腹痛明显

D. 餐后即刻腹痛明显

E. 进餐时腹痛明显

78. 患者，男，41 岁。有消化性溃疡病史 4 年。1 天来胃痛明显，无恶心、呕吐。今晨觉头昏、乏力、黑朦，排尿排便 1 次。对于该患者，除腹痛外，护士还应重点询问（2012）

A. 排便习惯　　B. 粪便颜色

C. 尿液颜色　　D. 尿量

E. 有无眩晕

79. 患者，女，29 岁。近半个月总感下腹部疼痛，每日排便 3 次左右，便后疼痛有缓解，近日渐消瘦，精神差，入院诊断为溃疡性结肠炎，首选的药物是（2021）

A. 美沙拉嗪　　B. 柳氮磺吡啶

C. 艾迪莎　　D. 地塞米松

E. 强的松

80. 患者，女，63 岁。胃穿孔修补术后。为防止发生粘连性梗阻，应指导患者（2014）

A. 早期取半卧位

B. 早期离床活动

C. 早期进食

D. 保持排便通畅

E. 多饮水

（81 ~ 83 题共用题干）（2012）

患者，男，40 岁。近几天来上腹部疼痛不适反复发作，2h 前在睡眠中突感上腹刀割样剧痛，继之波及全腹。既往有十二指肠溃疡病史。根据临床表现和辅助检查结果，拟诊为十二指肠穿孔。

81. 肠穿孔的重要诊断依据为

A. 既往病史

B. 腹膜炎和腹腔积液体征

C. B 超示腹腔液性暗区

D. X 线示膈下游离气体

E. 患者自觉症状

82. 该患者先试行非手术治疗，其措施不

包括
A. 禁食 B. 胃肠减压
C. 静脉补液 D. 腹腔引流
E. 应用抗生素

83. 该患者最恰当的体位是
A. 平卧位 B. 半卧位
C. 膝胸卧位 D. 侧卧位
E. 头低足高位

84. 患者，男，45岁。患十二指肠球部溃疡并发幽门梗阻。医嘱中出现下列哪种药物时，护士应提出疑问（2014）
A. 氢氧化铝胶囊
B. 口服补液盐
C. 奥美拉唑
D. 枸橼酸铋钾
E. 克拉霉素

85. 患者，女，45岁，患有消化性溃疡。近来感上腹饱胀，疼痛于餐后加重，且反复大量呕吐。该患者可能出现了（2014）
A. 出血 B. 穿孔
C. 癌变 D. 幽门梗阻
E. 营养不良

86. 患者，男，58岁。行动不便。3天来反复上腹痛，进餐后发作或加重，伴反酸、嗳气。电话咨询社区护士其应进行哪项检查，社区护士的建议是（2013）
A. 腹部平片 B. B超
C. CT D. 胃镜
E. MRI

87. 以下哪种药物抑制胃酸分泌最强（2012）
A. 奥美拉唑 B. 法莫替丁
C. 氢氧化铝 D. 枸橼酸铋钾
E. 硫糖铝

88. 患者，男，45岁。患十二指肠球部溃疡5年，近日原疼痛节律消失，变为持续上腹痛，伴频繁呕吐隔宿发酵酸性食物。最可能的并发症是（2012）
A. 上消化道出血 B. 溃疡穿孔
C. 幽门梗阻 D. 溃疡癌变
E. 复合性溃疡

89. 墨菲征阳性多见于（2021）
A. 急性胆囊炎
B. 急性胰腺炎
C. 胃、十二指肠溃疡穿孔
D. 胆总管结石
E. 胆道蛔虫

90. 关于消化性溃疡病患者用药的叙述，不正确的是（2014）
A. 氢氧化铝凝胶应在餐后1h服用
B. 服用西咪替丁应注意观察患者有无皮疹
C. 硫糖铝应在餐前1h服用
D. 奥美拉唑可引起头晕，用药时不可开车
E. 甲硝唑应在餐前半小时服用

91. 患者，男，36岁。胃溃疡5年，规律用药但依然反复发作。护士在收集资料时发现患者饮食极不规律，常暴饮暴食，每日饮酒量约500ml。在进行健康指导时应着重给患者讲解的是（2013）
A. 药物的不良反应
B. 胃溃疡的并发症
C. 合理饮食的重要性
D. 胃溃疡的发病机制
E. 保持情绪稳定的重要性

92. 溃疡性结肠炎的好发部位是（2013）
A. 升结肠 B. 横结肠
C. 降结肠 D. 乙状结肠
E. 盲肠

93. 患者，女，32岁。患溃疡性结肠炎3年，急性加重2周入院。入院后护士评估患者的粪便形态最可能发现的是（2011）
A. 米泔水样便 B. 柏油便
C. 黏液脓血便 D. 白陶土样便
E. 黄色软便

94. 患者，女，26岁。半年前开始出现反复发作的腹泻、腹痛、排黏液脓便，疑诊溃疡性结肠炎，拟行肠镜检查，门诊护士告知患者应在行肠镜检查的（2015）
A. 前4小时可进食
B. 前1天晚餐后禁食
C. 前2天停服铁剂
D. 前2天清洁灌肠
E. 前3天停服阿司匹林类药物

95. 某9个月男婴，腹泻2天，大便每日15～16次，蛋花汤样。判断患儿脱水程度的评估指标不包括（2015）
A. 精神状态　B. 尿量
C. 肠鸣音　D. 皮肤弹性
E. 前囟

（96～99题共用题干）（2014）

患儿，女，11个月。腹泻3天。大便为蛋花汤样，带黏液，无腥臭味。无尿8h，眼窝凹陷极明显。血钠125mmol/L。诊断为小儿秋季腹泻。

96. 该患儿感染的病原体主要是
A. 变形杆菌
B. 柯萨奇病毒
C. 轮状病毒
D. 金黄色葡萄球菌
E. 致病性大肠埃希菌

97. 患儿脱水的程度和性质是
A. 中度低渗性脱水
B. 中度等渗性脱水
C. 重度等渗性脱水
D. 重度低渗性脱水
E. 重度高渗性脱水

98. 护士晨起观察到患儿出现四肢厥冷、脉弱、血压下降的情况，提示可能出现了
A. 贫血　B. 休克
C. 低钾血症　D. 低钙血症
E. 继发感染

99. 首要的处理措施是
A. 利尿　B. 记出入量
C. 静脉补液　D. 限制饮食
E. 应用抗生素

100. 患儿7个月，腹泻、排黄绿色稀薄样便2天，每日4～5次，精神状态好，为预防脱水给予口服补盐液（ORS），其张力是（2013）
A. 1/5张　B. 1/4张
C. 1/3张　D. 1/2张
E. 2/3张

101. 患儿，女，3个月。轻型腹泻，家长主诉给患儿清洁臀部时哭闹明显。护士进行健康教育评估时要特别注意患儿的（2015）
A. 体温　B. 呼吸
C. 尿量　D. 肛周皮肤
E. 每日大便次数

102. 患儿，男，1岁6个月。患小儿腹泻来诊。家长的哪项表述提醒护士需要进一步对家长进行健康教育（2011）
A. “我会适当减少给孩子的食物量”
B. “我会让孩子一次少吃一点”
C. “我会给孩子吃点脂肪丰富的食物”
D. “我会给孩子用吸水性强的纸尿布”
E. “孩子每次大便后我会用温水帮孩子清洗臀部”

103. 预防肠扭转最重要的措施是避免（2013）
A. 受凉　B. 高脂饮食
C. 辛辣饮食　D. 高蛋白饮食
E. 饱餐后剧烈运动

104. 肠梗阻患者的临床表现不包括（2013）
A. 腹痛　B. 腹胀
C. 腹泻　D. 呕吐
E. 肛门停止排气排便

105. 急性阑尾炎患者最典型的症状是（2014）
A. 转移性脐周疼痛
B. 转移性右下腹痛
C. 固定的脐周疼痛
D. 固定的右下腹痛
E. 腹痛位置无规律

106. 患者，男，36 岁。1 天前右下腹有转移性腹痛，麦氏点有固定的压痛。诊断为阑尾炎，采取保守治疗。现腹痛缓解后突然加重，范围加大，应考虑是（2011）
A. 单纯性阑尾炎 B. 化脓性阑尾炎
C. 坏疽性阑尾炎 D. 阑尾周围脓肿
E. 阑尾穿孔

107. 患者，男，53 岁。患急性化脓性阑尾炎行阑尾切除术后 1 天。护士要求患者下床活动，其最主要目的是（2012）
A. 有利于伤口愈合
B. 预防血栓性静脉炎
C. 预防肺不张
D. 防止肠粘连
E. 防止压疮

108. 某患儿，3 个月。因哭闹时脐部隆起就医，诊断为脐疝。患儿家长很是担心。护士对家长进行健康教育，不妥的是（2015）
A. 解释脐疝的发病原因及临床特点
B. 嘱其保持患儿大便通畅，防止便秘
C. 疝块还纳后局部可用大于脐环并外包纱布的硬币压迫
D. 建议尽早手术治疗
E. 定期来院复查

（109～110 题共用题干）（2012）

患者，男，62 岁。5 年来站立、咳嗽时反复出现左侧腹股沟肿块，呈梨形，平卧可消失。12h 前搬家具时肿块增大，有明显疼痛，平卧和手推均不能回纳。肛门停止排便、排气。诊断为腹外疝入院治疗。

109. 该患者最合适的治疗措施是
A. 立即手术 B. 手法复位
C. 药物止痛 D. 平卧观察
E. 抗生素治疗

110. 患者治疗后即将出院，护士给予指导，其中不正确的是
A. 出院后 3 个月内避免重体力劳动
B. 减少和消除引起腹外疝复发的因素
C. 调整饮食习惯，保持排便通畅
D. 定期随访，疝复发时可在家中观察
E. 注意避免增加腹内压的动作，如剧烈咳嗽等

111. 患者，男，33 岁。腹股沟斜疝术后取仰卧位，腘窝下垫枕，最主要目的是（2014）
A. 预防麻醉后头痛
B. 减少阴囊血肿发生机会
C. 促进肠蠕动恢复，预防肠粘连
D. 减轻切口疼痛，利于切口愈合
E. 防止疝复发

（112～115 题共用题干）（2011）

患者，男，50 岁。慢性便秘多年。近半年来站立时发现阴囊出现肿块，平卧时可还纳，入院诊断为腹股沟斜疝，拟行手术治疗。

112. 对患者的术前护理措施不妥的是
A. 应积极消除患者的便秘
B. 按下腹部手术备皮范围进行皮肤准备
C. 用肥皂水灌肠，清洁肠道
D. 术晨应置胃管
E. 入手术室前应排空膀胱

113. 术毕患者回病房，护士为其采取平卧位，腘窝部垫枕，其主要目的是
A. 缓解张力，以利愈合
B. 减轻术后头痛
C. 防止复发和感染
D. 减轻切口疼痛及渗血
E. 减少阴囊血肿的发生

114. 术后为预防阴囊血肿，对患者采取的主要措施为
A. 仰卧位
B. 保持敷料清洁、干燥
C. 用丁字带托起阴囊
D. 应用抗生素
E. 不可过早下床活动

115. 可有效预防患者术后复发的措施是
A. 治疗便秘　　B. 备皮
C. 利尿　　D. 短期禁食
E. 长期服止疼药

116. 内痔的主要表现是（2014）
A. 肛门不适
B. 排便时无痛性、间接性出血
C. 肛门环状肿物
D. 肛周红肿
E. 有脓液流出

（117～118 题共用题干）（2015）
患者，男，51 岁。反复出现排便后肛门疼痛，时有瘙痒 4 年余，站立或行走过久时有肿胀感，昨日突发便后肛门剧烈疼痛，咳嗽时疼痛加剧。查体见肛门处有一紫红色肿块，有触痛感，直径约 50cm。

117.【假设信息】患者行手术治疗，术后正确的护理措施是
A. 术后 48h 内控制排便
B. 术后当天下床活动
C. 术后当天可进普食
D. 术后尽量减少或不使用镇痛剂
E. 术后每天用 1∶500 的高锰酸钾溶液坐浴

118. 患者术后不会出现的情况是
A. 伤口出血　　B. 尿潴留
C. 肛门疼痛　　D. 伤口渗血
E. 肠粘连

119. 引起肛瘘最常见的原发病是（2013）
A. 痔疮
B. 直肠息肉
C. 肛裂
D. 直肠肛管周围脓肿
E. 直肠癌

120. 男性，27 岁。肛瘘切除术后，护士的健康教育不正确的是（2012）
A. 多饮水
B. 保持大便通畅
C. 可以适当进食辛辣食物
D. 保持肛门清洁
E. 适当加强体育锻炼

（121～122 题共用题干）（2014）
男性，35 岁。肛周肿痛，肛门左侧皮肤发红伴疼痛。

121. 引起该病最可能的原因是
A. 肛周皮肤感染
B. 肛管、直肠损伤
C. 肛腺感染
D. 肛裂
E. 血栓性外痔

122. 该患者肛门坐浴的水温应为
A. 28～32℃　　B. 38～40℃
C. 43～46℃　　D. 45～50℃
E. 50～60℃

123. 有关直肠肛管周围脓肿的叙述，错误的是（2012）
A. 多由肛腺或肛窦感染引起
B. 肛门周围脓肿最多见
C. 坐骨直肠窝脓肿很少见
D. 骨盆直肠窝脓肿全身中毒症状明显
E. 一旦脓肿形成应及时切开引流

124. 患者行局部麻醉下肛周脓肿手术，进入手术室时，患者常出现的心理反应是（2012）
A. 兴奋　　B. 恐惧
C. 烦躁　　D. 忧郁
E. 愤怒

125. 以假小叶形成为主要病理改变的疾病是（2015）
A. 慢性肝淤血
B. 弥漫性肝癌
C. 急性重型肝炎
D. 肝硬化
E. 亚急性重型肝炎

126. 男性，40 岁。因酒精性肝硬化入院。护士对其生活方式和行为的指导中，最重要的是（2012）
A. 避免过度劳累

B. 适量饮酒
C. 戒酒
D. 服用解酒护肝药
E. 低脂饮食

127. 肝硬化患者出现性欲减退、睾丸萎缩、乳房发育及蜘蛛痣是由于（2014）
A. 雄激素过多
B. 垂体功能减退
C. 雌激素过多
D. 肾上腺皮质激素过多
E. 继发性醛固酮增多

128. 门静脉系与腔静脉系之间最主要的交通支是（2013）
A. 直肠下段肛管交通支
B. 前腹壁交通支
C. 腹膜后交通支
D. 胃底、食管下段交通支
E. 肠系膜交通支

129. 男性，48 岁。有肝硬化病史 5 年。查体：腹部膨隆，腹壁皮肤紧张发亮，脐周可见静脉迂曲。患者腹壁膨隆的最可能原因是（2012）
A. 肝大　B. 脾大
C. 大量腹水　D. 腹腔积气
E. 腹腔肿瘤

130. 患者，男，56 岁。肝硬化腹水，在放腹水的过程中突然出现昏迷，首先采取的措施是（2015）
A. 吸氧　B. 头部降温
C. 停止放腹水　D. 补充血容量
E. 保持呼吸道通畅

131. 肝硬化合并上消化道出血最主要的原因是（2011）
A. 缺乏维生素 K
B. 急性胃黏膜糜烂
C. 血小板减少
D. 食管胃底静脉曲张破裂
E. 反流性食管炎

132. 肝硬化腹水患者每日钠盐摄入量宜控制在（2013）
A. 1.2～2.0g　B. 2.5～3.0g
C. 3.5～4.0g　D. 4.5～5.0g
E. 5.0～7.5g

133. 患者，男，50 岁。因严重肝硬化伴门静脉高压症进行脾肾分流术。出院时进行预防上消化道出血的健康指导，最重要的是（2011）
A. 继续卧床休息
B. 低蛋白低脂饮食
C. 选择细软不烫食物
D. 服用护肝药物
E. 应用维生素 K

134. 肝硬化合并上消化道大出血经止血后常并发（2011）
A. 癌变　B. 窒息
C. 肝性脑病　D. 感染
E. 黄疸

135. 患者，男，50 岁。患肝硬化入院。自诉“皮肤瘙痒，睡觉的时候把皮肤挠破”。皮肤瘙痒的原因最可能是（2011）
A. 叶酸缺乏
B. 凝血时间延长
C. 胆红素水平提高
D. 高钾血症
E. 低蛋白血症

136. 发生细菌性肝脓肿时，细菌侵入肝脏最主要的途径是（2011）
A. 肝动脉　B. 门静脉
C. 肝静脉　D. 胆道系统
E. 十二指肠

137. 细菌性肝脓肿患者最常见的早期症状是（2015）
A. 恶心
B. 黄疸
C. 贫血
D. 右上腹肌紧张，局部触痛明显
E. 寒战、高热

138. 属于氨中毒引起肝性脑病的主要机制是（2015）
A. 氨导致蛋白质代谢障碍
B. 氨干扰脑的能量代谢
C. 氨取代正常神经递质
D. 氨引起神经传导异常
E. 氨使氨基酸代谢不平衡

139. 肝性脑病最具有特征性的体征是（2012）
A. 腱反射亢进
B. 肌张力增加
C. 扑翼样震颤
D. 踝阵挛
E. 巴宾斯基征阳性

140. 男性，52 岁。确诊为肝性脑病，现给予乳果糖口服，目的是（2012）
A. 导泻
B. 酸化肠道
C. 抑制肠菌生长
D. 补充能量
E. 保护肝脏

141. 肝性脑病患者禁用的维生素是（2011）
A. 维生素 A
B. 维生素 E
C. 维生素 C
D. 维生素 B_1
E. 维生素 B_6

142. 关于肝性脑病患者饮食护理的叙述，正确的是（2014）
A. 每日总热量以脂肪为主
B. 血氨偏高者限制蛋白质摄入
C. 病情好转后主要选择动物蛋白
D. 应控制饮食中维生素 C 的摄入
E. 每日饮水量不少于 2000ml

143. 某男性，临床诊断为肝性脑病昏迷前期。下列对于该患者不宜食用的食物是（2012）
A. 肉末蛋羹，拌菠菜
B. 豆腐脑，什锦菜
C. 果汁，蛋糕
D. 炒米饭，蘑菇汤
E. 稀粥，烧饼

（144～145 题共用题干）（2013）

男性，50 岁。因“神志不清、行为异常 5 天，昏迷 1 天”入院，既往有肝硬化病史 8 年。入院查体：呼之不应，压眶反射无反应。皮肤可见蜘蛛痣。实验室检查：血氨 145μg/dl。脑电图显示脑电波每秒 3 次。诊断为肝硬化、肝性脑病。

144. 患者入院后制定的护理措施不恰当的是
A. 取仰卧位，头偏向一侧
B. 鼻饲 25% 葡萄糖供给热量
C. 如有便秘，及时用肥皂水灌肠
D. 每日入液量以尿量加 1000ml 为准
E. 必要时使用约束带

145. 患者经治疗后好转，神志清楚，此时适宜的饮食是
A. 绝对禁食蛋白质饮食
B. 限制碳水化合物的摄入
C. 逐步增加蛋白质饮食，以植物蛋白为主
D. 含脂肪丰富食物
E. 含维生素 B_6 丰富的食物

146. 女性，60 岁。肝硬化 10 年，大量腹水，因深昏迷急诊平车入院，该患者应该选择的体位是（2013）
A. 中凹卧位，头偏向一侧
B. 半卧位，头下加枕
C. 侧卧位，膝下给枕
D. 左侧卧位，头下加枕
E. 侧卧位，头偏向一侧

147. 患者，男，75 岁。诊断为肝性脑病入院。患者目前处于昏迷状态，下列护理措施错误的是（2011）
A. 给予舒适体位
B. 使用床档防止坠床
C. 口腔护理预防口腔感染
D. 长期留置导尿管，以防尿液浸湿皮肤
E. 定时翻身防止压疮

148. 对急性胆囊炎患者行腹部触诊，最常见的压痛点在（2014）

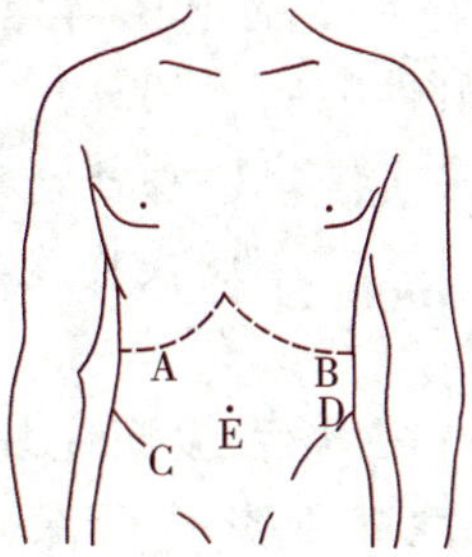

A. A　　B. B
C. C　　D. D
E. E

149. 患者，男，45 岁。因大量饮酒后出现上腹部持续疼痛 3h 来院急诊，为减轻疼痛，患者的常见体位是（2011）
A. 平卧位　　B. 半卧位
C. 头低脚高位　　D. 端坐卧位
E. 弯腰屈膝侧卧位

150. 夏柯（Charcot）三联征是指（2012）
A. 腹痛、恶心、高热
B. 恶心、腹胀、寒战
C. 腹痛、腹胀、寒战高热
D. 腹痛、黄疸、恶心
E. 腹痛、寒战高热、黄疸

151. 胆道蛔虫病的临床特点是（2011）
A. 阵发性钻顶样剧烈绞痛
B. 剑突下左侧深压痛
C. 剧烈呕吐蛔虫
D. 畏寒高热
E. 肝肿大并具有压痛

152. 患儿，女，10 岁。因突发腹部钻顶样疼痛 2h 来院。患儿大汗淋漓，辗转不安，疼痛停止时又平息如常。查体：右方有压痛，无腹肌紧张和反跳痛。为明确诊断，应采取的检查是（2014）
A. 腹部 B 超
B. ERCP
C. 右上腹 X 线平片
D. 测血清淀粉酶
E. 十二指肠引流液检查

153. 患儿，女，11 个月。腹泻，等渗性脱水。第一天补液时应选择的含钠液体是（2021）
A. 1/5 张～1/4 张
B. 1/4 张～1/3 张
C. 1/3 张～1/2 张
D. 1/2 张～2/3 张
E. 2/3 张～等张

154. 某 8 岁患儿，被诊断为“胆道蛔虫病”，经非手术治疗后症状缓解。医嘱给予患儿驱虫药治疗（每天 1 次）。该患儿服用驱虫药的时间应是（2015）
A. 早餐后　　B. 午餐前
C. 午餐后　　D. 晚餐后
E. 晚上睡前

155. 患者，男，54 岁。胆囊结石，明天即将做胆囊切除术，护士应首选下列哪个主题与患者交谈（2011）
A. 吸烟的危害
B. 规律饮食的重要性
C. 鼓励患者战胜疾病
D. 术前健康指导
E. 止痛的方法

156. 患者，男，50 岁。因胆总管结石合并胆管炎收住入院拟行手术治疗，术后需放置（2012）
A. 胆囊造瘘管
B. 胸腔引流管
C. “T”形引流管
D. 空肠造瘘管
E. 腹腔双套管

157. 患者，男，37 岁。因胆石症行胆囊切除术、胆总管切除术，术后放置“T”管。护士向患者家属解释时，应说明使用“T”管的首要目的是（2013）
A. 引流胆汁和减压
B. 促进伤口引流

C. 提供冲洗胆道的途径
D. 阻止胆汁进入腹膜腔
E. 将胆汁进入十二指肠的量减至最少

158. 男性，50岁。平常嗜烟酒。有胆囊结石病史，昨晚饮酒和暴食后，出现左上腹疼痛，最可能的疾病是（2013）
A. 胆囊穿孔　B. 胆道阻塞
C. 肝硬化　D. 急性胰腺炎
E. 原发性肝癌

159. 肠梗阻共有的临床特点是（2021）
A. 腹痛、呕吐、腹胀、停止排气排便
B. 腹痛、呕吐、腹胀、肠鸣音消失
C. 腹胀、呕吐、排黏液血便、肠鸣音消失
D. 腹部压痛、反跳痛、腹肌紧张、腹胀
E. 腹胀、溢出性呕吐、肠鸣音消失、排黏液血便

160. 急性胰腺炎患者腹痛特点不包括（2014）
A. 腹痛剧烈而持久
B. 常位于中上部，并向腰背部呈带状放射
C. 进食后疼痛加剧
D. 易被解痉剂缓解
E. 可阵发性加剧

161. 为缓解疼痛，急性胰腺炎患者所采取的体位是（2014）
A. 仰卧位
B. 俯卧位
C. 弯腰屈膝侧卧位
D. 半坐卧位
E. 仰卧屈膝位

162. 怀疑急性胰腺炎时，首选的检查项目是（2013）
A. 血钾　B. 血肌酐
C. 血淀粉酶　D. 血尿酸
E. 血清脂肪酶

163. 患者，男，60岁。因肝硬化并发上消化道出血，出现言语不清，举止反常，定向力和理解力减退，腱反射亢进，扑翼样震颤存在，脑电图异常。应考虑病人处于肝性脑病（2021）
A. 前驱期　B. 昏迷前期
C. 昏睡期　D. 浅昏迷期
E. 深昏迷期

164. 女性，45岁。因餐后腹痛住院，拟诊为急性水肿性胰腺炎并行保守治疗。护士告知患者行胃肠减压术的主要目的是（2014）
A. 减轻腹胀
B. 防止恶心、呕吐
C. 减少胰液分泌
D. 预防感染
E. 防止胰液逆流

165. 为急性胰腺炎患者解痉镇痛时，不能使用的药品是（2014）
A. 山莨菪碱　B. 吗啡
C. 阿托品　D. 哌替啶
E. 普鲁本辛

166. 某患者因急性胰腺炎拟行急诊手术，下列护理措施不妥的是（2015）
A. 将备用床改为麻醉床
B. 测量生命体征
C. 通知医生协助体检
D. 口渴时少量饮水
E. 评估患者收集资料

167. 患者，男，45岁。患急性胰腺炎入院。经非手术治疗病情好转准备出院。下列患者的陈述中，提示患者对自身保健原则理解有误的是（2011）
A. “我每天饭量要减少，分四五次吃”
B. “我要少吃油腻的食物”
C. “每天一杯红酒有助于我康复”
D. “我的饮食节律必须规律，食物以蔬菜为主”
E. “我应当检查一下，有胆道的疾病要尽早治疗”

168. 女性，37 岁。因胃溃疡出血入院，经治疗出血停止，病情缓解，大便潜血试验阳性。如果患者再次发生呕血，护士应为患者采取的体位是（2013）
A. 头高足低位
B. 中凹卧位
C. 膝胸卧位
D. 半坐卧位
E. 平卧位，头偏向一侧

169. 某患者因上消化道大出血伴休克紧急入院抢救，护士采取的措施中不妥的是（2011）
A. 头低足高位
B. 暂禁食
C. 建立静脉通路
D. 迅速交叉配血
E. 氧气吸入

170. 急腹症最突出的表现是（2014）
A. 腹痛　B. 败血症
C. 休克　D. 恶心、呕吐
E. 腹泻

171. 患者被汽车撞伤，右上腹剧痛，呼吸 36 次/分，脉搏 100 次/分，BP 90/65mmHg，诊断不明，禁用（2011）
A. 非那根　B. 安定
C. 6－氨基己酸　D. 吗啡
E. 鲁米那

172. 对诊断不明的急腹症患者禁用泻药的主要原因是（2012）
A. 易致感染扩散
B. 减少肠道蠕动
C. 易致血压下降
D. 影响肠道消化吸收
E. 易致水、电解质失衡

（173～174 题共用题干）（2011）

患者，女，41 岁。被自行车撞伤左上腹，自述心慌、胸闷、腹痛。查体：神志清，面色苍白，血压 90/60mmHg，腹部稍胀，左上腹压痛明显。以腹部闭合性损伤、皮肤挫裂伤收入院。

173. 观察期间不正确的做法是
A. 尽量少搬动患者
B. 禁饮食
C. 疼痛剧烈时，及时使用止疼剂
D. 绝对卧床休息
E. 随时做好术前准备

174. 半小时后，患者全腹压痛，左下腹抽出不凝血，需急症手术，术前准备的内容不包括
A. 注射破伤风抗毒素
B. 皮肤准备
C. 交叉配血
D. 皮肤过敏试验
E. 留置胃管、尿管

175. 患者，女，42 岁。诊断为急性腹膜炎，经治疗后腹痛、呕吐基本消失，开始进食时应给予（2013）
A. 普食
B. 低脂、低蛋白、流质饮食
C. 高脂、高蛋白、流质饮食
D. 高脂、低蛋白、流质饮食
E. 低脂、高蛋白饮食

176. 大肠癌最常见于（2018）
A. 横结肠　B. 盲肠
C. 升结肠　D. 直肠
E. 降结肠

177. 患者，男，49 岁。肝硬化病史 5 年，今日患者出现烦躁多动，诊断为肝性脑病早期，对患者进行健康教育时，嘱其保持大便通畅的目的是（2018）
A. 促进消化吸收功能
B. 避免因便秘增加心脏负担
C. 增进食欲
D. 减少腹胀不适
E. 减少肠道毒物吸收

178. 患儿，男，6 个月。腹泻 3 天，稀便每日 20 次左右，出现如图所示表现，其脱水程度是（2018）

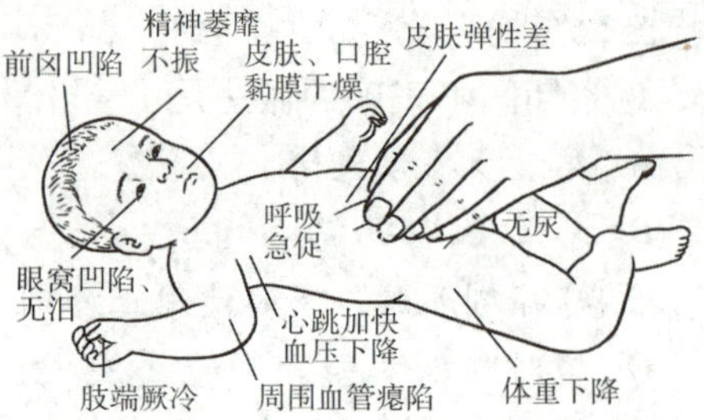

A. 低渗性脱水　B. 重度脱水
C. 中度脱水　D. 不脱水
E. 轻度脱水

179. 婴儿腹泻当补液纠正脱水与酸中毒后，患儿突然发生惊厥，首先考虑（2018）
A. 补液量不够
B. 低血镁
C. 补液速度太快
D. 低血钾
E. 低血钙

180. 护士评估肝硬化患者的皮肤改变时可发现蜘蛛痣，蜘蛛痣一般不出现的部位是（2018）
A. 手臂　B. 胸部
C. 面颈部　D. 腹部
E. 肩背部

181. 患者，女，39 岁。餐后 3h 突觉上腹部刀割样剧痛，持续性，伴恶心入急诊，急诊护士查体：腹式呼吸消失，移动性浊音阳性，全腹压痛、反跳痛、肌紧张，上腹为甚。考虑为（2018）
A. 胃、十二指肠溃疡急性穿孔
B. 胃溃疡出血
C. 十二指肠溃疡出血
D. 胃溃疡癌变
E. 胆囊炎

182. 患者，男，35 岁。左上腹外伤后出现面色苍白，四肢冰冷，血压下降，全腹轻度压痛，反跳痛，伴肢紧张，腹部叩诊有移动性浊音。该患者最可能发生了（2018）
A. 小肠破裂　B. 结肠破裂
C. 脾破裂　D. 肝破裂
E. 胃破裂

183. 关于溃疡性结肠炎的叙述，正确的是（2018）
A. 病因明确，能够治愈
B. 急性发作或病情严重时，患者均可正常活动
C. 排便正常，无痛苦
D. 治疗效果好，症状消失后就可停药
E. 病因不明确，反复发作，迁延不愈

184. 肝硬化腹水患者最可能出现的腹部外形是（2018）
A. 舟状腹　B. 局部膨隆
C. 腹部饱满　D. 蛙腹
E. 腹部平坦

185. 患者，女，48 岁。细菌性肝脓肿，护士在收集患者既往健康状况时，应重点询问的内容是（2018）
A. 是否合并冠心病
B. 饮食习惯
C. 有无胆结石症病史
D. 日常活动
E. 是否合并糖尿病

186. 分泌碱性黏液，保护胃黏膜的细胞是（2019）
A. 胃主细胞
B. 胃黏液细胞
C. 胃腺壁细胞
D. 胃窦部 G 细胞
E. 胃壁平滑肌细胞

187. 婴儿口腔出现白色膜状物，棉签擦去是红色，婴儿疼痛哭闹，属于（2019）
A. 真菌感染
B. 病毒感染
C. 金黄色链球菌感染
D. 细菌感染
E. 支原体感染

188. 下列药物中均为幽门螺杆菌的治疗方案的是（2019）
A. 奥美拉唑 + 克拉霉素 + 阿莫西林 + 枸橼酸铋钾
B. 红霉素 + 奥美拉唑 + 阿莫西林 + 枸

橼酸铋钾

C. 硫酸镁＋奥美拉唑＋克拉霉素＋枸橼酸铋钾

D. 多潘立酮＋奥美拉唑＋克拉霉素＋枸橼酸铋钾

E. 青霉素＋克拉霉素＋甲硝唑＋枸橼酸铋钾

189. 与消化性溃疡发病相关的因素是（2019）

A. 幽门螺杆菌感染

B. 十二指肠肠壁薄弱

C. 习惯性便秘

D. 十二指肠黏膜萎缩

E. 家族遗传

190. 患者，男，22 岁。消化性溃疡患者，给予胶体次枸橼酸铋钾＋克拉霉素＋呋喃西林三联治疗期间出现黑便，担心病情加重，行粪便隐血试验，报告呈阴性。此时应向患者解释其黑便的原因是（2019）

A. 溃疡出血

B. 溃疡癌变

C. 呋喃西林不良反应

D. 克拉霉素不良反应

E. 胶体次枸橼酸铋钾不良反应

191. 治疗 Hp 阳性消化性溃疡患者最有效的护理措施是（2019）

A. 保持乐观情绪

B. 避免过度劳累

C. 注意合理饮食

D. 根除幽门螺杆菌治疗

E. 禁用损伤胃黏膜的药物

192. 溃疡性结肠炎的好发部位是（2019）

A. 横结肠　　B. 升结肠

C. 降结肠　　D. 乙状结肠

E. 直肠

193. 墨菲氏征阳性多见于

A. 急性胆囊炎

B. 急性胰腺炎

C. 胃、十二指肠溃疡穿孔

D. 胆总管结石

E. 胆道蛔虫

194. 小儿腹泻、发热、呕吐 3 天住院，现遵医嘱禁食，请问该患者目前应禁食（2019）

A. 4～6 小时　　B. 6～8 小时

C. 8～10 小时　　D. 10～12 小时

E. 12～24 小时

195. 急性阑尾炎发生坏死、穿孔的主要原因是（2019）

A. 阑尾开口小

B. 阑尾淋巴丰富

C. 阑尾蠕动慢而弱

D. 阑尾动脉为终末动脉

E. 阑尾系膜短

196. 以下微生物中，较少引起直肠肛管周围脓肿的是（2019）

A. 大肠埃希菌　　B. 类杆菌

C. 结核杆菌　　D. 葡萄球菌

E. 梭状芽孢杆菌

197. 下列疾病中，以假小叶形成为主要病理改变的是（2019）

A. 慢性肝淤血　　B. 弥漫性肝癌

C. 急性重型肝炎　　D. 肝硬化

E. 亚急性重型肝炎

198. 肝硬化失代偿期的患者最常见的并发症是（2019）

A. 电解质紊乱　　B. 肝性脑病

C. 原发性肝癌　　D. 肝肾综合征

E. 上消化道出血

199. 患者，男。肝硬化腹水，给予螺内酯使用，护士应着重观察的是（2019）

A. 高钾血症　　B. 心率

C. 脉搏　　D. 凝血功能障碍

E. 低钾血症

200. 细菌性肝脓肿初起的临床表现为（2019）

A. 肝区疼痛　　B. 寒战高热

C. 恶心呕吐　　D. 膈下脓肿

E. 食欲下降

201. 患者，女，12 岁。急性右上腹痛 5 日

入院，腹痛为钻顶样，间断发作。查体：体温36.5℃，右上腹深压痛，腹肌紧张、反跳痛。应考虑（2019）

A. 胆囊炎、胆石症 B. 胆囊结石
C. 急性胆管炎 D. 胆道蛔虫病
E. 胰腺炎

202. 患者，男，60岁。因肝硬化并发上消化道出血，出现言语不清，举止反常，定向力和理解力减退，腱反射亢进，扑翼样震颤存在，脑电图异常。应考虑病人处于肝性脑病（2019）

A. 前驱期 B. 昏迷前期
C. 昏睡期 D. 浅昏迷期
E. 深昏迷期

203. 慢性便秘患者最主要的临床表现是（2019）

A. 缺乏便意、排便艰难
B. 腹痛
C. 里急后重感
D. 恶心、呕吐
E. 腹部下坠感

204. 关于鹅口疮，下列说法错误的是（2022）

A. 患处不痛，不流涎
B. 特征是口腔黏膜表面有白色或灰白色乳凝块样小点或小片状物
C. 主要由金黄色葡萄球菌感染引起
D. 不影响吃奶，一般无全身症状
E. 又名雪口病

205. 患者，男，48岁。十二指肠球部溃疡原疼痛节律消失，变为持续上腹痛，伴频繁呕吐宿食。推断患者出现的并发症是（2022）

A. 溃疡出血 B. 溃疡穿孔
C. 多发性溃疡 D. 溃疡癌变
E. 幽门梗阻

206. 图示中，内痔的好发部位在截石位上（钟表盘）位置是（2022）

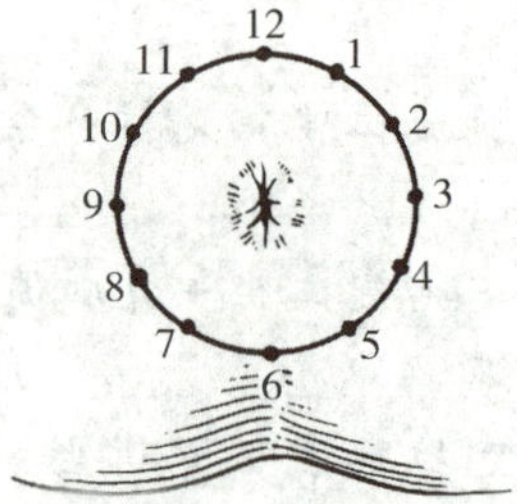

A. 3、7、11点 B. 5、7、11点
C. 1、2、6点 D. 10、11、12点
E. 4、7、8点

207. 男性，40岁，排便时无痛便血，并有肿物脱出，便后自行还纳，就诊后应嘱咐患者（2022）

A. 必要时用1：2000高锰酸钾溶液温水坐浴
B. 发现痔疮及时手术治疗
C. 尽量卧床，以免痔核脱出
D. 适当饮烈性酒，有助血液循环
E. 养成定时排便习惯

208. 下列哪项不是痔形成的因素（2022）

A. 静脉壁本身薄 B. 久坐、久站
C. 长期排便困难 D. 门静脉高压
E. 长期腹泻

209. 评估肝硬化患者有无腹水的最佳方法是（2022）

A. 问诊 B. 叩诊
C. 听诊 D. 触诊
E. 视诊

210. 属于肝后型门静脉高压症的病因得是（2022）

A. 血吸虫病性肝纤维化
B. 巴德-吉亚利综合征
C. 肝门区肿瘤压迫
D. 肝外门静脉血栓形成
E. 肝炎后肝硬化

211. 下列哪项不是胰腺分泌的消化酶（2022）

A. 胰蛋白酶 B. 胰脂肪酶
C. 胰淀粉酶 D. 促胃液素
E. 糜蛋白酶

第四章　呼吸系统疾病病人的护理

1. 患者，男，18岁。支气管哮喘2年，同时使用几种气雾剂治疗。正确的使用顺序是（2017）
   A. 先用支气管扩张剂，再用激素类气雾剂
   B. 先用激素类气雾剂，再用支气管扩张剂
   C. 先用激素类气雾剂，再用茶碱类气雾剂
   D. 先用支气管扩张剂，再用茶碱类气雾剂
   E. 先用茶碱类气雾剂，再用支气管扩张剂
2. 患者，女，60岁。确诊为急性呼吸窘迫综合征给予面罩吸氧。为了使吸入氧能够达到53%需将氧流量调至（2017）
   A. 10L/min　B. 6L/min
   C. 4L/min　D. 8L/min
   E. 2L/min
3. 诊断急性呼吸窘迫综合征的必要条件是（2017）
   A. PWCP < 18mmHg
   B. PaO_2/FiO_2 < 200mmHg
   C. PaO_2/FiO_2 < 300mmHg
   D. $PaCO_2/FiO_2$ < 200mmHg
   E. $PaCO_2/FiO_2$ < 300mmHg
4. 患者，男，38岁。支气管哮喘病史10余年，护士对其进行评估时发现患者养狗，喜食虾、鸡蛋，家中种植花草，常常晚上散步，考虑与该患者哮喘无关的因素是（2017）
   A. 狗　B. 花草
   C. 鸡蛋　D. 散步
   E. 虾
5. 患者，男，43岁。因胸部挤压伤收住院。查体：左侧胸廓塌陷畸形，左侧第3～7肋骨骨折。右侧第3～8肋骨骨折。此时该患者的首要评估内容是（2017）
   A. 疼痛是否可以耐受
   B. 生命体征是否平稳
   C. 体温是否异常
   D. 是否有药物过敏史
   E. 是否可以维持有效气体交换
6. 慢性肺源性心脏病患者出现下肢水肿的主要原因是（2017）
   A. 左心功能不全　B. 右心功能不全
   C. 肾功能不全　D. 呼吸衰竭
   E. 下肢静脉血栓
7. 患者，男，65岁。诊断慢性呼吸衰竭，经过积极治疗，病情好转，护士给其进行呼吸功能锻炼前，应该评估的是（2017）
   A. 脉搏　B. 活动能力
   C. 尿量　D. 营养
   E. 体温
8. 患者，男，30岁。被利器刺伤胸部引起开放性气胸。为预防感染可使用（2017）
   A. 激素　B. 维生素
   C. 止痛药　D. 止血药
   E. 抗生素
9. 急性呼吸窘迫综合征可导致顽固性（2017）
   A. 低氧血症　B. 高碳酸血症
   C. 高钾血症　D. 低氯血症
   E. 低钙血症
10. 给予肺炎高热患者降温处理时，正确的操作是（2017）
   A. 为防止病情加重，患者出汗后减少擦拭、更衣
   B. 小儿患者应及时用阿司匹林降温，防止惊厥
   C. 采取物理方法逐渐降温，防止脱水

D. 快速降温，使体温降至正常

E. 松解衣服，自行降温

11. 哮喘急性发作时，患者需要采取端坐卧位，该卧位属于（2017）

A. 主动卧位 B. 被动卧位

C. 强迫卧位 D. 稳定性卧位

E. 不稳定性卧位

12. 患者，男，30岁。持续高热，医嘱：血培养，该化验的目的是（2017）

A. 测定肝功能

B. 测定血清酶

C. 测定非蛋白氮含量

D. 查找血液中的致病菌

E. 测定电解质

13. 患者，男，70岁。因“慢性咳嗽、咯痰20年，进行性呼吸困难3年，症状加重1周”，拟诊“慢性阻塞性肺疾病、肺心病”收入院。提示患者并发右心衰的体征是（2017）

A. 半坐卧位

B. 双侧颈静脉充盈

C. 双肺弥漫性湿啰音

D. 眼睑浮肿

E. 口唇发绀

14. 患者，女，40岁。患支气管哮喘，感冒3天，今晨突发胸闷，咳嗽，咳黄色脓痰，继而昏睡，不易唤醒，应紧急行（2017）

A. 雾化吸入 B. 吸氧

C. 指导呼吸 D. 体位引流

E. 机械吸痰

15. 胸部外伤后出现胸廓软化是由于（2017）

A. 一根肋骨多处骨折

B. 胸骨骨折

C. 锁骨骨折

D. 多根多段肋骨骨折

E. 胸肌大面积损伤

16. 导致COPD最常见的因素是（2017）

A. 吸烟 B. 职业粉尘

C. 大气污染 D. 感染

E. 蛋白酶-抗蛋白酶失调

17. 急性呼吸窘迫综合征早期的病理变化不包括（2017）

A. 肺间质水肿

B. 肺泡萎陷

C. 肺泡内透明膜形成

D. 肺充血

E. 肺泡纤维化

18. 患者，女，30岁。因淋雨受凉2日后，出现咽痛，畏寒。体温38～39.0℃，伴头痛，乏力。食欲减退，体重下降。近两日来体重减少2kg。根据以上资料判断，该患者目前不存在的护理问题是（2017）

A. 疼痛：头痛、咽痛，与鼻、咽、喉感染有关

B. 体液过多，与体循环淤血有关

C. 营养失调，低于机体需要量，与食欲减退有关

D. 体温过高，与病毒或细菌感染有关

E. 潜在并发症，气管支气管炎，肾小球肾炎

19. 患者，男，65岁。患慢性阻塞性肺气肿10余年，为改善通气状况，患者坚持做腹式呼吸锻炼，正确的方法是（2017）

A. 每次进行30～60min

B. 每分钟18～20次

C. 吸气时间短，呼气时间长

D. 吸气是收腹，呼气时挺腹

E. 用鼻吸气，用鼻呼气

20. 某患者患慢性支气管炎30余年，慢性阻塞性肺疾病10余年，当该患者在稳定时可指导其在家中进行长期家庭氧疗，护士健康教育时，应告诉患者不属于治疗有效表现的是（2017）

A. 血压下降 B. 发绀减轻

C. 呼吸频率减慢 D. 气急减轻

E. 心率减慢

21. 患者，男，3岁。因“寒战，高热伴咳

嗽，声音嘶哑”入院，查体：咽部明显充血，扁桃体肿大，充血，急性上呼吸道感染（急性扁桃体炎）。正确的护理措施是（2017）

A. 进温度适宜饮食或流质饮食，多饮水

B. 每小时测量体温1次

C. 并发细菌感染时只给予对症治疗即可

D. 允许经常探视

E. 可以吃辛辣刺激的食物

22. 患者，男，28岁。患支气管哮喘。经常入睡后发作，患者白天没有精力工作，每到晚上就害怕病情发作，甚至危及生命，惶惶不可终日。该患者最主要的心理反应是（2016）

A. 依赖　　B. 恐惧

C. 悲观　　D. 焦虑

E. 抑郁

23. 6个月肺炎患儿，精神不振，食欲差，对该患儿饮食指导错误的是（2016）

A. 继续母乳

B. 少量多餐

C. 尽量少饮水

D. 耐心喂养防呛咳

E. 给予营养丰富半流质饮食

24. 某肺炎球菌性肺炎患者，在应用常规青霉素治疗下，病情延长且退热后又发热，白细胞增高，应首先考虑的是（2016）

A. 青霉素剂量不足

B. 支持疗法不力

C. 机体抵抗力差

D. 发生了并发症

E. 细菌产生耐药性

25. 患者，男，48岁。受凉后哮喘发作。2天来呼吸困难加重，皮肤潮红，多汗，眼球结膜水肿。应给予其的吸氧方式是（2016）

A. 高流量持续吸氧

B. 高流量间歇吸氧

C. 低流量持续吸氧

D. 低流量间歇吸氧

E. 酒精湿化吸氧

26. 某急性发作重度的支气管哮喘患者，其首选的药物是（2016）

A. 氨茶碱　　B. 地塞米松

C. 沙丁胺醇　　D. 色甘酸钠

E. 异丙托溴铵

27. 患者，男，76岁。COPD病史5年。因受凉并发肺部感染咳嗽、咳痰入院。PaO_2 50mmHg，$PaCO_2$ 55mmHg，pH 7.35。该患者最可能的诊断是（2016）

A. 支气管哮喘

B. 支气管肺炎

C. 支气管扩张

D. Ⅰ型呼吸衰竭

E. Ⅱ型呼吸衰竭

28. 患者，男，55岁。肺心病并发Ⅱ型呼吸衰竭，遵医嘱给予吸氧。该患者为快速缓解症状，自行调大氧流量，30min后大量出汗，烦躁不安，肌肉震颤，间歇抽搐。考虑该患者最可能并发了（2016）

A. 氧中毒　　B. 肺性脑病

C. 低钙血症　　D. 低镁血症

E. 低钾血症

29. 患者，男，34岁。损伤性气胸。遵医嘱给予胸腔闭式引流，其引流装置如图所示。目前该装置给予其胸腔施压的压力是（2016）

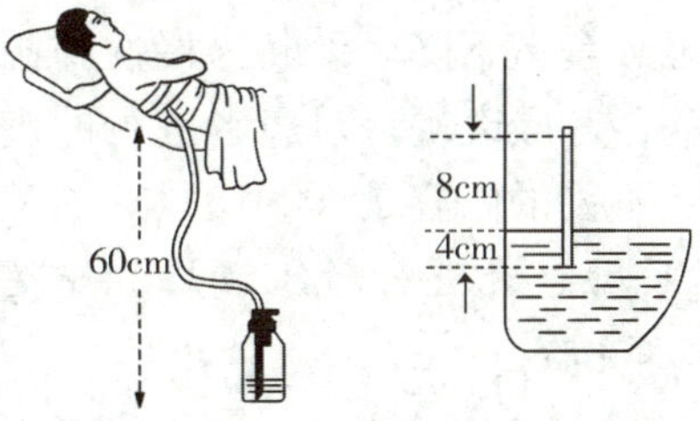

A. $-60cm\ H_2O$　　B. $-4cm\ H_2O$

C. 0cm H_2O　　D. −8cm H_2O
E. 60cm H_2O

30. 某住院患者因持续咳黏痰，经X线和痰菌检查，诊断为真菌性肺炎，在护理评估时，需要考虑的发病因素不包括（2016）
A. 是否使用免疫抑制剂
B. 是否长期使用广谱抗生素
C. 是否使用过糖皮质激素
D. 是否有口腔念珠菌感染
E. 是否有鼻导管吸氧史

31. 患者，男，28岁。突发胸痛2小时，以自发性气胸诊断入院。查体：T 36.8℃，P 90次/分，呼吸22次/分；右侧胸部肋间隙增宽，语颤消失，叩诊鼓音。其肝浊音界的改变是（2016）
A. 下移　　B. 上移
C. 左移　　D. 右移
E. 不变

32. 患者，女，30岁。患急性支气管炎，咳嗽剧烈，咳脓性痰，量较多，咳嗽时胸痛。查体：T 37.8℃，P 98次/分，R 20次/分，目前该患者最主要的护理问题是（2016）
A. 清理呼吸道无效
B. 疼痛
C. 气体交换受损
D. 体温过高
E. 知识缺乏

33. 患者，女，60岁。慢性咳嗽、咳痰30年，下肢水肿1年。近半个月咳嗽加重，痰量增多，为黄色脓痰。呼吸困难，腹胀明显，食欲下降。诊断为慢性肺源性心脏病，呼吸衰竭。对患者进行的健康教育，不妥的内容是（2016）
A. 鼓励患者进行耐寒锻炼，如坚持冷水洗脸
B. 避免吸入刺激性气体
C. 尽量减少去人群拥挤的公共场所，减少呼吸道感染的机会
D. 可以长期应用抗生素预防呼吸道感染
E. 积极改善膳食结构，加强营养

34. 患者，男，55岁。患支气管扩张20年。近年来手指末端增生、肥厚，指甲从根部到末端拱形隆起呈杵状。该患者出现这种变化的主要原因是（2016）
A. 慢性缺氧　　B. 营养不良
C. 反复感染　　D. 睡眠不足
E. 运动过量

35. 患者，男，16岁。因支气管哮喘发作入院。听诊可闻及（2016）
A. 两肺满布湿啰音
B. 两肺满布哮鸣音
C. 一侧满布湿啰音
D. 一侧满布哮鸣音
E. 两肺底满布干湿啰音

36. 重症肺炎患儿发生腹胀是由于（2016）
A. 低钠血症
B. 消化不良
C. 中毒性肠麻痹
D. 低钾血症
E. 低钙血症

（37～38题共用题干）（2016）

患者，男，70岁。因慢性阻塞性肺气肿入院治疗。今晨护理查房时发现患者躁动不安，有幻觉，对自己所处的位置、目前的时间无法做出正确判断。

37. 医嘱给予吸氧，最适合该患者的吸氧流量为
A. 2L/min　　B. 4L/min
C. 6L/min　　D. 8L/min
E. 12L/min

38. 该患者目前的意识状态属于
A. 嗜睡　　B. 意识模糊
C. 昏睡　　D. 浅昏迷
E. 深昏迷

（39～41 题共用题干）（2016）

患者，女，56 岁。支气管哮喘 10 年。因受凉后憋喘加重，呼吸困难，夜间不能平卧，自行吸入 β_2受体激动剂效果不佳，紧张不已。血气分析：PaO_2 70mmHg。

39. 患者可能出现了
A. 吸气性呼吸困难
B. 呼气性呼吸困难
C. 混合性呼吸困难
D. 心源性呼吸困难
E. 神经精神性呼吸困难

40. 患者目前哮喘程度为
A. 轻度　　B. 中度
C. 重度　　D. 危重
E. 极危重

41. 正确的处理措施是
A. 给予镇静药
B. 给予支气管舒张药
C. 低流量吸氧
D. 给予抗生素
E. 静脉使用糖皮质激素

（42～45 题共用题干）（2016）

患者，女，38 岁。有慢性哮喘病史 12 年。近日感冒后病情加重，夜间咳嗽频繁，痰量多。查体：神志清，口唇轻度发绀；桶状胸；双肺叩诊过清音，呼吸音低，有干湿性啰音。经定量雾化吸入治疗后病情缓解，但 PaO_2（55mmHg）仍低。

42. 为防止病情进一步加重，最有效的措施是
A. 做腹式呼吸加强膈肌运动
B. 保持情绪稳定
C. 进行家庭氧疗
D. 坚持步行或慢跑等全身运动
E. 每日坚持用药

43. 对该患者进行健康教育重在提高
A. 健康意识
B. 疾病的处理方法
C. 自我管理技能
D. 生活的规律性
E. 适应工作节奏

44. 护士鼓励患者记哮喘日记，其监测的内容不包括
A. 吸氧时间及次数
B. 症状发作程度
C. 所应用的药物
D. 每日症状发作次数
E. 上次住院时间

45. 经治疗，患者状况好转。复诊时护士指导该患者注意避免各种诱发因素，其中不包括
A. 避免摄入引起过敏的食物
B. 避免吸入刺激性气体
C. 避免接触外界人员
D. 避免呼吸道感染
E. 避免剧烈运动

（46～47 题共用题干）（2016）

患者，女，68 岁。患慢性阻塞性肺疾病 10 年。因咳嗽、咳痰加重，伴发热、喘息 3 天入院，给予氨茶碱等治疗。

46. 对该患者进行胸部评估时，可发现的体征是
A. 胸廓不对称隆起
B. 吸气延长
C. 呼吸频率减慢
D. 支气管偏向一侧
E. 可闻及湿啰音

47. 应用氨茶碱治疗的目的是
A. 控制细菌感染
B. 减少支气管分泌物
C. 稀释痰液
D. 松弛支气管平滑肌
E. 降低体温

48. 左、右主支气管分叉水平对应的解剖部位是（2014）
A. 颈静脉切迹　　B. 胸骨柄
C. 胸骨角　　D. 胸骨体
E. 剑突

49. 不能进行气体交换的是（2014）
A. 终末细支气管
B. 呼吸性细支气管
C. 肺泡管
D. 肺泡囊
E. 肺泡

50. 在正常情况下，呼吸中枢发出呼吸冲动，依赖于血液中哪种物质浓度变化的刺激（2011）
A. 二氧化碳　B. 氧
C. 一氧化碳　D. 碳酸氢根
E. 酸碱度

51. 关于婴儿呼吸系统生理特点的叙述，错误的是（2013）
A. 婴儿的呼吸频率较快是正常的
B. 婴儿呼吸节律很规整，若不齐就有大问题
C. 婴儿呈腹式呼吸
D. 婴儿没有什么呼吸储备，容易出现呼吸衰竭
E. 婴儿气道管径小，容易阻塞

52. 急性上呼吸道感染最常见的病原体是（2015）
A. 细菌　B. 病毒
C. 支原体　D. 衣原体
E. 幽门螺杆菌

53. 引起细菌性扁桃体炎最多见的病原体是（2015）
A. 溶血性链球菌　B. 流感嗜血杆菌
C. 肺炎链球菌　D. 葡萄球菌
E. 克雷伯杆菌

54. 患儿，女，3 岁，因上呼吸道感染入院。目前出现高热，声音嘶哑，犬吠样咳嗽，吸气性喉鸣。为迅速缓解症状，首选的处理方法是（2013）
A. 地塞米松雾化吸入
B. 静点抗生素
C. 静点强的松
D. 口服化痰药
E. 以呼吸机行机械通气

55. 在对一位急性上呼吸道感染患者进行有关预防措施指导时，护士的下列说法中，不当的是（2012）
A. 避免过度劳累
B. 避免到人多拥挤的场所
C. 保持环境整洁，空气清新
D. 坚持规律体育锻炼
E. 接种疫苗后可产生终生免疫力

56. 急性细菌性咽 - 扁桃体炎有别于其他上呼吸道感染的突出表现是（2015）
A. 起病急
B. 发热
C. 咽痛明显
D. 鼻黏膜充血肿胀
E. 颌下淋巴结肿大

57. 患儿，女，1 岁。诊断为“急性支气管炎”3 天，咳嗽、咳痰加重。评估患儿痰液黏稠，患儿自己难以咳出。清理患儿呼吸道首先应选用的方法是（2012）
A. 继续鼓励患儿咳嗽排痰
B. 少量多次饮水
C. 体位引流
D. 超声雾化吸入
E. 负压吸痰

58. 患者，男，75 岁，因“发热、反复咳嗽并伴有脓性痰液 2 周”入院，诊断为急性支气管炎。易加重病情的药物是（2015）
A. 可待因　B. 必嗽平
C. 复方甘草合剂　D. 复方氯化铵
E. 沐舒坦

59. 慢性支气管炎的最突出症状是（2011）
A. 反复发热　B. 反复咳嗽咳痰
C. 少量咯血　D. 胸部刺痛
E. 间断喘息

（60～61 题共用题干）（2011）

患者，男，89 岁。患慢性支气管炎 17 年，近 2 周因急性发作入院。患者入院后出

现频繁咳嗽、咳痰，痰稠不易咳出。2min前夜班护士发现患者剧烈咳嗽，突然呼吸极度困难，喉部有痰鸣音，表情恐怖，双手乱抓。

60. 护士应判断患者最可能发生了
A. 急性心肌梗死
B. 患者从恶梦中惊醒
C. 出现急性心力衰竭
D. 呼吸道痉挛导致缺氧
E. 痰液堵塞气道导致窒息

61. 此时护士最恰当的处理是（2011）
A. 立即通知医师
B. 给予氧气吸入
C. 应用呼吸兴奋剂
D. 立即清除呼吸道痰液
E. 立即配合医生行气管插管

62. 治疗支原体肺炎的首选抗生素是（2015）
A. 大环内酯类 B. β-内酰胺类
C. 氨基糖苷类 D. 氟喹诺酮类
E. 磺胺类

63. 治疗小儿支原体肺炎首选的抗生素是（2014）
A. 青霉素 B. 氨苄青霉素
C. 头孢噻肟 D. 庆大霉素
E. 红霉素

64. 支气管肺炎患儿停用抗生素的时间是抗生素用至体温正常后（2013）
A. 1~2天 B. 3~4天
C. 5~7天 D. 8~10天
E. 10~15天

65. 患者胸部手术后3天，伤口处敷料有部分血液渗出，此时应该如何处理（2021）
A. 用力按压局部伤口
B. 及时更换敷料
C. 尽量让其多出血
D. 暂时不处理
E. 给予患者止血药物

66. 不属于肺炎球菌肺炎病理分期的是（2014）
A. 充血期 B. 红色肝变期
C. 溃疡期 D. 灰色肝变期
E. 消散期

67. 肺炎球菌肺炎患者的典型临床症状不包括（2014）
A. 寒战、高热 B. 咳嗽
C. 咳铁锈色痰 D. 胸痛
E. 腹胀

68. 护士指导肺炎患儿家长体位引流的方法，其拍背的顺序应是（2014）
A. 由下向上、由外向内
B. 由上向下、由外向内
C. 由下向上、由内向外
D. 由下向上、由左向右
E. 由上向下、由右向左

69. 患儿，女，3个月。因发热、咳嗽3天病情加剧来诊。查体：患儿烦躁不安，气促，T 39℃，P 180次/分，R 50次/分，肺部可闻及较多细湿啰音，心音低钝，肝肋下3cm。该患儿的护理措施错误的是（2013）
A. 面罩给氧
B. 置患儿于半卧位
C. 避免各种刺激
D. 加快输液速度
E. 备好抢救用品

70. 患儿，女，8个月。因“发热、咳嗽伴气促”来诊，诊断为肺炎入院。为防止患儿发生并发症，护士应重点观察（2012）
A. 睡眠状况
B. 进食量
C. 大小便次数
D. 心率、呼吸的变化
E. 咳嗽频率及轻重

71. 肺炎患者出现高热，其饮食原则不包括（2011）
A. 高热量 B. 高蛋白

C. 高脂肪　　D. 高维生素
E. 多饮水

72. 肺炎患者咳大量黄色脓痰，最有可能提示感染的是（2012）
A. 肺炎链球菌
B. 金黄色葡萄球菌
C. 冠状病毒
D. 白色念珠菌
E. 肺炎支原体

73. 支气管扩张的早期病理改变是（2015）
A. 柱状扩张　　B. 气管扭曲
C. 气管坏死　　D. 气管穿孔
E. 空洞形成

74. 男性，60岁。患右肺中叶支气管扩张，现患者痰多不易咳出，该患者可能存在的体征是（2012）
A. 消瘦、贫血
B. 呼吸运动减弱
C. 局限性哮鸣音
D. 固定而持久的局限性湿性啰音
E. 两肺底满布湿性啰音

75. 大咯血是指24h咯血量超过（2012）
A. 100ml　　B. 200ml
C. 300ml　　D. 400ml
E. 500ml

（76～77题共用题干）（2015）

患者，男，65岁，支气管扩张。近日劳作后出现恶心、胸闷、反复咯血，24h出血量约800ml。

76. 该患者的咯血程度属于
A. 痰中带血丝　　B. 微小量咯血
C. 小量咯血　　D. 中等量咯血
E. 大量咯血

77. 目前患者饮食应
A. 禁食　　B. 流质饮食
C. 半流质饮食　　D. 软质饮食
E. 普通饮食

78. 支气管扩张患者出现反复咯血，有窒息的危险。患者最可能出现的心理反应是（2013）
A. 抑郁　　B. 悲伤
C. 恐惧　　D. 愤怒
E. 震惊

79. 为减少支气管扩张患者肺部继发感染和全身中毒症状，最关键的措施是（2015）
A. 加强痰液引流
B. 选择广谱抗生素
C. 使用呼吸兴奋剂
D. 使用支气管扩张剂
E. 注射流感疫苗

80. 患者，男，34岁。患支气管扩张症，咳嗽，近日因受凉咳大量黄色脓痰入院治疗，医嘱行体位引流。护士指导患者体位引流时，错误的是（2013）
A. 在饭后1h进行
B. 引流前做生理盐水超声雾化
C. 引流同时行胸部叩击
D. 引流后可给治疗性雾化吸入
E. 每次引流15～20min

81. 慢性阻塞性肺气肿的病理改变不包括（2012）
A. 肺过度膨胀
B. 外观苍白或灰白
C. 镜检可见肺大疱
D. 肺血供增多
E. 弹力纤维网破坏

82. 最易并发阻塞性肺气肿的疾病是（2012）
A. 慢性支气管炎　　B. 支气管哮喘
C. 慢性肺脓肿　　D. 支气管扩张
E. 肺结核

83. 患者，男，60岁。因“COPD并发自发性气胸”入院，住院期间出现T 38.5℃，考虑合并细菌感染，最常见的致病菌是（2015）
A. 葡萄球菌　　B. 结核杆菌
C. 卡他莫拉菌　　D. 肺炎链球菌
E. 流感嗜血杆菌

84. 患者，女，80岁。患慢性阻塞性肺疾病

20余年。今因“咳嗽、咳痰加重”住院。夜间因烦躁难以入眠，自服地西泮5mg后入睡，晨起呼之不应，呼吸浅促。出现上述表现的最可能原因是（2015）

A. 地西泮的镇静作用

B. 地西泮过敏

C. 地西泮抑制呼吸中枢

D. 地西泮中毒

E. 地西泮的镇咳作用

85. 患者，男，70岁。患慢性阻塞性肺疾病，出院后拟进行长期家庭氧疗，护士应告知患者每日吸氧的时间是不少于（2015）

A. 5h　B. 8h

C. 10h　D. 12h

E. 15h

86. 患者，女，65岁，患有COPD。患者进行呼吸锻炼时，护士应予以纠正的是（2013）

A. 吸气时腹部尽力挺出

B. 呼气时腹部尽力收缩

C. 经口呼气

D. 慢吸气

E. 快呼气

87. 患者，男，66岁。患慢性阻塞性肺疾病多年，护士在指导进行呼吸训练时，吸气与呼气时间比最好为（2012）

A. 吸气：呼气＝1∶2

B. 吸气：呼气＝1∶1

C. 吸气：呼气＝1.5∶1

D. 吸气：呼气＝2∶1

E. 吸气：呼气＝2.5∶1

88. 患者，女，65岁，有慢性阻塞性肺疾病病史。近年来多次在冬季发生肺炎，为减少患病几率，可以嘱患者在易发病季节（2015）

A. 注射免疫球蛋白

B. 接种卡介苗

C. 接种流感疫苗

D. 服用抗生素

E. 在家中不要外出

89. 预防慢性阻塞性肺疾病急性发作的措施不包括（2012）

A. 戒烟　B. 防止感冒

C. 合理膳食　D. 适当运动

E. 冬季停止一切户外活动

90. 慢性阻塞性肺疾病合并自发性气胸患者，经治疗后准备出院。为减少气胸复发，护士应告诉患者特别注意的是（2014）

A. 避免进食生冷食物

B. 不能喝牛奶

C. 不能快步行走

D. 保持大便通畅

E. 坚持低蛋白饮食

91. 患者，男，80岁。因慢性阻塞性肺疾病并发感染住院，患者出现下列哪种表现提示为肺性脑病先兆（2013）

A. 瞳孔不等大

B. 心率加快，血压升高

C. 呼吸急促

D. 烦躁，嗜睡

E. 尿量减少

92. 最常见的上呼吸道感染致病菌为（2021）

A. 溶血性链球菌

B. 金黄色葡萄球菌

C. 肺炎链球菌

D. 克雷伯杆菌

E. 大肠埃希菌

93. 患者，男，75岁，为慢性阻塞性肺疾病急性发作期患者。痰多黏稠，翻身时突然出现面色发绀，烦躁不安，护士首先应采取的措施是（2012）

A. 给患者吸氧

B. 给患者吸痰

C. 协助患者取坐位

D. 指导患者有效咳嗽
E. 湿化气道

94. 慢性阻塞性肺疾病急性发作期患者，长期卧床，咳痰无力，为促进排痰，护士给予胸部叩击，叩击方法中错误的是（2012）
A. 患者取侧卧位
B. 叩击顺序由外向内
C. 叩击顺序由下而上
D. 叩击者的手呈扇形张开
E. 叩击者手指向掌心微弯曲

95. 哮喘发生的本质是（2014）
A. 交感神经兴奋
B. 中枢神经兴奋
C. 气道反应性降低
D. 免疫介导气道慢性炎症
E. β 肾上腺素受体功能低下

96. 支气管哮喘的主要临床表现是（2013）
A. 吸气性呼吸困难伴三凹征
B. 发作性呼吸困难伴窒息感
C. 反复发作带哮鸣音的呼气性呼吸困难
D. 反复发作带哮鸣音的混合性呼吸困难
E. 呼吸困难伴哮鸣音

97. 患者，女，40 岁，是毛绒玩具车间工人，有哮喘史 5 年。防止哮喘发作最有效的方法是（2012）
A. 脱离变应原　B. 药物治疗
C. 免疫治疗　D. 对症治疗
E. 长期治疗

98. 患者，男，75 岁，患支气管哮喘。受凉后出现胸闷，呼气性呼吸困难，双肺满布哮鸣音入院。既往上呼吸道感染后有类似发作史。对其健康教育最重要的是（2011）
A. 清淡饮食
B. 不饲养宠物
C. 避免接触花草
D. 保持乐观情绪
E. 预防上呼吸道感染

99. 糖皮质激素用于治疗哮喘的主要作用是（2015）
A. 降低痰液黏稠度
B. 抑制气道炎症反应
C. 舒张支气管平滑肌
D. 抑制咳嗽中枢
E. 兴奋呼吸中枢

100. 患者，女，55 岁。因发作性胸闷、咳嗽就诊，诊断为支气管哮喘。医嘱给予糖皮质激素吸入治疗，下列用药指导中正确的是（2012）
A. “吸入激素的主要作用是快速缓解症状”
B. “如果哮喘症缓解，即可停止用药”
C. “吸入激素不会有任何副作用”
D. “吸入激素后要漱口”
E. “如果您要进行运动，可在此前预防性吸入激素”

101. 通过兴奋 β_2 肾上腺素能受体缓解支气管痉挛的药物是（2012）
A. 氨茶碱　B. 麻黄素
C. 阿托品　D. 肾上腺素
E. 沙丁胺醇

102. 患者，男，50 岁。因支气管哮喘发作到某医院急诊就诊，因护士操作不当，快速静脉推注某药后，患者出现头晕、心悸、心律失常、血压剧降，此类药物可能是（2011）
A. 沙丁胺醇　B. 氨茶碱
C. 异丙阿托品　D. 地塞米松
E. 色甘酸钠

103. 患者，男，45 岁。患有支气管哮喘史 20 余年，每年急性发作数次，经用药治疗后可以缓解。患者在与护士交流时询问：由于自觉症状消失后即停止服药，因此下次发作时是否可以先自行服用上次剩余的药物？护士首先要向患者说明的是（2013）
A. 应每天定时口服支气管扩张剂

B. 需认识到要长期规范治疗哮喘，不得自行停药
C. 鼓励多做运动，锻炼身体
D. 应当寻求医生帮助，及时解决用药问题
E. 应当寻找发病原因，避免复发，以减少用药

104. 肺源性心脏病肺动脉高压形成的主要因素是（2015）
A. 缺氧
B. 血容量增加
C. 血液黏稠度增加
D. 继发性红细胞增多
E. 动脉毛细血管小栓子形成

105. 慢性肺源性心脏病的心脏形态改变主要是（2013）
A. 左心室肥厚
B. 二尖瓣关闭不全
C. 肺动脉瓣狭窄
D. 主动脉扩大
E. 右心室扩大

106. 慢性肺源性心脏病最常见的病因是（2014）
A. COPD　　B. 支气管哮喘
C. 支气管扩张　　D. 肺动脉栓塞
E. 睡眠呼吸暂停综合征

107. 慢性肺源性心脏病患者肺、心功能失代偿期最突出的表现是（2015）
A. 呼吸困难加重，夜间更甚
B. 疲倦乏力，头晕心悸
C. 贫血
D. 多食多饮
E. 多尿

108. 肺心病并发呼吸衰竭患者缺氧的典型表现是（2011）
A. 呼吸困难　　B. 发绀
C. 意识障碍　　D. 肺功能下降
E. 球结膜水肿

109. 患者，男，68岁。被人搀扶步行入医院，分诊护士见其面色苍白，呼吸困难，家属称其“肺心病又发作”，需立即对其进行的处理是（2013）
A. 为患者挂号
B. 不作处理，等待医生到来
C. 吸氧，测量血压
D. 叩背
E. 让患者去枕平卧于平车上

110. 下列哪项是开放性气胸的突出表现（2021）
A. 纵隔扑动　　B. 血压骤降
C. 极度呼吸困难　　D. 纵隔气肿
E. 心搏骤停

111. 患者，男，65岁。因慢性肺源性心脏病并发肺炎、右心衰竭住院治疗。护士在核对医嘱时，应提出质疑的是（2014）
A. 一级护理
B. 持续吸氧6L/min
C. 头孢美唑钠2.0g + 5%葡萄糖100ml，ivgtt，q12h
D. 沐舒坦30mg + 0.9%氯化钠100ml，ivgtt，tid
E. 氢氯噻嗪25mg，po，bid

112. 患者，女，69岁。慢性肺心病急性发作，患者出现头痛、昼眠夜醒、神志恍惚应考虑（2012）
A. 窒息先兆　　B. 呼吸性酸中毒
C. 休克早期　　D. 肺性脑病
E. DIC

113. 肺心病的预防不包括（2012）
A. 提倡戒烟
B. 增强免疫力
C. 减少有害物质的吸入
D. 预防感染
E. 多睡少动

114. 患者，女，31岁。车祸造成损伤性血胸，来院后立即为其行胸腔闭式引流术，现有引流一处，在术后观察中，

引流量（血量）为多少时护士应立即报告医生提示患者有进行性血胸的可能（2015）

A. 30ml/h　　B. 50ml/h
C. 100ml/h　　D. 150ml/h
E. 200ml/h

115. 男性，23岁。车祸30min后，因出现极度呼吸困难送来急诊。查体：右胸部饱满，呼吸音消失，叩诊呈鼓音。右胸部有骨擦音、皮下气肿。首要的急救措施是（2014）

A. 输血、输液　　B. 镇静、吸氧
C. 胸部固定　　D. 剖胸探查
E. 胸腔穿刺排气

116. 某患者因胸腔积液行胸腔闭式引流术。正确的操作是（2014）

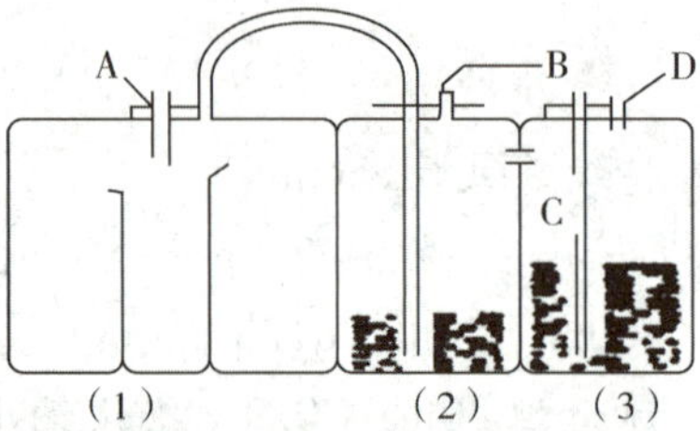

A. 将胸腔引流管连接于A管
B. 将胸腔引流管连接于D管
C. 每天记录引流液（2）的液体量
D. 观察C管中的水柱是否随呼吸上下波动
E. 需要负压吸引时连接A管

117. 拔出胸腔闭式引流管时，应嘱患者（2014）

A. 深吸气后屏气
B. 深呼气后屏气
C. 正常呼吸
D. 浅呼气后屏气
E. 浅吸气后屏气

118. 女性，35岁。车祸后并发血气胸，进行手术治疗后医嘱常规行沐舒坦（盐酸氨溴索）雾化吸入。用该药物的目的是（2013）

A. 解痉　　B. 平喘
C. 止痛　　D. 减少腺体分泌
E. 稀释痰液，促进排出

119. 自发性气胸的治疗措施中首要的是（2013）

A. 消除病因　　B. 预防感染
C. 预防复发　　D. 预防并发症
E. 使肺尽早复张

120. 男性，33岁。干咳，胸痛，以自发气胸入院。经积极治疗后已痊愈准备出院，护士告诉患者为预防复发最重要的措施是（2013）

A. 戒烟　　B. 清淡饮食
C. 避免屏气用力　　D. 积极锻炼身体
E. 保持情绪稳定

121. 可能发生呼吸肌无力引起呼吸衰竭的疾病是（2015）

A. 慢性阻塞性肺疾病
B. 重症支气管哮喘
C. 重症肺炎
D. 肺栓塞
E. 重症肌无力

122. 慢性呼吸衰竭患者最早、最突出的临床表现是（2014）

A. 发绀　　B. 发热
C. 咳嗽　　D. 神经精神症状
E. 呼吸困难

123. 闭合性血胸，血液积聚在哪个部位（2021）

A. 肺泡　　B. 胸膜腔
C. 胸腔　　D. 腹腔
E. 盆腔

124. 呼吸衰竭发生时，最早因缺氧发生损害的组织器官是（2011）

A. 大脑　　B. 心脏
C. 肝脏　　D. 肾脏
E. 肺脏

125. 某慢性呼吸衰竭痰多的患者，在使用哪种药物后可能因为痰液黏稠度增加

而使排痰困难加重（2015）

A. 泼尼松　　B. 沙丁胺醇

C. 呋塞米　　D. 氨茶碱

E. 盐酸氨溴索

126. 患者，男，62 岁。诊断“COPD，Ⅱ型呼衰，肺性脑病”。护理人员应避免使用以下哪项处理措施（2012）

A. 持续性低流量给氧

B. 静脉滴注抗生素

C. 肌注呋塞米

D. 烦躁时使用镇静剂

E. 口服解痉平喘类药物

127. 呼吸衰竭患者，呼吸中枢兴奋性下降，应使用的药物是（2014）

A. 沙丁胺醇　　B. 酚妥拉明

C. 头孢曲松　　D. 可拉明

E. 卡托普利

128. 慢性呼吸衰竭的患者，医嘱给予洛贝林静脉滴注，提示患者可能存在（2011）

A. 心功能衰竭　　B. 外周循环衰竭

C. 尿量减少　　D. 呼吸中枢抑制

E. 严重感染

129. 患者，男，65 岁。因“呼吸衰竭”入院，住院期间应用呼吸兴奋剂。患者出现了何种情况时提示药物过量（2015）

A. 烦躁不安　　B. 面色苍白

C. 呼吸深快　　D. 四肢湿冷

E. 高热不退

130. 患者，男，37 岁。因感染性休克入院。护士在观察病情时，下列哪项症状提示其发生急性呼吸窘迫综合征的可能（2014）

A. 呼吸音减弱

B. 肺部湿啰音

C. 躁动不安

D. 动脉氧分压下降

E. 呼吸困难迅速加重

131. 某早产儿，胎龄 34 周。生后 2 小时出现呼吸困难、呻吟。X 线胸片提示肺透明膜变早期。应首先给予的处理措施是（2015）

A. 地塞米松

B. 氧气枕吸氧

C. 纠正酸中毒

D. 气管插管，机械通气

E. 持续气道正压通气

132. 护士帮助支气管扩张患者进行体位引流的措施不正确的是（2021）

A. 引流前向患者讲解配合方法

B. 根据病变的部位选择合适的体位

C. 每次引流的时间可从 15～20 分钟开始，根据患者的情况进行调整

D. 痰液较多者，应让其快速大量咳出

E. 若患者出现咯血、头晕等症状立即终止引流

133. 患者，男，65 岁。心脏瓣膜置换术后并发急性呼吸窘迫综合征，需使用呼吸机治疗。患者家庭经济负担大，其家属很担心费用问题，询问护士是否可以不使用呼吸机。护士的最佳做法是（2015）

A. 强调使用呼吸机的重要性

B. 告知使用呼吸机的费用

C. 让其直接去问医生

D. 告诉其若放弃治疗则后果自负

E. 与医生讨论是否使用其他治疗方法

134. 患者，男，18 岁。淋雨后感冒，1 天后出现寒战、高热、痰液为铁锈色，诊断为肺炎链球菌肺炎，体温维持在 38～39.5℃，患者的热型为（2018）

A. 弛张热　　B. 间歇热

C. 回归热　　D. 稽留热

E. 波状热

135. 肺炎患者咳大量黄色脓痰，最有可能提示感染的是（2018）

A. 肺炎链球菌

B. 金黄色葡萄球菌

C. 冠状病毒

D. 白色念珠菌

E. 肺炎支原体

136. 患者支气管扩张5年，近日病情加重，咳大量黄色脓痰。胸部X线片显示病变位于左肺下叶，体位引流时护士应指导患者采取（2018）

A. 半坐卧位

B. 左侧卧位，头高脚低

C. 左侧卧位，头低脚高

D. 右侧卧位，头高脚低

E. 右侧卧位，头低脚高

137. 可以减少支气管哮喘发作次数的药物是（2018）

A. β_2 受体激动剂

B. 肾上腺糖皮质激素

C. 敏感抗生素

D. 抗胆碱药

E. 茶碱

138. 对小儿轻症肺炎与重症肺炎的健康评估，最关键的区别点是（2018）

A. 呼吸频率

B. 心率的快慢

C. 咳嗽程度

D. 有无呼吸系统外的表现

E. 发热程度

139. 患儿，女，8岁。因"咳嗽，咳痰，发热3天"就诊，X线胸片，右肺片显阴影，诊为"肺炎"住院，诊断有低热，正确的出院指导是（2018）

A. 室温维持在25℃左右

B. 避免活动

C. 体温正常后即可停药

D. 继续服用抗生素至疗程结束

E. 少饮水减轻心脏负担

140. 气胸患者痊愈后，不宜剧烈运动的时间为（2018）

A. 2个月　　B. 1个月

C. 4个月　　D. 3个月

E. 5个月

141. 患者，男，20岁。车祸后呼吸困难。查体：胸部可见约3cm长开放性伤口，胸部叩诊呈鼓音，呼吸时伤口处发出嘶嘶声音。首先考虑为（2018）

A. 闭合性气胸　　B. 开放性气胸

C. 张力性气胸　　D. 损伤性气胸

E. 机化性血胸

142. 提示慢性支气管炎发展为慢性阻塞性肺疾病的突出症状是（2018）

A. 进行性加剧的反复咳嗽

B. 逐渐加重的呼吸困难

C. 发热

D. 咳大量脓痰

E. 咯血

143. 患儿，男，1.5岁。发热，咳嗽4天，曾用青霉素肌内注射治疗无效。昨天起拒食，呕吐，尿量少。入院查体：体温39.8℃，脉搏180次/分，呼吸65次/分，精神不振，烦躁不安，口齿发绀，鼻翼扇动；两肺散在细啰音，肝脏右下3cm。实验室检查：血白细胞 2.5×10^9/L，中性粒细胞90%。该患儿最有可能的诊断是（2018）

A. 肺炎合并脓胸

B. 肺炎合并中毒性脑病

C. 肺炎合并肺脓肿

D. 肺炎合并心力衰竭

E. 肺炎合并肺大疱

144. 患者，女，24岁。连续熬夜加班后出现咳嗽、咳嗽伴发热入院。查体：T 38.9℃，P 102次/分，R 26次/分，BP 125/76mmHg。患者自诉左侧胸痛，咳嗽或者深呼吸时更加明显。胸部X线：右下肺斑片状阴影，以"右下肺炎"收入院。患者肺部感染的病原体最可能是（2018）

A. 肺炎链球菌

B. 肺炎克雷伯杆菌
C. 支原体
D. 铜绿假单胞菌
E. 金黄色葡萄球菌

145. 患者，男，70 岁。因 ARDS 入住 ICU，经机械通气，抗感染等积极治疗后，对病人的指导，不恰当的是（2018）
A. 拔管后鼓励患者咳嗽、咳痰
B. 拔管后如有胸闷憋气等不适及时通知医生护士
C. 进食时抬高床头避免误吸
D. 拔管时协助患者取坐位或半坐卧位
E. 拔管后鼓励患者尽早进食，恢复胃肠功能

146. 患者，男，30 岁。因车祸引起右胸部损伤，极度呼吸困难，发绀，并有严重的皮下气肿，判断为张力性气胸。急救应立即（2019）
A. 吸氧　B. 快速静脉输液
C. 输血　D. 气管切开
E. 尽快排气减压

147. 不属于壁胸膜的是（2019）
A. 纵隔胸膜　B. 胸膜顶
C. 肺胸膜　D. 肋胸膜
E. 隔胸膜

148. 小气道是指细支气管直径小于（2019）
A. 2mm　B. 4mm
C. 6mm　D. 8mm
E. 10mm

149. 支气管扩张多发生在肺的哪一部分（2019）
A. 左上肺　B. 右上肺
C. 双上肺　D. 右下肺
E. 左下肺

150. 肺炎患者发生胸痛时合适的卧位是（2019）
A. 健侧　B. 患侧
C. 平卧　D. 俯卧
E. 半坐卧

151. 治疗小儿支原体肺炎首选的抗生素是（2019）
A. 青霉素　B. 氨苄西林
C. 头孢噻肟　D. 庆大霉素
E. 阿奇霉素

152. 治疗肺炎链球菌肺炎时，应选择的抗菌药物是（2019）
A. 利复星　B. 红霉素
C. 青霉素　D. 氟康唑
E. 庆大霉素

153. 为患者叩背的基本顺序是（2019）

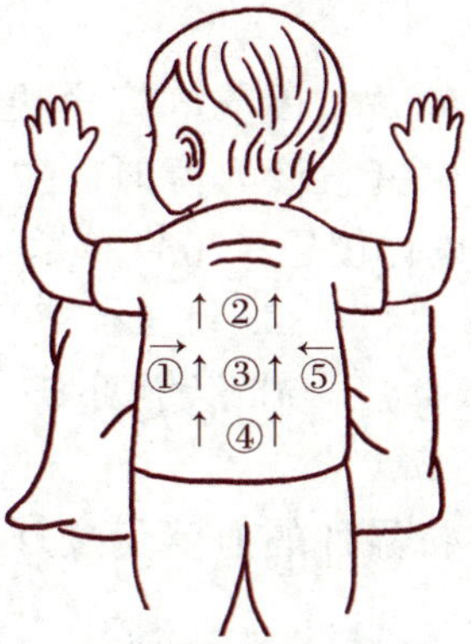

A. 1、2、3、4、5
B. 1、5、4、3、2
C. 4、3、2、1、5
D. 2、3、4、5、1
E. 5、4、3、2、1

154. 肺炎链球菌肺炎的诱因是（2019）
A. 病毒　B. 细菌
C. 支原体　D. 病原体
E. 上呼吸道感染

155. 痰液分三层的病是（2019）
A. 支气管肺炎　B. 支气管炎
C. 支气管扩张　D. 肺水肿
E. 桶状胸

156. 为减少支气管扩张患者肺部继发性感染和全身中毒症状，最关键的措施是（2019）
A. 加强痰液引流
B. 选择广谱抗生素
C. 使用呼吸兴奋剂

D. 使用支气管扩张剂
E. 注射流感疫苗

157. 患者，男，64岁。患慢性支气管炎15年。近年来出现逐渐加重的呼吸困难，其原因是（2019）
A. 肺结核 B. 肺纤维化
C. 支气管哮喘 D. 支气管扩张症
E. 阻塞性肺气肿

158. 肺心病最主要的治疗原则是（2019）
A. 扩张支气管 B. 消除肺部感染
C. 低浓度吸氧 D. 治疗心力衰竭
E. 祛痰剂

159. 患者，女，40岁。因支气管哮喘发作急诊入院。患者急诊入院时，护士应协助其采用的体位是（2019）
A. 半坐卧位 B. 端坐位
C. 头高足低位 D. 左侧卧位
E. 头低足高位

160. 支气管哮喘特异性的血清免疫球蛋白是（2019）
A. IgA B. IgM
C. IgE D. IgG
E. IgD

161. 血胸穿刺引流的具体位置是（2019）
A. 腋前线腋中线6～7肋间
B. 腋前线腋中线7～8肋间
C. 腋中线腋后线6～7肋间
D. 腋中线腋后线7～8肋间
E. 腋中线腋后线5～6肋间

162. 血气胸患者行胸腔闭式引流术，剖胸探查的指征是（2019）
A. 连续3小时内引出血性液300ml
B. 连续3小时内引出血性液超过200ml/小时
C. 连续3小时内引出血性液超过100ml/小时
D. 连续6小时内引出血性液超过200ml/小时
E. 连续6小时内引出血性液超过300ml/小时

163. 胸腔闭式引流瓶里放的是什么溶液（2019）
A. 高渗性 B. 低渗性
C. 生理盐水 D. 低渗盐水
E. 5%葡萄糖溶液

164. 患者呼吸时胸骨上窝、锁骨上窝、肋间隙，有凹陷，该患者的呼吸类型是（2019）
A. 吸气性呼吸困难
B. 劳力性呼吸困难
C. 呼气性呼吸困难
D. 呼吸衰竭
E. 心力衰竭

165. 左、右主支气管分叉水平对应的解剖部位是（2022）
A. 颈静脉切迹 B. 胸骨柄
C. 胸骨角 D. 胸骨体
E. 剑突

166. 婴幼儿呼吸肌发育不全，胸廓活动范围小，呈何种呼吸方法（2022）
A. 胸式呼吸 B. 腹式呼吸
C. 腹膈式呼吸 D. 叹气样呼吸
E. 混合式呼吸

167. 患者，女，38岁。咳嗽、咳痰5年余。近1个月来咳嗽、咳痰加重，伴有多次咯血，咳嗽在晨起或夜间卧床时加重，痰量多时可达400ml，静置后可分为三层。该患者典型的X线表现为（2022）
A. 两肺透亮度增加
B. 肺纹理增多、紊乱
C. 边界毛糙的结节状阴影
D. 肺段或肺叶淡薄、均匀阴影
E. 不规则蜂窝状透亮阴影

168. 为患有支气管哮喘的患者进行氧疗时，吸氧流量为（2022）
A. 1～3L/min B. 3～4L/min
C. 4～6L/min D. 6～8L/min

E. 4～5L/min

169. 患儿，10个月。因发热、咳嗽、气喘1天入院。查体：体温38.6℃，呼吸60次/分，心率140次/分，有呼气性呼吸困难，双肺满布哮鸣音，有少量粗湿啰音。对该患儿首先应采取的治疗措施是（2022）

A. 给予镇咳药止咳
B. 用退热药降温
C. 氨茶碱稀释后缓慢静脉滴注
D. 给氧
E. 使用抗生素控制感染

170. 病人胸部受伤，急诊入院，经吸氧，呼吸困难无好转，有发绀、休克，查体：左胸饱满，气管向右移位，左侧可触及骨擦音，呼气时活瓣关闭，空气只能进入而不能排出，叩之鼓音，听诊呼吸音消失，皮下气肿明显，诊断首先考虑是（2022）

A. 血胸　　B. 开放性气胸
C. 张力性气胸　　D. 闭合性气胸
E. 胸壁软组织损伤

171. 我国急性呼吸窘迫综合征发病最主要的危险因素是（2022）

A. 各种类型的休克
B. 肺挫伤
C. 重症肺炎
D. 药物或麻醉品中毒
E. 误吸胃内容物

172. 新生儿肺透明膜病的主要病因是（2022）

A. 肺部炎症
B. 气管异物
C. 肺发育不良
D. 缺乏肺泡表面活性物质
E. 先天性心脏病

第五章　传染病病人的护理

1. 乙型脑炎患者常见的护理问题不包括（2017）
   A. 皮肤完整性受损
   B. 气体交换受损
   C. 意识障碍
   D. 体温过高
   E. 有受伤的危险
2. 乙脑病毒主要侵犯的人体系统是（2017）
   A. 免疫系统　　B. 呼吸系统
   C. 循环系统　　D. 骨骼肌肉系统
   E. 中枢神经系统
3. 肾结核的原发病灶大多在（2017）
   A. 骨　　B. 肺
   C. 肠　　D. 肝
   E. 脑
4. 预防小儿麻疹最有效的措施是（2017）
   A. 注射干扰素
   B. 输注丙种球蛋白
   C. 输注血浆
   D. 输注全血
   E. 接种疫苗
5. 急性上呼吸道感染最常见的病原体是（2017）
   A. 细菌　　B. 病毒
   C. 真菌　　D. 支原体
   E. 葡萄球菌
6. 患儿，男，5岁。因“高热、头疼伴烦躁不安3天，时有抽搐发生”收入院。查体：体温41℃，呼吸32次/分；神志清，颈项强直。实验室检查：血白细胞 $15 \times 10^9/L$，中性粒细胞0.82；脑脊液：有核细胞数 $100 \times 10^5/L$，蛋白400mg/L，糖和氯化物正常。临床诊断流行性乙型脑炎。目前首要的护理措施是（2017）
   A. 使用脱水剂预防抽搐
   B. 给氧以改善呼吸困难
   C. 应用抗病毒药物
   D. 静脉补液维持水和电解质平衡
   E. 采用物理降温和退热药降低体温
7. 流脑患儿的皮疹特点是（2017）
   A. 斑丘疹　　B. 斑疹
   C. 荨麻疹　　D. 丘疹
   E. 瘀点、瘀斑
8. 对于无症状HIV携带者进行免疫学检查的建议是（2017）
   A. 每2年检查一次
   B. 每6~12个月检查一次
   C. 每年检查一次
   D. 每2个月检查一次
   E. 每3~6个月检查一次
9. 患儿，男，15岁。因发热、头痛3天，以流行性脑脊髓膜炎（普通型）入院，对于与其密切接触的妹妹，预防措施正确的是（2017）
   A. 隔离观察5天　　B. 隔离观察7天
   C. 医学观察5天　　D. 不需要观察
   E. 医学观察7天
10. HIV感染后对免疫系统造成损害，主要的机制是损害哪类细胞（2016）
    A. 中性粒细胞
    B. B淋巴细胞
    C. CD_4^+ T淋巴细胞
    D. CD_8^+ T淋巴细胞
    E. 自然杀伤（NK）细胞
11. 骨结核的患者中，最常见的发病部位是（2016）
    A. 指骨　　B. 股骨
    C. 胫骨　　D. 脊椎骨
    E. 趾骨
12. 患者，男，70岁。患肺结核20年，近年来病情反复，经常咯血，表现为烦

躁、焦虑。护士在护理过程中，应注意的是（2016）

A. 采取严密隔离

B. 讲解疾病知识，给予鼓励和帮助

C. 采取健侧卧位

D. 患者咯血时可进温软饮食

E. 高流量高浓度吸氧

13. 流行性乙型脑炎极期最严重的三种症状是（2016）

A. 高热、意识障碍、呼吸衰竭

B. 意识障碍、呼吸衰竭、循环衰竭

C. 高热、惊厥、呼吸衰竭

D. 高热、惊厥、循环衰竭

E. 惊厥、呼吸衰竭、循环衰竭

14. 患儿，男，10 岁。以发热 40.2℃ 收入院，诊断为乙脑。针对该患儿的高热，护理措施是（2016）

A. 严格限制钠盐的摄入

B. 早期足量给予脱水治疗

C. 以药物降温为主，无效时给予物理降温

D. 以物理降温为主，可用小量阿司匹林或肌注安乃近

E. 密切观察低钾的表现

15. 患者，男，30 岁。咳嗽 3 个月，咳白色黏痰，内带血丝；午后低热，面颊潮红，疲乏无力，常有心悸，盗汗，较前消瘦。痰结核菌素试验阳性。对该患者的护理措施，正确的是（2016）

A. 不需隔离

B. 常到室外晒太阳

C. 服药至症状消失即可

D. 加强活动锻炼，增强体质

E. 做好用具、餐具、病室和痰的消毒

（16～18 题共用题干）（2016）

患者，男，43 岁，开放性肺结核，咳嗽、咳痰 1 周入院。

16. 作为隔离病区的护士在护理该患者时，应明确该病的传播途径是

A. 直接接触传播　B. 间接接触传播

C. 消化道传播　D. 共同媒介传播

E. 空气传播

17. 正确的隔离区域划分和方法是

A. 走廊属于污染区

B. 存放患者各种标本处属于清洁区，患者不得进入

C. 医护办公室属于清洁区，护理人员穿隔离衣可进入

D. 医护人员值班室属于清洁区

E. 护理人员离开病房等半污染区必须洗手

18. 对于该患者的护理措施，正确的是

A. 必须单间隔离

B. 家属可以随意探视

C. 患者离开病房应该不受限制

D. 注意开门开窗使病室内空气流通

E. 患者的呼吸道分泌物必须消毒后方可丢弃

19. 属于传染病预防措施的是（2015）

A. 计划免疫　B. 封锁疫区

C. 环境消毒　D. 限制集会

E. 停工停课

20. 麻疹患者在出疹期首先出现皮疹的部位是（2015）

A. 前额、面、颈　B. 耳后、发际

C. 胸、背　D. 胸、腹

E. 四肢

21. 3 岁幼儿，未患过水痘。现该幼儿班级里出现水痘患儿。该幼儿应在家隔离观察的时间是（2013）

A. 1 周　B. 2 周

C. 3 周　D. 4 周

E. 5 周

22. 水痘皮肤病变的病理特征是（2012）

A. 仅限黏膜

B. 仅限表皮

C. 仅限真皮

D. 可侵及皮下组织

E. 可侵及肌层

23. 流行性腮腺炎的潜伏期平均为（2013）

A. 6 天　B. 9 天

C. 12 天　D. 15 天

E. 18 天

24. 对无并发症的急性腮腺炎患儿，正确的隔离方式是（2013）

A. 保护性隔离　B. 接触隔离

C. 血液隔离　D. 消化道隔离

E. 家中隔离

25. 丙型肝炎的主要传播途径是（2015）

A. 粪 – 口传播　B. 水传播

C. 食物传播　D. 血液传播

E. 媒介传播

26. 患者，男，27 岁。既往体健，体检时肝功能正常，抗 – HBs 阳性。HBV 其他血清病毒标记物均为阴性。该患者很担心自己患上乙型肝炎，护士应告知患者其此时的状况是（2012）

A. 乙型肝炎且有传染性

B. 乙型肝炎但病情稳定

C. 乙型肝炎病毒携带状态

D. 处于乙型肝炎恢复期

E. 对乙型肝炎病毒具有免疫力

27. 护士为乙型肝炎患者采集血标本时，不慎将血液滴在患者的床头柜上，此时护士对该床头柜的处理方法，正确的是（2011）

A. 日光暴晒　B. 流水刷洗

C. 卫生纸擦拭　D. 消毒液擦拭

E. 毛巾湿水擦拭

28. 患者，女，32 岁。因“乏力、纳差 5 天，尿黄 1 天”来诊，经实验室检查诊断为急性病毒性肝炎（甲型）。对于其 5 岁的儿子，适宜的做法是（2013）

A. 不需要采取任何措施

B. 预防性服用抗病毒药物

C. 进行相关检查，若未感染可不做处理

D. 进行相关检查，若未感染可注射人丙球蛋白

E. 进行相关检查，若未感染可注射高价特异性免疫球蛋白

29. 患者，男，32 岁。反复发热、腹泻 2 个月。经实验室检查“抗 HIV 阳性”，初步诊断为“艾滋病”。护士对患者进行健康史评估时，下列内容中最不重要的是（2012）

A. 有无输血史

B. 有无静脉吸毒史

C. 有无吸食大麻史

D. 性伴侣的情况

E. 有无不洁性行为史

30. 某市血站工作人员，在进行血液质量检查时发现某献血者为艾滋病病人，应（2021）

A. 6 小时内向当地卫生防疫机构上报传染病报告卡

B. 48 小时内向当地卫生防疫机构上报传染病报告卡

C. 4 小时内向当地卫生防疫机构上报传染病报告卡

D. 24 小时内向当地卫生防疫机构上报传染病报告卡

E. 12 小时内向当地卫生防疫机构上报传染病报告卡

31. 患者，男，35 岁。因高热急诊入院。主诉头痛、恶心、呕吐和嗜睡，颈项强直。诊断为流行性乙型脑炎。应采取的隔离方式是（2014）

A. 消化隔离　B. 昆虫隔离

C. 接触性隔离　D. 呼吸性隔离

E. 保护性隔离

32. 某社区护士拟向社区居民宣传乙脑的预防知识，在强调接种乙脑疫苗的同时，还应动员社区居民做好（2015）

A. 家禽管理　B. 家畜管理

C. 灭蝇工作　D. 灭蚊工作

E. 灭鼠工作

33. 引起猩红热的病原体是（2012）
A. 金黄色葡萄球菌
B. A组β型链球菌
C. B组链球菌
D. C组链球菌
E. 肺炎链球菌

34. 患儿，男，6岁。1天前突发高热，体温达39℃，伴有咽痛、吞咽痛。今晨发现耳后、颈部及上胸部出现分布均匀的丘疹，舌头肿胀，呈杨梅舌。正确的护理措施是（2014）
A. 严密隔离　　B. 呼吸道隔离
C. 消化道隔离　　D. 保护性隔离
E. 无须隔离

35. 以下传播性疾病不是由锐器伤引起的是（2021）
A. 艾滋病　　B. 丁型肝炎
C. 丙型肝炎　　D. 乙型肝炎
E. 甲型肝炎

36. 患儿，男性，2岁。患猩红热入院治疗。现患儿处于脱屑期。躯干呈糠皮样脱屑，手足为大片状脱皮。针对患儿该阶段的皮肤护理指导错误的是（2012）
A. 观察脱皮进展情况
B. 勤换衣服，勤晒衣被
C. 用温水清洗皮肤，以免感染
D. 脱皮大时，可用手轻轻撕掉
E. 剪短患儿指甲，避免抓破皮肤

37. 患儿，女，5岁。发热、出疹3天，以“猩红热”收住入院。医生嘱家长在病程2～3周时检查尿液。护士应向家属解释，检查的目的是（2014）
A. 了解有无肾损害
B. 为控制活动量提供依据
C. 决定饮食调整方案
D. 了解药物副作用
E. 了解疾病恢复情况

38. 患者，男，28岁。在大排档聚餐后出现高热、腹泻，诊断为细菌性痢疾。对该患者采取的护理措施中，不正确的是（2013）
A. 给予胃肠道隔离
B. 给予高蛋白饮食
C. 酌情给予流质或半流质食物
D. 记录排便的性状、次数
E. 留取便标本送检

39. 关于肺结核患者咯血时的护理措施的叙述，不正确是（2013）
A. 绝对卧床休息
B. 消除紧张情绪
C. 鼓励患者轻咳将血排出，不可屏气
D. 协助患者健侧卧位，轻拍患者后背刺激咳嗽
E. 发现窒息先兆时立即报告医生

40. 肺结核化学治疗原则的描述，错误的是（2011）
A. 早期使用抗结核药
B. 联合使用两种以上药物
C. 间断使用抗结核药
D. 严格遵照适当的药物剂量
E. 坚持完成规定疗程

41. 肺结核的化疗原则不包括（2013）
A. 早期　　B. 规律
C. 全程　　D. 足量
E. 联合

42. 最容易引起听神经损害的是（2013）
A. 异烟肼　　B. 利福平
C. 链霉素　　D. 吡嗪酰胺
E. 乙胺丁醇

43. 女，43岁。患肺结核2年。现使用链霉素抗结核治疗。用药期间应注意监测（2012）
A. 肝功能　　B. 心功能
C. 肾功能　　D. 肺功能
E. 胃肠功能

（44～45题共用题干）（2011）

患者，男，31岁。2个月来出现午后

低热、盗汗、乏力、消瘦、食欲不振，近1周高热、咳嗽、咳痰、痰中带血。痰结核分枝杆菌阳性。应用链霉素抗结核治疗。

44. 链霉素长期应用可出现的不良反应是
 A. 周围神经炎
 B. 肝损害
 C. 眩晕、听力障碍
 D. 高尿酸血症
 E. 视神经炎

45. 对患者的痰液简单有效的处理方法是
 A. 深埋　B. 焚烧
 C. 阳光下暴晒　D. 用开水煮沸
 E. 过氧乙酸浸泡

（46～47题共用题干）（2011）

患者，男，35岁。3个月来发热、乏力、盗汗、食欲不振。查体：体重减轻，一般状况尚可。实验室检查：痰结核分枝杆菌阳性，初步诊断为肺结核收住入院。医嘱行PPD试验。

46. PPD试验结果阳性的判定标准为皮肤硬结直径达
 A. ≤4mm　B. 5～9mm
 C. 10～19mm　D. ≥20mm
 E. ≥25mm

47. 护士对营养失调的护理措施不正确的是（2011）
 A. 制定合理的饮食营养计划
 B. 采用增进食欲的食谱
 C. 监测体重变化
 D. 给予高蛋白、高热量饮食
 E. 给予低蛋白、低脂饮食

48. 患者，男，25岁。因食用大排档小吃后出现高热、腹痛，诊断为“细菌性痢疾”。此患者可与下列哪种患者安置在同一病室（2021）
 A. 流脑　B. 百日咳
 C. 破伤风　D. 伤寒
 E. 肺结核、白喉

49. 可使人体产生对结核获得性免疫力的预防措施是（2014）
 A. 进行卡介苗接种
 B. 普及结核病预防知识
 C. 及早发现并治疗患者
 D. 消毒衣物，隔离患者
 E. 加强锻炼，增强体质

（50～54题共用题干）（2015）

患者，男，31岁。因“今日高热、咳嗽伴有头痛，全身酸痛，不适、乏力等”就诊，经检查确诊为非典型性肺炎并收住院治疗。

50. 应将患者安置于
 A. 隔离病房　B. 手术室
 C. 普通病房　D. ICU病房
 E. 抢救室

51. 应对患者实施
 A. 接触隔离　B. 保护性隔离
 C. 呼吸道隔离　D. 消化道隔离
 E. 严密隔离

52. 在隔离过程中，错误的护理措施是
 A. 住双人房间
 B. 护士进入病房穿隔离衣
 C. 患者衣物需严格消毒处理
 D. 病室空气消毒每天1次
 E. 拒绝家属探视

53. 患者病情进一步加重，对其行气管切开术，污染敷料应
 A. 紫外线照射　B. 高压灭菌
 C. 焚烧　D. 煮泡
 E. 浸泡

54. 患者病情进一步恶化后死亡，护士应为其进行
 A. 一般消毒处理
 B. 保护性处理
 C. 院外消毒处理
 D. 终末消毒处理
 E. 太平间美容处理

55. 治疗猩红热的首选抗菌药物是（2018）
A. 头孢菌素　B. 庆大霉素
C. 红霉素　D. 青霉素
E. 链霉素

56. 狂犬病病毒主要存在于病畜的（2018）
A. 肝脏中
B. 肺脏及肝脏中
C. 肾脏及肝脏中
D. 肺脏及肾脏中
E. 脑组织及脊髓中

57. 患儿，女，7岁。以“高热两天，皮疹1天”入院，查体：T 38℃，咽痛；皮疹呈向心性分布，躯干多四肢少，患儿应隔离至（2018）
A. 疹后5天
B. 疹后8天
C. 疹后3天
D. 疹后6天
E. 皮疹全部结痂为止

58. 艾滋病患者肺部机会性感染最常见的病原体是（2018）
A. 白色念珠菌　B. 结核杆菌
C. 疱疹病毒　D. 巨细胞病毒
E. 肺孢子虫

59. 麻疹早期的特征性体征是（2018）
A. 高热
B. 上呼吸道感染
C. 淡红色斑丘疹
D. 皮肤瘀点
E. 麻疹黏膜斑

60. 患者，男。因发热、腹痛、腹泻、黏液便入院，应采取哪种隔离措施（2019）
A. 消化道隔离　B. 蚊虫隔离
C. 接触隔离　D. 飞沫隔离
E. 保护性隔离

61. 禽流感属于哪种类型传染病（2019）
A. 甲类　B. 乙类
C. 丙类　D. 丁类
E. 普通

62. 流感隔离的方式为（2019）
A. 消化道隔离　B. 严密隔离
C. 保护隔离　D. 呼吸道隔离
E. 接触隔离

63. 患者，6岁。高热1天后身上出现红点，之后变成丘疹又变成小水疱，呈向心性分布，四肢较少，该患儿的诊断为（2019）
A. 麻疹　B. 水痘
C. 猩红热　D. 破伤风
E. 湿疹

64. 流行性腮腺炎的幼儿在多大年龄以下从母体自带免疫（2019）
A. 6个月　B. 1岁
C. 1岁半　D. 2岁
E. 5个月

65. 甲肝的传播途径是（2019）
A. 血液、体液　B. 飞沫
C. 呼吸　D. 粪－口
E. 空气

66. 甲肝患者痊愈出院后，问对他的便盆应采取以下哪种消毒方式（2019）
A. 熏蒸消毒　B. 擦拭
C. 浸泡　D. 暴晒
E. 焚烧

67. 猩红热患儿特有的体征是（2019）
A. 口周苍白圈
B. 躯干糠皮样脱屑
C. 皮疹多在发热2天后出现
D. 疹间无正常皮肤
E. 多为持续性高热

68. 细菌性痢疾患者查体时，腹部压痛部位最有可能是（2019）
A. 右下腹　B. 右上腹
C. 左上腹　D. 左下腹
E. 脐周

69. 下列流行性腮腺炎的说法中，不正确的是（2022）
A. 腮腺部位面部皮肤发热、发红

B. 腮腺以耳垂为中心，呈弥漫性肿胀

C. 病人及隐性感染者均有传染性

D. 患病后可获终生免疫

E. 由腮腺炎病毒引起

70. 下列哪一项是艾滋病的急性传染期（2022）

A. 初次感染 HIV 2～4 周

B. 初次感染 HIV 6～8 周

C. 初次感染 HIV 10～12 周

D. 初次感染 HIV 14～16 周

E. 初次感染 HIV 18～20 周

71. 患儿，男，5 个月。因早产住院治疗，出生没接种卡介苗，现需补种卡介苗。正确的做法是（2022）

A. 没有症状可立即接种

B. PPD 试验阴性再接种

C. 6 个月后再接种

D. 与百白破疫苗同时接种

E. PPD 试验阳性再接种

第六章　皮肤及皮下组织疾病病人的护理

1. 患者，男，38 岁。木刺刺伤右中指末端，当即挑出木刺未出血，5 天后右中指末节肿胀、剧痛、搏动性疼痛，彻夜难眠，诊为脓性指头炎。首要的处理是（2018）
   A. 使用抗生素
   B. 应用止痛药
   C. 切开引流
   D. 局部敷药
   E. 穿刺抽脓
2. 下列有关急性蜂窝织炎患者的健康教育，不正确的是（2018）
   A. 患者使用后的敷料应及时焚毁或者严格消毒
   B. 共用衣帽、毛巾、面盆等会导致接触感染
   C. 患病期间，应禁饮酒或禁辛辣刺激食物
   D. 患病期间，应勤用自来水冲洗患处，防止炎症扩散
   E. 及时治疗瘙痒性皮肤病，有利于减少急性蜂窝织炎的发生
3. 患者，女，26 岁，下肢急性淋巴管炎，查体见肢体肿胀明显，局部应擦拭的药液是（2017）
   A. 0.1% 碘伏
   B. 50% 硫酸镁
   C. 外用生理盐水
   D. 3% 过氧化氢
   E. 75% 乙醇
4. 患者，女，30 岁，下肢急性蜂窝织炎伴全身感染，需采血做抗生素敏感试验，最佳的采血时间应该是在患者（2016）
   A. 寒战时
   B. 高热时
   C. 发热间歇期
   D. 静脉滴注抗生素时
   E. 抗生素使用后
5. 患者，女，20 岁。寒战，发热，右小腿内侧皮肤出现鲜红色片状疹，烧灼感，附近淋巴结肿大疼痛。错误的护理措施是（2016）
   A. 遵医嘱使用抗生素
   B. 嘱患者勿抬高患肢
   C. 局部湿热敷
   D. 给予物理降温
   E. 嘱患者卧床休息
6. 患者，女，68 岁。因面部肿块疼痛来诊。诊断为面部疖肿。与患者的疾病相关度最低的病史内容是（2011）
   A. 局部受伤史
   B. 糖尿病史
   C. 营养状况
   D. 卫生习惯
   E. 家族史
7. 患者，女，17 岁。面部“危险三角区”长出一个疖，因怕影响形象而自行挤破清除。护士告知患者这样做的主要危险是可能导致（2013）
   A. 面部蜂窝织炎
   B. 眼球内感染
   C. 上颌骨骨髓炎
   D. 海绵状静脉窦炎
   E. 脑脓肿
8. 急性淋巴管炎的致病菌是（2021）
   A. 草绿色链球菌　　B. 溶血性链球菌
   C. 白色念珠菌　　D. 变形杆菌
   E. 类杆菌
9. 挤压面部“危险三角区”内的疖，容易导致（2011）
   A. 全身性感染
   B. 颅内感染

C. 局部脓肿形成

D. 面瘫

E. 破伤风

10. 患者诊断为疖时，最可能出现的血常规检查结果是（2011）

A. 嗜酸性粒细胞增加

B. 淋巴细胞计数增加

C. 网织红细胞计数增加

D. 中幼粒细胞计数增加

E. 中性粒细胞比例增加

11. 对于淋巴管炎患者首选的抗生素是（2015）

A. 庆大霉素

B. 青霉素

C. 头孢菌素

D. 卡那霉素

E. 氨苄西林

12. 脓性指头炎典型的临床表现是（2014）

A. 手指发麻

B. 搏动性跳痛

C. 寒战，发热

D. 晚期疼痛加剧

E. 晚期指头明显发红肿胀

13. 关于脓性指头炎切开引流的叙述，正确的是（2015）

A. 在波动最明显处切开

B. 在患指侧面横形切开

C. 在患指侧面纵形切开

D. 在患指背侧切开

E. 在患指掌侧切开

第七章　妊娠、分娩和产褥期疾病病人的护理

1. 某初产妇，26 岁，正常分娩后，子宫复旧符合正常规律的是（2017）
   A. 产后 2 周在腹部扪及宫底
   B. 产后 6 周子宫如孕 50 天大小
   C. 产后 6 周子宫内膜全部修复
   D. 产后 6 周时宫颈恢复正常形态
   E. 产后第 2 周为血性恶露
2. 妊娠合并心脏病孕妇为避免加重负担，整个妊娠期间孕妇体重增加不应超过（2017）
   A. 25kg　　B. 12kg
   C. 5kg　　D. 15kg
   E. 20kg
3. 初产妇，29 岁。既往月经规律，妊娠 38^{+2} 周，门诊查体：宫高在脐剑之间，胎心 120 次/分，孕妇进行的最简便有效的判断胎儿安危的方法是（2017）
   A. 胎儿电子监护　　B. 胎心计数
   C. 羊膜镜检查　　D. OCT 检查
   E. 胎动计数
4. 患者，女，26 岁。腹痛急诊入院，查体：面色苍白，急性失血性面容，血压 80/50mmHg，腹部有明显的压痛及反跳痛，妊娠试验阳性，给予后穹窿穿刺，抽出不凝血 5ml，初步诊断为异位妊娠。该患者的首要护理措施是（2017）
   A. 遵医嘱建立静脉通路
   B. 观察阴道流血情况
   C. 遵医嘱抗炎治疗
   D. 遵医嘱给予吸氧
   E. 给予心理护理
5. 孕妇，30 岁。妊娠 37^{+5} 周，因“突发持续性腹痛，伴阴道少量流血”就诊，腹部检查：子宫硬如板块，有压痛。该孕妇最可能是（2017）
   A. 胎盘早剥　　B. 羊水栓塞
   C. 前置胎盘　　D. 先兆早产
   E. 子宫破裂
6. 某初产妇，24 岁。妊娠 39 周，妊娠期糖尿病，平日饮食控制血糖，因腹痛伴阴道流液 10h，入院待产，入院后遵医嘱给予缩宫素 2.5U 静脉滴注的方法是（2017）
   A. 缩宫素 + 葡萄糖盐水 500ml 静脉滴注以 10 滴/分开始
   B. 缩宫素 +0.9% 生理盐水 500ml 静脉滴注以 4 滴/分开始
   C. 缩宫素 +5% 葡萄糖 500ml 静脉滴注以 4 滴/分开始
   D. 缩宫素 +5% 葡萄糖 500ml 静脉滴注以10 滴/分开始
   E. 缩宫素 +0.9% 生理盐水 500ml 静脉滴注以 10 滴/分开始
7. 某产妇，35 岁，妊娠 40 周临产，G_1P_0、LOA 子宫口近开全时，胎膜自然破裂，听胎心 170 次/分，立即给予左侧卧位，吸氧，静脉注射葡萄糖和维生素 C，持续进行胎心电子监护，并做好手术助产的准备，此时给予葡萄糖和维生素 C 的主要目的是（2017）
   A. 加强胎儿对缺氧的耐受性
   B. 加强母体和胎儿营养
   C. 加强胎儿能力和抵抗力
   D. 加强母体对缺氧的耐受性
   E. 加强母体能量和抵抗力
8. 某孕妇，26 岁，孕 32 周，因突然阴道不自主流液 4h 入院，入院后 1 周肌内注射地塞米松，其目的是（2017）
   A. 促进胎儿肾脏发育
   B. 促进胎儿心脏发育
   C. 促进胎儿肺成熟
   D. 促进胎儿肝脏发育

E. 促进胎儿大脑发育

9. 下列属于胎儿窘迫临床表现的是（2017）
A. 胎心率大于 120 次/分
B. 胎心率小于 160 次/分
C. 胎心率大于 140 次/分
D. 胎心率小于 100 次/分
E. 胎心率小于 80 次/分

10. 下列因素中最易引发早产的是（2017）
A. 轻度贫血　B. 骨盆狭窄
C. 子宫畸形　D. 羊水偏少
E. 慢性乙肝

11. 产后血性恶露持续的时间一般是（2017）
A. 1～2 天　B. 3～4 天
C. 8～10 天　D. 10～15 天
E. 15～20 天

12. 胎儿在子宫内急性缺氧初期，主要表现为胎动（2017）
A. 减弱　B. 消失
C. 增强　D. 频繁
E. 次数减少

13. 易导致早产的高危因素是（2017）
A. 妊娠晚期性交
B. 脐带绕颈 1 周
C. 慢性输卵管炎
D. 骨盆狭窄
E. 瘢痕子宫

14. 某产妇，30 岁，3 周前剖宫产分娩一男婴。3h 前开始阴道出血，量多。最可能的诊断是（2017）
A. 功能失调性子宫出血
B. 产褥感染
C. 晚期产后出血
D. 产后出血
E. 葡萄胎

15. 患者，女，28 岁，孕 27 周。因胎儿畸形行引产术后 2 周，感自责、自罪，并有自伤行为，该患者最可能发生的心理障碍是（2017）
A. 产后自残　B. 产后抑郁
C. 产后沮丧　D. 产后焦虑
E. 产后紧张

16. 某初孕妇，28 岁。妊娠 30 周，胎儿臀位，为减轻孕妇的焦虑情绪，护士对孕妇的指导，不正确的是（2017）
A. 可采用膝胸卧位矫正
B. 矫正无效时，立刻提前住院待产
C. 膝胸卧位须排空膀胱
D. 可行外转胎位术矫正
E. 胎位可自行转为头先露

17. 初产妇，29 岁，自然分娩后第 2 天，诉下腹部阵痛。检查：子宫硬，宫底脐下 2 横指，血性恶露，量小。护士对产妇的指导正确的是（2017）
A. 产时应用缩宫素所致
B. 产后宫缩痛
C. 不可应用止痛药物
D. 减少新生儿吸吮，以缓解疼痛
E. 通常 1 周后消失

18. 某产妇，37 岁。行胎盘剥离术后第 6 天出现下腹部疼痛，恶露增多，混浊有臭味，体温 37.8℃。宫底脐下 2 指。宫体软，边界不清且有明显压痛，最有可能的诊断是（2017）
A. 急性盆腔炎
B. 急性外阴阴道炎
C. 急性宫颈炎
D. 急性子宫内膜炎
E. 盆腔血栓性静脉炎

19. 某产妇，25 岁，自然分娩后 1h 在产房观察，责任护士应注意观察（2017）
A. 泌乳量　B. 会阴切口
C. 心理状态　D. 体温
E. 宫缩情况

20. 孕妇发生早产时容易变得焦虑，主要是因为担心（2016）
A. 难产　B. 胎儿畸形
C. 产程延长　D. 早产儿的预后
E. 宫缩乏力

21. 某孕妇，孕前基础血压为120/80mmHg。孕30周时出现下肢水肿，头痛头晕，查体血压150/100mmHg，蛋白尿（+），诊断为妊娠期高血压疾病，患者出现上述症状的病理生理变化基础是（2016）
A. 底蜕膜出血
B. 全身小动脉痉挛
C. 水钠潴留
D. 内分泌功能失调
E. 肾小管重吸收功能降低

22. 29岁产妇，因双胎妊娠行剖宫产娩出两活婴。新生儿均因轻度窒息转儿科治疗。该产妇因患有活动性乙型肝炎，护士告知其需要退奶，产后第2天值班护士查房时发现产妇情绪低落，其可能的原因不包括（2016）
A. 母婴分离
B. 手术后疲劳
C. 生产过程中缩宫素的使用
D. 产妇体内雌、孕激素水平急剧下降
E. 家属对新生儿的高度关注带来的失落感

23. 产后2～3天内，产妇可能出现的正常表现是（2016）
A. 少尿 B. 尿潴留
C. 尿失禁 D. 尿量增加
E. 排尿困难

24. 某产妇，足月产后3天，出现下腹痛，体温不高，恶露多，有臭味，子宫底位于脐上1指，子宫体软。以下护理措施中，错误的是（2016）
A. 做好会阴护理
B. 半卧位或抬高床头
C. 监测体温变化
D. 做好心理支持
E. 红外线照射会阴部每日3次，每次1小时

25. 某26岁初产妇，双胎妊娠35周。因下腹疼痛2h入院，查体：宫口开大6cm，其最可能发生的情况是（2016）
A. 早产
B. 前置胎盘
C. 胎盘早剥
D. 妊娠期高血压疾病
E. 子宫收缩乏力

26. 某孕妇，妊娠29周，因出现无诱因、无痛性阴道出血来院检查，此时一般不主张进行的检查是（2016）
A. 测量血压 B. 胎心监测
C. 超声检查 D. 腹部检查
E. 阴道检查

27. 某孕妇，G_2P_0。妊娠30周。规律下腹疼痛伴阴道流血性分泌物6h。查体：胎位LOA，胎心率146次/分，宫缩20秒/7～8分钟，宫缩力弱，肛查胎先露S－3，宫颈管缩短，宫口可容一指尖。目前最恰当的处理措施是（2016）
A. 严密观察等待自然分娩
B. 滴注缩宫素加强宫缩
C. 抑制宫缩保胎治疗
D. 立即行剖宫产终止妊娠
E. 阴道检查后确定分娩方式

28. 某初孕妇，32岁。妊娠38周，腹部触诊，宫底可触及圆而硬的胎儿部分，腹部右侧凹凸不平，左侧相对平坦，胎心音在脐上左侧听得最清楚，该孕妇胎儿胎位可能是（2016）
A. 枕左前位 B. 枕右前位
C. 骶左前位 D. 骶右前位
E. 肩右前位

29. 关于输卵管妊娠非手术治疗病人的护理措施，正确的叙述是（2016）
A. 多活动
B. 流质饮食
C. 定期腹部触诊
D. 避免做增加腹压的动作
E. 无出血危险不必观察

30. 患者，女，25岁。产后1周出现会阴侧

切伤口感染，细菌培养结果为金黄色葡萄球菌感染。该细菌最有可能对哪种抗生素存在耐药性（2016）

A. 头孢菌素　　B. 红霉素
C. 甲硝唑　　D. 青霉素
E. 两性霉素 B

31. 正常宫颈阴道部上皮为（2012）
A. 单层立方上皮
B. 单层柱状上皮
C. 复层柱状上皮
D. 复层鳞状上皮
E. 单层鳞状上皮

32. 组成胎膜的是（2015）
A. 真蜕膜和羊膜
B. 底蜕膜和羊膜
C. 绒毛膜和羊膜
D. 包蜕膜和羊膜
E. 绒毛膜和底蜕膜

33. 进行剖宫产手术的部位是（2021）
A. 子宫底　　B. 子宫颈
C. 子宫体　　D. 子宫颈管
E. 子宫峡部

34. 某产妇，38 岁。G_2P_0，孕 40 周临产。该产妇为（2014）
A. 高龄初产妇　　B. 低龄初产妇
C. 高龄经产妇　　D. 低龄经产妇
E. 正常初产妇

35. 下列针对妊娠期妇女便秘的护理措施，不恰当的是（2011）
A. 养成定时排便的习惯
B. 每天多饮水
C. 适当运动
D. 自行服用缓泻药
E. 多食高纤维素食物

36. 25 岁孕妇，孕 6 周。医生建议其口服叶酸。孕妇向门诊护士询问服用该药的目的时，正确的回答是（2014）
A. 促进胎盘的形成
B. 预防缺铁性贫血
C. 防止发生胎盘早剥
D. 预防脑神经管畸形
E. 防止胎儿宫内发育迟缓

37. 26 岁孕妇，妊娠足月，入院待产。夜间呼唤护士，自述感觉胎动过频。此时最不恰当的处理是（2013）
A. 立即听胎心音
B. 通知值班医生
C. 吸氧
D. 左侧卧位
E. 立即做剖宫产准备

38. 临产后最主要的产力是（2012）
A. 子宫收缩力
B. 腹肌收缩力
C. 膈肌收缩力
D. 肛提肌收缩力
E. 骨骼肌收缩力

39. 在胎儿分娩过程中，贯穿于整个产程的是（2012）
A. 衔接　　B. 下降
C. 俯屈　　D. 仰伸
E. 内旋转

40. 进入第二产程的标志是（2013）
A. 宫口全开　　B. 胎头拨露
C. 胎头着冠　　D. 胎膜已破
E. 外阴膨隆

41. 前置胎盘首选的检查方法是（2021）
A. 腹部触诊　　B. 阴道检查
C. B 超检查　　D. X 线检查
E. 后穹隆穿刺

42. 在第三产程中，对产妇的评估最重要的是（2012）
A. 乳汁分泌的情况
B. 宫缩情况，阴道流血的量及颜色
C. 生命体征
D. 疼痛
E. 会阴伤口情况

43. 30 岁初产妇，妊娠 40 周顺产，胎儿经阴道娩出后，护士立即为其按摩子宫以

协助胎盘娩出，这一行为可能导致的不良后果是（2013）

A. 胎盘粘连　B. 胎盘卒中
C. 胎盘嵌顿　D. 胎盘植入
E. 胎盘剥离不全

44. 正常情况下，产妇顺产后需继续留在产房观察的时间是（2015）

A. 1h　B. 2h
C. 3h　D. 4h
E. 5h

45. 可以动态监测产妇产程进展和识别难产的重要手段是（2015）

A. 胎儿监护　B. 多普勒听胎心
C. 产程图　D. 阴道检查
E. 肛门检查

46. 为临产后产妇进行胎心音听诊，应选择在（2014）

A. 宫缩刚开始时
B. 宫缩极期
C. 宫缩快结束时
D. 宫缩间歇期
E. 宫缩任何时间

47. 胎儿娩出后，护士首先采取的措施是（2013）

A. 保暖　B. 擦干羊水
C. 结扎脐带　D. 清理呼吸道
E. 新生儿 Apgar 评分

48. 患者，女，28 岁。分娩时行会阴侧切，分娩后用25%硫酸镁湿热敷。护士在操作过程中应特别注意的是（2015）

A. 热敷局部皮肤涂凡士林
B. 保持合适的水温
C. 敷料拧至不滴水为止
D. 严格执行无菌操作
E. 操作完毕后及时更换敷料

49. 35 岁产妇，因胎儿宫内窘迫行低位产钳助产术娩出一活婴。产后 3 天诉会阴部疼痛难忍。查体：会阴部肿胀，左侧切口红肿、有触痛，以下处理不正确的是（2012）

A. 红外线照射
B. 50%硫酸镁湿敷切口
C. 每日冲洗外阴
D. 取健侧卧位
E. 1:5000 高锰酸钾液坐浴

50. 初产妇，35 岁。自然分娩。因产程延长，手取胎盘。出院时，责任护士告知其预防产褥感染的措施，错误的内容是（2014）

A. 加强营养　B. 不能下床
C. 注意卫生　D. 禁止盆浴
E. 防止感染

51. 28 岁产妇，2 天前经阴道分娩一女婴，查房发现其乳头皲裂，为减轻喂养时的不适，正确的护理措施是（2013）

A. 不在损伤较重的一侧乳房哺乳
B. 减轻疼痛应减少喂哺的次数
C. 哺乳前用毛巾和肥皂水清洁乳头
D. 喂哺后涂乳汁在乳头和乳晕上
E. 哺乳时让婴儿含住乳头部分

52. 初产妇，顺产后第 4 天，新生儿采用母乳喂养。产妇诉乳房胀，乳汁排出不畅。首先应采取的措施是（2012）

A. 冷敷乳房
B. 生麦芽煎服
C. 新生儿多吮吸
D. 芒硝外敷乳房
E. 口服己烯雌酚

53. 患者，女，26 岁。停经 52 天，阴道点滴流血 2 天，伴轻度下腹阵发性疼痛，尿妊娠试验（+），查体：宫口闭，子宫如孕 7 周大小，最可能的诊断是（2015）

A. 先兆流产　B. 难免流产
C. 不全流产　D. 稽留流产
E. 习惯性流产

（54～56 题共用题干）（2014）

女性，29 岁，孕 32^{+3} 周。晨起醒来，发现阴道流血，量较多。入院后查体：宫高26cm，腹围 83cm，胎心率 154 次/分，未入盆。

54. 最可能的诊断是
A. 早产　　B. 流产
C. 前置胎盘　　D. 胎盘早剥
E. 子宫破裂

55. 患者入院后非常紧张，不停询问“对胎儿影响大吗？我有生命危险吗？”目前对其首要的护理是
A. 心理护理，减轻恐惧
B. 输液、输血
C. 抗生素预防感染
D. 吸氧
E. 给予镇静剂

56. 在进行身体评估时，错误的是
A. 检测血压、脉搏、呼吸
B. 腹部检查时注意胎位有无异常
C. 在输血、输液的准备时做阴道检查
D. 做肛门检查
E. 超声检查

57. 32 岁孕妇，孕 32 周。因阴道不自主流液 3h 入院。指导孕妇预防感染的正确措施是（2014）
A. 坐浴　　B. 外阴热敷
C. 外阴湿敷　　D. 保持外阴清洁
E. 外阴远红外线照射

58. 过期妊娠是指孕妇妊娠达到或超过（2013）
A. 40 周末　　B. 41 周末
C. 42 周末　　D. 43 周末
E. 44 周末

59. 妊娠期高血压疾病的基本病理变化是（2014）
A. 脑血管痉挛
B. 血管痉挛
C. 肾小血管痉挛
D. 冠状动脉痉挛
E. 全身小动脉痉挛

60. 某孕妇，28 岁，孕 34 周。因“头晕、头痛”就诊。查体：血压 160/115mmHg，实验室检查：水肿（+），尿蛋白定量5.5g/24h，临床诊断为重度子痫前期。首选的解痉药物是（2015）
A. 安定　　B. 阿托品
C. 硫酸镁　　D. 冬眠合剂
E. 卡托普利

61. 初产妇，24 岁，孕 36 周。近 1 周来水肿加重，并有头痛。查体：血压 160/120mmHg。实验室检查：水肿（++），尿蛋白（+++）。护理该孕妇时，应特别注意的是（2014）
A. 严格限制食盐摄入
B. 平卧休息
C. 服用镇静剂
D. 不能服用降压药物
E. 使用硫酸镁时有无中毒现象

62. 使用硫酸镁治疗妊娠期高血压疾病时要注意（2013）
A. 使用前应测体温、脉搏
B. 尿量每日 >360ml，每小时 >15ml
C. 呼吸每分钟不少于 16 次
D. 膝腱反射增强提示中毒
E. 严格控制滴注速度，以 2g/h 为宜

63. 输卵管妊娠最主要的病因是（2021）
A. 输卵管发育异常
B. 子宫内膜异位症
C. 慢性输卵管炎
D. 输卵管结扎手术后
E. 宫内节育器放置后

64. 输卵管妊娠患者前来就诊时，最常见的主诉是（2012）
A. 腹痛　　B. 胸痛
C. 咳嗽　　D. 咯血
E. 呼吸急促

65. 患者，女，G_2P_1。现妊娠 36 周，出现腹痛、阴道流血来诊，诊断为胎盘早剥。此时首要的护理措施是（2011）

A. 做好阴道检查的准备
B. 细致全面地了解病史
C. 立即建立静脉通道
D. 做超声检查的准备
E. 做阴道分娩的准备

66. 孕妇，29 岁，孕 37 周，G_2P_0。因前置胎盘入院。现有少量阴道流血，孕妇担心胎儿安危会产生的心理问题是（2015）
A. 无助感　B. 恐惧
C. 悲哀　D. 自尊低下
E. 倦怠

67. 羊水过多常见于（2014）
A. 多胎妊娠　B. 前置胎盘
C. 先兆临产　D. 胎膜早破
E. 胎盘早剥

68. 某孕妇，30 岁，G_1P_0，孕 37 周，羊水过多行羊膜腔穿刺术后为该孕妇腹部放置沙袋的目的是（2015）
A. 减轻疼痛　B. 减少出血
C. 预防休克　D. 预防血栓形成
E. 预防感染

69. 均小骨盆的特点是（2021）
A. 骨盆失去正常形态
B. 骨盆入口、中骨盆及出口平面均狭窄
C. 骨盆入口平面狭窄
D. 中骨盆及骨盆出口平面狭窄
E. 骨盆出口平面狭窄

70. 初孕妇，29 岁，孕 20 周行产前检查。检查时腹部触及多个小肢体，考虑多胎妊娠。以下检查方法中最有助于明确诊断的是（2011）
A. 腹部 B 超　B. 胎心监护
C. 腹部 X 摄片　D. 腹部 MIR 检查
E. 腹部 CT

71. 急性胎儿窘迫最早出现的症状是（2015）
A. 胎动减少　B. 胎动消失
C. 胎心率加快　D. 胎儿生长受限
E. 胎盘功能减退

72. 孕妇，26 岁。孕 39 周，上午家务劳动时突感胎动频繁，至傍晚胎动渐减弱、消失，急诊入院，听诊胎心 90 次/分，下列护理措施不妥的是（2012）
A. 左侧卧位，间断吸氧
B. 行胎心监护
C. 嘱孕妇增加营养和休息即可，继续观察病情
D. 协助做好手术产的准备
E. 做好新生儿的抢救和复苏准备

73. 女，31 岁。妊娠 38 周，因阴道持续性流液 2h 入院。医生诊断为胎膜早破，护士协助其采用的卧位应为（2012）
A. 平卧位　B. 头低足高位
C. 头高足低位　D. 截石位
E. 膝胸卧位

74. 孕妇，36 岁。产前检查为漏斗骨盆。现足月妊娠，胎膜早破来诊。查体：胎头入盆。医嘱：入院行各项检查，拟次日行剖宫产术。护士对其进行健康教育，不正确的内容是（2013）
A. 讲明产道异常对母儿的影响
B. 说明剖宫产的必要性
C. 解释剖宫产术前、术后注意事项
D. 嘱其保持会阴清洁
E. 鼓励术前适当下床活动

（75～76 题共用题干）（2015）

患者，女，25 岁，孕 8 周，先天性心脏病，妊娠后表现为一般体力活动受限制，活动后感觉心悸、轻度气短，休息时无症状。

75. 患者现在很紧张，询问是否能继续妊娠。护士应告诉她做决定的依据主要是
A. 年龄　B. 心功能分级
C. 胎儿大小　D. 心脏病种类
E. 病变发生部位

76. 患者整个妊娠期心脏负担最重的时期是
A. 孕 12 周内

B. 孕24～26周

C. 孕28～30周

D. 孕32～34周

E. 孕36～38周

77. 患者，女，26岁，妊娠7个月。孕期检查发现：尿糖(+++)，空腹血糖7.8mmol/L，餐后2h血糖16.7mmol/L，诊断为妊娠期糖尿病。治疗过程中，如果患者出现极度乏力、头昏、心悸、多汗等，应考虑该孕妇发生（2011）

A. 上呼吸道感染

B. 饥饿

C. 高血糖反应

D. 低血糖反应

E. 糖尿病酮症酸中毒

78. 某妊娠合并糖尿病产妇，孕期无其他合并症。于妊娠39周剖宫产一健康男婴，对于该新生儿应重点监测的内容是（2012）

A. 大小便　　B. 体重

C. 黄疸　　D. 血糖

E. 体温

79. 孕妇26岁，宫口开大4cm后产程进展缓慢，诊断为协调性子宫收缩乏力。产妇因此烦躁不安，情绪不稳定，对自然分娩失去信心。针对此孕妇最主要的护理措施是（2011）

A. 提供心理支持，减轻焦虑

B. 促进子宫收缩，加快产程

C. 鼓励孕妇多进食，恢复体力

D. 做剖宫产准备

E. 开放静脉

80. 孕妇产前检查时发现胎儿错位，需要给予胎位矫治。护士应告知其最佳的干预时间是（2013）

A. 孕8周　　B. 孕16周

C. 孕24周　　D. 孕30周

E. 孕36周

81. 孕妇，孕30周，臀先露，为矫正胎位，可采取的体位是（2013）

A. 膝胸卧位　　B. 半卧位

C. 左侧卧位　　D. 膀胱截石位

E. 俯卧位

82. 产后出血是指胎儿娩出后24h出血量超过（2014）

A. 100ml　　B. 200ml

C. 300ml　　D. 400ml

E. 500ml

83. 女性，30岁。因分娩后2周发生阴道大量出血入院。护士对患者进行健康评估时，与病情最不相关的是（2013）

A. 了解患者的分娩史

B. 评估患者的血压、脉搏、呼吸、神志情况

C. 观察患者阴道出血量

D. 了解宫底的大小及有无压痛

E. 母乳喂养情况

84. 某产妇，29岁。G_1P_0，孕39周。因胎儿畸形分娩时子宫破裂行子宫修补术。该患者术后再次妊娠至少需要（2015）

A. 3个月　　B. 6个月

C. 1年　　D. 2年

E. 3年

85. 确诊过期产，除了检查孕周以外，还需要进行哪项检查

A. B超

B. 阴道后穹隆穿刺

C. 眼底检查

D. pH试纸测定

E. 腹部四部触诊

86. 妊娠期高血压疾病最不可能出现的变化是（2018）

A. 心肌缺血

B. 脑血管痉挛

C. 肾血流量下降

D. 肝功能异常

E. 十二指肠溃疡

87. 下列不属于臀先露的表现是（2018）

A. 宫底部触及圆硬的胎头

B. 耻骨联合上方可触及胎臀
C. 衔接后胎心听诊以脐上最清楚
D. 肛查可触及胎臀、足、膝盖
E. 自觉肋下圆硬的胎头

88. 左枕前位表示胎儿的枕骨在母体骨盆的（2018）
A. 左前方　　B. 右前方
C. 中部　　D. 右后方
E. 左后方

89. 为避免乳头皲裂，护士指导产妇哺乳时应注意的是（2018）
A. 让新生儿勤吸吮乳头
B. 哺乳前清水清洗乳头
C. 哺乳前碘伏消毒乳头
D. 让新生儿含住乳头及大部分乳晕
E. 苯甲酸雌二醇涂抹乳头防止皲裂

90. 关于产褥感染的护理措施，错误的叙述是（2018）
A. 保证足够液体摄入
B. 每4小时测体温1次
C. 给予高蛋白饮食
D. 产妇取平卧臀部抬高位
E. 遵医嘱使用广谱抗生素

91. 患者，女，36岁。已婚。停经60天，阴道少量出血5天，色暗红，伴下腹轻微疼痛。今晨在家突然阴道流血增多，并有一烂肉样组织物排出。妇科检查宫口已开，有组织露出，子宫如孕7周大小，阴道流血多。此时最应进行的处理是（2018）
A. 病理检查
B. 取头高足低位
C. 备皮，为手术做准备
D. 备血
E. 测量生命体征每4小时1次

92. 为预防产妇发生羊水栓塞，护理措施不正确的是（2018）
A. 宫缩时人工破膜
B. 严密观察产程进展
C. 使用缩宫素时防止宫缩过强
D. 帮助产妇清除思想顾虑
E. 注意产妇有无胸痛、烦躁、寒战等表现

93. 中骨盆平面狭窄者，其坐骨棘间距（2018）
A. ＜10cm　　B. ＜8cm
C. ＜12cm　　D. ＜9cm
E. ＜11cm

94. 小清怀孕38周，在上厕所蹲下的时候发现有液体从阴道漏出，去医院检查诊断为胎膜早破，此时阴道pH为（2018）
A. 4.5～5.5　　B. 5.5～6.5
C. 6.5～7.5　　D. 7.5～8.5
E. 5.0～6.0

95. 妊娠满28周不足37周孕妇，出现下列哪种情况不能作为判断早产的依据（2018）
A. 宫颈管缩短≥75%
B. 羊水量超过2000ml
C. 宫颈管完全消失
D. 出现规律性宫缩
E. 宫口扩张＞2cm

96. 某孕妇，30岁，停经28^{+5}周。G_2P_0。行产前检查时，B超：羊水最大暗区垂直深度8.5cm，被诊断为“羊水过多”。给予该孕妇的指导中，错误的是（2018）
A. 减少增加腹压的活动
B. 一次放羊水量不超过1500ml
C. 密切观察胎心及胎动
D. 休息时取平卧位
E. 定期测量宫高及腹围

97. 初产妇，末次月经第一天日期为2018.6.10，预产期可能为（2019）
A. 2019.1.17　　B. 2019.2.17
C. 2019.3.17　　D. 2019.1.13
E. 2019.2.13

98. 进入第二产程的标准是（2019）

A. 宫口开至10cm　　B. 抬头衔接
C. 抬头旋转　　D. 宫颈口开全
E. 宫口开两指

99. 产褥期妇女的依赖期和独立期分别是（2019）
A. 产后1周，产后2周
B. 产后3天，产后2周~1个月
C. 产后24小时，产后1周
D. 产后2周，产后5周
E. 产后3天，产后1周

100. 子宫脱垂患者手术后休息时间一般为（2021）
A. 半个月　　B. 1个月
C. 2个月　　D. 3个月
E. 6个月

101. 异位妊娠最常见的部位是（2019）
A. 卵巢　　B. 子宫颈
C. 输卵管　　D. 子宫
E. 子宫角

102. 孕39周出现，反复出现阴道流血，应取的体位是（2019）
A. 半坐卧位　　B. 膝胸卧位
C. 截石位　　D. 左侧卧位
E. 头高足底位

103. 与双胎无关的因素是（2019）
A. 种族　　B. 遗传
C. 饮食　　D. 年龄
E. 胎次

104. 正常胎方位是指（2019）
A. 臀位　　B. 横位
C. 枕前位　　D. 持续性枕横位
E. 持续性枕后位

105. 初产妇，26岁，足月顺产，胎盘完全娩出后阴道出血较多，色暗红，检查发现子宫体软。此时应首先（2019）
A. 术前准备
B. 检查软产道
C. 抽血检查凝血功能
D. 按摩子宫
E. 纱条堵塞子宫腔

106. 林女士，足月自然产后4天，出现下腹痛，体温正常，恶露多。有臭味，子宫底脐上1指，子宫体软，应考虑为（2019）
A. 子宫肌炎
B. 盆腔结缔组织炎
C. 子宫内膜炎
D. 急性输卵管炎
E. 腹膜炎

107. 晚期产后出血好发于（2019）
A. 1~2周　　B. 24h
C. 48h　　D. 3~4周
E. 72h

108. 外阴局部受伤易形成血肿的部位是（2022）
A. 阴阜　　B. 小阴唇
C. 大阴唇　　D. 阴蒂
E. 阴道前庭

109. 固定子宫颈以维持子宫正常位置的韧带是（2022）
A. 圆韧带　　B. 阔韧带
C. 主韧带　　D. 骶结节韧带
E. 宫骶韧带

110. 在子宫韧带中，可维持子宫呈前倾的是（2022）
A. 主韧带　　B. 阔韧带
C. 圆韧带　　D. 宫骶韧带
E. 骶结节韧带

111. 异位妊娠最应该询问的病史是（2022）
A. 停经史　　B. 生育史
C. 家族史　　D. 用药史
E. 遗传史

112. 羊水过多的孕妇需要放羊水时，一次放羊水量（2022）
A. 2000ml　　B. >2000ml
C. ≤1500ml　　D. 500ml
E. 小于300ml

113. 某孕妇，30岁，停经28^{+5}周，G_2P_0行

产前检查时，B 超：羊水最大暗区垂直深度 8.5cm，被诊断为“羊水过多”，给予该孕妇的护理中，错误的是（2022）

A. 减少增加腹压的活动
B. 一次放羊水量不超过 1500ml
C. 密切观察胎心及胎动
D. 休息时取平卧位
E. 定期测量宫高及腹围

114. 尖锐湿疣的产妇，最合适的分娩方式为（2022）

A. 钳产术阴道分娩
B. 无痛分娩
C. 阴道分娩
D. 阴道助产
E. 剖宫产术

第八章　新生儿和新生儿疾病的护理

1. 以下现病史符合新生儿病理性黄疸的是（2017）
   A. 血清总胆红素逐渐加重，每日上升2mg/dl
   B. 生后24h内出现黄疸
   C. 黄疸持续时间足月儿＞1周
   D. 母亲血型A型，患儿血型B型
   E. 母亲血型A型，患儿血型O型
2. 某产妇，孕38^{+1}周顺产一女婴，出生体重3400g，新生儿采用母乳喂养，第3天皮肤逐渐出现黄染，目前为生后第5天，食欲及大小便均正常，经皮肤测胆红素值为6mg/dl。护士对产妇进行健康指导，目前对婴儿正确的处置是（2017）
   A. 蓝光照射治疗
   B. 多晒太阳
   C. 抗感染治疗
   D. 及时补充维生素D
   E. 暂停母乳喂养
3. 下列做法中不利于新生儿身心发展的是（2017）
   A. 母乳喂养
   B. 听音乐
   C. 在母婴情况允许下，鼓励母亲与新生儿尽早进行皮肤接触
   D. 母婴同室
   E. 将新生儿包裹为蜡烛包，以维持体温稳定
4. 关于牛奶与母乳成分的比较，对牛奶的叙述正确的是（2016）
   A. 乳糖含量高于母乳
   B. 含不饱和脂肪酸多
   C. 矿物质含量少于母乳
   D. 铁含量少，吸收率高
   E. 蛋白质含量高，以酪蛋白为主
5. 某早产儿，出生后Apgar评分较低，转入新生儿病房，治疗12天后情况好转，今天医生通知家长出院，护士在出院指导时应向家长重点强调的是（2016）
   A. 及时添加辅食
   B. 预防感染
   C. 培养良好生活习惯
   D. 防止外伤
   E. 及早训练按时排便
6. 某新生儿出生时无呼吸，心率小于90次/分，全身苍白，四肢瘫软。清理呼吸道后的下一步抢救措施是（2016）
   A. 药物治疗
   B. 胸外按压
   C. 保暖
   D. 建立呼吸，增加通气
   E. 建立静脉通路
7. 早产儿，生后2天，胎龄34周。因发绀给予氧气吸入，为预防其氧中毒，正确的做法是（2016）
   A. 维持动脉血氧分压在80～90mmHg
   B. 维持经皮血氧饱和度在85%～93%
   C. 连续吸氧时间不超过7天
   D. 吸氧浓度在70%～80%
   E. 给予机械正压通气
8. 患儿，女，足月儿，因脐带绕颈，出生后1min评分为1分，5min后为2分，经窒息复苏后，目前患儿仍嗜睡、反应差，呕吐。此时对患儿不恰当的护理是（2016）
   A. 头罩吸氧
   B. 监测生命体征
   C. 立即开奶
   D. 配合亚低温疗法
   E. 注意保暖
9. 患儿，女，足月儿。出生后1min评估患儿情况：躯干皮肤色红，四肢较紫、心

率120次/分、哭声响亮、肌张力好，呼吸45次/分。该足月儿最终的Apgar评分是（2016）

A. 6分　　B. 7分
C. 8分　　D. 9分
E. 10分

10. 健康足月新生儿生后第2天，对其脐部的护理，错误的是（2013）
A. 勤换尿布，衣物柔软
B. 脐部保持清洁、干燥
C. 接触新生儿前后要洗手
D. 严格执行无菌操作技术
E. 用3%过氧化氢液清洗脐部

11. 某新生儿，日龄5天，出生体重3kg，目前体重2.8kg，妈妈很担心孩子的体重会持续降低，护士向妈妈解释孩子的体重将会恢复正常，下列解释正确的是（2015）
A. 1天内恢复正常
B. 7天内恢复正常
C. 10天内恢复正常
D. 2周内恢复正常
E. 3周内恢复正常

12. 一健康女婴，足月顺产后5d，因出现阴道血性分泌物被父母送来医院。该现象最可能是（2012）
A. 假月经　　B. 阴道直肠瘘
C. 尿道阴道瘘　　D. 会阴损伤
E. 血友病

13. 足月新生儿，女，出生5d。阴道流出少量血性液体，无其他出血倾向，反应好，吸吮有力，大小便正常。正确的护理措施是（2014）
A. 无需处理
B. 换血治疗
C. 局部包扎止血
D. 静脉滴注安络血
E. 连续肌内注射维生素K_1

14. 不属于新生儿常见的正常生理状态的是（2012）
A. “马牙”　　B. 生理性黄疸
C. 臀红　　D. 假月经
E. 乳腺肿大

15. 早产儿，胎龄35周，目前体重2100g，护士应将室温保持在（2011）
A. 18～20℃　　B. 21～23℃
C. 24～26℃　　D. 27～28℃
E. 29～30℃

16. 患儿，男性，孕32周早产。体重1450g，体温不升，呼吸50次/分，血氧饱和度95%，胎脂较多。护士首先应采取的护理措施是（2012）
A. 将患儿置于暖箱中
B. 给予鼻导管低流量吸氧
C. 立即擦净胎脂
D. 接种卡介苗
E. 立即向患儿家长进行入院宣教

17. 胆红素脑病时，直接胆红素和间接胆红素如何变化（2021）
A. 高，高　　B. 低，高
C. 低，低　　D. 高，低
E. 低，不变

18. 某新生儿出生时全身青紫，四肢伸展，无呼吸，心率80次/分，用洗耳球插鼻有皱眉动作，该新生儿Apgar评分是（2015）
A. 0分　　B. 1分
C. 2分　　D. 3分
E. 4分

19. 一男性新生儿经产钳助产娩出。出生后心率为95次/分，呼吸浅慢，皮肤青紫，四肢稍屈，喉反射消失。Apgar评分为（2012）
A. 4分　　B. 5分
C. 6分　　D. 7分
E. 8分

20. 某胎龄38周的新生儿，因围生期窒息出现嗜睡、肌张力低下，拥抱、吸吮反

射减弱，诊断为新生儿缺血缺氧性脑病，进行亚低温（头部降温）治疗。此时，护士应持续监测的是（2014）

A. 头罩温度　B. 暖箱温度

C. 腋下温度　D. 肛门温度

E. 环境温度

21. 患儿，男，10天。出生后诊断为颅内出血，经治疗后病情好转，留有后遗症。出院时护士应重点指导家长（2011）

A. 测量血压的方法

B. 测量体重、身长、头围的方法

C. 服用铁剂预防贫血的方法和注意事项

D. 补充叶酸、维生素 B_{12} 的方法

E. 进行功能训练和智力开发的意义及方法

22. 某新生儿，出生5天。面部黄染，血清胆红素5mg/dl，吃奶好，大小便正常。家属询问出现黄疸的原因，护士正确的回答是（2015）

A. 生理性黄疸

B. 新生儿肝炎

C. 新生儿败血症

D. 新生儿溶血症

E. 新生儿胆道闭锁

23. 早产儿，生后3天，皮肤黄染，诊断为新生儿溶血病，近日患儿出现拒乳、嗜睡、反应低下。考虑该患儿并生了（2013）

A. 败血症　B. 颅内出血

C. 胆红素脑病　D. 病毒性脑炎

E. 缺血缺氧性脑病

（24～26题共用题干）（2012）

新生儿男性，生后3天。体重3200g，皮肤巩膜发黄，血清总胆红素280μmol/L。

24. 根据该新生儿的临床表现，应考虑为

A. 正常新生儿

B. 生理性黄疸

C. 高胆红素血症

D. 新生儿低血糖

E. 新生儿颅内出血

25. 应立即采取的处理措施为

A. 换血疗法　B. 光照疗法

C. 输全血　D. 输血浆

E. 输白蛋白

26. 对该新生儿最主要的观察重点是

A. 尿量　B. 瞳孔

C. 体重　D. 体温变化

E. 皮肤、巩膜黄染的程度

27. 女患儿，生后7天，以“新生儿黄疸”收入院并行蓝光照射治疗。光疗时，护士应特别注意的是（2014）

A. 保护眼睛　B. 及时喂养

C. 监测血压　D. 保持安静

E. 皮肤清洁

28. 关于新生儿黄疸健康教育的叙述，错误的是（2013）

A. 保管患儿衣物时勿放入樟脑丸

B. 保持患儿大便通畅

C. 母乳性黄疸的患儿需中断母乳喂养

D. 红细胞G－6－PD缺陷的患儿，忌食蚕豆

E. 有后遗症的患儿，给予康复治疗和功能锻炼

29. 患儿，女，日龄4天，足月顺产。现该患儿反应低下，拒乳，哭声低弱，下肢及臀部皮肤暗红、发硬，压之凹陷，拟诊为寒冷损伤综合征。在进一步收集的评估资料中，对判断病情最有价值的是（2012）

A. 体重　B. 体温

C. 呼吸　D. 脉搏

E. 血压

（30～31题共用题干）（2013）

新生儿，女。出生第5天，因全身冰冷、拒奶24h入院。查体：T 35℃，反应差，皮肤是暗红色，心音低钝，双小腿皮肤如硬橡皮样，脐带已脱落。

30. 最可能的诊断是
A. 新生儿水肿
B. 新生儿红斑
C. 新生儿寒冷损伤综合征
D. 新生儿败血症
E. 新生儿皮下坏疽

31. 应首先采取的护理措施是
A. 指导母乳喂养
B. 复温
C. 加强脐部护理
D. 给氧气吸入
E. 遵医嘱用抗生素

32. 患儿，女，足月新生儿。出生后 10 天，吃奶差，精神欠佳。脐部出现红肿、渗液，最可能的诊断是（2014）
A. 新生儿感染
B. 新生儿脐炎
C. 新生儿湿疹
D. 新生儿破伤风
E. 新生儿败血症

33. 新生儿脐炎最常见的致病菌为金黄色葡萄球菌，治疗首选的抗生素是（2011）
A. 庆大霉素　　B. 头孢呋辛
C. 林可霉素　　D. 红霉素
E. 丁胺卡那霉素

34. 预防新生儿低血糖的主要措施是（2014）
A. 尽早哺乳　　B. 静脉补液
C. 监测血糖　　D. 观察病情
E. 注意保暖

35. 早产儿，女，胎龄 34 周，体重 2200g，出生后 1 天，基本状况良好，母乳尚未分泌，为防止新生儿低血糖，可采取的护理措施是（2013）
A. 静脉输入葡萄糖溶液
B. 喂葡萄糖水
C. 注射肾上腺素
D. 喂奶粉
E. 喂温开水

36. 早产儿的特点是（2021）
A. 出生体重大于 2500g
B. 哭声轻柔，肌张力低下
C. 耳壳软骨按压后很快恢复
D. 足底的纹理多
E. 男婴睾丸下降

37. 某新生儿确诊为低钙血症。医嘱：静脉注射 10% 葡萄糖酸钙。护士要注意观察的是（2013）
A. 防止心动过缓，保持心率 >80 次/分
B. 防止心动过缓，保持心率 >90 次/分
C. 防止心动过缓，保持心率 >100 次/分
D. 防止心动过速，保持心率 <80 次/分
E. 防止心动过速，保持心率 <100 次/分

38. 新生儿出生时存在，以后逐渐消失的神经反射是（2014）
A. 角膜反射　　B. 拥抱反射
C. 结膜反射　　D. 瞳孔反射
E. 吞咽反射

39. 新生儿寒冷损伤综合征治疗的关键是（2018）
A. 皮肤保护　　B. 预防感染
C. 保暖复温　　D. 营养充足
E. 对症治疗

40. 日光浴一般于婴儿早餐后（2019）
A. 0.5 小时为宜
B. 1 ~ 1.5 小时为宜
C. 2 ~ 2.5 小时为宜
D. 2.5 ~ 3 小时为宜
E. 3 ~ 3.5 小时为宜

41. 早产的新生儿，住儿科病房，病房的温度是（2019）
A. 18 ~ 22℃　　B. 22 ~ 24℃
C. 24 ~ 26℃　　D. 26 ~ 28℃
E. 28 ~ 30℃

42. 新生儿出生 2 ~ 3 小时后出现黄疸，最先检查什么因素（2019）
A. 感染　　B. 胎心
C. 胆道闭锁　　D. 胆红素
E. 胎盘

43. 轻度新生儿缺氧缺血性脑病的主要表现是（2022）

A. 易激惹　　B. 肌张力降低

C. 反射减弱　　D. 反复惊厥

E. 呼吸暂停

44. 足月臀位产儿，出生后即不安，前囟饱满，唇微发绀，双肺呼吸音清，心率128次/分，最可能的诊断是（2022）

A. 维生素D缺乏性手足搐搦症

B. 化脓性脑膜炎

C. 新生儿败血症

D. 新生儿颅内出血

E. 感染性肺炎

第九章　泌尿生殖系统疾病病人的护理

1. 患者，女，48 岁，以“慢性肾小球肾炎”入院。查体：血压 182/104mmHg，意识清醒。实验室检查：血肌酐 708μmol/L，肾小球滤过率 10ml/min，血钙 1.6mmol/L。该患者可能发生了（2017）
   A. 肾性骨病　　B. 内分泌失调
   C. 运动神经损害　　D. 营养不良
   E. 脑血管意外
2. 患者，女，50 岁。G_3P_1，主诉腰骶部酸痛，有下坠感。妇检：患者平卧向下用力时宫颈脱出阴道口，宫体仍在阴道内。其子宫脱垂程度为（2017）
   A. Ⅱ度轻型　　B. Ⅱ度重型
   C. Ⅲ度　　D. Ⅰ度重型
   E. Ⅰ度轻型
3. 子宫内膜异位症患者卵巢病变最常见的类型是（2017）
   A. 卵巢恶性肿瘤　　B. 卵巢黄体囊肿
   C. 卵巢滤泡囊肿　　D. 卵巢炎性包块
   E. 卵巢巧克力囊肿
4. 患者，男，67 岁。进行性排尿困难 4 年，尿闭 2h，门诊以“急性尿潴留，前列腺增生”收入院。护士为其留置导尿，如图所示，导尿管终点应保留的部位是（2016）

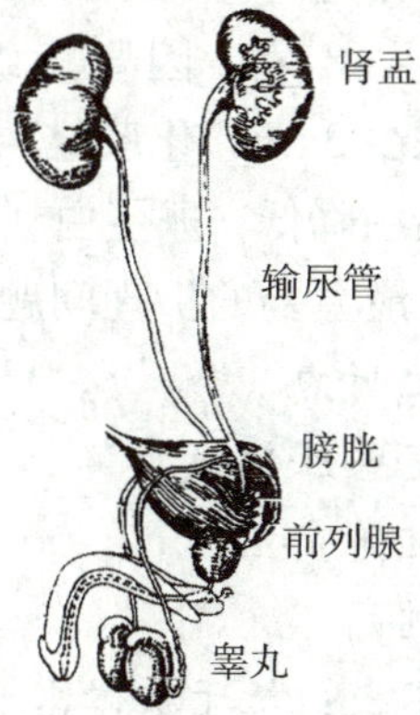

   A. 前列腺　　B. 睾丸
   C. 膀胱　　D. 输尿管
   E. 肾盂
5. 患者，女，32 岁，痛经 2 年，呈进行性加重。查体：子宫后倾固定，子宫后壁触及 3 个痛性结节，给予达那唑治疗。目前最重要的护理措施是（2016）
   A. 保持心情愉快　　B. 避免剧烈活动
   C. 湿热敷下腹部　　D. 指导规范用药
   E. 给予清淡饮食
6. 患者，女，32 岁。因白带增多伴下腹坠痛 3 个月就诊，诊断为宫颈柱状上皮异位，2 日前行宫颈锥形切除术。护士指导患者出院后禁止性生活及盆浴的时间应是（2016）
   A. 1 个月　　B. 2 个月
   C. 3 个月　　D. 4 个月
   E. 5 个月
7. 患者，男，64 岁。良性前列腺增生术后一天，护士对其进行健康教育，正确的内容是（2016）
   A. 术后加强运动
   B. 术后早期少饮水
   C. 排尿异常会在术后 2 个月内消失
   D. 术后要进行提肛肌锻炼
   E. 术后半年避免外出
8. 关于急性肾小球肾炎的叙述，正确的是（2015）
   A. 女性多见
   B. 大量蛋白尿多见
   C. 镜下血尿少见
   D. 血压明显升高
   E. 常发生于感染后 1 周
9. 患者，男，22 岁。无明显诱因出现双下肢水肿 2 周，尿蛋白（++++），测血压 142/86mmHg。导致其水肿最主要的因素是（2011）
   A. 肾小球滤过率下降

B. 血浆胶体渗透压下降
C. 继发性醛固酮增多
D. 抗利尿激素增多
E. 有效滤过压降低

10. 男性，30岁，因慢性肾小球肾炎入院。目前主要临床表现为眼睑及双下肢轻度水肿，血压150/100mmHg。护士观察病情中应重点关注（2013）
A. 精神状态 B. 水肿情况
C. 血压变化 D. 心率变化
E. 意识状态

11. 患者，男，18岁。上呼吸道感染后2周，出现颜面水肿、肉眼血尿而来院就诊。体检：血压135/95mmHg。尿常规：尿蛋白（+），红细胞满视野，白细胞5~10个/HP。检查结果符合急性链球菌感染后肾炎，对患者进行健康宣教错误的是（2021）
A. 增强体质，预防感冒
B. 慢性扁桃体炎反复发作应考虑手术摘除
C. 临床痊愈后无需门诊复查
D. 少数血尿及微量蛋白尿可迁延较长时间，应定期复查
E. 本病大多预后良好

（12~13题共用题干）（2012）

男性，55岁。慢性肾小球肾炎10年，1周前受凉后出现食欲减退，恶心、呕吐，晨起明显，夜尿增多。内生肌酐清除率为30ml/min。

12. 患者饮食中蛋白质的选择正确的是
A. 大量动物蛋白 B. 大量植物蛋白
C. 少量动物蛋白 D. 少量植物蛋白
E. 禁食蛋白质

13. 为了维持水、电解质、酸碱平衡，下列护理措施不正确的是
A. 食用含钾高的食物
B. 限制磷的摄入
C. 补充活性维生素D
D. 限制钠、水摄入
E. 补充钙、铁

14. 肾病综合征最根本的病理生理改变是（2012）
A. 水肿 B. 高血压
C. 低蛋白血症 D. 大量蛋白尿
E. 高胆固醇血症

15. 某肾病综合征患者入院治疗。查体：双下肢水肿。实验室检查：尿蛋白4.5g/d，血浆白蛋白20g/L。该患者水肿的主要原因是（2014）
A. 醛固酮增多
B. 球-管失衡
C. 饮水过多
D. 肾小球滤过率下降
E. 血浆胶体渗透压下降

16. 肾病综合征患者最突出的体征是（2014）
A. 高血压 B. 水肿
C. 肾区叩击痛 D. 嗜睡
E. 昏迷

17. 患儿，男，5岁。全身浮肿、尿少6天，以“原发性肾病综合征”入院。护士进行健康评估时，最重要的评估内容是（2011）
A. 饮食情况 B. 大便情况
C. 尿量情况 D. 睡眠情况
E. 水肿情况

（18~20题共用题干）（2013）

患儿，男，8岁。因肾病综合征入院，双眼浮肿、尿少3天，化验结果显示胆固醇升高，血浆蛋白降低，尿蛋白（++++）。

18. 此前患儿最主要的护理问题是
A. 活动无耐力
B. 皮肤完整性受损
C. 体液过多
D. 体温过高
E. 营养不良：低于机体需要量

19. 最常见的并发症是
A. 感染 B. 缺氧

C. 压疮　　D. 静脉炎
E. 血栓

20. 护士应采取的最主要的护理措施是
A. 绝对卧床休息
B. 静脉给药
C. 吸氧
D. 使用气垫床
E. 低蛋白饮食

21. 患儿，男性，5 岁。因“肾病综合征”以肾上腺皮质激素治疗 5 个月，出现浮肿减轻，食欲增加，双下肢疼痛，最应关注的药物副作用是（2012）
A. 高血压　　B. 骨质疏松
C. 白细胞减少　　D. 消化道溃疡
E. 库欣综合征

22. 男性，45 岁，慢性肾衰尿毒症期。因酸中毒给予 5% 碳酸氢钠 250ml，静脉滴注以后出现手足抽搐。最有可能的原因是发生了（2014）
A. 低血钾　　B. 低血钙
C. 高钠血症　　D. 碱中毒
E. 脑出血

23. 尿毒症晚期患者的呼气中可有（2014）
A. 尿味　　B. 樱桃味
C. 大蒜味　　D. 甜味
E. 烂苹果味

24. 患者，男，46 岁。3 年前诊断为慢性肾功能衰竭。1 个月前出现进餐后上腹饱胀，恶心、呕吐，加重 2 天入院。查体：尿量减少，内生肌酐清除率 20ml/min。目前正确的饮食方案是（2011）
A. 高钠饮食　　B. 高钾饮食
C. 高脂饮食　　D. 高蛋白饮食
E. 高热量饮食

（25～27 题共用题干）（2011）

患者，男，54 岁。1 周前因尿量减少，500～600ml/d，食欲差、双眼睑水肿就诊。查体：血压 170/100mmHg。实验室检查：血肌酐 726μmol/L，尿素氮 26.8mmol/L，血钾 6.5mmol/L，RBC 2.35×10^{12}/L，Hb 70g/L。初步诊断为肾功能衰竭收住入院。

25. 引起该患者高血压的最主要原因是
A. 肾素活性增高
B. 水钠潴留
C. 使用环孢素等药物
D. 精神应激
E. 钠盐摄入过多

26. 该患者应避免摄取哪种食物
A. 苹果　　B. 芋头
C. 橘子　　D. 马铃薯
E. 鸡蛋

27. 该患者每天摄入的液体量应为
A. 前一天的尿量加上 500ml
B. 相当于前一天的尿量
C. 前一天的尿量减去 500ml
D. 2000～5000ml
E. 一般不严格限水，但不可过多饮水

28. 急性肾衰竭病人可选择的抗生素是（2011）
A. 磺胺药　　B. 卡那霉素
C. 链霉素　　D. 青霉素
E. 阿米卡星

29. 患者，男，40 岁。诊断为膀胱结石，行碎石术后，护士发现膀胱冲洗液颜色较红时正确的处理是（2011）
A. 立即送手术室　　B. 尽快输新鲜血
C. 加快冲洗速度　　D. 用冰盐水冲洗
E. 手动高压冲洗

30. 女性，37 岁，出租车司机，每天工作 10h。今日以尿频、尿急、尿痛 1 天，诊断肾盂肾炎收入院，护士向其进行健康宣教时，应说明最可能感染途径是（2013）
A. 上行感染　　B. 下行感染
C. 血行感染　　D. 直接感染
E. 淋巴系统感染

31. 患者，女，26 岁。尿频、尿急、尿痛 8 天，以“急性尿路感染”在门诊应用

抗生素治疗。进行尿细菌培养检查前，应嘱患者停用抗生素（2011）

A. 1天　B. 2天

C. 3天　D. 4天

E. 5天

32. 患者，女，60岁。近2天出现尿频、尿急、尿痛、耻骨弓上不适，且有肉眼血尿，初诊为急性膀胱炎，最适宜的口服药物是（2015）

A. 红霉素　B. 氧氟沙星

C. 甲硝唑　D. 氨苄西林

E. 碳酸氢钠

33. 服用磺胺类药物治疗尿路感染时，加服碳酸氢钠的作用是

A. 抗炎

B. 增加尿量

C. 碱化尿液

D. 保护尿路黏膜

E. 增加肾血流量

34. 对尿路感染患者的健康教育中，错误的是（2013）

A. 鼓励患者多饮水

B. 长期预防性服用抗生素

C. 及时治疗尿路结石

D. 及时治疗尿路损伤

E. 保持会阴部清洁

35. 良性前列腺增生的典型症状是（2012）

A. 尿频

B. 尿痛

C. 进行性排尿困难

D. 尿潴留

E. 血尿

36. 男性，71岁。因良性前列腺增生行前列腺切除术。术后留置气囊导尿管的主要目的是（2014）

A. 引流膀胱　B. 防止感染

C. 膀胱冲洗　D. 观察尿量

E. 压迫前列腺窝

37. 前列腺切除术后早期护理的重点应是（2011）

A. 观察和防治出血

B. 防止感染

C. 防止尿道狭窄

D. 防止血栓形成

E. 防止尿失禁

38. 男性，60岁。行前列腺增生摘除术，术后膀胱冲洗时应选择的溶液是（2014）

A. 0.02%呋喃西林

B. 3%硼酸

C. 0.9%氯化钠溶液

D. 0.1%新霉素

E. 5%葡萄糖溶液

39. 男性，56岁。前列腺切除术后膀胱冲洗时，冲洗液引流不畅。首先采取的护理措施是（2014）

A. 夹闭冲洗管，暂停冲洗

B. 继续冲洗

C. 加快冲洗速度

D. 检查引流管是否通畅

E. 通知医生

40. 男性，50岁。因前列腺增生症入院，行经尿道前列腺电切术治疗。术后健康教育措施中，错误的是（2013）

A. 进食高纤维食物

B. 多饮水

C. 尽早锻炼，如跑步等

D. 进行盆底肌肉锻炼

E. 2个月后可行性生活

41. 我国慢性肾功能衰竭的最常见病因为（2021）

A. 慢性肾小球肾炎

B. 慢性肾盂肾炎

C. 慢性尿路梗阻

D. 肾结核

E. 肾畸形

42. 治疗外阴炎时，使用1∶5000高锰酸钾溶液坐浴的主要作用是（2013）

A. 杀菌　B. 止痒

C. 止痛　　D. 消肿
E. 除臭

43. 女性，52岁。外阴瘙痒5年，双侧大小阴唇及其外周皮肤充血肿胀，局部呈点片状湿疹样变。阴道分泌物无异常。医嘱高锰酸钾坐浴，其浓度应是（2014）
A. 1:20　　B. 1:100
C. 1:500　　D. 1:1000
E. 1:5000

44. 滴虫性阴道炎分泌物的典型特征是（2013）
A. 白色，豆渣样
B. 呈黄水状
C. 稀薄，泡沫状
D. 乳白色，黏稠状
E. 血性分泌物

45. 患者，女，30岁。患滴虫性阴道炎。近3个月来月经周期紊乱，前来咨询避孕措施最佳的选择是（2021）
A. 口服避孕药　　B. 长效避孕药
C. 自然孕法　　D. 阴茎套
E. 紧急避孕药

46. 患者，女，25岁。诊断为滴虫性阴道炎，询问用自助冲洗器灌洗阴道的方法，护士应告知她最适宜的冲洗液为（2011）
A. 5.5%醋酸溶液
B. 1‰高锰酸钾溶液
C. 生理盐水
D. 1%乳酸溶液
E. 2%碳酸氢钠溶液

47. 子宫颈炎症的主要症状是（2012）
A. 外阴皮肤瘙痒
B. 阴道分泌物稀薄
C. 白带增多
D. 泡沫状白带
E. 腹痛

48. 患者，女，25岁。因“白带增多7天”就诊。妇产检查：外阴阴道正常，宫颈糜烂，糜烂面积占宫颈面积的1/2，护士评估该患者宫颈糜烂的程度是（2015）
A. 轻度　　B. 中度
C. 中重度　　D. 重度
E. 特重度

49. 治疗厌氧菌感染的急性盆腔炎时常使用的抗生素是（2013）
A. 四环素　　B. 甲硝唑
C. 万古霉素　　D. 克拉霉素
E. 阿奇霉素

50. 女性，28岁。因近2年来月经周期不规律就诊，医嘱自测基础体温。于是患者来社区医院咨询自测体温的方法。患者下列哪项陈述说明尚未充分了解护士的指导（2014）
A. “我睡觉前把体温计甩到36℃以下”
B. “我把体温计放在床头柜上，一伸手就拿到了”
C. “早上一睁眼就先测体温，测完再起床”
D. “我用一个记事本来记体温，要是有什么特殊的情况也记在上面”
E. “要坚持1个月，都记录完整了才去复诊”

51. 痛经患者疼痛的性质主要是（2014）
A. 刺针样疼痛　　B. 刀割样疼痛
C. 坠胀痛　　D. 烧灼样疼痛
E. 牵扯痛

52. 子宫内膜异位症患者的典型症状是（2013）
A. 撕裂样疼痛
B. 转移性腹痛
C. 继发性渐进性痛经
D. 脐周疼痛
E. 牵拉性疼痛

53. 患者，女，45岁。因“继发性痛经逐渐加重10年”就诊。双侧卵巢囊性增大，考虑为子宫内膜异位症。既能诊断又能治疗该疾病的最佳方法是（2015）

A. 双合诊　　B. 三合诊
C. 腹腔镜　　D. CA125
E. 盆腔B超

54. 为了减轻伤口疼痛，子宫内膜异位症患者术后卧位应为（2012）
A. 半卧位
B. 去枕平卧位
C. 头低足高位
D. 侧卧位
E. 头高足低位

55. 女性，32岁，孕20周。因淋病来院就诊。门诊护士就淋病对患者进行健康教育中，下列哪项复述说明护士仍需要再次进行解释（2013）
A. 淋病能导致早产
B. 淋病可能会导致新生儿患肺炎
C. 淋病可能会引起盆腔炎
D. 不能让任何人知道我患病
E. 淋病可能会导致宝宝宫内发育迟缓

56. 患者，女，25岁，孕17周。因诊断为淋病入院。护士向其解释淋病对妊娠、分娩及胎儿和新生儿的影响后，孕妇出现下列哪一项表述时，表明护士仍需要对其进行健康教育（2011）
A. “淋病会导致胎儿窘迫”
B. “淋病会导致新生儿肺炎”
C. “我不想让我丈夫知道这件事”
D. “我会因此发生盆腔感染”
E. “孕晚期我要注意胎膜早破的症状”

57. 前列腺切除术后患者避免剧烈活动的时间是（2018）
A. 7~8个月　　B. 3~4个月
C. 1~2个月　　D. 5~6个月
E. 9~10个月

58. 患者，男，39岁。排尿时突然中断，剧烈疼痛，改变体位后方可继续排尿，考虑患者为（2018）
A. 肾结石　　B. 输尿管结石
C. 膀胱结石　　D. 尿道结石
E. 膀胱肿瘤

59. 关于子宫内膜异位症的防治的叙述，不正确的是（2018）
A. 尽量避免多次的宫腔手术操作
B. 鼓励婚后痛经的妇女及时生育
C. 经期一般不做盆腔检查
D. 易引发经血外流受阻的生殖道畸形，应及时治疗
E. 宫颈部手术应在月经干净后7~12天进行

60. 患儿，男，7岁。因面部及眼睑水肿3天，尿少入院，入院前2周患扁桃体炎。查体：37.5℃，R 80次/分，P 24次/分，神志清醒，面部水肿，咽略红，心肺（-），尿常规：RBC（+++），蛋白（++），管型0，WBC 5个/HP。该患儿应考虑为（2018）
A. 尿路感染　　B. 单纯性肾病
C. 急性肾炎　　D. 慢性肾炎
E. 肾炎性肾病

61. 患者，男，52岁。近年来常有排尿中断现象，另有尿频、尿急和终末尿痛症状，诊断为尿道结石。行尿道取石术，术后并发症是（2018）
A. 尿失禁　　B. 膀胱挛缩
C. 肾积水　　D. 尿道狭窄
E. 阳痿

62. 急性肾小球肾炎的电解质变化是（2019）
A. 呼吸性酸中毒　　B. 代谢性碱中毒
C. 低钠　　D. 低钾
E. 高钙

63. 患者，女，28岁。近日因感外阴瘙痒、阴道分泌物增多就诊，妇科检查：白带呈豆渣样。阴道黏膜红肿并附有白膜，考虑感染的病原体是（2019）
A. 支原体　　B. 苍白密螺旋体
C. 假丝酵母菌　　D. 阴道毛滴虫
E. 淋病奈瑟菌

64. 重度宫颈糜烂患者行物理治疗，禁止性生活的时间是（2019）

A. 1个月
B. 半个月
C. 2个月
D. 3个月
E. 3周

65. 孕妇，28岁，G_1P_1。每次经期下腹疼痛，月经第1天最强烈，2～3天后疼痛缓解，余无异常。平素采用安全期避孕法。为缓解症状，最恰当的处理是（2019）

A. 腹部局部冷敷
B. 口服避孕药
C. 口服雄激素
D. 长期服镇痛药
E. 口服前列腺素类药物

66. 患者，女性，50岁，G_4P_2。因腰骶部酸痛伴下坠感6个月入院。查体：宫颈已达处女膜缘，阴道可见子宫颈。该子宫脱垂的程度是（2020）

A. Ⅰ度轻型
B. Ⅰ度重型
C. Ⅱ度轻型
D. Ⅱ度重型
E. Ⅲ度

67. 患者，男性，30岁，患慢性肾炎。护士对该患者进行饮食指导，正确的是（2020）

A. 高蛋白、低磷
B. 低蛋白、低磷
C. 高蛋白、高维生素
D. 高糖、高脂、高蛋白
E. 高蛋白、高脂、高维生素

68. 患者，女性，34岁。发热3天，腹痛伴尿急、尿频、尿痛。查尿白细胞30个/HP。护士所采取的护理措施中，属于预防泌尿系统感染的主要措施是（2020）

A. 注意保持会阴部卫生
B. 经常运动
C. 定期服抗生素
D. 加强营养
E. 保证睡眠

69. 患者，男性，46岁。因水肿、蛋白尿入院，临床诊断为肾病综合征。该患者的饮食应选取（2020）

A. 正常量优质蛋白
B. 高热量饮食
C. 低蛋白饮食
D. 低脂肪饮食
E. 低胆固醇饮食

70. 肾单位的组成是（2022）

A. 肾小球和肾小囊
B. 肾小体和集合管
C. 肾小球和肾小管
D. 肾小体和肾小管
E. 皮质和髓质

71. 慢性肾衰竭患者最早最突出的临床表现为（2022）

A. 心血管症状
B. 盆腔出血倾向
C. 恶心，食欲减退
D. 肾性骨病
E. 水、电解质酸碱平衡紊乱

72. 下列哪一项是引起急性肾衰竭的肾前性因素（2022）

A. 休克
B. 心脏压塞
C. 双肾结石
D. 头皮撕脱伤
E. 挤压伤

73. 患者，男，56岁。糖尿病患者，由于对降糖药物使用不规范，血糖控制一直不理想。近日发生急性肾盂肾炎，发生感染的最可能因素是（2022）

A. 排尿次数增加
B. 尿量增加
C. 尿路畸形
D. 尿量减少
E. 免疫力低下

第十章　精神障碍病人的护理

1. 对于强迫症患者，在其自愿参与下，要求患者在出现强迫动作前与护士（2017）
   A. 减少诱发因素
   B. 改善错误的认知
   C. 建立护患关系
   D. 落实护理计划
   E. 减少和控制症状
2. 关于焦虑症的叙述，正确的是（2017）
   A. 焦虑发作是先天的对可怕情景的条件反射
   B. 焦虑是害怕某些环境刺激所形成的条件反射
   C. 女性患病率明显低于男性
   D. 发作时紧张程度与现实环境相符
   E. 焦虑人格特质与遗传无关
3. 评估睡眠障碍最重要的检查方法是（2017）
   A. 头颅 CT　　B. 脑电图
   C. 头颅 DSA　　D. 头颅 MRI
   E. 头颅 X 线
4. 患者，女，22 岁。与家人吵架后倒地翻滚，号啕大哭，之后肢体抽动。随即四肢瘫痪，无法站立行走。下列护理评估中关于情感评估内容的是（2017）
   A. 有无幻听，幻视
   B. 有无冲动，易激惹
   C. 有无自知力
   D. 婚姻状况
   E. 家庭关系
5. 5－羟色胺再摄取抑制剂在治疗抑郁症时，起效时间是开始服药后（2016）
   A. 1 周　　B. 2 周
   C. 3 周　　D. 4 周
   E. 5 周
6. 幻觉是精神分裂症患者最常见的感知障碍，其中最常见的幻觉是（2016）
   A. 幻视　　B. 幻听
   C. 幻嗅　　D. 幻味
   E. 内脏性幻觉
7. 阿尔茨海默病患者出现下列哪项情况时，护士应该高度关注其发生走失的风险（2016）
   A. 语言啰嗦，反复唠叨
   B. 情绪高涨，言语激动
   C. 情绪紧张，无故攻击他人
   D. 四处徘徊，无目的的走动
   E. 拒绝正确意见，情绪执拗
8. 患者，女，35 岁。已婚，近 3 周来无明显诱因出现情绪低落，兴趣缺乏，动作缓慢，自觉“脑子笨，没有以前聪明，好像一块木头”，给予百忧解等治疗，护士需要向患者说明该药物的不良反应是（2016）
   A. 过度出汗　　B. 嗜睡
   C. 胃肠功能紊乱　　D. 口唇发绀
   E. 心血管系统的紊乱
9. 关于对重症抑郁症病人的健康教育，正确的叙述是（2016）
   A. 建议病人进行自我心理调整为主，用药为辅
   B. 鼓励安静休息，避免声光刺激
   C. 生活中回避压力，不要主动挑起对抗
   D. 尽量减少社会活动，避免受人关注
   E. 坚持服用药物治疗，不要漏服或随意停药
10. 精神分裂症的遗传方式最可能是（2013）
   A. 单基因遗传
   B. 双基因遗传
   C. 多基因遗传
   D. 常染色体显性遗传
   E. 常染色体隐性遗传

11. 患者，女，44岁。敏感多疑，怀疑单位同事有意和她作对，故意给其工作和生活设置障碍，近期经常听到耳边有人说话，对其行为进行评论。护士对其心理护理中，正确的是（2015）
A. 经常与患者讨论单位同事对她的评价
B. 明确告诉患者没有人陷害她
C. 与患者争辩其说话的对象不存在
D. 耐心倾听患者诉说，尽量满足患者合理要求
E. 在患者面前应低声交谈，以免引起患者猜疑

（12～13题共用题干）（2014）

患者，男，43岁。因“失眠、纳差、凭空闻语3月余，加重1个月”来诊，以精神分裂症收入院。患者病前性格内向、多疑，入院时神志清醒。接触差，多问少答。

12. 针对该患者失眠，错误的护理措施是
A. 白天适当参加娱乐活动
B. 睡前不喝浓茶、咖啡
C. 临睡前排尿
D. 睡前访谈患者
E. 创造良好的睡眠环境

13. 患者住院治疗1个月后，病情好转准备出院。正确的出院指导是
A. 低盐低脂饮食
B. 鼓励家人照顾患者日常生活
C. 症状消失后可停止药物治疗
D. 鼓励患者增加人际交往，回归社会
E. 出院1年后再复查

14. 患者，男，28岁。精神分裂症。第2次复发住院治疗后拟于明日出院。护士在对患者进行出院指导时，应首先重点强调的是（2015）
A. 规律生活　　B. 锻炼身体
C. 加强营养　　D. 维持药物治疗
E. 参与社会工作

15. 抑郁症患者的核心表现是（2014）
A. 情绪低落　　B. 思维迟缓
C. 情感淡漠　　D. 睡眠障碍
E. 自责自罪

16. 患者，男，65岁。急性心肌梗死冠脉支架术后半年，在家休养，心情低落，少与人交流，对周围事物不感兴趣。其最可能的心理问题是（2015）
A. 谵妄　　B. 抑郁
C. 焦虑　　D. 恐惧
E. 愤怒

17. 抑郁症患者情绪低落的表现在一天中的规律是（2015）
A. 晨轻夜重　　B. 晨重夜轻
C. 晨轻夜轻　　D. 晨重夜重
E. 无规律

18. 患者，女，30岁。近3年来出现情绪低落，食欲、性欲减退，觉得自己患了不治之症，给家人带来许多麻烦，生不如死。近2周症状加重，诊断为抑郁症。对该患者进行健康评估的重点是（2015）
A. 抑郁心境评估
B. 自杀行为评估
C. 认知行为评估
D. 意志活动评估
E. 睡眠质量评估

（19～20题共用题干）（2012）

男性，56岁。患类风湿关节炎20年，全身关节活动受限，生活部分自理。3天前患者企图自杀被家人发现，及时将其送往医院接受诊疗，门诊以“重度抑郁症”收治入院。

19. 在实施患者的入院护理时需要避免的做法是
A. 将患者安排在离护士站近的房间
B. 将患者安排在单人房间
C. 严格检查患者入院携带的物品
D. 向患者介绍主管护士
E. 向患者介绍同病房的其他患者

20. 对患者实施给药护理时，正确的做法是

A. 将药物放在床头柜上，让患者自行服用
B. 将药物交给家属，让其督促患者服用
C. 将药物混合在患者的食物内，一同服用
D. 护士看护患者服药，确认服下后离开
E. 患者拒绝服药时，应以命令或强制的方式执行

（21～22 题共用题干）（2013）

男性，35 岁。因失眠、乏力、少语 1 个月，加重 2 周来院就诊。查体：意识清醒，精神疲惫，消瘦，语音低，情绪不稳，诉“不想活了”。诊断为抑郁症。

21. 评估该患者时首先要注意的问题是
A. 机体的营养状况
B. 认知与感知状况
C. 有无自伤自杀行为
D. 睡眠与休息状况
E. 注意安慰开导

22. 针对患者首要的心理护理是
A. 鼓励患者抒发自己的内心情感
B. 激发患者积极情绪
C. 鼓励患者学习新的应对技巧
D. 与患者建立良好的护患关系
E. 劝阻患者的自杀想法

23. 抑郁症患者通过下列语言表达自己的低自尊和无价值感，“我太失败了，我什么事情都做不好”等。护士正确的处理是（2011）
A. 指导患者情绪不好时多卧床休息
B. 调动患者积极情绪，阻断负向思考
C. 指导患者减少与他人交流
D. 告诉患者生活中比他差的人比比皆是
E. 护士不应给予过度关注

24. 护士对抑郁症患者进行健康宣教时，患者表示不耐烦，此时护士的最佳反应是（2012）
A. “你该认真听讲，不然你的病会更加重的。”
B. “如果你不想听，我陪您坐一会儿吧。”
C. “你这孤独对你没有好处，这是为你好。”
D. “不听可不行，护士长会来检查的。”
E. “不想听也行，我把宣传材料放在这里，您一会自己看吧。”

25. 焦虑性神经症发作有两种形式，一种为广泛性焦虑障碍，另一种为（2013）
A. 恐惧症　　B. 惊恐发作
C. 强迫症　　D. 疑病症
E. 癔症

26. 女，43 岁。以广泛性焦虑障碍入院，广泛性焦虑障碍的症状不包括（2012）
A. 坐卧不宁
B. 出汗、心跳加快
C. 尿频、尿急
D. 莫名恐惧
E. 濒死感

27. 常规治疗焦虑症的药物不包括（2015）
A. 地西泮　　B. 咪达唑仑
C. 阿普唑仑　　D. 劳拉西泮
E. 奋乃静

28. 对焦虑症患者的心理护理，不恰当的是（2011）
A. 建立良好的治疗性护患关系
B. 指导患者进行放松训练
C. 鼓励患者倾诉内心感受
D. 关注患者过多躯体不适的主诉
E. 帮助患者认识症状

29. 一个人在家里成天想自杀，觉得自己没用，什么都不会，对家人没有好处，这是哪种精神疾病（2021）
A. 抑郁症　　B. 癔症
C. 双向情感障碍　　D. 精神分裂症
E. 疑心病妄想

30. 强迫型人格障碍患者的主要特点是（2013）
A. 犹豫不决，追求完美

B. 自我中心，富于幻想
C. 情感体验肤浅，易感情用事
D. 违法乱纪，冷酷无情
E. 情绪不稳，易激惹

31. 女性，20岁。在日常生活中会反复检查是否锁门和洗手。这最有可能属于哪一类疾病的症状（2014）
A. 强迫症　　B. 焦虑症
C. 自闭症　　D. 恐惧症
E. 抑郁症

32. 男性，20岁。自述"在天桥上看到火车开过来，就出现想跳下去自杀的念头"。虽不伴有相应的行动，但却因此感到焦虑、紧张。护士评估时考虑为（2012）
A. 强迫怀疑
B. 强迫性穷思竭虑
C. 强迫情绪
D. 强迫意向
E. 强迫行为

33. 患者，女，19岁。主诉因"怕脏反复洗手，双手变得粗糙皲裂，明知没必要却无法控制"来就诊。最佳治疗方案是（2015）
A. 药物治疗＋心理治疗
B. 抗精神病药物治疗
C. 工娱治疗
D. 电休克治疗
E. 精神分析治疗

34. 影响癔症发病的最主要因素是患者的（2014）
A. 器质性病变　　B. 心理因素
C. 血型　　D. 年龄
E. 经济状况

35. 最容易导致癔症的性格特征是（2013）
A. 孤僻　　B. 敏感
C. 固执　　D. 冲动任性
E. 富于幻想

36. 癔症病人抽搐发作时，紧急处理常用药物是（2015）
A. 地西泮　　B. 氯氮平
C. 奋乃静　　D. 百忧解
E. 丙米嗪

37. 患者，女，21岁。因研究生入学考试压力大，近几个月来出现入睡困难，睡眠表浅，多梦早醒，醒后不易入睡。最可能出现了（2015）
A. 嗜睡症　　B. 夜惊症
C. 睡行症　　D. 梦魇症
E. 失眠症

38. 某患者因焦虑入院，每天晚上总是躺在床上翻来覆去睡不着觉，一直到凌晨1点，患者表现属于睡眠障碍的哪一种
A. 入睡困难　　B. 时醒时睡
C. 彻夜不眠　　D. 浅睡眠
E. 睡眠规律倒置

39. 阿尔茨海默病患者的首发症状是（2013）
A. 妄想　　B. 人格改变
C. 记忆障碍　　D. 语言功能障碍
E. 空间技能障碍

40. 患者，女，73岁。2年前丈夫病故后，经常独自流泪，近1年来常出现当天发生的事、刚说的话和做的事不能记忆，忘记进食或物品放何处，外出找不到家门，失眠，焦躁不安。根据临床表现，护士评估患者最可能发生了（2011）
A. 老年精神病
B. 抑郁症
C. 大脑慢性缺血改变
D. 早期阿尔茨海默病
E. 脑肿瘤

41. 男性，71岁。诊断为阿尔茨海默病，目前临床最常用的治疗药物是（2012）
A. 抗焦虑药物
B. 抗抑郁药物
C. 抗精神病药物
D. 乙酰胆碱酯酶抑制剂
E. 促脑代谢药物

42. 在护理阿尔茨海默病患者时，错误的做法是（2012）
A. 促进患者多料理自己的生活，积极维持自理能力
B. 反复强化训练患者用脑，维持大脑活力
C. 多帮助患者回忆往事，锻炼记忆力
D. 患者回忆出现错误并坚持己见时，要坚持说服其接受正确观点
E. 保证夜间休息，保证充足的睡眠

43. 男性，65岁。1年前诊断为“阿尔茨海默病”，由其老伴照顾。前几日，患者独自外出后未归，后被家人找到。社区护士家庭访视时，注意到其老伴照料患者的过程中采取以下做法，其中不正确的是（2012）
A. 为防止患者走失，老伴不让其外出，把他整日关在家里
B. 为防止患者走失，老伴在他衣服上写名字和家中电话
C. 老伴尽量让患者自己刷牙、洗脸、穿衣、吃饭
D. 老伴时常会让患者帮忙做一些家务
E. 为帮助患者记忆，老伴会常和他一起看过去的生活照片

（44～46题共用题干）（2014）

男性，70岁。因糖尿病、阿尔茨海默病入院治疗。今晨进食油条、豆浆时，突然面色发绀，继而倒地、抽搐，意识丧失。

44. 该患者最可能发生了
A. 酮症酸中毒　B. 噎食
C. 癫痫小发作　D. 癔症
E. 中毒

45. 应立即采取的措施是
A. 注射胰岛素
B. 吸氧
C. 做气管切开准备
D. 平卧，解开衣领
E. 迅速将口腔内食物抠出

46. 护理评估时，评估的内容是
A. 诱发因素　B. 痴呆程度
C. 肢体功能　D. 心理状态
E. 自主呼吸功能

47. 癔症病人适宜用下列哪种药物（2018）
A. 镇静药　B. 抗抑郁药
C. 抗精神药　D. 抗胆碱药
E. 安眠药

48. 一位78岁的男子近日出门找不到家的地方，把上衣当裤子穿，把裤子当上衣穿，丢三落四，老忘记当前发生的事情。请问该患者是什么病（2019）
A. 精神分裂症
B. 抑郁症
C. 阿尔茨海默病
D. 恐惧症
E. 遗忘症

49. 强迫症发病高峰的年龄阶段是（2020）
A. 婴儿期　B. 幼儿期
C. 青少年期　D. 中年期
E. 老年期

50. 精神分裂症最突出的感知觉障碍（2020）
A. 幻触　B. 幻味
C. 幻嗅　D. 幻听
E. 幻视

51. 患者女性，32岁。患有抑郁症，有严重睡眠紊乱，护士观察到患者睡眠的特点是（2020）
A. 早醒　B. 易醒
C. 入睡困难　D. 睡眠过度
E. 时醒时睡

52. 西酞普兰主要用于（2022）
A. 抑郁症　B. 焦虑症
C. 癔症　D. 阿尔茨海默病
E. 帕金森

第十一章　损伤、中毒病人的护理

1. 浅Ⅱ度烧伤的损伤范围是（2017）
A. 角质层　　B. 表皮层
C. 真皮浅层　　D. 皮肤全层
E. 皮下组织

2. 患者，男，30 岁。车祸伤及头部，出现右外耳道流出淡血性液体，右耳听力下降，CT 示颅内积气，拟诊为“颅中窝骨折”，伤后 3 天患者剧烈头痛、呕吐、厌食、反应迟钝、脉搏细弱、血压偏低，该患者最可能出现了（2017）
A. 颅内压增高　　B. 颅内压过低
C. 低血糖　　D. 颅内感染
E. 颅内出血

3. 患者，女，28 岁。车祸后急诊入院，初步诊断为骨盆骨折后并腹膜后出血，静脉通路宜建立在（2017）
A. 上肢或下肢　　B. 下肢或颈部
C. 上肢或颈部　　D. 左下肢
E. 右下肢

4. 患者，男，33 岁，炼钢工人。工作中不慎被烧伤，Ⅲ度烧伤面积 60%，应采用的隔离方式是（2017）
A. 接触隔离　　B. 消化道隔离
C. 呼吸道隔离　　D. 保护性隔离
E. 严密隔离

5. 闭合性单处肋骨骨折最明显的症状是（2017）
A. 呼吸改变　　B. 局部疼痛
C. 排痰困难　　D. 休克
E. 发热

6. 患儿，男，3 岁。因“进食花生时突然剧咳，面色发绀”，经内镜取出后，护士告诉家长该患儿可以进食的时间是（2017）
A. 24h　　B. 即刻
C. 12h 后　　D. 1h 后
E. 4h 后

7. 一成年女性，左肘关节以下包括左前臂和左手，被开水烫伤，烧伤面积为（2017）
A. 9%　　B. 21%
C. 18%　　D. 11%
E. 5%

8. 患者，男，45 岁。因“足底被生锈的铁钉刺伤”就诊，医嘱注射破伤风抗毒素，患者 1 周内使用过破伤风抗毒素，引起该患者发生过敏性特异性的抗体是（2017）
A. IgA　　B. IgG
C. IgE　　D. IgA
E. IgM

9. 颅前窝骨折皮下瘀斑的典型体征是（2017）
A. 三主征　　B. “熊猫眼”征
C. 三凹征　　D. Murphy 征
E. 五联征

10. 患者，女，29 岁。全身躯干、会阴、下肢深Ⅱ度烧伤入院，为防止休克，可输入（2017）
A. 甘露醇　　B. 白蛋白
C. 葡萄糖　　D. 维生素
E. 脂肪乳

11. 患者，男，30 岁。夏天在田地里劳作时，突然出现头痛、头晕、恶心，继而出现口渴、胸闷、面色苍白、冷汗淋漓、脉搏细速、血压下降，后晕倒在地。该患者最可能发生了（2016）
A. 急性心肌梗死　　B. 脑血管意外
C. 中暑　　D. 低血糖休克
E. 农药中毒

12. 患者，女，6 岁。全身大面积开水烫伤送来急诊。四肢、后背大面积烫伤，创

面红肿，大水疱。未伤及范围包括头、面部、颈部，以及前胸、腹部约8个手掌大的皮肤。估计其烧伤面积为（2016）

A. 63%　　B. 67%

C. 73%　　D. 77%

E. 83%

13. 患者，男，46岁，建筑工人。入院时诊断为破伤风。以下与本病最有关的既往史是（2016）

A. 糖尿病病史

B. 工作时被钉子扎伤过

C. 高血压家族史

D. 吸烟20年

E. 对花粉过敏

14. 小儿，4岁。2天来无论活动还是安静时均有阵发性、痉挛性咳嗽。家长怀疑其与小伙伴追逐玩耍时误将硬币吞下，遂带其就诊以明确诊断。医生告知，可确诊支气管异物的检查是

A. X线检查　　B. 磁共振检查

C. 支气管镜检查　　D. CT扫描检查

E. 肺功能检查

15. 患者，女，64岁。摔倒致右股骨头下骨折。因合并有严重心肺疾病，采取非手术治疗12周后髋部疼痛没有缓解，下肢活动受限，不能站立和行走。首要考虑该患者出现了（2016）

A. 关节脱位

B. 关节感染

C. 骨折断端神经损伤

D. 骨折畸形愈合

E. 股骨头缺血性坏死

16. 可出现反常呼吸的是（2016）

A. 脓胸　　B. 桶状胸

C. 漏洞胸　　D. 连枷胸

E. 血气胸

17. 判断肋骨骨折，胸部检查最可靠的依据是（2016）

A. 局部肿胀　　B. 皮下淤血

C. 皮下气肿　　D. 胸式呼吸消失

E. 直接和间接压痛

（18～21题共用题干）（2016）

患者，女，42岁。从高处跌下，头部着地，当时昏迷约10min后清醒，左耳道流出血性液体，被家属送来急诊。

18. 护士首先应采取的措施是

A. 安慰患者

B. 测量生命体征

C. 建立静脉通道

D. 清洁消毒耳道

E. 查看有无合并伤

19. 对明确诊断最有价值的辅助检查是

A. CT　　B. B超

C. 心电图　　D. 胸部X线片

E. 血常规

20. 提示合并颅内血肿的症状是

A. 高热　　B. 寒战

C. 失语　　D. 胸闷

E. 气短

21. 经过急救后，患者意识清楚，拟采取进一步治疗。患者因认为医院过度治疗，所以拒绝治疗。正确的处理措施是

A. 强迫治疗

B. 请医生处理

C. 请护士长处理

D. 与家属共同劝慰

E. 冷处理，待患者平静后进行劝说

22. 男性，20岁。因工程塌方被石板压迫4h，伤肢严重缺血坏死。该损伤属于（2013）

A. 扭伤　　B. 挤压伤

C. 挫伤　　D. 冲击伤

E. 撕裂伤

23. 关于头皮撕脱伤患者急救的叙述，不正确的是（2014）

A. 撕脱部位加压包扎止血

B. 将撕脱的头皮浸泡在75%乙醇中消毒

C. 保护创面，避免污染
D. 严密观察休克征象
E. 迅速送往医院进行救治

24. 男性，45岁。2h前突发车祸，致腹部开放性损伤，部分肠管脱出。下列处理措施正确的是（2013）
A. 立即转运患者
B. 消毒碗覆盖脱出肠管
C. 加压包扎
D. 肠管清洁后回纳腹腔
E. 镇静，止痛

25. 患者，女，25岁。右小腿有25.0cm×12.5cm的肉芽组织水肿创面。换药时应选用的湿敷药液是（2015）
A. 等渗盐水
B. 0.02%呋喃西林溶液
C. 0.1%依沙丫啶溶液
D. 含氯石灰硼酸溶液
E. 5%氯化钠溶液

26. 大面积烧伤后2天内，最主要的全身改变是（2014）
A. 急性呼吸衰竭　B. 脓毒血症
C. 低血容量性休克　D. 急性肾衰竭
E. 应激性溃疡

27. 女性，38岁，大面积烧伤后5h入院，心率120次/分，血压70/50mmHg，尿少。发生上述状况最可能的原因是（2013）
A. 大量红细胞丧失造成肺换气障碍
B. 大量水分蒸发造成脱水
C. 疼痛导致的生理反应
D. 大量体液从血管内渗出引起低血容量休克
E. 创面细菌感染造成感染性休克

28. 某女性患者，烧伤后休克期。护士调整补液速度最有效的观察指标为（2012）
A. 意识　B. 脉搏
C. 血压　D. 末梢循环
E. 尿量

29. 患儿，女，3岁。不慎被蜡烛烧伤左手。烫伤部位局部红肿，有一个约2cm×2cm大水疱，其周边有3～5个小水疱。该患儿的烧伤程度为（2014）
A. Ⅰ度烧伤　B. Ⅱ度烧伤
C. Ⅲ度烧伤　D. 重度烧伤
E. 特重度烧伤

30. 男性，22岁。因火灾致面部烧伤入院。体检发现，患者声音嘶哑，口鼻处有黑色分泌物，鼻毛烧焦。该患者目前最主要的危险是（2012）
A. 呼吸衰竭　B. 肺部感染
C. 肺水肿　D. 窒息
E. 呼吸性碱中毒

31. 烧伤患者换药时发现有黄色分泌物，此时首选什么药
A. 3%过氧化氢　B. 5%碳酸氢钠
C. 碘伏　D. 75%酒精
E. 苯扎溴铵

32. 女，35岁。双手深Ⅱ度烧伤康复期，护士指导其双手平时正确的放置位置是（2012）
A. 握拳位　B. 半握拳位
C. 伸直位　D. 半伸直位
E. 双手互握

（33～38题共用题干）（2015）

患者，女，16岁。因煤气泄漏爆炸致头面部、双上肢烧伤入院。查体：烧伤部位有大量水疱，痛觉迟钝。

33. 采用中国新九分法估计该患者的烧伤面积约为
A. 18%　B. 21%
C. 24%　D. 27%
E. 54%

34. 患者的烧伤严重程度是
A. 轻度　B. 中度
C. 中重度　D. 重度
E. 特重度

35. 根据患者烧伤部位的特点，护士应重点

观察

A. 呼吸功能　　B. 上肢血液循环

C. 意识　　D. 疼痛程度

E. 血压

36. 不正确的补液方案是

A. 尽早开始　　B. 见尿补钾

C. 先晶后胶　　D. 先糖后盐

E. 先快后慢

37. 患者入院第5天出现发热，体温39.2℃，创面有黄绿色分泌物伴有恶臭味，引起感染的细菌考虑为

A. 溶血性链球菌

B. 大肠埃希菌

C. 金黄色葡萄球菌

D. 铜绿假单胞菌

E. 梭形芽孢杆菌

38. 患者经1个月的治疗拟于近日出院，由于烧伤部位瘢痕较严重，患者自觉不愿见人，不想离开医院。对其采取护理措施不妥的是

A. 理解患者并倾听其诉说

B. 动员尽快出院

C. 介绍后期整形美容治疗方法

D. 鼓励自理，增强独立性

E. 不回避问题，尽量稳定情绪

39. 男性，25岁。因外伤被家人送至急诊。查体：面色苍白，意识模糊，右上腹有一刀刺伤口不断流血。该患者最可能受伤的腹腔脏器是（2014）

A. 肝　　B. 脾

C. 胃　　D. 胰

E. 结肠

40. 关于社区开展预防一氧化碳中毒的健康教育，正确的叙述是（2015）

A. 关闭门窗

B. 煤气淋浴器安装在浴室里

C. 定期检查管道安全

D. 使用不带有自动熄火装置的煤灶

E. 通气开关可长期开放

41. 女性，50岁。因一氧化碳中毒2h入院治疗。为促进一氧化碳的排出，最佳的措施是（2013）

A. 湿化瓶加乙醇

B. 高压氧舱治疗

C. 低流量吸氧

D. 脱离环境

E. 心肺复苏

42. 有机磷中毒时，代谢失常的神经递质是（2015）

A. 多巴胺　　B. 乙酰胆碱

C. 5-羟色胺　　D. 肾上腺素

E. 去甲肾上腺素

43. 有机磷农药中毒患者的尿液气味呈（2013）

A. 蒜臭味　　B. 烂苹果味

C. 粪臭味　　D. 氨臭味

E. 腥臭味

44. 患者，女，40岁。由家人背送急诊。家属诉半小时前发现其不省人事，倒卧在家中床上，时有呕吐。查体：皮肤多汗，流涎，双侧瞳孔明显缩小，呼吸有大蒜味，分诊护士首先考虑该患者最有可能为（2011）

A. 安眠药中毒　　B. 食物中毒

C. 一氧化碳中毒　　D. 有机磷中毒

E. 脑出血

45. 下列属于有机磷农药的是（2021）

A. 敌敌畏　　B. 阿托品

C. 新斯的明　　D. 高锰酸钾

E. 地尔硫䓬

46. 男性，35岁。与家人争吵后服敌敌畏100ml，被送往医院急救。在使用阿托品治疗时，提示患者已“阿托品化”的指标是（2014）

A. 瞳孔直径2mm

B. 心率58次/分

C. 颜面潮红，口干

D. 皮肤潮湿

E. 肺部湿啰音明显

47. 急性有机磷中毒的患者，医嘱给予阿托品静脉注射，在给药后患者最可能出现(2011)

A. 口干　　B. 血压下降

C. 心率减慢　　D. 出汗增多

E. 呼吸加快

48. 女，60岁。诊断为“有机磷农药中毒”，已经给予洗胃等处理，遵医嘱给予阿托品药物治疗。当患者出现下列哪种情况时应及时通知医师停药(2012)

A. 颜面潮红

B. 皮肤干燥、口干

C. 体温37.2℃

D. 心率110次/分

E. 烦躁不安、抽搐

49. 急性有机磷农药中毒患者使用胆碱酯酶复能剂的原则，正确的是(2013)

A. 应该尽量地少用

B. 应该尽早地使用

C. 不与阿托品合用

D. 只用于轻度中毒

E. 只用于重度中毒

50. 女性，29岁。口服安定100片，家人发现时呼之不应，意识昏迷，急诊来医院，错误的护理措施是(2013)

A. 立即洗胃

B. 立即催吐

C. 硫酸镁导泻

D. 0.9%生理盐水洗胃

E. 监测生命体征

51. 患者，男，20岁。因“饮酒后昏迷，抽搐3h”急诊入院。患者于3h前饮白酒800ml后逐渐胡言乱语，昏睡，继之昏迷，伴有剧烈抽搐，口吐白沫，无双眼上翻，未咬破舌头。最可能的诊断是(2015)

A. 癫痫　　B. 中风

C. 脑水肿　　D. 酒精中毒

E. 食物中毒

52. 男性，26岁。于晚夜间饮用高度白酒500ml后神志不清，呼吸困难，口唇发绀，急诊入院。查体：体温36.9℃，脉搏141次/分，呼吸28次/分，血压95/72mmHg。嗜睡，半卧位，呼吸急促，腹部轻压痛，无肌紧张。分诊护士判断该患者最可能的是(2014)

A. 急性胰腺炎　　B. 癔症

C. 呼吸衰竭　　D. 脑疝

E. 酒精中毒

53. 患者，男，78岁。饮用红酒600ml后出现脸色潮红，轻微眩晕，语言增多，诊断为酒精中毒。下列医嘱中，对治疗酒精中毒无效的是(2011)

A. 静推利尿剂

B. 静推纳洛酮

C. 静脉滴注维生素

D. 静滴抗生素

E. 静滴电解质

54. 男性，60岁。烈日下从事田间劳动约1h后，感觉口渴、头晕、胸闷、恶心、四肢无力紧急送往医院治疗。查体温37.8℃，脉搏100次/分，未发现其他异常，休息约半小时后症状消失。该患者出现上述症状，应首先考虑的原因是(2012)

A. 过度劳累　　B. 睡眠不足

C. 高温环境　　D. 身体虚弱

E. 饮食过饱

55. 女性，18岁。因失足落入水中。15min后被救出，呼之不应，胸部无起伏。抢救该患者首要的步骤是(2014)

A. 倒水处理　　B. 通畅气道

C. 人工呼吸　　D. 心脏按压

E. 紧急呼救

56. 男，8岁。不慎溺水，检查发现该男童面部青紫，意识丧失，自主呼吸停止，颈动脉搏动消失。护士实施抢救时首先

应采取的措施是（2011）

A. 准备好给氧装置

B. 准备开口器撑开口腔

C. 清除口鼻分泌物和异物

D. 放清洁纱布于男童口部

E. 将男童双手放于其躯干两侧

57. 男性，20岁。铁钉扎伤1周后，出现张口受限、苦笑面容、角弓反张、抽搐频繁，护理措施不正确的是（2012）

A. 注射破伤风抗毒素

B. 保持病室安静避光

C. 病情严重时少食多餐

D. 密切观察病情

E. 做好消毒隔离

58. 治疗破伤风病人时，注射破伤风抗毒素的作用是（2011）

A. 控制和解除痉挛

B. 中和游离毒素

C. 保持呼吸道通畅

D. 自动免疫

E. 被动免疫

59. 护士为破伤风患者更换下来的敷料应（2013）

A. 统一填埋　　B. 高压灭菌

C. 集中焚烧　　D. 日光暴晒

E. 浸泡消毒

60. 肋骨骨折多见于（2015）

A. 第1~3肋骨

B. 第4~7肋骨

C. 第7~9肋骨

D. 第8~10肋骨

E. 第11~12肋骨

61. 多根多处肋骨骨折的特征性表现是（2014）

A. 胸部疼痛　　B. 妨碍正常呼吸

C. 痰不易咳出　　D. 反常呼吸

E. 骨折易摩擦

62. 男性，45岁。胸部被撞伤1h入院，自觉左胸痛，面色发绀，呼吸急促，左胸部出现反常呼吸运动。最重要的护理评估内容是（2013）

A. 血压　　B. 体温

C. 呼吸　　D. 脉搏

E. 意识

63. 患者，男，30岁。胸部损伤，多根肋骨多处骨折，出现反常呼吸，是因为（2021）

A. 疼痛　　B. 胸壁软化

C. 肋间神经损伤　　D. 气胸

E. 血胸

64. 男性，65岁。原发性支气管肺癌骨转移。今晨起腿部肿胀，不能行走。经X线检查发现骨折。骨折类型是（2014）

A. 直接暴力　　B. 间接暴力

C. 肌肉损伤　　D. 疲劳性骨折

E. 病理性骨折

65. 男患儿，5岁。摔倒后左肘关节着地送来急诊。分诊护士判断该患儿是否发生骨折的最重要依据是（2013）

A. 左上臂疼痛　　B. 局部肿胀

C. 左上臂畸形　　D. 局部压痛

E. 肘关节活动度减小

66. 女性，30岁。车祸撞伤左侧大腿，致股骨中断闭合性骨折，行骨牵引复位固定术后，可以防止骨牵引过度的措施是（2013）

A. 将床头抬高15~30cm

B. 每天用70%乙醇滴牵引针孔

C. 定时测量肢体长度

D. 保持有效牵引

E. 鼓励功能锻炼

67. 男患儿，8岁。跌倒时右手掌撑地，少量出血，右腕剧痛，逐步肿胀，活动障碍，被诊断为桡骨下段骨折。骨折部位行石膏固定。该患儿最重要的健康教育要点是（2014）

A. 不需要换石膏

B. 患侧前臂抬高，注意血液循环

C. 随时进行腕关节活动
D. 随时进行肩关节活动
E. 饮食教育

68. 女性，34 岁。肱骨干骨折术后 3 天。护士指导患者进行功能锻炼，正确的方法是（2014）
A. 患侧运用握力器进行前臂肌肉舒缩运动
B. 患肢爬墙运动，以活动上臂肌肉
C. 用手推墙动作，以活动胸大肌、三角肌
D. 运篮球动作，以活动上肢各肌群
E. 提重物练习，以促进骨痂愈合

69. 男性，32 岁。车祸后右肱骨骨折，行内固定术。2 周后出院，对于该患者的出院宣教，错误的是（2013）
A. 锻炼需贯穿骨折愈合全过程
B. 活动范围应由小到大
C. 活动强度应由弱到强
D. 活动量应固定，始终一致
E. 主动和被动活动相结合

70. 男性，45 岁。因车祸致伤，急诊入院。初步检查拟诊断为骨盆骨折合并腹腔内脏损伤，有休克征象。护士应首先给予（2012）
A. 建立静脉通道
B. 准备骨盆兜，行悬吊牵引
C. 准备腹腔手术止血
D. 准备髋部石膏固定
E. 准备骨牵引器材

71. 无毒蛇咬伤后会出现什么症状（2021）
A. 出血　　B. 痉挛
C. 有齿痕　　D. 瘀斑
E. 抽搐

72. 对酒精中毒患者的护理措施，错误的是（2018）
A. 躁动时可用苯巴比妥
B. 卧床、保暖
C. 维持体液平衡
D. 呼吸和循环支持
E. 必要时透析护理

73. 患者，女，42 岁。被汽车撞及骨盆，X 线显示骨盆环单处骨折，耻骨联合轻度分离，行骨盆兜带悬吊牵引，正确的处理措施是（2018）
A. 臀部抬离床面
B. 限水控便减少污染
C. 排便时间可以做牵引
D. 牵引期间下肢做伸屈运动
E. 8 周后可以下床行走

74. 患者，男性，7 岁。外伤后左股骨干骨折，行股骨髁上骨牵引，在护理过程中，如牵引过度可导致以下何种后果（2018）
A. 肢体畸形　　B. 肌肉萎缩
C. 骨愈合障碍　　D. 骨质脱钙
E. 剧烈疼痛

75. 患者，男，32 岁。胸部撞伤后 30min，自觉右胸疼痛。查体：脉搏 80 次/分，血压 120/80mmHg，呼吸 16 次/分，气管居中，左右胸均有压痛，两肺呼吸音存在。其诊断可能性最大的是（2018）
A. 气胸
B. 血胸
C. 血气胸
D. 多根多处肋骨骨折
E. 单纯性肋骨骨折

76. 婴儿发生气道异物梗阻时，正确的急救方法是（2018）
A. 卧位颈部挤压法
B. 卧位腹部冲击法
C. 立位胸部冲击法
D. 立位腹部冲击法
E. 俯卧背部叩击法

77. 双手及膝盖烫伤，有大小不等的水疱，剧烈疼痛。问伤及皮肤的（2019）
A. 真皮乳头层　　B. 真皮全层
C. 表皮浅层　　D. 表皮全层

E. 皮肤全层

78. 一氧化碳中毒最常累及的部位是
A. 中枢神经系统　B. 心脏
C. 消化系统　D. 泌尿系统
E. 呼吸系统

79. 小儿误食老鼠药磷化锌中毒后用什么溶液洗胃（2019）
A. 高锰酸钾　B. 0.5%硫酸铜
C. 盐水　D. 5%醋酸
E. 过氧化氢

80. 患者，男性，因服毒而昏迷不醒，被送入急诊室抢救，了解到患者服用大量安眠药，此时护士应选用哪种洗胃液（2019）
A. 生理盐水
B. 2%～4%碳酸氢钠溶液
C. 牛奶
D. 1∶15000 高锰酸钾溶液
E. 蛋清水

81. 小儿气管异物多发生于（2019）
A. 5 岁以下　B. 6 岁以下
C. 7 岁以下　D. 8 岁以下
E. 9 岁以下

82. 患者，男。在工地上不慎踩到生锈钉子，来医院救治，患者出现牙关紧闭，怕光，该患者适宜什么病房（2019）
A. 18～22℃
B. 湿度 50%～60%
C. 隔离
D. 普通病房
E. 抢救室

83. 破伤风最先受累的肌肉是（2019）
A. 四肢肌　B. 肋间肌
C. 背部肌　D. 咀嚼肌
E. 颈部肌

84. 如图所示，患者，女，60 岁。今日晨独自上卫生间摔倒，伤后感下肢剧烈疼痛，不能站立行走，通过图中判断该患者最有可能发生了（2019）

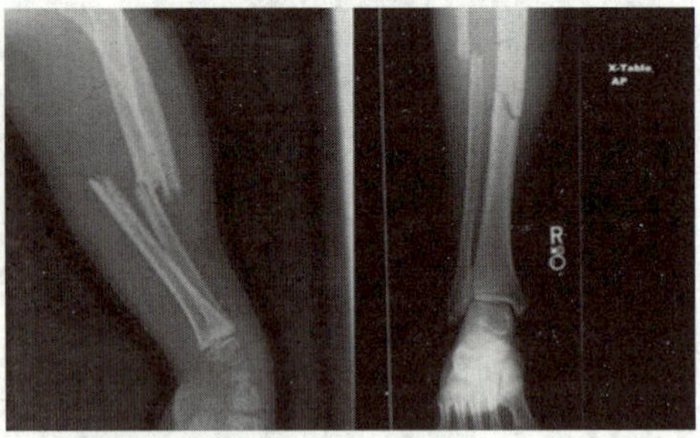

A. 股骨干骨折
B. 髋关节脱位
C. 胫腓骨干骨折
D. 股骨颈骨折
E. 股神经损伤

85. 骨盆骨折的专有体征是（2019）
A. 局部肿痛
B. 反常运动
C. 局部压痛及间接挤压痛
D. 畸形改变
E. 骨擦音及骨擦感

86. 患者，男，30 岁。车祸致骨盆骨折行牵引术后 8 周。对该患者健康教育正确的是（2019）
A. 限制髋关节被动活动
B. 限制抬臀活动
C. 行双下肢的负重锻炼
D. 行下肢肌肉的舒缩锻炼
E. 禁止半卧位

87. 患者，女性，25 岁。前额及眶部被车撞伤，眼睑青肿，结膜下出血，鼻部不断流出血性液体，考虑是（2020）
A. 颅顶骨折　B. 额骨骨折
C. 颅前窝骨折　D. 鼻骨骨折
E. 面部挫伤

88. 患者，男性，38 岁。在高温下持续工作 10h，出现意识不清入院。患者皮肤湿冷，血压 70/50mmHg，脉搏细速。体温 37.2℃，心率 116 次/分，此时患者首要的护理问题是（2020）
A. 有感染的危险
B. 清理呼吸道无效

C. 知识缺乏
D. 体温过高
E. 体液不足

89. 有机磷中毒病人其瞳孔表现为（2020）
A. 双侧瞳孔缩小
B. 双侧瞳孔扩大
C. 双侧瞳孔大小不等，忽大忽小
D. 双侧瞳孔同向偏斜
E. 单侧瞳孔扩大、固定

90. 烟碱样症状表现为肌纤维颤动，常先出现在（2020）
A. 腹肌　B. 呼吸肌
C. 肱二头肌　D. 全身肌肉
E. 眼睑、舌肌

91. 因火焰烧伤而进行现场急救时，下列哪项是错误的（2020）
A. 就地翻滚
B. 跳入水池
C. 用毛毯覆盖灭火
D. 奔跑呼叫并用手扑打火焰
E. 使用灭火器灭火

92. 以下骨折类型中，属于稳定性骨折的是（2020）
A. 横行骨折　B. 斜形骨折
C. 螺旋形骨折　D. 粉碎性骨折
E. 撕脱性骨折

93. 治疗休克的首选措施是（2020）
A. 治疗原发病
B. 补充血容量
C. 应用血管活性物质
D. 纠正代谢紊乱
E. 增强心功能

94. 患者，女性，15岁。双下肢严重烧伤，创面湿润，护士采取的最佳处理方法是（2020）
A. 无菌纱布包扎，避免感染
B. 红外线照射
C. 湿冷敷
D. 湿热敷
E. 冰块冷敷

95. 患者，男，38岁。炎热夏天，在外连续工作6小时，出现剧烈头痛、头晕、眼花、耳鸣、呕吐、烦躁不安等症状，体温不高。考虑为
A. 热衰竭　B. 热痉挛
C. 日射病　D. 热射病
E. 中暑

96. 新生儿破伤风细菌入侵的途径是（2020）
A. 脐部　B. 呼吸道
C. 消化道　D. 皮肤
E. 胎盘

97. 烧伤患者现场应采取的急救措施是（2022）
A. 脱下衣服
B. 就地打滚
C. 边跑边呼救
D. 迅速用手扑灭火焰
E. 跳入水中

98. 头面颈部烧伤患者一年内避免（2022）
A. 太阳暴晒　B. 冷水
C. 使用化妆品　D. 吹风
E. 热水

99. 患者，男，22岁，1个月前外出被狗咬伤。3天前出现恐水、怕风就医，经诊断为狂犬病，该病的死亡率为（2022）
A. 70%　B. 80%
C. 90%　D. 95%
E. 100%

100. 患者，男，38岁。在高温下持续工作10h，现意识不清入院。患者皮肤湿冷，血压70/50mmHg，脉搏细速，体温37.2℃，心率116次/分，此时患者首要的护理问题是（2022）
A. 有感染的危险
B. 清理呼吸道无效
C. 知识缺乏
D. 体温过高

E. 体液不足

101. 对意识清醒的小儿发生气管异物时，可采取的急救方法是（2022）

A. 海姆立克法

B. 卧位腹部冲击法

C. 自行腹部冲击法

D. 胸部冲击法

E. 拍背法

102. 婴儿发生气道异物梗阻时，正确的急救方法是（2022）

A. 卧位颈部挤压法

B. 卧位腹部冲击法

C. 立位胸部冲击法

D. 立位腹部冲击法

E. 俯卧背部叩击法

103. 热射病伴休克患者，降温方式是（2022）

A. 冰盐水灌肠

B. 4℃生理盐水静脉推注

C. 动脉快速推注适量4℃ 5%葡萄糖盐水

D. 10%水合氯醛10～20ml保留灌肠

E. 冰肥皂水

104. 患者，男，45岁。炎热夏天，在外高空作业3小时，出现剧烈头痛、头晕、眼花、烦躁不安。该患者可能出现了（2022）

A. 先兆中暑　B. 热衰竭

C. 热痉挛　D. 日射病

E. 热射病

第十二章　肌肉骨骼系统和结缔组织疾病病人的护理

1. 患者，女，23 岁。发热，并出现面部蝶形红斑，治疗本病的首选药物是（2017）
   A. 环磷酰胺　B. 布洛芬
   C. 阿司匹林　D. 吲哚美辛
   E. 糖皮质激素
2. 患儿，男，16 岁。因患“痤疮”3 年入院，经实验室和影像学检查后，确诊为库欣综合征，目前最重要的护理是（2017）
   A. 皮肤黏膜状态　B. 营养状态
   C. 意识状态　D. 心理状态
   E. 心率、心悸
3. 下列哪个疾病首选糖皮质激素治疗（2021）
   A. 糖尿病　B. 稳定型心绞痛
   C. 系统性红斑狼疮　D. 类风湿关节炎
   E. 哮喘急性发作
4. 患者，女，26 岁。系统性红斑狼疮患者，用药治疗过程中出现胃溃疡发作，考虑与哪种药物的不良反应有关（2016）
   A. 环磷酰胺　B. 羟氯喹
   C. 泼尼松　D. 雷公藤总苷
   E. 免疫球蛋白
5. 患者，女，65 岁。遵医嘱每天服用补钙制剂阿仑膦酸钠 1 次，正确的服药时间是（2016）
   A. 晨起　B. 早饭后
   C. 午饭后　D. 晚饭后
   E. 睡前
6. 患者，女，30 岁。诊断为类风湿关节炎入院，使用药物治疗后，患者关节疼痛减轻，但出现体重增加、满月脸、向心性肥胖。提示存在何种药物的副作用（2016）
   A. 泼尼松　B. 环磷酰胺
   C. 硫唑嘌呤　D. 吲哚美辛
   E. 阿司匹林
7. 患者，女，53 岁。患类风湿关节炎，接受药物治疗，近日因天气变湿冷，手指关节疼痛加重，晨僵可达数小时，同时伴活动障碍，目前正确的护理措施是（2016）
   A. 睡前戴手套
   B. 晨起冷敷手关节
   C. 保持手关节伸展
   D. 加大手关节活动度
   E. 增加手关节活动量
8. 腰椎间盘突出最易发生的部位是（2012）
   A. $T_{12} \sim L_1$　B. $L_{1\sim2}$
   C. $L_{2\sim3}$　D. $L_{3\sim4}$
   E. $L_{4\sim5}$
9. 腰椎间盘突出好发于 $L_{4\sim5}$ 及 $L_5 \sim S_1$，是因为该部位（2015）
   A. 椎间盘较厚　B. 韧带宽松
   C. 血供差　D. 活动度大
   E. 肌肉松弛
10. 腰椎间盘突出症局部注射药物治疗的目的不包括（2011）
    A. 镇痛　B. 消肿
    C. 减轻粘连　D. 预防感染
    E. 减轻肌痉挛
11. 患者，男，60 岁。因颈椎病入院手术治疗。术前锻炼的项目不包括（2011）
    A. 颈部前屈　B. 颈部后伸
    C. 颈部侧屈　D. 颈部侧转
    E. 头上加压
12. 护士指导椎间盘突出症患者术后早期进行直腿抬高练习，是为了预防（2014）
    A. 神经根粘连　B. 血肿形成
    C. 骨质疏松　D. 伤口感染
    E. 肌肉萎缩

（13～15 共用题干）（2013）

患者，男，41 岁。体重 82kg，因车祸致 $T_{3\sim4}$ 骨折。四肢瘫痪，呼吸困难，对自己的病情非常担心。

13. 导致呼吸困难的最主要原因是
  A. 腹胀导致膈肌上移
  B. 肺栓塞
  C. 呼吸肌麻痹
  D. 痰液分泌过多堵塞气道
  E. 血块压迫气道

14. 搬运该患者的方法是
  A. 单人背起患者搬运
  B. 单人抱起患者搬运
  C. 二人搬运，其中一人抬上身，一人抬脚
  D. 三人搬运，其中二人平托患者躯干，一人抬脚
  E. 四人搬运，其中三人将患者平托到模板上

15. 在与患者的沟通中，会对患者的心理产生不良影响的是
  A. 向患者介绍脊髓损伤的手术并发症
  B. 指导患者进行功能锻炼
  C. 安排康复较好的患者与其交流
  D. 建议患者听柔和的音乐放松心情
  E. 与患者共同探讨缓解症状的护理方案

16. 预防风湿性心瓣膜病的根本措施是（2013）
  A. 长期服用抗风湿药物
  B. 积极防治链球菌感染
  C. 防止复发，卧床休息
  D. 增加营养，避免过劳
  E. 居室要防寒避湿

17. 治疗风湿性二尖瓣狭窄的药物中，苄星青霉素的作用是防止（2015）
  A. 风湿热　　B. 心力衰竭
  C. 动脉栓塞　　D. 心律失常
  E. 心绞痛

18. 类风湿关节炎活动期最常见的临床表现是（2014）
  A. 晨僵
  B. 指关节畸形
  C. 肘侧皮肤出现浅表结节
  D. 下肢皮肤有大片出血点
  E. 贫血

19. 类风湿关节炎患者的特点是（2013）
  A. 主要侵犯大关节
  B. 属于单系统性疼痛
  C. 全身游走性疼痛
  D. 关节病变呈对称性改变
  E. 发病者男女之比为 1∶2

20. 患者，女，48 岁。患类风湿关节炎 5 年，双侧腕、指关节肿胀畸形，为保持关节的功能，正确的做法是（2015）
  A. 腕关节背伸、指关节背伸
  B. 腕关节背伸、指关节掌屈
  C. 腕关节掌曲、指关节侧屈
  D. 腕关节掌曲、指关节背伸
  E. 腕关节侧曲、指关节掌屈

21. 糖皮质激素治疗系统性红斑狼疮的主要机制是（2013）
  A. 抗休克，改善循环
  B. 抑制过敏反应
  C. 控制炎症，抑制免疫反应
  D. 降低内毒素反应
  E. 抑菌，避免继发感染

22. 女性，24 岁。因系统性红斑狼疮入院，使用大剂量甲泼尼龙治疗。用药期间，护士应特别注意观察和预防的是（2014）
  A. 继发感染　　B. 消化道出血
  C. 骨质疏松　　D. 高血压
  E. 骨髓抑制

23. 女，24 岁。患系统性红斑狼疮入院，面部蝶形红斑明显。对该患者进行健康指导时，错误的是（2012）
  A. 用清水洗脸
  B. 不用碱性肥皂
  C. 禁忌日光浴

D. 可适当使用化妆品
E. 坚持用消毒液漱口

24. 患者，女，58 岁。诊断为原发性骨质疏松症，疼痛是其最常见的症状，下列对疼痛描述正确的是（2021）
A. 肌肉颤动、咳嗽、大便用力时减轻
B. 直立时疼痛减轻
C. 仰卧或坐位时疼痛加重
D. 以腰背痛多见，通常为弥漫性
E. 日间疼痛加重，夜间疼痛减轻

25. 骨质疏松最常见的症状是（2013）
A. 疼痛　B. 身长缩短
C. 驼背　D. 骨折
E. 呼吸困难

26. 女性，70 岁。主诉轻微骨痛，劳动后加重，被诊断为骨质疏松。目前对患者生活影响最大的危险因素是（2014）
A. 疼痛　B. 营养失调
C. 有受伤的危险　D. 躯体活动障碍
E. 焦虑

27. 骨质疏松患者不宜食用的食物是（2014）
A. 牛奶　B. 黄花菜
C. 鸡蛋　D. 浓茶
E. 海带

28. 患者，女，48 岁。因午后潮热、心悸等症状就诊，诊断为围绝经期综合征。为预防骨质疏松，医嘱用激素替代疗法，同时需要补充（2011）
A. 钙剂　B. 铁剂
C. 叶酸　D. 维生素 E
E. 蛋白质

29. 系统性红斑狼疮会累及多个器官，最常累及的是（2018）
A. 肾脏　B. 心脏
C. 大脑　D. 脾脏
E. 肺脏

30. 患者，女，45 岁。患类风湿关节炎，自诉最近晨僵较严重，下列缓解晨僵的护理措施正确的是（2019）
A. 早晨起床后先用冷水浸泡僵硬关节然后按摩
B. 夜间睡眠时戴弹力手套保暖
C. 尽量不要活动僵硬的关节
D. 关节内可注射透明质酸
E. 禁用止痛药

31. 腰椎间盘突出症的病理改变是
A. 纤维环破裂
B. 管腔狭窄
C. 压迫脊髓
D. 椎体压缩
E. 刺激交感神经

32. 脊柱骨折急救搬运的基本原则是（2020）
A. 始终保持脊柱中立位
B. 始终卧硬板转运
C. 不可背驮运送
D. 不可抱持运送
E. 不可坐位检查和运送

33. 患者，女，22 岁。患系统性红斑狼疮 2 年，鼻梁及面颊两侧呈蝶形水肿性红斑。针对该患者的护理措施是（2020）
A. 病人床位安置在阳光直射的地方
B. 有条件可以常进行日光浴
C. 适当使用化妆品掩饰红斑
D. 忌用碱性肥皂清洗面部
E. 使用普鲁卡因胺等药物保证睡眠

34. 下列哪个疾病首选糖皮质激素治疗（2021）
A. 糖尿病
B. 稳定型心绞痛
C. 系统性红斑狼疮
D. 类风湿关节炎
E. 哮喘急性发作

35. 下列不属于内分泌代谢性疾病的是（2022）
A. 垂体瘤
B. 痛风
C. 类风湿关节炎

D. 肢端肥大症

E. 腺垂体功能减退症

36. X线显示手指关节间隙变窄或半脱位可确诊为（2022）

A. 退行性骨关节病

B. 风湿性关节炎

C. 类风湿关节炎

D. 系统性红斑狼疮

E. 先天性关节畸形

37. 缓解骨质疏松症疼痛的方法不正确的是（2022）

A. 安排休息与体位

B. 避免关节负重引起疼痛

C. 与患者探讨使用非药物治疗的止痛方法

D. 遵医嘱使用止痛消炎药

E. 冷敷

第十三章　肿瘤病人的护理

1. 关于宫颈癌的叙述正确的是（2017）
   A. 多为鳞癌和腺癌，以腺癌为主
   B. 转移途径以直接蔓延和淋巴转移为主，血行转移极少见
   C. 病变多发生在子宫颈外口处
   D. 宫颈原位癌不属于宫颈上皮内瘤样变
   E. 可表现为菜花型、浸润型、溃疡型三种类型
2. 关于原发性胃癌的叙述，错误的是（2017）
   A. 手术是治疗胃癌的首选方法
   B. 早期无明显症状及体征
   C. 血液转移为晚期胃癌最主要的转移途径
   D. 早期均出现恶心、呕吐宿食及进食哽阻感
   E. 好发于胃窦部
3. 患者，女，40岁。G_2P_2，行子宫肌瘤切除术后1天，此时应为患者采取（2017）
   A. 中凹卧位　　B. 右侧卧位
   C. 去枕平卧位　　D. 半坐卧位
   E. 左侧卧位
4. 患者，女，35岁。妊娠10周，行负压吸宫术后不规则阴道出血3个月余，在当地医院诊断“绒毛膜癌”转本院做进一步治疗，患者主诉近来出现不明原因咳嗽，胸痛、反复咯血，胸片见片状阴影。首先考虑该患者发生了（2017）
   A. 胸膜炎　　B. 肺结核
   C. 肺脓肿　　D. 肺转移
   E. 肺炎
5. 患者，男，40岁。脑肿瘤术后留置脑室引流管，通常情况下每日引流量不宜超过（2017）
   A. 200ml　　B. 600ml
   C. 300ml　　D. 500ml
   E. 400ml
6. 关于子宫肌瘤的叙述，错误的是（2017）
   A. 是一种卵巢激素依赖性肿瘤
   B. 通常分为肌壁间肌瘤、浆膜下肌瘤、黏膜下肌瘤等
   C. 肌瘤一般是白色，质软
   D. 肌瘤周围有假包膜覆盖
   E. 是女性生殖器中最常见的良性肿瘤
7. 患者，男，58岁。食管癌拟进行结肠代食管手术，术前口服甲硝唑的最佳时间为（2017）
   A. 术前3天　　B. 术前1天
   C. 术前2天　　D. 术前14天
   E. 术前7天
8. 患者，男，50岁，食管癌。食管胃吻合术后第5日，突然出现高热、寒战、呼吸困难、胸痛，血白细胞计数$20\times10^9/L$，该患者最可能发生了（2017）
   A. 糜烂胸　　B. 吻合口狭窄
   C. 吻合口瘘　　D. 肺不张
   E. 出血
9. 胰腺癌术后胰瘘并发症发生的时间一般在（2017）
   A. 5～10天　　B. 3～4天
   C. 15～20天　　D. 11～14天
   E. 1～2天
10. 肝癌按组织细胞分型，最常见的类型是（2016）
    A. 混合型　　B. 胆管细胞型
    C. 肝细胞型　　D. 结节型
    E. 弥漫型
11. 患者，女，56岁。诊断胰头癌，行胰头十二指肠切除术，术后出现高血糖。经一段时间治疗后患者拟于明日出院，正确的饮食指导原则是（2016）
    A. 低脂，低糖，低蛋白

B. 高脂，低糖，高蛋白
C. 高脂，低糖，低蛋白
D. 低脂，低糖，高维生素
E. 低脂，高糖，高维生素

12. 患者，男，74 岁。因为膀胱癌住院手术，术后接受顺铂化疗，在给药后，护士遵医嘱给患者输入大量液体急性水化，此做法是为了防止药物对患者产生（2016）
A. 骨髓抑制　B. 肾功能损害
C. 胃肠道反应　D. 神经毒性
E. 肝功能损害

13. 关于侵蚀性葡萄胎的叙述，正确的是（2016）
A. 多继发于人工流产术后
B. 转移灶最常见的部位是肺部
C. 肺部转移灶表现为紫蓝色结节
D. 最主要的症状是停经后阴道出血
E. 侵蚀性葡萄胎是一种良性滋养细胞疾病

14. 诊断葡萄胎最重要的辅助检查是（2016）
A. 血/尿 HCG 测定
B. B 超检查
C. 多普勒胎心听诊检查
D. 腹部 CT 检查
E. 胸部 X 线检查

15. 最易引起原发性肝癌的疾病是（2016）
A. 脂肪肝　B. 血吸虫性肝炎
C. 肝炎后肝硬化　D. 肝血管瘤
E. 肝内胆管结石

16. 葡萄胎患者术后避孕的最佳方法是（2016）
A. 针剂避孕药
B. 宫内节育器避孕
C. 口服避孕药避孕
D. 皮下埋植法避孕
E. 阴茎套

17. 某患者因胃癌行胃大部切除术，术后第 1 天除生命体征外，护士最需要重点观察的是（2016）
A. 神志　B. 伤口敷料
C. 肠鸣音　D. 腹胀
E. 胃管引流液

18. 肾癌根治术后，腹膜后引流管的正常拔除时间是术后（2016）
A. 1 天　B. 2～3 天
C. 4～5 天　D. 5～6 天
E. 7 天

19. 患者，女，55 岁。因绝经 5 年后出现阴道不规则流血入院，经诊断为子宫内膜癌。患者咨询本病最常用的治疗方案，护士正确的回答是（2016）
A. 化疗　B. 手术治疗
C. 中药放疗　D. 放疗
E. 放化疗结合

（20～21 题共用题干）（2017）

患者，女，52 岁。宫颈癌Ⅱ期，拟行手术治疗。术前行子宫动脉栓塞化疗术，注入顺铂。

20. 顺铂的药理作用为
A. 干扰转录过程和阻止 RNA 合成
B. 干扰核酸生物合成
C. 破坏 DNA 结构
D. 抑制蛋白质合成与功能
E. 抑制拓扑异构酶活性

21. 术后穿刺点加压包扎的时间是
A. 12h　B. 24h
C. 6h　D. 3h
E. 8h

22. 食管癌最主要的转移途径是（2013）
A. 血行转移　B. 淋巴转移
C. 直接扩散　D. 种植转移
E. 消化道转移

23. 食管癌患者最典型的临床表现是（2012）
A. 疼痛
B. 异物感
C. 呕血
D. 进行性吞咽困难

E. 声嘶

24. 男性，67 岁。因食管癌入院准备手术。患者自述目前能进食米粥之类的食物，护士应指导患者的饮食为（2013）
A. 高热量、高蛋白、高脂肪半流食
B. 低热量、低蛋白、低脂肪流食
C. 高热量、高蛋白、高维生素半流食
D. 高热量、低蛋白、高维生素半流食
E. 高热量、高蛋白、高维生素普食

25. 男性，45 岁。因胃癌行胃大部分切除术后 13 天，痊愈出院。正确的出院指导是（2014）
A. 进流质饮食
B. 绝对卧床休息
C. 经常消毒伤口
D. 定期回院复查
E. 定期针灸理疗

（26～28 题共用题干）（2014）

男性，41 岁。因胃癌收入院。今晨在全麻下行胃大部切除术，手术过程顺利，患者安返病房。

26. 交接时，责任护士应向手术室护士重点了解的内容是
A. 术中病理结果
B. 术中出血量
C. 麻醉用药
D. 出入液量
E. 主刀医生

27. 术后 3 天内最重要的护理措施是
A. 麻醉清醒 6h 后予半流质饮食
B. 加强口腔护理
C. 鼓励患者尽早下床活动
D. 保持引流管通畅，观察引流量
E. 床上洗头，促进患者舒适

28. 患者术后留置尿管 3 天，为防止发生尿路感染，最重要的护理措施是
A. 严密观察尿量
B. 严格限制饮水
C. 每日尿道口护理 2 次
D. 每日更换集尿袋 2 次
E. 每日行膀胱冲洗 2 次

29. 某患者因胃癌行胃大部切除术。术后第 1 天除生命征外，护士最应重点观察的是（2012）
A. 神志　　B. 尿量
C. 肠鸣音　　D. 腹胀
E. 胃管引流液

30. 男性，53 岁。因贲门癌收治入院。患者近期进食梗阻感加重，体重明显下降。护士对其饮食的指导要点中，错误的是（2012）
A. 少食多餐　　B. 半流质饮食
C. 低蛋白饮食　　D. 高热量饮食
E. 高维生素饮食

31. 在我国诱发原发性肝癌最主要的疾病是（2012）
A. 甲型肝炎　　B. 乙型肝炎
C. 肝脓肿　　D. 中毒性肝炎
E. 肝棘球蚴病

32. 原发性肝癌患者最常见和最主要的症状是（2014）
A. 肝区疼痛　　B. 低热
C. 腹胀、乏力　　D. 食欲不振
E. 消瘦

33. 原发性肝癌肝区疼痛的特点是（2011）
A. 间歇性隐痛　　B. 持续性胀痛
C. 阵发性绞痛　　D. 刀割样疼痛
E. 烧灼样疼痛

34. 早期原发性肝癌最主要的治疗方法是（2014）
A. 肝叶切除术
B. 肝移植术
C. 肝动脉栓塞化疗
D. 免疫治疗
E. 基因治疗

35. 男性，58 岁。因肝癌晚期入院。患者出现烦躁不安，躁动。为保证患者安全，最重要的护理措施是（2012）

A. 用牙垫放于上下臼齿之间
B. 加床档，用约束带保护患者
C. 室内光线宜暗
D. 护理动作要轻
E. 减少外界的刺激

36. 胰腺癌的好发部位是（2013）
A. 胰头
B. 胰尾
C. 胰体
D. 全胰腺
E. 胰体尾部

37. 患者，男，48岁，因患胰腺癌入院拟行手术治疗。现空腹血糖7.8mmol/L，术前给予注射胰岛素，其作用是（2015）
A. 促进蛋白质合成
B. 利于吻合口愈合
C. 抑制胰腺分泌
D. 抑制胰酶活性
E. 控制血糖

38. 患者，女，40岁。胰腺癌术后第4天，患者出现心慌、出冷汗，测血糖为3.2mmol/L，护士正确的护理是（2011）
A. 加快输液
B. 输注血浆
C. 补充葡萄糖
D. 减慢输液
E. 增加胰岛素用量

39. 患者，男，70岁。因患肺癌行多次放疗。护士进行皮肤护理正确的是（2011）
A. 保持皮肤清洁干燥
B. 肥皂水清洗
C. 热敷理疗
D. 外用药物
E. 按摩

40. 男性，45岁。以胰腺癌收入院。查体：皮肤巩膜黄染。患者诉全身瘙痒。给予的护理措施不包括（2013）
A. 协助患者抓挠减轻瘙痒
B. 涂抹止痒药物
C. 用温水毛巾擦拭
D. 剪除患者指甲
E. 注意观察患者皮肤情况

41. 男性，68岁。行胰头十二指肠切除术。术后4h，患者变换卧位5min内，患者腹腔引流管大量红色血性液体。正确的措施是（2013）
A. 保持原卧位
B. 持续吸引负压，促进引流
C. 密切观察生命体征，报告医生
D. 加快输液输血速度
E. 夹闭引流管，暂停引流

42. 直肠癌的早期症状是（2013）
A. 黏液血便
B. 排便困难，便条变细
C. 里急后重
D. 排便习惯改变
E. 腹胀，腹痛

43. 某患者直肠指诊检查发现距离肛缘7cm处有一个肿块凸起，且伴有里急后重、排便不尽感、黏液血便等症状，该患者最有可能是哪一类型的癌症（2021）
A. 胃癌
B. 结肠癌
C. 直肠癌
D. 空肠癌
E. 回肠癌

44. 结肠造口患者出院后可以进食的蔬菜是（2014）
A. 芹菜
B. 韭菜
C. 洋葱
D. 辣椒
E. 菜花

45. 男性，65岁。因直肠癌入院治疗，择期行结肠造口。错误的宣教内容是（2014）
A. 术后5天开放造口
B. 避免粪便污染切口
C. 造口周围涂氧化锌软膏
D. 取左侧卧位
E. 避免使用产气性、刺激性食物

46. 男性，45岁。直肠癌行根治术（Miles术）后，造口周围皮肤保护的健康指导不包括（2013）
A. 擦干后涂上锌氧油
B. 注意有无红、肿、破溃

C. 及时清洁皮肤
D. 常规使用酒精清洁
E. 防止粪水浸渍

47. 晚期肾癌患者常伴营养不良，其最主要的原因是（2014）
A. 尿频和尿急
B. 恶心、呕吐和消化不良
C. 高血压和低蛋白血症
D. 发热和继发感染
E. 血尿和肿瘤消耗

48. 患者，男，52岁。肾癌行肾部分切除术后2天。护士告知患者要绝对卧床休息，其主要目的是（2015）
A. 防止出血
B. 防止感染
C. 防止肿瘤扩散
D. 防止静脉血栓形成
E. 有利于肾功能恢复

49. 膀胱癌最主要的症状是（2014）
A. 排尿困难
B. 膀胱刺激征
C. 无痛性肉眼血尿
D. 下腹部肿块
E. 尿潴留

50. 泌尿系统肿瘤患者排尿的特点是（2013）
A. 无痛性肉眼血尿
B. 终末血尿伴膀胱刺激征
C. 初始血尿
D. 疼痛伴血尿
E. 血红蛋白尿

（51～52题共用题干）（2012）

男性，68岁。因间歇、无痛性肉眼血尿诊断为膀胱癌入院。

51. 诊断膀胱癌最可靠的方法是
A. B超
B. 双合诊
C. 血尿和膀胱刺激征
D. 尿脱落细胞学检查
E. 膀胱镜和活组织检查

52. 此患者经手术治疗后，在给患者留置导尿管的护理中，错误的是
A. 保持尿管通畅
B. 定时观察尿量、颜色及性质
C. 定期行膀胱冲洗
D. 导尿管每日更换一次
E. 用带气囊导管，以免脱落

53. 某膀胱癌患者行保留膀胱术，术后应用膀胱灌注法治疗预防肿瘤复发。常用的灌注药物为（2015）
A. 新洁尔灭　　B. 硼酸水
C. 卡介苗　　D. 干扰素
E. 抗菌药

54. 女性生殖器官恶性肿瘤发生率最高的是（2014）
A. 外阴癌　　B. 阴道癌
C. 子宫颈癌　　D. 子宫内膜癌
E. 卵巢癌

55. 患者，女，37岁。G_2P_1。3天前发现“性生活后阴道有血性白带”。子宫颈刮片细胞学检查结果为巴氏Ⅲ级。患者询问检查结果的意义，正确的解释是（2015）
A. 轻度炎症　　B. 重度炎症
C. 可疑癌症　　D. 高度可疑癌症
E. 癌症

56. 女性，40岁。患有子宫肌瘤，引起经量增多。与经期延长最密切的因素是（2014）
A. 肌瘤的大小
B. 肌瘤的数目
C. 肌瘤的生长部位
D. 患者的年龄
E. 肌瘤的变性

57. 患者，女，40岁。因患子宫肌瘤入院。护士在采集病史时，应重点追溯的内容是（2011）
A. 是否有早婚早育史
B. 高血压家族史

C. 是否长期使用雌激素
D. 睡眠情况
E. 饮食习惯

58. 某患者入院行卵巢癌根治术。术前1天，护士为其做的准备工作中不包括（2014）
A. 灌肠　　B. 导尿
C. 备血　　D. 备皮
E. 皮试

59. 女性，30岁。因“绒毛膜癌”入院行化疗。为确保化疗药物剂量准确，护士应该在什么时候为其测体重（2014）
A. 每疗程用药前
B. 每疗程用药中
C. 每疗程用药后
D. 每疗程用药前和用药中
E. 每疗程用药前、用药中和用药后

60. 女性，40岁。被诊断为侵蚀性葡萄胎。给予5-氟尿嘧啶和更新霉素联合化疗8个月。该患者可能出现的最严重不良反应是（2014）
A. 恶心、呕吐　　B. 脱发
C. 骨髓抑制　　D. 出血性膀胱炎
E. 口腔溃疡

61. 葡萄胎患者清宫术后，护士对其健康教育，错误的是（2013）
A. 定期复查HCG
B. 注意月经是否规则
C. 观察有无阴道流血
D. 注意有无咳嗽、咯血等转移症状
E. 行安全期避孕

62. 与白血病发病无关的是（2012）
A. 药物化学因素　　B. 病毒因素
C. 物理因素　　D. 免疫功能亢进
E. 遗传因素

63. 患者，女，42岁。白血病入院化疗3个周期后出现足趾麻木、腱反射消失等外周神经炎的表现。引起此副作用的化疗药物为（2015）
A. 长春新碱　　B. 泼尼松
C. 柔红霉素　　D. 阿霉素
E. 甲氨蝶呤

64. 患儿，男性，10岁。患急性淋巴细胞白血病入院。治疗方案中有环磷酰胺。在化疗期间要特别加强监测的项目是（2012）
A. 体温　　B. 血压
C. 脱发　　D. 血常规
E. 食欲

65. 患者，男，55岁。患急性淋巴细胞白血病。医嘱静脉推注长春新碱。护理措施错误的是（2011）
A. 静注时边抽回血边注药
B. 外周静脉应选择粗直的
C. 首选中心静脉
D. 推注药物前，先用生理盐水冲管，确定针头在静脉内方能注入
E. 输注时若发现外渗，立即拔针

66. 患者，男，35岁。急性髓系白血病，应用高三尖杉酯做化疗。静脉滴注该药物时的最佳滴数是低于（2015）
A. 20滴/分钟　　B. 40滴/分钟
C. 50滴/分钟　　D. 60滴/分钟
E. 70滴/分钟

67. 某急性白血病患者，因“乏力、食欲减退、消瘦1个月余，伴发热1周”收入院。行化疗后出现恶心，但无呕吐。血常规检查：白细胞$2\times10^9/L$，血小板$150\times10^9/L$。该患者的护理问题不包括（2015）
A. 潜在感染
B. 营养失调：低于机体需要量
C. 活动无耐力
D. 舒适的改变：发热、恶心
E. 潜在的颅内出血

68. 女性，19岁。被诊断为急性白血病。实验室检查：白细胞$43\times10^9/L$，红细胞$2.7\times10^{12}/L$，血红蛋白67g/L，血小板

$10\times10^9/L$。此时应重点观察患者的（2014）

A. 活动耐力　　B. 尿量

C. 营养状况　　D. 月经周期

E. 颅内出血征兆

69. 急性白血病患者出血的主要原因是（2013）

A. 反复感染

B. 弥散性血管内凝血

C. 血小板质和量的异常

D. 白血病细胞浸润

E. 感染毒素对血管的损失

70. 患者，男，43岁，慢性粒细胞白血病慢性期，脾肿大至脐平。血常规：WBC $50\times10^9/L$，Hb 105g/L，PLT $450\times10^9/L$。护士健康指导时应向患者特别强调的是（2011）

A. 劳逸结合

B. 按时服药

C. 保持情绪稳定

D. 避免腹部受压

E. 预防感冒

（71～73题共用题干）（2015）

患者，女，30岁。因"无明显诱因出现乏力伴胸闷、气急，活动后症状加重3周"就诊。实验室检查：Hb 77g/L，WBC $61.8\times10^9/L$，PLT $183\times10^9/L$，异常细胞88%。为进一步诊治收入血液科病房。

71. 为明确诊断，需行骨髓穿刺术。护士对患者解释穿刺的注意事项时，错误的内容是

A. 目的是帮助明确诊断

B. 穿刺时需采取膝胸卧位

C. 穿刺后可能会有酸胀的感觉

D. 穿刺后2～3天内不宜洗澡

E. 穿刺后需平卧4h

72. 患者被确诊为急性单核细胞白血病，给予DAH方案化疗（D－柔红霉素，A－阿糖胞苷，H－高三尖杉酯碱）。应用化疗药物后，护士应重点观察的是

A. 心脏毒性表现

B. 骨髓抑制表现

C. 注射部位局部表现

D. 膀胱毒性表现

E. 神经毒性表现

73. 患者病情缓解拟于近日出院，护士为其进行健康教育，告知注意监测血常规指标，血小板开始低于多少时应限制活动

A. $<300\times10^9/L$　　B. $<100\times10^9/L$

C. $<50\times10^9/L$　　D. $<20\times10^9/L$

E. $<10\times10^9/L$

74. 最容易发生骨肉瘤转移的脏器是（2013）

A. 脑　　B. 肺

C. 肝　　D. 脾

E. 肾

75. 患者，男，65岁。因"反复头痛，呕吐2个月"入院，经检查诊断为脑星形细胞瘤，为降低颅内压，最佳的治疗方法是（2015）

A. 脱水治疗

B. 激素治疗

C. 冬眠低温疗法

D. 脑脊液外引流

E. 手术切除肿瘤

76. 根据乳腺癌淋巴转移的主要途径，护理评估应重点关注的部位是（2015）

A. 腹股沟　　B. 颌下

C. 颈后　　D. 颈前

E. 腋窝

77. 乳腺癌特征性的乳腺体征是（2013）

A. 肿块　　B. 酒窝征

C. 乳头凹陷　　D. 乳头溢液

E. 疼痛

（78～79题共用题干）（2012）

女性，47岁。发现右侧乳房内无痛性肿块2个月。体检：右侧乳房外上象限可扪及直径约4cm的肿块，边界不清，质地硬。局部乳房皮肤出现"橘皮样"改变。经活

组织病理学检查证实乳腺癌。行乳腺癌改良根治术。

78. 该患者乳房皮肤出现“橘皮样”改变，是由于
A. 癌细胞堵塞皮下淋巴管
B. 癌肿侵犯乳房
C. 癌肿与胸肌粘连
D. 癌肿与皮肤粘连
E. 癌肿侵犯乳管

79. 术后第2天，对患者采取的护理措施不正确的是
A. 患侧垫枕以抬高患肢
B. 保持伤口引流管通畅
C. 观察患侧肢端的血液循环
D. 指导患侧肩关节的活动
E. 禁止在患侧手臂测血压、输液

80. 女性，39岁。行右侧乳腺癌切除术后生命体征平稳。家属发现伤口处包扎过紧，问护士“怎么这么紧啊?”护士的正确解释是（2013）
A. 防止感染
B. 保护伤口
C. 防止皮瓣坏死
D. 有利于引流
E. 利于肢体功能恢复

81. 患者，女，28岁。乳腺癌扩大根治术后咨询护士可以妊娠的时间是术后（2015）
A. 1年 B. 2年
C. 3年 D. 4年
E. 5年

82. 女性，30岁。右侧乳腺癌根治术后。下列选项中，提示患者掌握了正确的健康教育内容的是（2013）
A. 不用做乳房自检
B. 无须定期复查
C. 穿紧身衣保持身材
D. 坚持上肢功能锻炼
E. 2年后可以怀孕

83. 患者，女，35岁。右侧乳腺癌根治术后，患者出院时，提示患者掌握了正确的健康教育内容的描述是（2011）
A.“我出院后要穿几周紧身衣保持体形”
B. “在我化疗期间，我要坚持吃素”
C. “我要注意避孕，2年内我不能怀孕”
D. “我要坚持右侧上肢的功能锻炼”
E. “我下个月准备去做乳房再造术”

84. 患者，女，34岁。为左侧乳腺癌根治术后第2天，左上肢康复训练中正确的是（2011）
A. 做转绳运动
B. 手指爬墙运动
C. 让患者左手洗脸、梳头
D. 下床时用吊带托扶左上肢
E. 扶住患者左上肢下床活动

85. 女性，28岁。被诊断为乳腺癌，拟手术治疗。患者术前情绪低落，沉默寡言，暗自流泪，夜不能寐。护士应采取的最合适的护理措施是（2013）
A. 陪在患者身边，默默不语
B. 联系患者家属
C. 给患者注射镇静催眠的药物
D. 批评患者不懂事
E. 向患者解释疾病相关知识、手术注意事项及预后

86. 原发性支气管肺癌的起源部位是（2014）
A. 毛细支气管
B. 支气管腺体或黏膜
C. 主支气管
D. 纵隔黏膜
E. 肺泡黏膜

87. 中央型肺癌，行右全肺切除术加淋巴结切除术，术后清醒后应采取的体位为（2021）
A. 患侧卧位 B. 侧卧位
C. 1/4侧卧位 D. 1/4患卧位
E. 头低足高位

（88～91 题共用题干）（2015）

患者，男，48 岁，支气管肺癌。病理组织报告为“鳞状细胞癌”。

88. 按解剖学部位分类，该癌肿最常见的类型是
A. 周围型　　B. 混合型
C. 边缘型　　D. 中央型
E. 巨块型

89. 患者进行肿瘤切除术后，需要进行化疗，输注化疗药前与患者沟通，最重要的注意事项是
A. 健康教育
B. 评估血管
C. 保护血管
D. 血液检验指标正常
E. 告知患者，并要求签署化疗同意书

90. 患者在输注化疗药过程中，突然感觉静脉穿刺处疼痛，紧急处理措施是
A. 安慰患者
B. 检查有无回血，如有回血继续输注
C. 拔掉液体
D. 立即停止输液，做进一步处理
E. 通知医生

91. 患者治疗过程中，白细胞低于多少时应停止化疗或减量
A. $6.5\times10^9/L$　　B. $5.5\times10^9/L$
C. $4.5\times10^9/L$　　D. $3.5\times10^9/L$
E. $2.5\times10^9/L$

（92～93 题共用题干）（2015）

患者，男，45 岁。汽车修理工。间断咳嗽 3 个月，无痰。近 20 天出现咳嗽加剧，痰中带血，无发热、寒战等症状。查体：T 36.7℃，P 78 次/分，R 19 次/分，BP 110/70mmHg。浅表未扪及淋巴结。高度怀疑肺癌。

92. 在收集患者病史资料时，不能遗漏的重要信息是
A. 吸烟史　　B. 服药史
C. 婚姻状况　　D. 营养状况
E. 心理状态

93. 患者确诊为肺癌，给予化疗，输注化疗药物需要建立静脉通道，首选的液体为
A. 5% 葡萄糖溶液
B. 10% 葡萄糖溶液
C. 5% 葡萄糖盐水
D. 生理盐水
E. 林格液（复方氯化钠溶液）

94. 女性，62 岁。支气管肺癌术后 3 天，一般情况尚可，但有痰不易咳出，宜采取的排痰措施是（2013）
A. 指导深呼吸咳痰
B. 给予叩背
C. 给予机械震荡
D. 给予体位引流
E. 给予吸痰

95. 男性，62 岁。支气管肺癌手术切除病灶后准备出院。在进行出院健康指导时，应该告诉患者出现哪种情况时必须尽快返院就诊（2012）
A. 鼻塞、流涕　　B. 夜间咳嗽
C. 伤口瘙痒　　D. 痰中带血
E. 食欲下降

96. 男性，60 岁。肺癌晚期，表现为极度消瘦，卧床，生活无法自理，由鼻饲管喂食，静脉营养。患者可能出现的下列问题中，发生可能性最大的是（2012）
A. 口腔感染　　B. 肺部感染
C. 压疮　　D. 静脉炎
E. 双下肢血栓

97. 患者，女，50 岁。患多发子宫肌瘤 5 年，定期随诊，近半年肌瘤明显增大，经量增大，伴有贫血症状，医生建议手术，正确的手术备皮范围是（2018）
A. 肚脐周围 10cm
B. 剑突下至大腿内上 1/3 处
C. 脐下至阴阜
D. 剑突下至阴阜
E. 阴阜周围 10cm

98. 关于食管癌患者术后护理措施的叙述，

正确的是（2018）
A. 术后立即取半卧位
B. 鼓励患者经口饮水，有助于保持胃管通畅
C. 拔出胃管后即可进食
D. 术后3~5天内严格禁饮禁食
E. 胃管一旦脱出，立即重置

99. 胃癌最常见的转移部位是（2021）
A. 左锁骨上淋巴结
B. 右锁骨上淋巴结
C. 左下淋巴结
D. 左腹股沟淋巴结
E. 颈部淋巴结

100. 食管癌患者突然出现大量呕血，提示癌肿（2018）
A. 侵犯喉返神经　B. 致食管穿孔
C. 侵犯主动脉　D. 细胞坏死
E. 组织脱落

101. 患者，男，56岁。诊断为“食管癌”，行经胸食管癌切除术，术后第7日出现呼吸困难、高热、寒战患者，应高度怀疑其出现了（2018）
A. 出血　B. 吻合口瘘
C. 呼吸衰竭　D. 感染
E. 乳糜胸

102. 患者，男。胃癌大部分胃切除术后，有倾倒综合征，可食用的食物是（2019）
A. 蒸蛋　B. 豆浆
C. 骨头汤　D. 牛奶
E. 蛋糕

103. 患者，女性，41岁。原发性肝癌晚期，无明显诱因突发右上腹剧痛，面色苍白，大汗。查体：腹膜刺激征阳性。考虑为（2019）
A. 肝癌腹膜移位　B. 肝癌结节破裂
C. 急性胃穿孔　D. 急性胆囊炎
E. 急性胰腺炎

104. 胰腺癌的晚期体征是（2019）
A. 胆瘘
B. 肝－颈静脉回流征阳性
C. 肝脾大
D. 水肿
E. 腹水

105. 患者，男，58岁，长期高脂肪饮食。全身消瘦、乏力，并主述有腹痛、腹泻、黏液脓血便，T 37.5℃，并且查体发现腹部有一肿块，实验室：大便隐血试验（+）。请问，该患者最可能的诊断是
A. 胃癌　B. 直肠癌
C. 左半结肠癌　D. 右半结肠癌
E. 溃疡性结肠炎

106. 患者，男，57岁。直肠癌，拟行Dixon术，术前3天护士遵医嘱给予患者口服甲硝唑，口服此药的目的是（2019）
A. 清洁肠道
B. 防止术后便秘
C. 预防手术癌肿复发
D. 防止术中出血
E. 杀灭肠道内细菌

107. 侵蚀性葡萄胎与绒毛膜癌最主要的区别点是（2019）
A. 阴道流血时间长短
B. 距葡萄胎排空后时间长短
C. 尿中HCG值高低
D. 子宫大小程度不同
E. 活组织镜下见有无绒毛结构

（108~109题共用题干）（2019）

患者，女，47岁。发现右侧乳房内无痛性肿块2个月。体检：右侧乳房外侧象限可扪及直径约4cm的肿块，边界不清，质地硬，周部乳房出现“橘皮样改变”，经活组织病理学检查证实乳腺癌，行乳腺癌改良根治术。

108. 该患者皮肤出现“橘皮样改变”，是因为

A. 癌细胞阻塞皮下淋巴管
B. 癌肿侵犯乳房
C. 癌肿与胸肌粘连
D. 癌肿与皮肤粘连
E. 癌肿侵犯乳管

109. 术后第二天，对患者采取的护理措施不正确的是
A. 保持伤口引流通畅
B. 患侧垫枕以抬高患肢
C. 观察患肢的血液循环
D. 指导患侧肩关节的活动
E. 禁止在患侧测量血压输液

110. 根据乳腺癌淋巴转移的主要途径，护理评估应重点关注的部位是（2019）
A. 腹股沟　B. 领下
C. 颈后　D. 颈前
E. 腋窝

111. 患者乳腺癌乳房切除术后，护士应怎么处理（2019）
A. 安慰患者
B. 默默走过去，静静坐在边上
C. 询问同病房患者
D. 听其倾诉
E. 走过去视而不见

112. 甲状腺癌术后待生命体征平稳后，宜采取的体位是（2021）
A. 平卧位　B. 半坐位
C. 头低足高位　D. 头高足底位
E. 俯卧位

113. 表示肺癌已有全身转移的表现是（2019）
A. 痰中带血　B. 持续性胸痛
C. 股骨局部破坏　D. 间歇性高热
E. 持续性胸水

114. 对化疗敏感的细胞癌是（2019）
A. 小细胞癌　B. 腺细胞癌
C. 大细胞癌癌　D. 鳞状细胞癌
E. 均不敏感

115. 全肺切除患者术后输液滴速一般每分钟不超过（2019）
A. 20 滴　B. 30 滴
C. 40 滴　D. 60 滴
E. 80 滴

116. 甲状腺癌患者应于术前进行哪种体位练习（2022）
A. 头高、颈过伸位
B. 头高、颈前倾位
C. 头低、颈过伸位
D. 头低、颈前倾位
E. 头低足高位

第十四章 血液、造血器官及免疫疾病病人的护理

1. 下列药物中易引起再生障碍性贫血的是（2017）
   A. 氯霉素 B. 氯丙嗪
   C. 链霉素 D. 氨基糖苷类
   E. 头孢呋辛酯
2. 治疗慢性再生障碍性贫血的首选药物是（2017）
   A. 糖皮质激素 B. 免疫抑制剂
   C. 造血因子 D. 雄激素
   E. 雌激素
3. 患者，女，40岁。近1个月来自觉疲乏、无力、头晕，医嘱硫酸亚铁溶液口服，为减少不良反应，正确的给药指导是（2016）
   A. 饭前服用 B. 直接喝取
   C. 茶水送服 D. 牛奶送服
   E. 服药后及时漱口
4. 患儿，男，1岁。近来出现厌食，呕吐，反应低下，少哭不笑。查体见患儿颜面虚胖，皮肤苍白，表情呆滞，肢体及头部震颤。医嘱应用维生素 B_{12} 治疗，若治疗有效，该患儿最先出现的改变是（2016）
   A. 网织红细胞上升
   B. 血红蛋白上升
   C. 精神，食欲好转
   D. 震颤缓解
   E. 面色转红
5. 患者，女，36岁。因重型再生障碍性贫血入院，查体：四肢皮肤散在瘀斑，口腔多处溃疡，最大约1.0cm×1.5cm，触痛，牙龈渗血；咽部轻度充血。针对目前情况，预防口腔感染的护理措施是（2016）
   A. 住单人间
   B. 嘱咐患者戴口罩
   C. 根据pH选择消毒漱口液，每日3次
   D. 每日刷牙3次以上
   E. 暂时不要外出活动
6. 女性，28岁。乏力、心悸、头晕2个月就诊。面色苍白，皮肤干燥。医嘱血常规检查。护士在解释该检查目的时的正确说法是（2013）
   A. 检查是否有感染
   B. 检查是否有凝血功能障碍
   C. 检查是否有贫血及其程度
   D. 检查肝脏功能是否有损害
   E. 检查肾脏功能是否有损害
7. 口服液体铁剂的正确方法是（2014）
   A. 饭前服 B. 饭前测心率
   C. 吸管吸入 D. 茶水送服
   E. 服后不宜立即饮水
8. 治疗营养性缺铁性贫血，铁剂服用的时间是（2021）
   A. 血红蛋白正常后停药
   B. 血红蛋白正常2周后停药
   C. 血红蛋白正常后1个月停药
   D. 血红蛋白正常后2个月停药
   E. 血红蛋白正常后3个月停药
9. 女，16岁。诊断为缺铁性贫血入院。护士为其进行饮食指导时，最恰当的食物组合是（2012）
   A. 鱼、咖啡 B. 瘦肉、牛奶
   C. 羊肝、橙汁 D. 鸡蛋、可乐
   E. 豆腐、绿茶
10. 患者，男，35岁，因再生障碍性贫血入院治疗。入院当日血常规结果回报Hb 59g/L，护士对该患者制定的休息与活动计划为
    A. 绝对卧床休息，协助自理活动
    B. 卧床休息为主，间断床上及床边活动
    C. 床上活动为主，适当增加休息时间

D. 床边活动为主，增加午睡及夜间睡眠时间

E. 适当进行室内运动，避免重体力活动

11. 患者，女，32 岁。因再生障碍性贫血，接受丙酸睾酮注射治疗 1 个月余，护士每次在为患者进行肌内注射前应首先检查（2015）

A. 注射部位是否存在硬块

B. 面部有无痤疮

C. 有无毛发增多

D. 有无皮肤黏膜出血

E. 口唇、甲床的苍白程度

12. 患者，男，26 岁。血友病 16 年，胃大部分切除术后 2h 出现烦躁不安，伤口敷料渗血，值班护士首先应采取的措施是（2015）

A. 监测血糖变化

B. 监测生命体征

C. 观察皮肤受压情况

D. 查看患者病历

E. 查看四肢活动情况

13. 患儿，男，10 个月。今晨家长发现其眼眶周围密集针尖大小的出血点，经实验室检查诊断为特发性（急性型）血小板减少性紫癜，为及早识别颅内出血的发生，应重点监测患儿的（2015）

A. 骨髓象巨核细胞比例

B. 血小板计数

C. 红细胞计数

D. 白细胞计数

E. 血红蛋白含量

14. 男性，27 岁，患特发性血小板减少性紫癜。治疗中患者突然出现呕吐、头痛、视物模糊。患者可能是发生了（2013）

A. 颅内出血

B. 药物不良反应

C. 弥散性血管内凝血

D. 视神经盘水肿

E. 脑瘤

15. 某男性青年，突然发热，体检除显著贫血貌外，无特殊阳性体征。实验室检查：外周血象全血细胞减少，网织红细胞明显减少；骨髓象提示骨髓增生低下。该病例最可能的诊断是（2021）

A. 白血病

B. 缺铁性贫血

C. 再生障碍性贫血

D. 巨幼细胞贫血

E. 脾功能亢进

16. 过敏性紫癜最严重的类型是（2018）

A. 单纯型　　B. 腹型

C. 混合型　　D. 关节型

E. 肾型

17. 再生障碍性贫血患者常出现的体征不包括（2018）

A. 面色苍白

B. 肺部感染

C. 口咽、肛门感染

D. 肝脾大

E. 皮肤黏膜出血

18. 患儿，男，9 个月。单纯母乳喂养，从未添加辅食，近来表情呆滞，面色蜡黄，舌面光滑，有轻微震颤，肝肋下 4cm，实验室检查：Hb 90g/L，RBC 2×10^{12}/L，血清维生素 B 降低，面对该患儿护理措施正确的是（2018）

A. 绝对卧床休息

B. 口服铁剂

C. 遵医嘱使用维生素 B_{12}

D. 给予鼻饲饮食

E. 及时添加维生素 B_{12} 和叶酸食物

19. 关于巨幼细胞贫血患者的健康教育，错误的叙述是（2018）

A. 多食用凉拌蔬菜

B. 按时服药

C. 提倡多吃素食

D. 均衡饮食，荤素搭配

E. 烹调食物时不宜温度过高

20. 绒癌或侵蚀性葡萄胎化疗病人最常见的不良反应是（2018）

A. 骨髓抑制

B. 出血性膀胱炎

C. 口腔溃疡

D. 脱发

E. 恶心、呕吐

21. 贫血最常见的护理诊断是（2019）

A. 组织完整性受损

B. 活动无耐力

C. 组织灌注量改变

D. 心输出量减少

E. 有体液不足的危险

第十五章 内分泌、营养及代谢疾病病人的护理

1. 某2型糖尿病患者，体态肥胖，三多一少不太明显，血糖偏高，长期采用饮食控制、休息、口服降血糖药，但血糖仍偏高，针对此患者最应增加的措施是（2017）
   A. 加大降糖药剂量
   B. 注射胰岛素
   C. 运动疗法
   D. 应用抗生素
   E. 补充碳酸氢钠
2. 患儿，男，2岁。平日多汗，易惊，睡眠不安，今日晒太阳后突然出现抽搐2次，每次1min左右，抽搐间期活泼如常，为明确抽搐的原因，护士应重点评估的指标是（2017）
   A. 头颅CT　　B. 血糖
   C. 血钙　　D. 脑电图
   E. 血钾
3. 关于二甲双胍治疗糖尿病的叙述，错误的是（2017）
   A. 每天最大剂量一般不应超过2g
   B. 服用时应与第一口饭同时咀嚼
   C. 可改善胰岛素敏感性，减轻胰岛素抵抗
   D. 可导致腹部不适、恶心、腹泻等不良反应
   E. 是治疗肥胖或超重的2型糖尿病的首选药
4. 男，60岁，农民。1995年诊断为2型糖尿病，坚持服用优降糖每日3次，每次1片。很少去医院查血、尿糖。近1个月来乏力明显，下肢出现水肿，血压120/95mmHg。为判断早期有无糖尿病肾病，下列哪项化验最有价值（2017）
   A. 血尿素氮（BUN）
   B. 血肌酐（Cr）
   C. 24h尿蛋白定量
   D. 尿微量白蛋白排泄率（UAER）
   E. 尿肌酐清除率
5. 甲状腺功能亢进症患者，行基础代谢率测定时间宜在（2017）
   A. 下午6点、餐后和静卧
   B. 清晨、空腹和静卧
   C. 下午4点，静卧
   D. 午间12点，餐后和静卧
   E. 下午2点，静卧
6. 日光浴一般于婴儿早餐后（2016）
   A. 0.5h内为宜
   B. 1~1.5h为宜
   C. 2~2.5h为宜
   D. 2.5~3h为宜
   E. 3~3.5h为宜
7. 苯丙酸诺龙治疗营养不良的主要药理作用是（2016）
   A. 促进消化
   B. 促进机体蛋白质合成
   C. 降低血糖，增加饥饿感
   D. 改善味觉
   E. 清除肠道寄生虫
8. 患儿，男，4个月。近1个月来烦躁，夜间啼哭、易惊醒、多汗，吃奶少，大便稀、每天2~3次。出生后一直牛奶喂养。引起睡眠不安的原因最可能是（2016）
   A. 生活环境不良
   B. 缺少母乳喂养
   C. 父母日常护理不当
   D. 缺乏维生素D
   E. 慢性腹泻
9. 库欣综合征的典型表现不包括（2016）
   A. 低血压
   B. 向心性肥胖、皮肤紫纹

C. 情绪不稳定，失眠、烦躁
D. 皮肤变薄、多血质面容
E. 月经不规律

10. 患者，女，50岁。患甲状腺功能减退症2年。家属主诉患者记忆力严重减退、反应迟钝，经常猜疑别人，家人都无法与其进行交流和相处，该患者目前存在的主要心理问题是（2016）
A. 焦虑　　B. 恐惧
C. 社交障碍　　D. 角色紊乱
E. 自我形象紊乱

11. 某4个月患儿，人工喂养。近日反复出现发作性吸气困难，伴有吸气时喉鸣音，急诊入院，查体：血钙1.7mmol/L，其余正常，首先考虑该患儿出现了（2016）
A. 中毒性肺炎　　B. 喉痉挛
C. 气管异物　　D. 惊厥
E. 支气管哮喘

12. 护士为甲亢患者进行服用甲硫氧嘧啶的用药指导，用药后1~2个月需要观察的是（2016）
A. 静脉炎　　B. 粒细胞减少
C. 肾功能损害　　D. 胃肠道不适
E. 听神经损伤

13. 患儿，男，5岁。近来饮水量增多，食欲增加，但体重下降，同时倦怠无力，晚上多次起夜排尿，甚至尿床，该患儿最可能的诊断是（2016）
A. 遗尿症　　B. 尿崩症
C. 糖尿病　　D. 肾小球肾炎
E. 甲状腺功能亢进症

（14~17题共用题干）（2016）

患者，女，20岁。因近1个月脾气急躁、怕热、多汗、多食、失眠去医院就诊。查体：甲状腺Ⅰ度肿大，两手微抖，眼球有轻度突出，心率90次/分。实验室检查：T_3 6.5nmol/L，T_4 263nmol/L，均高于正常水平。

14. 该患者最可能的诊断是
A. 生理性甲状腺肿
B. 甲状腺功能亢进性心脏病
C. 甲状腺功能亢进症
D. 地方性甲状腺
E. 甲状腺癌

15. 该患者的最佳治疗方法是
A. 手术治疗　　B. 放射性^{131}I治疗
C. 普萘洛尔治疗　　D. 甲巯咪唑治疗
E. 心得安治疗

16. 应用此治疗期间，应观察的不良反应是
A. 红细胞减少　　B. 粒细胞减少
C. 骨质疏松　　D. 声音嘶哑
E. 甲状腺功能低下

17. 患者出现上述不良反应时，正确的护理措施是
A. 给予含铁丰富的食物
B. 补充甲状腺素
C. 给予含钙丰富的食物
D. 给予清咽含片
E. 预防感染

（18~19题共用题干）（2016）

患者，男，45岁。糖尿病5年，近来因血糖控制不佳。自感心前区疼痛入院治疗，遵医嘱给予三餐前速效胰岛素、睡前长效胰岛素的“三短一长”治疗方案。某日夜间，患者突然感到心慌、出虚汗、全身无力，继而神志恍惚。

18. 值班护士首先判断患者可能发生了
A. 心绞痛　　B. 胰岛素过敏
C. 心律失常　　D. 低血糖反应
E. 高渗性昏迷前兆

19. 此时应首先采取的措施是
A. 端坐位吸氧
B. 嘱患者立即进甜食
C. 测血压
D. 测血糖，确认是否发生了低血糖
E. 找专人陪护患者

20. 甲状腺功能亢进症患者的临床表现是（2013）
A. 发热　　B. 怕冷
C. 易激怒　　D. 多汗

E. 突眼

21. 甲状腺手术之后，出现呼吸困难，咳嗽后有一血块，这属于（2021）
A. 喉头水肿　B. 切口内出血
C. 甲状腺危象　D. 喉上神经损伤
E. 喉返神经损伤

22. 某甲状腺功能亢进症患者，拟行甲状腺次全切除术。术前给予碘剂口服。在进行术前健康教育时，对服用碘剂的正确解释是（2014）
A. 减少甲状腺血流
B. 抑制甲状腺素分泌
C. 抑制甲状腺素合成
D. 增加甲状腺球蛋白分解
E. 防止缺碘

23. 患者，女，23 岁。患甲状腺功能亢进症半年，服用甲硫氧嘧啶。此药的作用机制是（2013）
A. 抑制甲状腺素合成
B. 抑制抗原抗体反应
C. 抑制甲状腺素释放
D. 降低外周组织对甲状腺激素反应
E. 使甲状腺激素分泌降低

24. 甲状腺功能亢进症突眼的眼部护理内容不包括（2012）
A. 佩戴有色眼镜
B. 睡前涂抗生素眼膏
C. 睡觉或休息时，抬高头部
D. 多食碘盐
E. 加盖眼罩防止角膜损伤

25. 女性，28 岁。颈部增粗，伴失眠，易激动，眼突，食欲亢进，对该患者的心理疏导措施不包括（2013）
A. 理解患者，态度温和与其沟通
B. 对患者关心的问题予以耐心解释
C. 适当的外表修饰可增加自信
D. 指导患者多做运动
E. 鼓励患者家属给予患者关爱和理解

26. 女性，22 岁。因甲状腺功能亢进症住院行手术治疗。术后第 1 天患者出现声音轻微嘶哑，表现焦虑。为了减轻不适感，正确的健康教育是告知患者（2014）
A. 轻微嘶哑是暂时的
B. 减少饮水量
C. 热敷局部
D. 平卧位
E. 及早练习发音

27. 男性，48 岁。诊断为糖尿病，患者拟在家中自行监测血糖。护士应告知其餐后 2h 血糖的正常值是（2012）
A. <4.8mmol/L　B. <5.8mmol/L
C. <6.8mmol/L　D. <7.8mmol/L
E. <8.8mmol/L

28. 男性，62 岁。诊断为 2 型糖尿病，坚持口服降糖药治疗，血糖控制良好。患者拟计划春游，出发时测量血糖低于哪个值时应注意低血糖（2013）
A. 3.9mmol/L　B. 4.9mmol/L
C. 5.9mmol/L　D. 6.9mmol/L
E. 7.9mmol/L

29. 患者，女，56 岁。糖尿病酮症酸中毒。患者排出的尿液气味可能为（2011）
A. 烂苹果味　B. 氨臭味
C. 大蒜味　D. 苦杏仁味
E. 苯酚味

30. 通过增加外周组织对葡萄糖摄取、抑制糖异生，从而降低血糖的药物是（2015）
A. 格列波脲　B. 格列本脲
C. 二甲双胍　D. 噻唑烷二酮
E. α－葡萄糖苷酶抑制剂

31. 对血糖在正常范围者没有降血糖作用的药物是（2013）
A. 胰岛素
B. 优降糖（格列本脲）
C. 格列吡嗪
D. 格列喹酮
E. 二甲双胍

32. 治疗糖尿病药物拜糖平正确的服药时间是（2015）

A. 空腹服用
B. 饭前1小时服用
C. 饭后1小时服用
D. 餐时服用
E. 睡前服用

33. 患者，男，63岁。糖尿病10年。医嘱普通胰岛素8 U，餐前30分，H，tid。最佳的注射部位是（2014）
A. 腹部　　B. 股外侧肌
C. 臀大肌　　D. 前臂外侧
E. 臂中、臂小肌

34. 在使用胰岛素的过程中，中老年糖尿病患者更易发生低血糖的主要原因是（2013）
A. 对胰岛素敏感导致血糖降低
B. 肾糖阈降低导致糖排出过多
C. 胃肠功能差导致碳水化合物摄入减少
D. 进食不规律导致碳水化合物摄入减少
E. 肝功能减退导致对胰岛素灭活能力降低

35. 患者，女，70岁。糖尿病病史20余年，诉视物不清，胸闷憋气，双腿及足底刺痛，夜间难以入睡多年，近来足趾渐变黑，护士在接诊后立即对其进行评估，发现该患者的并发症不包括（2015）
A. 视网膜病变　　B. 冠心病
C. 神经病变　　D. 肢端坏疽
E. 足部感染

36. 男性，58岁。糖尿病病史30余年。目前使用胰岛素治疗，但血糖未规律监测。近3个月出现眼睑及下肢浮肿来诊。尿常规检查：尿糖（++），WBC 0～4/HP，尿蛋白（+++）。应优先考虑的是（2012）
A. 胰岛素性水肿　　B. 肾动脉硬化
C. 肾盂肾炎　　D. 急性肾炎
E. 糖尿病肾病

37. 患者，男，64岁。诊断为“2型糖尿病”10年。为患者进行糖尿病足预防的健康指导中，不妥的是（2011）
A. 每天检查清洁足部
B. 选择透气、柔软的鞋袜
C. 每天坚持适度的运动
D. 足部出现破损可自搽药物
E. 外出不宜穿拖鞋

38. 患者，男，60岁。诊断为2型糖尿病，出院时带药并做胰岛素注射指导，护士采取措施中不正确的是（2021）
A. 行皮下注射，进针角度30°
B. 不可在发炎、有瘢痕、硬结处注射
C. 拔针按压至不出血为止
D. 应在上臂三角肌注射
E. 注射区皮肤用75%乙醇消毒

39. 患者，男，45岁。痛风病史8年。该患者不需要加以限制的食物有（2011）
A. 豆腐、蘑菇　　B. 土豆、鸡汤
C. 红酒、牛排　　D. 鸡肝、米饭
E. 水、菠菜

40. 男性，65岁。右侧踝骨、踝关节红肿疼痛，被诊断为痛风性关节炎。首选的治疗药物是（2014）
A. 美洛昔康　　B. 布洛芬
C. 秋水仙碱　　D. 糖皮质激素
E. 吲哚美辛

41. 女性，60岁。有痛风病史5年。因担心疾病的预后，思想负担重，情绪低落。此，护士给予最恰当的护理措施是向患者说明（2014）
A. 疼痛会影响进食
B. 疼痛会影响睡眠
C. 痛风是一种终身性疾病
D. 疾病反复发作会导致关节畸形
E. 积极坚持规范的治疗可持续正常的生活

42. 人类维生素D的最主要来源是（2014）
A. 日光照射皮肤产生
B. 食入动物肝脏产生
C. 食入蔬菜类提供
D. 食入水果类提供
E. 食入蛋类提供

43. 维生素D缺乏性佝偻病的特殊性病变部位是（2014）
A. 肌肉 B. 血液
C. 骨骼 D. 大脑
E. 皮肤

44. 佝偻病初期患儿的临床表现是（2015）
A. 颅骨软化 B. 下肢畸形
C. 有郝氏沟 D. 出现枕秃
E. 形成鸡胸

45. 患儿，男，3个月。因多汗、烦躁易凉、睡眠不安半月余，诊断为佝偻病初期。护士指导患儿正确的日光照射方法是（2013）
A. 每天在室内关窗晒太阳1h
B. 每天在室内关窗晒太阳2h
C. 每天要保证30min的户外活动
D. 每天要保证1～2h户外运动
E. 每天要保证8h户外活动

46. 足月新生儿，生后2周。为防止维生素D缺乏佝偻病的发生，应建议每日口服维生素D的剂量是（2014）
A. 200U B. 400U
C. 1000U D. 1500U
E. 2000U

47. 9月龄患儿，单纯牛乳喂养，未添加辅食，因抽搐2次入院，血清 Ca^{2+} 0.8 mmol/L。诊断维生素D缺乏性手足搐搦症。对该患儿护理措施不正确的是（2012）
A. 惊厥时及时清除口鼻分泌物
B. 遵医嘱应用镇静剂和钙剂
C. 补充钙剂时应快速静脉推注
D. 惊厥发作时保护患儿安全
E. 保持安静，减少刺激

48. 患儿，女，6个月，冬季出生，人工喂养。平时睡眠不安，多汗，今日晒太阳后突然出现全身抽搐5～6次，发作间歇期活泼如常，体温37.8℃，最可能的原因为（2018）
A. 高热惊厥
B. 维生素D缺乏性手足搐搦症
C. 癫痫
D. 维生素缺乏性佝偻病
E. 低血糖

49. 一个患库欣综合征的朋友下肢水肿，请问他该吃什么水果（2019）
A. 柑橘 B. 苹果
C. 葡萄 D. 椰子
E. 樱桃

50. 患者，男，15岁，150cm，35kg。患者血糖与尿糖显著升高，诊断为1型糖尿病。患者空腹血糖受损是指（2019）
A. 空腹血糖<6.0mmol/L
B. 空腹血糖<7.8mmol/L
C. 空腹血糖≥11.1mmol/L
D. 6.1mmol/L<空腹血糖<7.0mmol/L
E. 7.8mmol/L<空腹血糖<11.1mmol/L

51. 胰岛素的注射部位是（2019）
A. 肩胛区域 B. 上臂外侧
C. 大腿内侧 D. 小腿内侧
E. 踝部内侧

52. 患儿，男，2岁。由于喂养不当导致出现营养不良，其皮下脂肪最先消耗的部位是（2019）

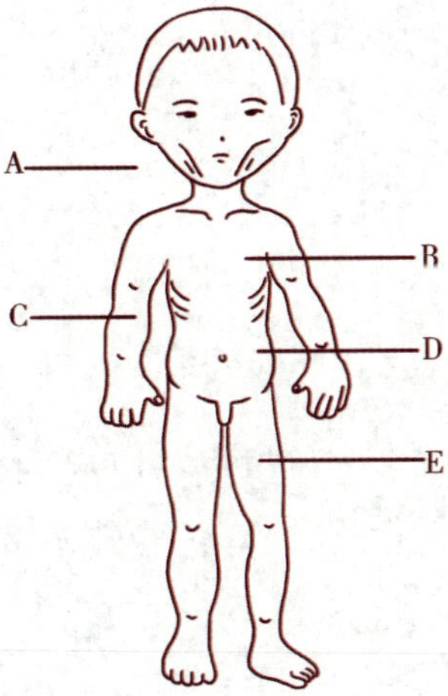

A. A B. B
C. C D. D
E. E

53. 左甲状腺素片的服用时间是（2022）
A. 早餐前半小时，空腹
B. 餐中

C. 餐后半小时

D. 睡前

E. 随时，按需服用

54. 下列关于痛风患者饮食护理措施中不妥的是（2022）

A. 避免进食高嘌呤食物

B. 饮食要清淡，易消化

C. 多饮水，每天应饮水2000ml

D. 指导患者进食酸性食物

E. 每天进食热量应限制

55. 患儿，女，2岁，现在的体重为10kg，身长81cm，皮肤苍白。（2022）

（1）判断其营养不良的程度为

A. 体重正常

B. 轻度营养不良

C. 中度营养不良

D. 重度营养不良

E. 极重度营养不良

（2）该患儿的皮下脂肪厚度为

A. 消失

B. <0.4cm

C. 0.4~0.8cm

D. 1.2~1.6cm

E. 1.6~2.0cm

第十六章　神经系统疾病病人的护理

1. 明确蛛网膜下腔出血病因的最有效检查方法是（2017）
A. 头部彩超　　B. 血管造影
C. CT　　D. 腰穿
E. 核共振

2. 某患者因为脑出血已在家卧床2个月，大小便失禁，不能自行翻身，近日骶尾部皮肤出现红肿，压制不褪色，为预防患者发生其他并发症，应着重指导家属学会的护理技术是（2017）
A. 更换敷料　　B. 测量血压
C. 被动运动　　D. 鼻饲营养
E. 皮下注射

3. 患者，男，37岁。突发剧烈头痛5小时伴呕吐，体温36.7℃，脉搏76次/分，血压120/74mmHg，呼吸20次/分，颈项强直抵抗，kernig征阳性诊断为蛛网膜下腔出血，该患者的护理问题不包括（2017）
A. 体液过多
B. 舒适的改变，头痛
C. 焦虑、恐惧
D. 潜在并发症：再次出血
E. 知识缺乏

4. 患者，女性，23岁。有长期癫痫病史，来院前6h内发作2次，到院后又有一次全身性大发作，历时2min，现处于发作后状态，宜采取的治疗是（2017）
A. 苯妥英钠250mg静脉注射5min以上
B. 苯巴比妥（鲁米那）10mg肌内注射
C. 吗啡静脉注射
D. 苯妥英钠250mg肌内注射
E. 呋塞米10mg静脉注射

5. 1岁小儿，因气管异物窒息入院。治疗中并发脑水肿，遵医嘱使用20%的甘露醇。护士向家长解释使用此药物的作用是（2016）
A. 迅速降颅压，预防脑疝
B. 预防颅内出血
C. 预防颅内感染
D. 促进脑细胞代谢
E. 兴奋呼吸中枢

6. 预防化脓性脑膜炎的健康教育应强调（2016）
A. 限制饮水量
B. 预防细菌引起的上呼吸道感染
C. 预防性使用抗生素
D. 监测基础体温
E. 限制病人户外活动

7. 癫痫病人强直－阵挛发作的特征性表现是（2016）
A. 某种活动突然中断
B. 意识丧失和全身对称性抽搐
C. 连续多次发作，且有意识障碍
D. 机械动作持续时间长
E. 表情呆滞，肌肉强直

8. 患者，男，20岁。头部被木棒击伤后昏迷12min，清醒后诉头痛并呕吐1次，入院后，若患者出现急性颅内压增高，伴随其出现的生命体征是（2016）
A. 血压升高、脉搏加快、呼吸急促
B. 血压升高、脉搏缓慢、呼吸深慢
C. 血压升高、脉搏加快、呼吸深慢
D. 血压下降、脉搏缓慢、呼吸深慢
E. 血压下降、脉搏细速、呼吸急促

9. 患儿，女，9岁。患病毒性脑膜炎入院，入院当天患儿突然出现全身抽搐，喷射性呕吐，口腔及支气管内有大量呕吐物。护士应立即采取的措施是（2016）
A. 给予氧气吸入
B. 约束四肢，制止抽搐
C. 吸引器吸出呼吸道异物

D. 应用镇静剂

E. 开通静脉通道，应用脱水药物

10. 意识完全丧失，对各种刺激均无反应及生命体征不稳定属于意识状态的（2015）

A. 嗜睡　B. 意识模糊

C. 昏睡　D. 浅昏迷

E. 深昏迷

11. 男性，19岁。因车祸急诊入院。患者意识丧失，无自主动作，压迫眼眶有躲避反应。此时患者的意识障碍属于（2014）

A. 深昏迷　B. 浅昏迷

C. 嗜睡　D. 昏睡

E. 谵妄

12. 男性，60岁。肝硬化10年。近2天嗜睡，今晨测体温时呼之不应，但压迫其眶上神经有痛苦表情。该患者的意识状态是（2013）

A. 深昏迷　B. 昏睡

C. 嗜睡　D. 浅昏迷

E. 意识模糊

13. 女，53岁。因突起意识障碍伴右侧肢体瘫痪入院。查体：呼之不应，压眶有痛苦表情，角膜反射及瞳孔对光反射存在。护士判断该患者意识状态为（2012）

A. 嗜睡　B. 昏睡

C. 意识模糊　D. 浅昏迷

E. 深昏迷

14. 男性，49岁。因突发左侧肢体活动不利伴恶心、呕吐及头痛来诊，以“脑栓塞”收入院。今晨护士进行肌力评估时其左侧肢体可轻微收缩，但不能产生动作。按6级肌力记录法，该患者的肌力为（2012）

A. 0级　B. 1级

C. 2级　D. 4级

E. 5级

15. 患者，女，68岁。因颅内压增高，头痛逐渐加重，行腰椎穿刺脑脊液检查。术后突然停止呼吸，血压下降。该患者最可能发生了（2011）

A. 小脑幕切迹疝

B. 枕骨大孔疝

C. 大脑镰下疝

D. 脑干缺血

E. 脑血管意外

16. 男性，40岁。因脑外伤住院。住院后患者出现脑疝征兆，立即输入200ml甘露醇治疗，其目的是（2013）

A. 降低血压　B. 升高血压

C. 降低颅内压　D. 升高颅内压

E. 增加血容量

17. 患者，男，72岁。脑出血入院，昏迷，合并肺部感染，咽喉部可闻及哮鸣音。护理评估后患者存在的护理问题中，应优先解决的是（2021）

A. 便秘

B. 语言沟通障碍

C. 有皮肤完整性受损的危险

D. 清理呼吸道无效

E. 活动无耐力

18. 男性，28岁。颅脑外伤术后脑水肿，给予20%甘露醇250ml静脉输液。最佳输液速度是（2014）

A. 20滴/分　B. 40滴/分

C. 60滴/分　D. 80滴/分

E. 100滴/分

19. 头皮血肿患者，在抽吸出积血后应给予（2012）

A. 热敷　B. 红外照射

C. 用力揉搓　D. 切开引流

E. 加压包扎

20. 开放性脑损伤的主要表现不包括（2015）

A. 硬脑膜破裂　B. 头皮裂伤

C. 脑积水　D. 脑脊液漏

E. 颅骨骨折

21. 外伤后急性硬脑膜外血肿患者典型的意识障碍形式是（2012）

A. 清醒与朦胧状态交替出现

B. 持续性昏迷加重
C. 早期清醒，随后逐渐昏迷
D. 清醒，随后昏迷，再次清醒
E. 昏迷，随后清醒，再次昏迷

22. 女性，34 岁。车祸后送来医院。查体：出现刺痛后睁眼，回答问题正确，能遵命令动作。其格拉斯哥昏迷评分是（2014）
A. 9　B. 10
C. 11　D. 12
E. 13

23. 男性，25 岁。因脑挫裂伤入院。医嘱给予应用肾上腺皮质激素治疗。其目的是（2013）
A. 减轻脑出血
B. 减轻脑水肿
C. 预防应激性溃疡
D. 预防继发感染
E. 预防肌痉挛

24. 引起短暂性脑缺血发作最主要的病因是（2013）
A. 高血压　B. 心绞痛
C. 低血压　D. 颈内动脉硬化
E. 冠状动脉狭窄

25. 男性，68 岁。有高血压病史 10 年。2h 前看电视突然跌倒在地，神志不清，急诊入院。查体：浅昏迷，血压 150/100mmHg，脉搏 64 次/分。头颅 CT 示左侧基底节区高密度影。患者最有可能发生了（2014）
A. 脑肿瘤　B. 高血压脑病
C. 脑脓肿　D. 脑出血
E. 脑梗死

26. 患者，男，65 岁。高血压病史多年。在活动中突发意识障碍，诊断为“脑出血”收入院。查体：一侧瞳孔散大、不等圆，提示患者病情为（2011）
A. 脑疝形成
B. 出血部位靠近眼睛
C. 脑干出血
D. 动眼神经瘫痪
E. 脑出血量较大

27. 患者，男，53 岁。饮酒时发生言语不清、呕吐，随即昏迷，右侧肢体瘫痪；血压 230/120mmHg，诊断为“脑出血”。为防止出血加重，应首先采取的措施是（2015）
A. 控制血压　B. 保护性约束
C. 降低颅内压　D. 止血处理
E. 肢体制动

28. 脑出血患者，医嘱给予 20% 甘露醇静脉滴注，其主要作用是（2011）
A. 降低血压　B. 营养脑细胞
C. 帮助止血　D. 降低颅内压
E. 保护血管

29. 女性，60 岁。有吸烟史 13 年，每日 1 包。因脑出血入院，经治疗后病情稳定，拟出院。错误的出院指导是（2014）
A. 避免情绪激动
B. 低盐、低胆固醇饮食
C. 戒烟
D. 绝对卧床休息
E. 保证充足睡眠

30. 男性，67 岁。突发脑梗死住院治疗 10 天，病情平稳后，出院返回社区。患者伴有脑梗死后的语言障碍，右侧肢体无力，走路步态不稳。社区护士在进行家庭访视时应特别指出，近期应首要注意的问题是（2012）
A. 压疮的预防
B. 抑郁情绪的观察
C. 跌倒的预防
D. 肢体功能的康复锻炼
E. 非语言性沟通技巧的使用

31. 急性脱髓鞘性多发性神经炎对患者生命威胁最大的症状是（2014）
A. 运动障碍　B. 感觉障碍
C. 脑神经麻痹　D. 呼吸肌麻痹
E. 自主神经功能障碍

32. 帕金森病的特征性症状是（2011）
A. 头痛　B. 呕吐
C. 意识丧失　D. 静止性震颤
E. 姿势步态异常

33. 男性，71 岁。患有帕金森病。患者在进行康复训练时，护士要求其关节活动要达到最大范围，其主要目的是（2014）
A. 防止关节强直
B. 防止肌肉萎缩
C. 促进血液循环
D. 提高平衡能力
E. 减轻不自主震颤

34. 女性，72 岁。患帕金森病 5 年。随诊中患者表示现在多以碎步、前冲动作行走，并对此感到害怕。患者进行行走训练时，护士应提醒患者避免（2013）
A. 思想尽量放松
B. 尽量跨大步
C. 脚步尽量抬高
D. 双臂尽量摆动
E. 将注意力集中于地面

35. 某女，在商场突然倒地，随后出现四肢痉挛性抽搐，牙关紧闭，疑为癫痫发作急诊，以下哪种检查对帮助诊断最有意义（2012）
A. 头部 CT　B. 脑血管造影
C. 脑电图　D. 脑磁共振
E. 脑多普勒彩色超声

36. 患儿，男性，2 岁。发热 1 天，体温 39℃，伴有轻咳来诊。既往有癫痫病史。门诊就诊过程中突然发生惊厥，即刻给予输氧、镇静，此刻首选药物是（2012）
A. 苯巴比妥肌内注射
B. 地西泮静脉注射
C. 水合氯醛灌肠
D. 氯丙嗪肌内注射
E. 肾上腺皮质激素静脉注射

37. 女性，34 岁。因癫痫发作突然跌倒，护士赶到时患者仰卧，意识不清，牙关紧闭，上肢抽搐。首要的急救措施是（2014）
A. 人工呼吸
B. 保持呼吸道通畅
C. 胸外心脏按压
D. 氧气吸入
E. 应用简易呼吸机

38. 男性，45 步。无诱因突发四肢抽搐，呼吸急促，面色发绀，两眼上翻，口吐白沫，呼之不应。症状持续 3min 后，抽搐停止但仍昏迷。家属急送医院救治，查体时患者再次出现类似发作。此时的做法不恰当的是（2013）
A. 解开患者的衣领、衣扣和腰带
B. 患者的头部侧向一边
C. 患者的上下臼齿间放压舌板
D. 控制患者的肢体以制止抽搐
E. 安定静脉推注

39. 患儿，男，8 岁。因癫痫入院治疗，好转后出院。患儿家长的哪项陈述提示对疾病认知不足，需要进一步进行健康指导（2014）
A. “孩子在家休息的时候我会安排家人时刻照顾”
B. “孩子可以参加集体活动像春游等”
C. “我会注意监护孩子，不要受外伤”
D. “我要让孩子适当锻炼，多跑步游泳”
E. “我要和学校联系，说明孩子的情况”

40. 患儿，男，3 岁。因化脓性脑膜炎入院。脓液细菌培养显示为脑膜炎双球菌感染。进行抗菌治疗首选的抗生素是（2013）
A. 青霉素　B. 阿奇霉素
C. 庆大霉素　D. 链霉素
E. 红霉素

41. 某化脓性脑膜炎患儿出现烦躁不安，频繁呕吐，四肢肌张力明显增高，双侧瞳孔大小不等，对光反应迟钝。应高度警

惕患儿出现（2014）

A. 惊厥　　B. 脱水
C. 脑疝　　D. 呼吸衰竭
E. 代谢性酸中毒

42. 患儿，男，4岁，以病毒性脑膜炎入院。经积极治疗，除右侧肢体仍活动不利，其他临床症状明显好转，家长要求回家休养，护士为其进行出院指导，不妥的是（2011）

A. 给予高热量、高蛋白、高维生素饮食
B. 患侧肢体保持功能位，尽量减少活动
C. 指导用药的注意事项
D. 保持患儿心情舒畅
E. 指导定期随访

43. 患儿，男性，2岁。因上呼吸道感染出现咳嗽、发热入院。现体温39.3℃，半小时前突发抽搐，持续约1min后停止，呈嗜睡状。为避免再发抽搐，护理的重点是（2012）

A. 多晒太阳
B. 按时预防接种
C. 加强体格锻炼
D. 居室定期食醋熏蒸
E. 体温过高时应及时降温

44. 颅脑损伤术后搬运法正确的是（2021）

A. 关闭各种管道
B. 上坡时头颅向下
C. 下坡时头颅向上
D. 进出门时用车撞门
E. 患者头卧于小轮端

（45～46题共用题干）（2015）

患儿，男，14个月。因“发热、流涕2天”就诊。查体：T 39.7℃，P 135次/分；神志清，咽部充血，心肺检查无异常。查体时患儿突然双眼上翻，四肢强直性、阵挛性抽搐。

45. 引起患儿病情变化的原因，最可能是

A. 癫痫　　B. 低血糖症
C. 高热惊厥　　D. 病毒性脑炎
E. 化脓性脑膜炎

46. 为防止患儿外伤，错误的做法是

A. 床边设置防护栏
B. 用约束带固定四肢
C. 移开床上一切硬物
D. 将纱布放在患儿手中
E. 压舌板裹纱布置于上下磨牙间

47. 单纯疱疹病毒性脑炎首选的治疗药物是（2018）

A. 吗啉胍　　B. 干扰素
C. 利巴韦林　　D. 阿糖胞苷
E. 阿昔洛韦

48. 由脊髓发出的脊神经数量是（2018）

A. 31对　　B. 30对
C. 32对　　D. 29对
E. 28对

49. 患者，女，55岁，昨日因脑室出血行侧脑室外引流。术后链接引流瓶妥善固定引流管和引流瓶，引流管口的位置在（2018）

A. 低于侧脑室平面60cm
B. 高于侧脑室平面10～15cm
C. 低于侧脑室平面15～30cm
D. 高于侧脑室平面25～30cm
E. 与侧脑室平面平齐

50. 吉兰－巴雷综合征患者典型的脑脊液改变为（2018）

A. 细胞数降低，蛋白质降低
B. 氯化物降低
C. 细胞数正常，蛋白质增高
D. 葡萄糖降低
E. 淋巴细胞增多

51. 颅内肿瘤患者最常见的临床表现是（2018）

A. 意识障碍　　B. 颅内压增高
C. 感觉障碍　　D. 癫痫
E. 运动障碍

52. 对癫痫患者进行评估，目前最常用的辅助检查方法是（2018）

A. 超声　　B. 颅脑 MRI
C. 颅脑 CT　　D. 脑电图
E. 头部 X 线摄片

53. 蛛网膜下腔出血患者可表现出的神经系统典型特征是（2018）
A. 失语　　B. 偏瘫
C. 静止性震颤　　D. 脑膜刺激征
E. 醉汉步态

54. 大脑单侧肿瘤，患者剧烈咳嗽，引发小脑脑疝，瞳孔改变为（2019）
A. 患侧瞳孔散大　　B. 患侧瞳孔缩小
C. 双侧瞳孔散大　　D. 双侧瞳孔缩小
E. 双侧瞳孔不等大

55. 小脑幕切迹疝患者的呼吸脉搏变化是（2019）
A. 呼吸不规则，脉搏不规则
B. 呼吸深慢，脉搏变快
C. 呼吸浅慢，脉搏变快
D. 呼吸深快，脉搏变慢
E. 呼吸浅快，脉搏变慢

56. 以下选项中与帕金森无关的是（2019）
A. 安坦　　B. 多巴胺
C. 肾上腺素　　D. 东莨菪碱
E. 黑质纹状体

57. 帕金森病患者，出现面部表情呆板，活动笨拙，起床、翻身、步行及转身都迟缓，手指精细动作困难，拟给予药物治疗。对于药物治疗的叙述，正确的是（2019）
A. 从小剂量开始，缓慢递增
B. 用足量以达到满意疗效
C. 一旦症状改善即可逐渐减量
D. 首选抗胆碱能药物
E. 在晚上加用单胺氧化酶

58. 新生儿缺血缺氧性惊厥用药为（2019）
A. 地西泮　　B. 苯妥英钠
C. 苯巴比妥　　D. 氯丙嗪
E. 水合氯醛

59. 谵妄状态的临床表现不包括（2022）
A. 言语不连贯
B. 带有恐怖性的错、幻觉
C. 定向力障碍
D. 注意力不集中，记忆、理解力困难
E. 病情变化具有昼重夜轻的特点

60. 小脑幕切迹疝患者早期瞳孔变化是（2022）
A. 患侧瞳孔缩小　　B. 双侧瞳孔散大
C. 双侧瞳孔缩小　　D. 对侧瞳孔散大
E. 对侧瞳孔缩小

61. 患者因脑出血已在家卧床 2 个月，大小便失禁，不能自行翻身。近日骶尾部皮肤出现红肿，压之不褪色。为预防患者发生其他并发症，应着重指导家属学会的护理技术是（2022）
A. 更换敷料　　B. 测量血压
C. 被动活动　　D. 鼻饲灌食
E. 皮下注射

62. 患者，女，52 岁。做家务时突然头痛，意识丧失 1 小时。急诊查体：血压 200/120mmHg，意识不清，左侧鼻唇沟变浅，CT 示右侧内囊出血。正确的护理措施是（2022）
A. 禁用冰敷
B. 去枕平卧，头偏一侧
C. 立即鼻饲营养丰富的流质饮食
D. 24 小时后给予肢体被动运动
E. 侧卧位，头抬高 15°～30°

63. 急性炎症性脱髓鞘性多发性神经炎症是一种（2022）
A. 运动障碍性疾病
B. 脑血管疾病
C. 病毒感染性疾病
D. 自身免疫性周围神经病
E. 中枢性神经性疾病

64. 癫痫强直－阵挛发作时勿用力按压抽搐肢体，以防发生（2022）
A. 坠床　　B. 骨折
C. 持续抽搐　　D. 心脏骤停
E. 休克

第十七章　生命发展保健

1. 1岁女婴，出生史正常，喂养正常，现进行常规生长发育检查。该女婴的左手腕部X线摄片，可显示的骨化中心数量最多为（2017）
   A. 4个　B. 2个
   C. 0个　D. 6个
   E. 8个
2. 属于疫苗接种异常反应的是（2017）
   A. 心因性反应
   B. 偶合发病
   C. 原有疾病加重
   D. 一般反应
   E. 变态反应
3. 3岁小儿向妈妈执意表达自己的需要，其心理发展特性是（2017）
   A. 明显自主性　B. 有集体意识
   C. 客观看问题　D. 克服自卑感
   E. 有抽象思维
4. 患儿，女。生后6天，已完成乙肝疫苗接种，体格检查正常，准备出院。家长询问第二次乙肝疫苗接种的时间，护士回答正确的是（2017）
   A. 1月龄　B. 2月龄
   C. 3月龄　D. 4月龄
   E. 5月龄
5. 某女士正在服用口服避孕药进行避孕，服药期间出现哪种情况应该报告医生（2017）
   A. 体重增加　B. 闭经
   C. 色素沉着　D. 头晕乏力
   E. 经量减少
6. 某女婴，18个月。食欲减退2个月余，母亲带其到儿保门诊就诊，护士应首先为婴儿检查的是（2017）
   A. 上臂围　B. 坐高
   C. 前囟　D. 体重
   E. 宫缩情况
7. 某产妇，28岁。剖宫产术后42天。今天返院复查，自诉产后纯母乳喂养，现经查体，产后恢复良好，可以开始性生活。目前最适合该女士避孕的措施是
   A. 口服避孕药　B. 宫内节育器
   C. 避孕套　D. 紧急避孕
   E. 体外排精
8. 对于正常新生儿的心理护理，错误的是（2016）
   A. 母婴同室
   B. 父亲应参与照顾婴儿
   C. 保持安静不与新生儿说话
   D. 经常与新生儿进行目光交流
   E. 给色彩鲜艳会转动的玩具看
9. 符合老年人用药原则的用药方式是（2016）
   A. 从小剂量开始用药，尽量减少用药种类
   B. 合理选药，足量给药
   C. 首次剂量加倍，进行血药浓度监测
   D. 联合用药，进行血药浓度监测
   E. 足量给药，尽量减少用药种类
10. 青春期儿童最容易出现的心理行为是（2016）
    A. 咬指甲　B. 遗尿症
    C. 学校恐惧症　D. 自我形象不满
    E. 破坏性行为
11. 某6月龄婴儿，父母带其到儿童保健门诊进行预防接种，此时应该给该婴儿注射的疫苗是（2016）
    A. 百白破疫苗　B. 乙肝疫苗
    C. 卡介苗　D. 麻风腮疫苗
    E. 脊髓灰质炎疫苗
12. 接种卡介苗时，护士常选用的注射部位是（2016）
    A. 三角肌下缘　B. 大腿外侧

C. 大腿前侧　　D. 腹部
E. 背部

13. 输卵管结扎部位是输卵管的（2016）
A. 间质部　　B. 峡部
C. 壶腹部　　D. 伞部
E. 漏斗部

14. 胎动减少是指胎动12小时少于（2016）
A. 5次　　B. 10次
C. 15次　　D. 20次
E. 25次

15. 某13岁男孩，近期出现不听从父母安排，常用自己的标准衡量是非曲直。该男孩青春期心理特征属于（2016）
A. 情绪两极化
B. 独立性增强
C. 心理“上锁”
D. 心理向成熟过渡
E. 行为易冲动

16. 不属于青春期保健重点的是（2016）
A. 合理营养　　B. 健康教育
C. 预防意外　　D. 计划免疫
E. 法制教育

17. 应在婴儿饮食中添加米汤及稀粥的婴儿月龄是（2016）
A. 1~3个月　　B. 4~6个月
C. 7~9个月　　D. 10~12个月
E. 14个月

18. 不属于新生儿家庭访视内容的是（2016）
A. 询问新生儿出生情况
B. 观察新生儿一般情况
C. 新生儿体格检查
D. 指导喂养及日常护理
E. 新生儿预防接种

19. 孕妇自我监测胎儿安危最简单有效的方法是（2016）
A. 胎动计数　　B. 计算胎龄
C. 测量体重　　D. 睡眠情况
E. 情绪波动

20. 放置宫内节育器的时间是在月经干净后的（2014）
A. 11天　　B. 10天
C. 9天　　D. 8天
E. 7天

21. 不属于宫内节育器的并发症的是（2014）
A. 感染　　B. 节育器镶嵌
C. 子宫穿孔　　D. 节育器异位
E. 子宫癌变

22. 女性，36岁。长期吸烟，患有滴虫阴道炎。近来月经不规则，前来咨询避孕措施，护士应指导其选用（2013）
A. 口服避孕药　　B. 长效避孕针
C. 安全期避孕　　D. 阴茎套
E. 宫内节育器

23. 口服避孕药的禁忌证不包括（2015）
A. 患严重心血管疾病病人
B. 糖尿病病人
C. 甲状腺功能亢进者
D. 精神病生活不能自理者
E. 产后8个月妇女

24. 某女性患者，月经量过多口服短效避孕药，关于此类药物的副作用，正确的宣教内容是（2015）
A. 不会发作闭经、突破性出血
B. 若类早孕轻则不需要处理
C. 无任何副作用
D. 多数妇女的颜面部皮肤出现淡褐色素沉着
E. 可发生腰酸腹胀等症状

25. 某产妇，28岁。剖宫产术后42天。今天返院复查，自述产后纯母乳喂养，现经查体，产后恢复良好，可以开始性生活。目前最适合该女士避孕的措施是（2021）
A. 口服避孕药　　B. 宫内节育器
C. 安全套　　D. 紧急避孕
E. 体外排精

26. 产检项目中能够反映胎儿生长发育状况重要的指标是（2015）

A. 孕妇体重　　B. 胎方位
C. 宫高与腹围　　D. 胎动
E. 胎心率

27. 幼儿期是指（2013）
A. 出生～1岁　　B. 出生～2岁
C. 1岁～3岁　　D. 3岁～5岁
E. 4岁～6岁

28. 小儿的自我概念开始形成的时期是（2012）
A. 婴儿期　　B. 幼儿期
C. 学龄前期　　D. 学龄期
E. 青春期

29. 对儿童生长发育规律的描述，错误的是（2012）
A. 生长发育是一个连续的过程
B. 生长发育遵循一定的顺序
C. 有一定的个体差异性
D. 各系统器官发育的速度一致
E. 生长发育是由低级到高级

30. 衡量婴儿营养状况的体格发育指标是（2013）
A. 胸围　　B. 牙齿
C. 身高　　D. 体重
E. 头重

31. 小儿能量代谢中特有的能量消耗是（2013）
A. 基础代谢
B. 食物的特殊动力作用
C. 活动
D. 生长
E. 排泄

32. 小儿，2个月，已经接种了2次乙肝疫苗，第三针注射的时间是（2021）
A. 4个月　　B. 6个月
C. 8个月　　D. 一周岁
E. 1.5岁

33. 小儿，男，现体重9kg，会叫“爸爸”“妈妈”，尚不能控制排便。该小儿的年龄最可能是（2012）
A. 3个月　　B. 6个月
C. 12个月　　D. 18个月
E. 24个月

34. 小儿，男，10月龄，常规生长发育检测报告，前囟闭合的时间应该是（2012）
A. 10～13个月　　B. 12～18个月
C. 20～22个月　　D. 22～24个月
E. 24～30个月

35. 与婴幼儿智力发育密切相关的内分泌腺是（2012）
A. 下丘脑　　B. 腺垂体
C. 神经垂体　　D. 甲状腺
E. 胰腺

36. 测量儿童皮下脂肪厚度常选用的部位是（2012）
A. 臀部　　B. 上臂
C. 腹部　　D. 面部
E. 大腿

37. 婴儿喂养的最佳食品是（2012）
A. 纯母乳　　B. 全脂奶粉
C. 母乳加奶粉　　D. 母乳加辅食
E. 婴儿配方奶粉

38. 纯母乳喂养多长时间最好（2016）
A. 2个月　　B. 4个月
C. 6个月　　D. 9个月
E. 12个月

39. 某胎龄35周早产儿，生后32天。冬天出生，母乳喂养，体重已由出生时2.0kg增至3.0kg。现在可以增加的辅食和添加的目的是（2014）
A. 米汤，以补充热量
B. 菜汤，以补充矿物质
C. 软面条，以保护消化道
D. 蛋黄，以补充铁
E. 鱼肝油，以补充维生素D

40. 女婴，4个月。足月儿，体检指标正常，此月龄最适合添加的辅食是（2012）
A. 蛋黄　　B. 饼干
C. 粥　　D. 烂面

E. 土豆泥

41. 婴儿期就可以开始的早期训练是（2014）

A. 刷牙训练　B. 坐姿训练
C. 穿衣训练　D. 大小便训练
E. 学习习惯训练

42. 2个月婴儿来院体检，护士指导家长每日定时播放音乐，近距离和孩子说话，在房间内张贴鲜艳图片，拿颜色鲜明、能发声的玩具逗引孩子。其目的是促进该婴儿（2014）

A. 新陈代谢
B. 神经精神发育
C. 消化吸收功能
D. 体格发育
E. 内分泌系统发育

43. 8个月女婴，提示其发育正常的运动特征是（2012）

A. 会抬头　B. 会翻身
C. 会爬行　D. 用手握玩具
E. 独立行走

44. 青春期心理与行为最突出的特点是（2015）

A. 身心发展的矛盾性
B. 形成新的同伴关系
C. 思维方式成熟
D. 情绪状态稳定
E. 有强烈独立自主的意识

45. 对青春期孩子实施心理行为指导的重点是（2013）

A. 针对学校生活适应性的培养
B. 加强品德教育
C. 预防疾病和意外教育
D. 性心理教育
E. 社会适应性的培养

46. 16岁学生腹痛检查，护士说她可能是宫外孕让她去妇产科检查，此时患者会产生什么情绪（2021）

A. 愤怒　B. 激动
C. 紧张　D. 恐慌
E. 焦虑

47. 月经初潮后女性的一级预防保健重点是（2015）

A. 避孕指导
B. 经期卫生指导
C. 婚前检查指导
D. 孕前优生指导
E. 月经病治疗指导

48. 13岁女生，因月经初潮来门诊咨询。该女生自述对月经初潮来临很紧张，害怕身体出现疾病，近期情绪难控制，心神不定，烦躁不安，常与他人争吵。护士针对其进行保健指导，以下不正确的是（2012）

A. 告知其月经是女性的正常生理现象
B. 嘱其月经期以卧床休息为主
C. 讲授有关青春期生理知识、性教育
D. 鼓励其多与他人交流，多参加文娱活动
E. 月经期注意保暖，最好不游泳

49. 脊髓灰质炎疫苗属于（2015）

A. 灭活疫苗　B. 减毒活疫苗
C. 类毒素疫苗　D. 组分疫苗
E. 基因工程疫苗

50. 给婴儿口服脊髓灰质炎减毒活疫苗时，正确的做法是（2012）

A. 用温热水送服
B. 用热开水送服
C. 冷开水送服或含服
D. 热开水溶解后服用
E. 服后半小时可饮用热牛奶

51. 新生儿时期应预防接种的疫苗是（2012）

A. 乙肝疫苗、乙脑疫苗
B. 麻疹疫苗、卡介苗
C. 卡介苗、乙肝疫苗
D. 百白破疫苗、脊髓灰质炎疫苗
E. 脊髓灰质炎疫苗、乙脑疫苗

52. 1岁以后儿童完成计划免疫复种的第一个疫苗是（2021）
A. 乙脑疫苗　B. 百白破疫苗
C. 乙肝疫苗　D. 麻疹疫苗
E. 卡介苗

53. 8个月男婴，在社区准备接种麻疹疫苗，护士在为其消毒时，应采用的消毒剂是（2013）
A. 2%碘酊
B. 0.5%碘伏
C. 0.9%生理盐水
D. 75%乙醇
E. 90%乙醇

（54～56题共用题干）（2012）
某新生儿出生6h，进行预防接种。

54. 接种卡介苗的正确方法是
A. 前臂掌侧下段ID
B. 三角肌下缘ID
C. 三角肌下缘IH
D. 上臂三角肌IH
E. 臀大肌IM

55. 接种乙肝疫苗的正确方法是
A. 前臂掌侧下段ID
B. 三角肌下缘ID
C. 三角肌下缘H
D. 上臂三角肌IM
E. 臀大肌IM

56. 26岁女士，接种乙肝疫苗1天后出现低热、食欲不振，该患者出现上述症状最可能的原因是（2013）
A. 中毒反应　B. 正常反应
C. 过敏反应　D. 特异性反应
E. 排斥反应

（57～60题共用题干）（2014）
小儿，女，3个月。母亲带其去儿童保健门诊接种百白破混合制剂。

57. 接种前，护士应询问的内容不包括
A. 家庭史　B. 疾病史
C. 过敏史　D. 目前健康状况
E. 接种史

58. 接种结束后，错误的健康指导是
A. 可以立即回家
B. 多饮水
C. 多休息
D. 饮食不需忌口
E. 观察接种后反应

59. 接种后，小儿出现烦躁不安、面色苍白、四肢湿冷、脉搏细速等症状，该小儿最可能发生了
A. 低血钙　B. 过敏性休克
C. 全身反应　D. 全身感染
E. 低血糖

60. 患儿母亲非常焦虑，不停哭泣，针对患儿母亲的心理护理，错误的是
A. 告诉其患儿的目前状况
B. 告诉其当前采取的措施及原因
C. 告诉其不可陪伴患儿，以免交叉感染
D. 告知其以往类似情况的处理效果
E. 帮助其选择缓解焦虑情绪的方法

61. 关于衰老表现的叙述，正确的是（2015）
A. 老年人的体重随年龄的增加而增加
B. 老年人的血压随年龄的增加而降低
C. 老年人的心率随年龄的增加而增加
D. 老年人生活自理能力随年龄的增加而降低
E. 老年人眼睛近视程度随年龄的增加而增加

62. 老年患者随着年龄的增加，记忆能力逐步减退。在询问病史时最容易出现的是（2015）
A. 表述不清　B. 症状隐瞒
C. 记忆不确切　D. 反应迟钝
E. 答非所问

63. 老年急腹症患者的临床特点不包括（2012）
A. 症状不典型
B. 体征较轻
C. 体温改变不明显
D. 白细胞计数显著提高

E. 易伴发其他疾病

64. 关于避孕药的叙述，不正确的是（2018）

A. 是人工合成的雌激素复合制剂

B. 控制下丘脑促性腺激素释放，抑制排卵

C. 使子宫颈黏液黏稠，阻碍精子通过

D. 使子宫内膜萎缩，不利于孕卵着床

E. 出现不良反应主要是雌孕激素的作用

65. 护士对75岁的老年患者进行皮肤状况的评估，下列信息中，表明患者的皮肤存在潜在问题的是（2018）

A. 皮肤弹性减弱

B. 皮肤色素沉着增多

C. 皮肤存在硬结

D. 皮肤表面干燥粗糙

E. 皮肤皱纹增多

66. 某4岁小儿，生长发育良好，估算其体重约为（2018）

A. 20kg　　B. 16kg

C. 12kg　　D. 22kg

E. 10kg

67. 正常小儿中性粒细胞和淋巴细胞比例相等的时间分别为（2018）

A. 出生后4～6天和4～6岁

B. 出生后4～6天和4～6周

C. 出生后4～6天和4～6月

D. 出生后4～6周和4～6岁

E. 出生后4～6月和4～6岁

68. 关于小儿前囟的描述，正确的是（2018）

A. 早闭或过小见于佝偻病

B. 凹陷见于颅内压增高

C. 有的小儿出生时已闭合

D. 出生时大约为3cm×3cm

E. 于出生后12～18个月闭合

69. 某6岁女孩，按计划免疫程序来院接种流脑疫苗，护士进行健康评估时得知该女孩尚未吃早餐，此时正确的处理是（2018）

A. 按医嘱给予肌内注射流脑疫苗

B. 注意评估近期有无发热、感染

C. 按医嘱给予皮下注射流脑疫苗

D. 按医嘱给予口服流脑疫苗

E. 建议吃完早餐后再接种

70. 某女士29岁，去外地探望丈夫10天，下列避孕药最适宜携带的是（2019）

A. 妈富隆

B. 复方炔诺酮片

C. 复方炔雌醚片

D. 左炔诺孕酮三相片

E. 53号抗孕片

71. 孕妇女，25岁，妊娠23周，妊娠早期早孕反应较重，现子宫明显大于孕周，体重剧增，胎动部位不固定且频繁，B超显示两个胎头光环，对评估该孕妇最有价值的资料是（2019）

A. 早孕反应情况　　B. B超结果

C. 子宫大小　　D. 体重

E. 胎动

72. 小儿出现生理性厌食的年龄是（2019）

A. 8个月　　B. 10个月

C. 1岁　　D. 1.5岁

E. 2岁

73. 一名16岁女生，个子矮，胸部未发育，应该多食用哪类食物（2019）

A. 富含维生素E　　B. 富含锌

C. 富含硒　　D. 富含钙

E. 富含铁

74. 女性，163cm，42kg，她属于哪种体重状态（2021）

A. 正常　　B. 明显消瘦

C. 偏重　　D. 肥胖

E. 消瘦

75. 患者，女，32岁，足月分娩2次，月经周期正常。查阴道前后壁明显膨出，重度颗粒型宫颈糜烂，宫口松，子宫后

倾，正常大，附件未见异常。本患者要求避孕，最合适的避孕方法是（2022）

A. 安全期避孕　B. 阴茎套避孕
C. 外用避孕药　D. 宫内节育器
E. 复方短效口服避孕药

76. 试管婴儿的主要适应证是（2022）

A. 无排卵　B. 无精症
C. 免疫性不孕　D. 输卵管不通
E. 子宫发育不良

77. 10个月小儿平均体重为（2022）

A. 6.5kg　B. 7.5kg
C. 8.5kg　D. 9.5kg
E. 10.5kg

78. 患儿，男，10岁，为预防流行性感冒，自愿接种流感疫苗。接种过程中，小儿出现头晕、心悸、面色苍白，出冷汗。查体：体温36.8℃，脉搏130次/分，呼吸25次/分，诊断为晕针。此时，护士为患儿采取正确的卧位是（2022）

A. 头低脚高位　B. 头高脚低位
C. 侧卧位　D. 俯卧位
E. 平卧位，头稍低

79. 某小孩身高88cm，牙齿14颗，此阶段能做的是（2022）

A. 爬　B. 行走
C. 打滚　D. 双腿蹦跳
E. 单腿蹦跳

80. 小儿，女，母乳喂养，其最适宜的断奶时间是（2022）

A. 4~6个月　B. 8~10个月
C. 10~12个月　D. 14~16个月
E. 16~18个月

81. 将4勺全脂乳粉配成全乳应加水（2022）

A. 4勺　B. 8勺
C. 12勺　D. 16勺
E. 20勺

82. 65岁老人运动后最宜心率为（2022）

A. 100次/分　B. 105次/分
C. 110次/分　D. 120次/分
E. 125次/分

第十八章　中医基础知识

1. 点着乙醇棉球快速在罐里绕一圈拿出，然后迅速拔在背上的方法（2018）
   A. 闪火法　　B. 投火法
   C. 滴酒法　　D. 水吸法
   E. 抽气吸法

2. 常见的属于外邪致病的先导的邪气是（2018）
   A. 凉邪　　B. 风邪
   C. 冷邪　　D. 湿邪
   E. 燥邪

3. 具有性质稳定，传热能量缓和，不易与中药所含成分发生化学变化的最常用的中药煎煮器具是（2017）
   A. 铝锅　　B. 砂锅
   C. 铁锅　　D. 钢锅
   E. 不锈钢锅

4. 中医在诊治疾病的活动中，主要在于（2016）
   A. 辨证
   B. 辨症
   C. 辨病
   D. 辨识体质
   E. 辨识治疗方法

5. 中医四诊包括（2016）
   A. 望闻问切
   B. 望听问切
   C. 望嗅问切
   D. 望闻问触
   E. 望嗅问触

6. 中医在自然界中“五色”是指（2015）
   A. 青、赤、紫、橙、黑
   B. 青、赤、黄、白、黑
   C. 赤、橙、黄、绿、紫
   D. 蓝、绿、紫、橙、黑
   E. 红、黄、蓝、白、黑

7. 中医饮食上的五味指的是（2015）
   A. 酸、苦、甘、辛、咸
   B. 酸、苦、甘、甜、涩
   C. 酸、苦、麻、辣、涩
   D. 涩、辣、苦、涩、咸
   E. 甜、辣、苦、酸、辛

8. 在中医五行归类中，人体五官是指（2014）
   A. 筋、脉、肉、皮毛、骨
   B. 筋、脉、肉、气血、髓
   C. 目、舌、鼻、唇、耳
   D. 目、舌、鼻、唇、喉
   E. 目、舌、鼻、口、耳

9. 中医五行学说最基本的概念是（2011）
   A. 生、长、化、收、藏
   B. 青、赤、黄、白、黑
   C. 金、木、水、火、土
   D. 心、肝、脾、肺、肾
   E. 阴、阳、精、气、血

10. 中医五脏指的是（2012）
    A. 脾、胆、胃、肺、膀胱
    B. 肝、胆、胃、大肠、小肠
    C. 心、肝、脾、肺、膀胱
    D. 心、肝、脾、肺、肾
    E. 心、肝、脾、胆、胃

11. 中医情志指的是（2012）
    A. 怒、喜、思、悲、恐
    B. 酸、苦、甘、辛、咸
    C. 木、火、土、金、水
    D. 风、暑、湿、燥、寒
    E. 青、赤、黄、白、黑

12. 在病情观察中，中医的“四诊”方法是（2011）
    A. 望、触、扣、听
    B. 望、触、问、切
    C. 望、闻、问、切
    D. 触、摸、按、压
    E. 触、摸、扣、听

13. 经常不能获得正常睡眠的病症，中医称之为（2014）
A. 眩晕　B. 不寐
C. 痿证　D. 神昏
E. 头痛
14. 不属于中医急重症的是（2013）
A. 高热　B. 神昏
C. 痉症　D. 痿症
E. 血证
15. 拔火罐的适应证是（2013）
A. 急性腰扭伤
B. 外感风寒，风寒湿痹
C. 平素体质虚弱
D. 各种疮疡疖肿
E. 高热、抽搐、昏迷
16. 复方丹参滴丸的药理作用不包括（2019）
A. 抗血小板聚集
B. 活血化瘀
C. 增加心脏容量
D. 增加脑供血量
E. 防止血液黏稠
17. 具有收敛、固涩作用的味是（2019）
A. 酸　B. 咸
C. 苦　D. 甘
E. 辛
18. 开窍于耳的是（2019）
A. 心　B. 肝
C. 脾　D. 肺
E. 肾
19. 中医的红舌，属于什么辩证（2021）
A. 湿证　B. 热证
C. 寒证　D. 阳虚证
E. 气血瘀滞证
20. 中医六气是（2021）
A. 风、寒、暑、湿、燥、火
B. 风邪、寒邪、暑邪、湿邪、燥邪、火邪
C. 元气、宗气、血气、精气、卫气、营气
D. 表、里、寒、热、虚、实
E. 寒、热、温、凉、冰、湿
21. 恐伤（2022）
A. 肝　B. 肾
C. 心　D. 脾
E. 肺
22. 中医的八种治疗原则是（2022）
A. 汗、吐、下、和、温、清、消、补
B. 汗、吐、下、和、温、清、消、上
C. 表、里、寒、热、虚、实、阴、阳
D. 表、里、寒、热、虚、实、阴、吐
E. 寒、吐、下、和、温、清、消、上
23. 引导病邪或有害物质，使之从口涌吐的为（2022）
A. 汗法　B. 下法
C. 吐法　D. 和法
E. 清法

第十九章　法规与护理管理

1. 根据人体器官移植法相关规定，下列不属于活体器官接受者的是（2017）
   A. 配偶　　B. 儿子
   C. 姑姑　　D. 姐姐
   E. 朋友
2. 患者，男，流浪人员。因车祸致右下肢开放性骨折被路人送入院，医生和护士及时给予止血，建立静脉通路并做好急救准备，护士保护了患者（2017）
   A. 人格受到尊重的权利
   B. 参与治疗的权利
   C. 选择诊疗方式的权利
   D. 知情同意权
   E. 享受平等的医疗服务的权利
3. 某血站违反相关操作规程和制度采集血液，负责查处的部门是（2017）
   A. 县级以上的地方人民政府卫生计生行政部门
   B. 县级以上的行业协会
   C. 县级以上的卫生防御机构
   D. 县级以上的医疗保健机构
   E. 县级以上的地税机构
4. 由责任护士和其辅助护士负责一定数量患者从入院到出院期间各种治疗、基础护理、专科护理、护理病例书写、病情观察、用药治疗及健康教育的护理方式属于（2017）
   A. 临床路径　　B. 功能制护理
   C. 个案护理　　D. 小组护理
   E. 责任制护理
5. 对于献血者的叙述，错误的是（2017）
   A. 献血者年龄为 18～55 岁
   B. 献血一次不超过 400ml
   C. 献血两次间隔要大于 3 个月
   D. 献血者要身体健康，符合献血的条件
   E. 血站对献血者必须免费进行必要的健康检查
6. 某患者住院期间因输入不合格血液导致乙型肝炎，其索赔对象应是（2017）
   A. 当地疾病控制中心
   B. 当地卫生计划行政部门
   C. 血站和医院
   D. 当地公安部门
   E. 执行输血操作的护士
7. 患者，男，72 岁。因“急性左心衰、心房颤动”急诊收入院，输液过程中突然出现肺栓塞经抢救无效死亡，提出医疗事故鉴定申请，当地卫生行政部门应在当事人提出几日内移送上一级主管部门（2017）
   A. 21 天　　B. 14 天
   C. 3 天　　D. 7 天
   E. 10 天
8. 患者对护理工作的满意度属于（2017）
   A. 护理服务质量评价指标
   B. 终末质量评价指标
   C. 主观感受度评价指标
   D. 要素质量评价指标
   E. 环节质量评价指标
9. 属于甲类传染病的疾病是（2016）
   A. 传染性非典型肺炎
   B. 猩红热
   C. 肺结核
   D. 霍乱
   E. 伤寒
10. 某医院护理部要求各科室提交的工作计划根据医院的总体工作目标制定，护理工作的总目标，内容清晰明确，高低适当。这体现的是护理管理组织原则中的（2016）
    A. 管理层次原则
    B. 集权分权结合原则

C. 任务和目标一致原则
D. 等级和统一指挥原则
E. 专业化分工与协作原则

11. 某三级甲等医院ICU，共有10张床位。按照国家卫生计生委对ICU护士与床位比的要求，该科室配备的护士人数应不少于（2016）
A. 10名　B. 15名
C. 20名　D. 25名
E. 30名

12. 某术后化疗患者，一般状况较差。目前患者存在肺部感染和尿潴留。护士对其进行以下哪项操作前须充分告知并签订知情同意书（2016）
A. 晨间护理　B. 静脉输液
C. 皮试　D. 留置导尿
E. 锁骨下静脉穿刺置管

13. 某医院有两位等待肾移植的患者，其中一位患者是25岁青年农民，因外伤致双肾破裂。另一位患者是因长期肾炎而致肾衰竭的65岁教授。现只有一个肾源可供医务人员进行决策时，考虑的标准不包括（2016）
A. 年龄
B. 预期寿命
C. 免疫相容性
D. 身体的整体功能
E. 患者的社会地位

14. 患者，男，55岁。以腹泻急诊入院，确诊为霍乱。因病情严重，最终患者死亡。对此患者的尸体处理正确的是（2016）
A. 立即火化
B. 停尸屉内冷藏保存待检
C. 立即进行卫生处理，就近火化
D. 上报卫生防疫部门批准后火化
E. 立即送往偏远地方填埋

15. 医院的管理环境着重强调的是（2016）
A. 医院的基本设施
B. 医院的建筑设计
C. 医院的规章制定
D. 医院的医疗技术水平
E. 医院的噪声污染

16. 患者，男，62岁。以霍乱收治入院，护士在向患者及家属做入院宣教时，错误的内容是（2016）
A. 患者不能走出病室
B. 双休日家属可探视
C. 剩饭需煮沸后倾倒
D. 排泄物需严格消毒
E. 通向走廊的门窗需关闭

（17～18题共用题干）（2016）

某医院手术室护士长在例行的护理质量检查中，发现一个外科手术包过期，随即召集科室护士开会，分析问题，查找原因，制定整改计划，并对直接责任人进行了批评和相应的处罚。

17. 保证无菌物品的合格率属于质量控制中的
A. 前馈控制　B. 同期控制
C. 后馈控制　D. 反馈控制
E. 过程控制

18. 关于手术室质量管理标准内容，不正确的叙述是
A. 手术室有定期清扫制度
B. 无菌手术感染率小于0.5%
C. 不需要对无菌物品进行细菌培养
D. 对感染手术严格执行消毒隔离制度
E. 三类切口感染有追踪登记制度

19. 护士证被吊销后多久可以重新注册（2021）
A. 1年　B. 2年
C. 3年　D. 4年
E. 5年

20. 申请护士执业注册，应具备“具有完全民事行为能力”的条件，申请者年龄至少应在（2014）
A. 16周岁以上　B. 17周岁以上

C. 18 周岁以上　　D. 19 周岁以上

E. 20 周岁以上

21. 申请注册的护理毕业生，必须完成临床实习的至少时限是不少于（2014）

A. 6 个月　　B. 7 个月

C. 8 个月　　D. 9 个月

E. 10 个月

22. 申请护士执业注册时，不影响申请者申报的情况是（2014）

A. 精神病史　　B. 色盲

C. 色弱　　D. 近视

E. 双耳听力障碍

（23～24 题共用题干）（2015）

护理专业应届毕业生甲已经完成了国务院教育主管部门和卫生主管部门规定的全日制 4 年护理专业课程学习，本人拟申请护士执业注册。

23. 不属于申请护士执业注册的条件是

A. 年龄 18 周岁以上

B. 护理专业学历证书

C. 健康证明

D. 护士执业资格考试成绩合格证明

E. 户籍证明

24. 从事护理活动唯一合法的凭证是

A. 在校成绩单

B. 实习证明

C. 护理专业学历证书

D. 护士执业资格考试成绩合格证明

E. 护士执业资格证书

25. 护士甲某，进行护士执业注册未满 5 年，现因工作调动，欲往外地某医院继续从事护理工作。现在应办理的申请是（2011）

A. 护士执业注册申请

B. 逾期护士执业注册申请

C. 护士延续注册申请

D. 重新申请护士执业注册

E. 护士变更注册申请

26. 下列人员中，允许在医疗机构从事诊疗技术规范规定的护理活动的是（2012）

A. 护理学本科毕业未取得护士执业证书的护士

B. 护士执业注册有效期期满未延续的护士

C. 工作调动，执业证书未变更执业地点的护士

D. 工作 10 年，因故吊销执业证书的护士

E. 取得执业证书 1 年，后出国留学 2 年再次返回原医院的护士

27. 护士办理执业注册变更后其执业许可期限为（2012）

A. 1 年　　B. 3 年

C. 5 年　　D. 10 年

E. 15 年

28. 某护士在一所二级甲等医院完成毕业实习后，但未通过护士执业资格考试。护理部考虑其平时无护理差错，且普外科护士严重短缺，因此聘用其任普外科护士。护理部的做法违反的是（2013）

A.《护士条例》

B.《授权责任法》

C.《民法通则》

D.《医疗机构管理办法》

E.《医疗事故处理条例》

29. 属于甲类传染病的是（2012）

A. 疟疾　　B. 炭疽

C. 艾滋病　　D. 黑热病

E. 鼠疫

30. 下列属于甲类传染病的疾病是（2011）

A. 肺炎　　B. 猩红热

C. 肺结核　　D. 霍乱

E. 伤寒

31. 列入乙类传染病，但按甲类传染病管理的是（2011）

A. 非典　　B. 血吸虫病

C. 肺结核　　D. 百日咳

E. 疟疾

32. 属于乙类传染病，但按照甲类传染病管理的疾病是（2013）
A. 伤寒　B. 破伤风
C. 鼠疫　D. 霍乱
E. 传染性非典型肺炎

33. 需要采取预防法称“甲类传染病的预防”控制措施的疾病不包括（2014）
A. 急性严重呼吸综合征（SARS）
B. 猩红热
C. 传染性非典型肺炎
D. 霍乱
E. 鼠疫

34. 医院发现甲类传染病时，错误的处理措施是（2014）
A. 对患者和病原携带者进行隔离治疗
B. 对疑似患者的密切接触者要在指定的场所进行医学观察
C. 隔离期限根据医学检查确定结果
D. 患者确诊前应收住入医院传染科病房观察、治疗
E. 对疑似患者的密切接触者采取必要的预防措施

（35～37 题共用题干）（2012）

男性，42 岁。因剧烈腹泻来诊。根据临床症状和查体结果，高度怀疑为霍乱。正在等待实验室检查结果以确认诊断。

35. 此时，对患者的正确处置方法是
A. 在指定场所单独隔离
B. 在留下联系电话后要求其回家等通知
C. 在医院门诊等待结果
D. 收住入本院消化科病房
E. 要求患者尽快自行前往市疾控中心确诊

36. 该患者经检查确诊为霍乱，予以隔离治疗。护士应告知其家属，患者的隔离期限是
A. 以临床症状消失为准
B. 根据医学检查结果确定
C. 由当地人民政府决定
D. 由隔离场所的负责人确定
E. 由公安机关决定

37. 该患者治疗无效不幸死亡，应将其尸体立即进行卫生处理并
A. 由患者家属自行处理
B. 送回患者家乡火化
C. 按规定深埋
D. 石灰池掩埋
E. 就近火化

38. 某医院心内科病房，因相邻病床出现了 3 例不明原因的腹泻患者，临床科室医务人员怀疑出现医院感染，应首先（2014）
A. 积极进行有关检查，引发感染的诊断明确后及时报告
B. 报告科室主任和医院感染管理部门
C. 密切观察暴发病例是否继续增加
D. 报告卫生行政部门
E. 报告院长

39. 出现医疗事故，首先鉴定的机构是（2021）
A. 医院　B. 当地卫生局
C. 县级人民政府　D. 各级医学会
E. 法院

（40～41 题共用题干）（2011）

患者，女，45 岁。行阑尾切除术后，给予青霉素治疗，护士未做青霉素过敏试验，给患者输入青霉素后致过敏性休克死亡。

40. 该事件属于
A. 医疗事故　B. 护理质量缺陷
C. 责任心不强　D. 护理差错
E. 医疗纠纷

41. 下列不属于医疗事故预防措施的是
A. 设立医疗质量监控部门或人员
B. 加强风险管理
C. 严格控制探视
D. 提高护理人员的技术水平
E. 持续质量改进

42. 某值班护士在23:00行药物治疗时，由于患者甲已入睡，护士未叫醒患者甲，而错将患者甲的药物输注给患者乙，导致患者乙出现皮肤过敏反应。此事件中，该护士承担（2014）
A. 无责任　B. 轻微责任
C. 次要责任　D. 一般责任
E. 主要责任

43. 患者需要复印病历，不能复印的病历资料是（2013）
A. 体温单　B. 化验单
C. 门诊病历　D. 会诊记录
E. 医学影像资料

44. “120”接诊了一名车祸致昏迷的患者，头颅CT提示颅内大量出血，需立即行开颅手术。患者无家属陪伴，也无证实其身份和联系人的信息。依据《侵权责任法》的规定，术前正确的做法是（2014）
A. 通知手术室准备手术
B. 报告派出所寻找家属
C. 报告科室负责人获批
D. 报告医院负责人获批
E. 报告卫生行政部门负责人获批

45. 女性，23岁。因车祸致大量失血，入院时已昏迷。为抢救患者生命，需立即手术治疗，但短期内无法联系患者家属。此时合理的处理措施是（2014）
A. 继续尝试联系家属
B. 联系患者单位
C. 转诊其他医疗机构
D. 请示上级卫生主管部门
E. 由医院负责人决策

46. 患者，男，55岁。因胆结石合并胆道梗阻拟手术治疗，患者的妻子、父母、大哥及其30岁的儿子都到了医院，医务人员介绍了手术的重要性及风险，其手术协议签订人应首选（2011）
A. 患者本人　B. 患者的父母
C. 患者的妻子　D. 患者的大哥
E. 患者的儿子

47. 我国《献血法》规定，为保障临床急救用血需要，对择期手术患者，应提倡采用的用血方式是（2011）
A. 互助献血　B. 同型输血
C. 自身储血　D. 自愿献血
E. 输成分血

48.《献血法》规定，负责组织献血工作的机构是
A. 地方各级人民政府
B. 县级以上人民政府
C. 地方各级卫生行政部门
D. 地方各级采供血机构
E. 行业协会

49. 一车祸患者急需新鲜O型血液，在下列配型合格的献血者中最合适的是（2012）
A. 男性，16岁，在校大学生
B. 男性，36岁。教师，因高血压长期服药控制，血压维持在110～130/70～80mmHg
C. 男性，26岁，现役军人，在3个月前献血400ml
D. 女性，55岁，机关公务员
E. 女性，40岁，医生，因甲状腺切除终身服用药物替代治疗，现甲状腺功能正常

50.《中华人民共和国献血法》规定，我国实行（2012）
A. 有偿献血制度　B. 无偿献血制度
C. 自愿献血制度　D. 义务献血制度
E. 互助献血制度

（51～52题共用题干）（2014）

某男，21岁。健康，清晨空腹到血站要求献血。

51. 血站护士应向其说明，每次献血量最多不得超过
A. 200ml　B. 250ml
C. 300ml　D. 350ml

E. 400ml

52. 献血结束，其下一次献血的间隔时间不得少于

A. 2 个月　　B. 4 个月

C. 6 个月　　D. 8 个月

E. 12 个月

（53～54 题共用题干）（2015）

某医院将组织全民党员义务献血活动，急诊科年轻护士甲、乙、丙积极报名参加。

53. 献血的错误的准备是

A. 不能服药

B. 不能饮酒

C. 保证充足睡眠

D. 适量高脂食物

E. 适当休息

54. 顺利完成自愿献血后的正确做法是

A. 绝对卧床休息 1 周

B. 采血侧肢体可以抬举重物

C. 献血完毕按住止血棉球 1 分钟以免皮下血肿

D. 保护穿刺部位，至少 8 小时内勿被水浸湿

E. 可以正常工作，避免通宵娱乐和剧烈运动

55. 某医院预防保健科护士在执行流感疫苗接种操作前，发现部分疫苗出现混浊现象。护士应采取的措施是（2012）

A. 就地销毁，记录经过

B. 停止接种，通知疾控中心

C. 先接种疫苗，再报医院处理

D. 先接种疫苗，再报卫生局处理

E. 停止接种，报告医院相关部门处理

56.《艾滋病防治条例》规定，艾滋病病毒感染患者和艾滋病病人应当将其感染或者发病的事实如实告知（2013）

A. 朋友　　B. 同事

C. 亲属　　D. 同事

E. 与其有性关系者

57. 某患者因慢性肾衰竭接受了肾移植手术，术后恢复良好，心怀感激，多次向责任护士打听捐肾者家庭地址，想登门致谢，面对患者的请求，责任护士正确的做法是（2015）

A. 建议电话致谢

B. 婉拒患者的请求

C. 建议给予经济补偿

D. 宣传捐献者事迹

E. 与患者一道登门致谢

58. 关于人体器官移植的叙述，正确的是（2013）

A. 捐献器官是公民的义务

B. 人体器官移植包括心、肺、肾、骨髓等移植

C. 活体器官的捐献与接受需经过伦理委员会审查

D. 公民生前表示不同意捐献器官的，该公民死亡后，其配偶可以以书面形式表示同意捐献

E. 任何组织或个人不得摘取未满 20 周岁公民的活体器官用于移植

59. 大年初一的早晨，结束夜班工作的护士发现接班护士没有来，且无法联系。此时，夜班护士正确的处理方法是报告（2014）

A. 护士长　　B. 护理部主任

C. 值班医生　　D. 科主任

E. 住院总值班

60. 肝胆外科病区护士夜班查房时发现某床患者不在病房，也没有请假，该护士首先应该告知的是（2013）

A. 护理部主任

B. 外科总护士长

C. 普外科病区护士长

D. 肝胆外科病区护士长

E. 肝胆外科主任

61. 护士在执业活动中，县级以上地方人民政府卫生主管部门可以责令改正，给予警告的情形不包括（2021）

A. 发现患者病情危重未立即通知医生
B. 泄露患者隐私
C. 发现医嘱违反诊疗技术规范的规定仍予执行
D. 发生自然灾害等严重威胁公众生命健康的突发事件，不服从安排参加医疗救护
E. 发现医嘱违反法律按规定提出报告

62. 某医院的护理管理架构是护理部主任－科护士长－病区护士长，请问该医院护理管理的层次数是（2013）
A. 1 级　　B. 2 级
C. 3 级　　D. 4 级
E. 5 级

63. 肝脏移植术后患者，每个班次由一名护士负责该患者的全部护理。这种护理工作方式属于（2014）
A. 个案护理　　B. 责任制护理
C. 功能制护理　　D. 整体护理
E. 综合护理

64. 以“病人为中心”的优质护理服务工作模式是（2015）
A. 分组制护理　　B. 分级制护理
C. 分层制护理　　D. 功能制护理
E. 责任制整体护理

65. 在临床护理的质量标准中，对无菌物品合格率的规定是（2013）
A. 100%　　B. 95%
C. 90%　　D. 85%
E. 80%

66. PDCA 循环中的“D”代表（2015）
A. 管理　　B. 计划
C. 实施　　D. 检查
E. 处理

67. 某护士，40 岁。多次申请外出学习，医院均以种种理由拒绝，依据《护士条例》，正确的判断是（2018）
A. 医院未侵犯该护士的合法权益
B. 医院侵犯了该护士的自由权
C. 医院侵犯了该护士的健康权
D. 医院侵犯了该护士的进修权
E. 医院侵犯了该护士的生命权

68. 某护士在办理首次护士执业注册时，其护士执业资格考试成绩合格证书签发的时间距离今年已超过 3 年，护理培训时间应为（2018）
A. 2 个月　　B. 3 个月
C. 1 个月　　D. 6 个月
E. 4 个月

（69～70 题共用题干）（2018）

某护士在工作中，没有进行三查七对，把三床李某的盐水接过给二床王某，接班时另一护士发现了赶紧取下，后来王某没有任何不适。

69. 该事件属于什么事件
A. 医疗事故　　B. 护理事故
C. 护理差错　　D. 意外事件
E. 护理缺陷

70. 护士长召开科室对该事件进行讨论应在
A. 1 周内　　B. 2 周内
C. 3 周内　　D. 1 个月内
E. 半年内

71. 护校学生小何 2017 年 7 月通过了护士注册资格考试，她的护士执业注册申请必须在（2019）
A. 1 年内提出　　B. 2 年内提出
C. 3 年内提出　　D. 4 年内提出
E. 5 年内提出

72. 2011 年 5 月护士资格证拿到后要在多久之前注册（2019）
A. 2013 年 4 月　　B. 2014 年 4 月
C. 2015 年 4 月　　D. 2016 年 4 月
E. 2017 年 4 月

73. 护士资格注册时可不必备的是（2019）
A. 护士资格考试合格证明
B. 学历证书
C. 相关体检证明
D. 学位证书

E. 临床实习证明

74. 周三下午某护士在门诊接诊，发现一个禽流感病人，应在几小时内上报（2019）

A. 2小时内　B. 12小时内
C. 1小时内　D. 24小时内
E. 6小时内

75. 一台手术中，病人伤口一直感染，然后发现有一块纱布落在病人的肚子里面了，这些主要责任在于（2019）

A. 医院　B. 医生
C. 医生和护士　D. 护士
E. 以上都是

76. 护理部制定了一个目标，护士长根据目标到科室布置科室目标体现了（2019）

A. 目标一致的原则
B. 精干高效的原则
C. 稳定适应的原则
D. 有效管理幅度的原则
E. 专业化分工的原则

77. 一名护理人员负责一位患者全部护理的护理工作方式是（2019）

A. 个案护理　B. 整体护理
C. 责任制护理　D. 功能制护理
E. 小组护理

78. 护士首次执业注册应当自通过护士执业资格考试之日起几年内提出执业注册申请（2022）

A. 自通过护士执业资格考试之日起1年内
B. 自通过护士执业资格考试之日起2年内
C. 自通过护士执业资格考试之日起3年内
D. 自通过护士执业资格考试之日起4年内
E. 自通过护士执业资格考试之日起5年内

79. 不符合献血的人群是（2022）

A. 无任何疾病
B. 45kg以上的健康女性
C. 18~55周岁健康人群
D. 17岁团员
E. 50kg以上的健康男性

80. 献血者每次献血量最多不超过（2022）

A. 200ml　B. 300ml
C. 400ml　D. 500ml
E. 600ml

81. 对于献血者的叙述，错误的是（2022）

A. 献血者年龄为18~55周岁
B. 献血一次不超过400ml
C. 献血两次间隔要大于3个月
D. 献血者要身体健康，符合献血的条件
E. 血站对献血者必须免费进行必要的健康检查

82. 活体器官接受人与捐献人应有特定的法律关系，其中错误的是（2022）

A. 配偶关系
B. 直系血亲
C. 血型匹配的好友关系
D. 由于帮扶等形成的亲情关系
E. 三代以内旁系血亲关系

83. 以“患者为中心”的优质护理服务工作模式是（2022）

A. 小组护理　B. 分级护理
C. 个案护理　D. 功能制护理
E. 责任制护理

第二十章　护理伦理

1. 遇到灾难事故，护理人员主动提出到救灾第一线去工作，这体现护理人员（2016）
   A. 良好的科学文化素质
   B. 扎实的专业理论知识
   C. 规范的实践操作能力
   D. 崇高的职业道德素质
   E. 具备评判性思维能力
2. 我国的《护士条例》中规定了护士的权利和义务。在以下护士享有的权利的诉讼中，不正确的是（2016）
   A. 有按照国家有关规定获取工资报酬、享受福利待遇的权利
   B. 有获得与其所从事的护理工作相适应的卫生防护，医疗保健服务的权利
   C. 有按照国家有关规定获得与本人业务能力和学术水平相应的专业技术职称的权利
   D. 有参加专业培训，从事学术研究和交流，参加行业协会和专业学术团体的权利
   E. 有获得接触有毒有害物质津贴的权利
3. 某护士被医院选中去外地支援，此时护士应该怎么做（2021）
   A. 立即离职
   B. 请求护士长换别人
   C. 服从安排
   D. 私自和别人换班
   E. 跟别人哭诉
4. 某癌症患者在检查过程中发现患有艾滋病，对此患者的护理中违反伦理要求的是（2011）
   A. 像对待其他患者一样，一视同仁
   B. 尊重患者，注重心理护理
   C. 认真观察患者病情
   D. 以该患者为例大力宣传艾滋病的知识
   E. 主动接近患者，鼓励患者积极配合治疗
5. 护士执业过程中要求定期进行健康体检，目的是享有（2015）
   A. 人身安全不受侵犯的权利
   B. 履行职责相关的权利
   C. 安全执业的权利
   D. 获得报酬的权利
   E. 培训的权利
6. 在儿科的实习护士下班后，在电梯中与外科护士说：“告诉你，大明星某某某的女儿今天入住我们病房，你想不想知道是啥原因?”外科护士的正确回答是（2014）
   A. “我们去病房说吧，这里是公众场所，不适合讨论病情。”
   B. “你简单跟我说说病情好了，我不能去看他。”
   C. “请不要跟我说这些，你不能透露这些消息。”
   D. “如果是外科的疾病请告诉我，我也许能帮你。”
   E. “告诉我床号，明天我自己去看他。”
7. 护士了解到病房内的一位患者曾有吸毒史，患者要求其保密。她可以向谁提及此事（2014）
   A. 护理部干事
   B. 医务处处长
   C. 患者的主治医师
   D. 患者的上级领导
   E. 患者的配偶和儿女
8. 下列属于侵犯患者隐私权的是（2012）
   A. 未经患者许可对其体检时让医学生观摩
   B. 对疑难病例进行科室内讨论
   C. 在征得患者同意下将其资料用于科研
   D. 在患者病历上标注患有传染性疾病

E. 对患有淋病的患者询问其性生活史

9. 患者，女，28岁。因“婚后2年未避孕、未孕”诊断为“不孕症”而入院，入院后，在进行妇科检查时，发现患者伴有尖锐湿疣。护士便将此信息告知了科室的其他护士，并告知了同病房的其他病人。该护士的行为属于（2014）

A. 渎职行为

B. 侵犯病人的隐私权

C. 侵犯病人的同意权

D. 侵犯病人的生命健康权

E. 侵犯病人知情权

（10～12题共用题干）（2015）

患者，女，21岁，在校大学生。因急性腹痛就诊，诊断为异位妊娠破裂出血，拟急诊手术。

10. 术前护理人员向患者介绍病情及预后，体现了护理人员的

A. 保证患者权益的义务

B. 及时救治患者的义务

C. 维护患者治疗安全的义务

D. 保护患者隐私的义务

E. 认真执行医嘱的义务

11. 患者要求医护人员不要将真实情况告知同学，体现了患者的

A. 知情权　　B. 回避权

C. 服务选择权　　D. 隐私权

E. 公平权

12. 患者在了解病情后签字同意手术治疗，体现了伦理学的

A. 自主原则　　B. 不伤害原则

C. 公平原则　　D. 行善原则

E. 有利原则

13. 当患者对护士所实施的护理行为有质疑时，护士必须详细介绍，在患者同意后才能继续进行。这属于患者的（2014）

A. 平等医疗权　　B. 疾病认知权

C. 知情同意权　　D. 社会责任权

E. 保护隐私权

14. 患者，女，37岁。因剧烈腹痛，独自到急诊科就诊。经检查确诊为宫外孕大出血。因其无监护人签字且没带够手术费用，值班医生未及时进行手术，而是让其在急诊科输液留观。当患者家属接到消息赶到医院付款时，错过了最佳手术时机。本案例侵犯了病人的（2015）

A. 自主权　　B. 知情同意权

C. 参与治疗权　　D. 基本医疗权

E. 保密和隐私权

（15～16题共用题干）（2013）

产妇剖宫产后要求出院，医生同意其出院但尚未开具出院医嘱。该产妇家属表示先带产妇和孩子回家，明天来医院结账，而护士考虑到住院费用没有结清，有漏账的风险，故没有同意家属的要求，但家属不听护士的劝阻并准备离开，这时护士借口给孩子沐浴把孩子抱走了。产妇知情后大哭。

15. 该护士的行为违反了

A. 自主原则　　B. 不伤害原则

C. 公正原则　　D. 行善原则

E. 公平原则

16. 该家属的行为没有履行

A. 积极配合医疗护理的义务

B. 自觉遵守医院规章制度的义务

C. 自觉维护医院秩序的义务

D. 保持和恢复健康的义务

E. 公民的义务

17. 患者，女，32岁，刚刚剖宫产完1个月又怀孕。医生考虑到她伤口组织尚未恢复，可能会造成子宫破裂，所以建议她流产，问医生的行为符合下列哪项原则（2019）

A. 行善原则　　B. 自主原则

C. 不伤害原则　　D. 公正原则

E. 尊重原则

18. 一个醉酒患者去医院进行治疗，患者出言调戏护士、摸护士的脸，护士停止了操作，家属投诉护士，侵犯了护士什么

权利？（2021）

A. 自主护理权

B. 工资、福利待遇的保障权

C. 职称晋升、学习培训权

D. 人格尊严和人身安全不受侵犯权

E. 获得表彰和奖励权

19. 临床护理操作中，属于侵犯患者隐私的是（2019）

A. 取得患者同意后让学生观摩学习

B. 窥探与病情无关的身体其他部位

C. 一旦确诊患者具有烈性传染病立即上报

D. 不探究与诊疗无关的患者隐私

E. 经过患者同意后，公开患者资料

20. 下列不属于护理伦理的基本原则的是（2022）

A. 行善原则　　B. 自主原则

C. 公平原则　　D. 公正原则

E. 不伤害原则

第二十一章　人际沟通

1. 护士与患者家属的沟通中，错误的是（2017）
   A. 尊重患者家属
   B. 给予患者家属心理支持
   C. 指导患者家属对患者进行生活照顾
   D. 指导患者家属参与患者的护理过程
   E. 指导患者家属参与患者的治疗过程
2. 患者，女，69岁。癌症晚期，晨起空腹采血检查。护士第一次静脉穿刺失败，患者问：是看我要死了就拿我练手了是吗？此时护士恰当的做法是（2017）
   A. 向患者道歉并争取谅解
   B. 暂时离开患者，请其他护士前来处理
   C. 向患者解释穿刺失败是患者自身原因造成的
   D. 请患者给第二次机会，并保证这次穿刺一定成功
   E. 不做解释，先执行其他患者的治疗
3. 不属于患者家属角色特征的是（2017）
   A. 患者护理计划实施的参与者
   B. 患者生活的照顾者
   C. 患者原有社会功能的替代者
   D. 患者的心理支持者
   E. 患者病痛的共同承受者
4. 带教老师在临床带教过程中为了给实习护士创造机会，有合适的静脉穿刺对象时就对患者说："她虽然是个学生，但穿刺技术非常熟练，很多病人都是她穿刺的，而且每次都能成功，您能给她一次穿刺的机会吗？"在此护患沟通的过程中，带教老师使用的是（2017）
   A. 劝说性语言
   B. 安慰性语言
   C. 指令性语言
   D. 鼓励性语言
   E. 积极的暗示语言
5. 患者沟通提问过程中，如果护士采用的是封闭式提问，其主要的优点是（2017）
   A. 患者可以更好地阐述自己的观点
   B. 护士可以在短时间内获得需要的信息
   C. 护士可以获得更多的资料
   D. 护士可以获得更加真实全面的资料
   E. 患者可以更加全面的介绍自己的情况
6. 一位护士正在为一位刚入院的患者做入院介绍，此时护患关系处于（2017）
   A. 初始期　　B. 结束期
   C. 工作期　　D. 准备期
   E. 熟悉期
7. 改善医护人际关系的途径不包含（2016）
   A. 把握角色，各司其职
   B. 真诚合作，密切配合
   C. 坚持原则，互不相让
   D. 关心理解，相互尊重
   E. 互相监督，协调关系
8. 不利于保持良好护际关系的行为是（2016）
   A. 自行其是　　B. 相互理解
   C. 相互支持　　D. 相互配合
   E. 互尊互学
9. 患者，女，58岁。直肠癌晚期进行化疗，需定期测血常规。护士再次采血时患者拒绝，并说"我太瘦了，血都快没了，不采了！"此时护士最适宜的回答是（2016）
   A. "您怎么这么不听话啊？采血不是为了你好吗？"
   B. "那您找你主治医生去吧！他若同意不化验就行"
   C. "不采就算了，反正您的血管也不好扎"
   D. "采血是为了监测您的病情，必须得采。"
   E. "采血是为了更好地为您治疗，请您

配合好吗?”

10. 患者，男，75 岁。因脑出血进行手术已数小时。家属焦急地问病房护士：“手术怎么还没有结束啊，我很担心!”此时最能安慰家属的回答是（2016）
   A. “假如手术有问题，医生会通知您的。”
   B. “这样的病情手术风险本来就很大，您就别催了!”
   C. “您的心情我能理解，我可以打电话了解情况后再告诉您。”
   D. “这种手术的时间就是很长，您去手术室门口等着吧。”
   E. “对不起，我不清楚手术的情况。”
11. 护患沟通的首要原则是（2016）
   A. 治疗性　B. 保密性
   C. 规范性　D. 艺术性
   E. 尊重性
12. 患者，男，75 岁。患慢性阻塞性肺疾病 30 余年，现处于疾病稳定期。在为其制定肺功能康复计划时，应是（2016）
   A. 护士单独制定，强制患者执行
   B. 护士单独制定，指导患者执行
   C. 患者自行制定并执行
   D. 患者自行制定，护士指导执行
   E. 护士与患者共同制定，护士指导患者执行
13. 患者，女，45 岁，清洁工。因患尿毒症入院，入院后家人一直陪伴身边，当得知需要长期透析治疗后，患者经常独自垂泪，默默发呆，不愿与人交流。最可能的原因是（2016）
   A. 担心疾病影响工作
   B. 家属感情支持不足
   C. 无力承受高额费用
   D. 害怕透析带来后遗症
   E. 尿毒症引起的精神症状
14. 患者，男，59 岁，患糖尿病。入院时护士说：您好，我是您的责任护士。这属于（2016）
   A. 招呼用语　B. 介绍用语
   C. 电话用语　D. 安慰用语
   E. 迎送用语
15. 患儿，男，6 岁。因腮腺炎入院，给予对症治疗。该患儿特别害怕打针，为其输液时，下列措施不正确的是（2016）
   A. 待其睡眠后输液
   B. 与患儿建立相互依赖的友好关系
   C. 给患儿讲故事
   D. 指导患儿深呼吸
   E. 以鼓励的态度支持患儿

（16～18 题共用题干）（2016）

患者，男，68 岁。因患膀胱癌住院，入院时，护士主动与其交流：“您好，我是您的责任护士，有事请找我。”患者治疗多日病情不见好转，情绪低落，化疗不良反应重。护士悉心照顾、鼓励，患者深受感动。患者经治疗后即将出院，对护士的服务非常满意。

16. 该责任护士与该患者的关系模式属于
   A. 共同参与型
   B. 主动－被动型
   C. 指导－合作型
   D. 自主－合作型
   E. 被动－主动型
17. 影响患者与责任护士沟通的因素不包括
   A. 患者的感受
   B. 患者的情绪
   C. 患者的身体状况
   D. 患者的籍贯
   E. 护士的专业能力
18. 患者出院时，责任护士最主要的工作是
   A. 向患者交代出院后的注意事项
   B. 评价护理措施
   C. 征求患者意见，寻找护理工作中的问题
   D. 保持与患者的信任关系
   E. 评估患者，制定随访计划

（19～20 题共用题干）（2016）

患者，男，65 岁，农民，小学文化。

胃癌术后第 1 天，护士就减轻术后疼痛的方法与其进行交谈时，恰逢患者的亲属探望。此时患者感到伤口阵阵疼痛，略显烦躁，导致难以继续。

19. 影响此次护患沟通的隐秘因素是
A. 患者性别
B. 患者情绪烦躁
C. 患者伤口疼痛
D. 患者亲属在场
E. 患者文化程度

20. 导致此次交谈困难的最主要生理因素是患者
A. 高龄、身体衰弱
B. 伤口疼痛
C. 情绪烦躁
D. 饥饿
E. 无法起床活动

21. 男性，68 岁。因脑出血急诊入院，医嘱一级护理，给予心电监护。接诊护士在给患者女儿作入院介绍时，遇到了家属的强烈拒绝。最可能的原因是（2013）
A. 正在对患者进行抢救
B. 护士着装不整齐
C. 护士介绍不到位
D. 护士表情不自然
E. 病房环境较嘈杂

22. 男性，30 岁。半小时前因汽车撞伤头部入院，入院时已昏迷，对于此患者应采取的护患关系模式是（2012）
A. 主动 - 主动型
B. 被动 - 被动型
C. 主动 - 被动型
D. 指导 - 合作型
E. 共同参与型

23. 患者，女，因月经不调来院治疗，患者是少数民族，不会讲普通话，护士在收集资料过程中反复提问和核实，导致患者心情烦躁，拒绝沟通。影响该护患沟通的主要因素是（2021）
A. 情绪烦躁　　B. 个性
C. 态度　　D. 语言因素
E. 文化差异

24. 患者，女，62 岁。因肠梗阻入院治疗。责任护士来到其床边询问病史，此时他们的关系处于护患关系的（2015）
A. 准备期　　B. 初始期
C. 工作期　　D. 结束期
E. 延缓期

25. 建立良好医护关系的原则是双方应相互（2015）
A. 依存　　B. 独立
C. 监督　　D. 尊重
E. 补充

26. 女患儿，2 个月。因肺炎、高热急诊入院。护士在为其静脉输液时，两次穿刺失败，患儿父亲非常气愤，甚至谩骂护士。导致此事件发生的主要因素是（2014）
A. 角色责任模糊
B. 角色期望冲突
C. 角色心理差位
D. 角色权利争议
E. 经济压力过重

27. 男性，72 岁。来自偏远山区。因次日要行胃部切除术，护士告诉患者："你明天要手术，从现在开始，不要喝水，不要吃饭。"患者答应，第 2 天护士询问患者时，患者回答说："我按你说的没有喝水，也没有吃饭，就喝了两袋牛奶。"影响护患沟通的因素为（2014）
A. 经济收入　　B. 疾病程度
C. 个人经历　　D. 理解差异
E. 情绪状态

28. 护士甲因为孩子患病最近经常请假，护士长认为其影响了工作而不满。护士甲则认为护士长对她不体谅、缺乏人情味，两人关系比较紧张，影响他们关系的主要原因是（2015）

A. 经济压力过重
B. 期望值差异
C. 角色压力过重
D. 角色权利争议
E. 角色责任模糊

29. 护士甲与护士乙同在一个病房工作，两人性格各异，乙觉得甲做事风风火火、不够稳重，甲觉得乙做事慢条斯理、拖拖拉拉，所以两人经常会发生一些矛盾。造成护际关系紧张的主要因素是（2013）
A. 职位因素 B. 年龄因素
C. 学历因素 D. 收入因素
E. 心理因素

30. 要建立良好的护际关系，沟通策略不包括（2012）
A. 管理沟通人性化
B. 形成互帮互助氛围
C. 实现年龄、学历各因素的互补
D. 遇到冲突时据理力争、坚守阵地
E. 构建和谐工作环境

31. 患者，男，19 岁。尿道损伤后出现排尿困难，护士遵医嘱为其置尿管，患者表情紧张问："会不会很疼呀？" 下列回答较妥当的是（2015）
A. "放心，一点儿也不疼"
B. "当然会疼，谁让你受伤了呢"
C. "不太清楚"
D. "为了治病，疼也得忍着"
E. "会有一些疼痛，我会尽量帮你减轻痛苦"

32. 男性，73 岁。慢性肾功能不全尿毒症期患者，需行维持性血液透析治疗。常抱怨家属照顾欠周到。今天早上对护士说："你们治来治去，怎么也治不好，干脆不治了！" 下列护士的答复中，最恰当的是（2013）
A. "您的心情我理解，我们也在努力，希望您配合"
B. "要是不治疗，您的病情比现在严重多了"
C. "尿毒症是终末期疾病，治愈是不可能的"
D. "您觉得治疗效果不理想，可以找其他途径"
E. "你这样扰乱了病房秩序，影响我们工作"

33. 患儿，男性，10 岁。以大叶性肺炎收入院。入院当晚，护士正在巡视病房。此时患儿对护士说："你们都是坏人，把我的爸爸、妈妈赶走了，平时都是他们陪我入睡的。" 护士正确的回答是（2012）
A. "根据医院的管理规定，在住院期间，你的父母都不能在这里陪你"
B. "如果你要乖乖地睡觉，我就找人给你买好吃的"
C. "你再闹的话，我就给你扎针了"
D. "你想爸爸、妈妈了吧？我陪你说说话吧"
E. "爸爸、妈妈一会儿就来，你先睡吧"

34. 足月产新生儿，患吸入性肺炎入重症监护病房 1 周。患儿家属急切询问患儿情况，病房护士恰当的处理是（2011）
A. 让其问其他护士
B. 让其问值班医生
C. 告知其完全正常
D. 客观介绍患儿情况
E. 保密患儿病情

35. 女性，38 岁。1 周前因"发热待查"被收入院。护士为其采血标本时，患者说："治疗这么多天，怎么感觉病情一直没有好转？" 护士正确的回答是（2014）
A. "别担心，你的病情很稳定"
B. "是吗？难道是你的病情加重了？"
C. "我只负责采血，有事找医生吧"
D. "你觉得主要是哪些方面没有变化？"
E. "你的主治大夫可是我们的骨干，要

相信他”

36. 某患者因“腹痛6小时”被家属送来急诊。患者意识模糊、面色苍白、脉搏细弱，诊断为急性胰腺炎伴休克收入重症监护室。家属急切地向重症监护室护士询问“他怎么样了?”　“他能活过来吗?”护士最恰当的回答是（2014）
    A.“我们现在正在忙着抢救别的病人，完事以后医生会跟您交代情况。”
    B.“您必须签知情同意书，办完入院手续我们才能开始治疗。”
    C.“医生正在积极治疗您的家人，请配合我们，谢谢。”
    D.“我们处理过很多这样的患者，病情不算重，放心。”
    E.“你们家属送来这么晚，我们没法保证结果。”

（37～38题共用题干）（2012）

女，32岁。在得知自己被确诊为乳腺癌早期时，忍不住躺在病床上失声痛哭。这时护士问：“你现在觉得怎么样?”但患者一直低头不语，不愿意和护士沟通。之后的几天内，患者情绪很低落，常为一些小事伤心哭泣。

37. 当护士试图和患者沟通时，目前影响护患沟通的核心问题是患者的
    A. 个性　　B. 情绪
    C. 能力　　D. 态度
    E. 生活背景
38. 当患者因沮丧而哭泣时，护士不恰当的沟通行为是
    A. 制止她哭泣，告诉她要坚强面对
    B. 坐在她身边，轻轻递给她纸巾
    C. 轻轻地握住她的手，默默陪伴她
    D. 在她停止哭泣时，鼓励她说出悲伤的原因
    E. 当她表示想独自一人安静一会时，为她提供一个适当的环境
39. 男性，得知自己患上淋巴瘤后情绪易怒，且有时会拒绝治疗。此时，护士与他沟通时应避免的行为是（2012）
    A. 为他提供发泄的机会
    B. 倾听了解他的感受
    C. 当拒绝治疗时对他进行批评
    D. 及时满足他的合理需求
    E. 对他的不合理行为表示理解
40. 男性，68岁。48h前因急性心梗发作入院，现其病情稳定，家属强烈要求探视，但未到探视时间，此时护士首先应该（2012）
    A. 请护士长出面调解
    B. 请主管大夫出面调解
    C. 向家属耐心解释取得家属理解
    D. 悄悄让家属进入病房
    E. 不予理睬
41. 首因效应中哪一个给人的印象最深
    A. 外表　　B. 语言
    C. 性格　　D. 举止
    E. 气质
42. 患者：“我每天都要喝一点酒。”护士：“请问您每天具体喝多少?”护士使用的沟通技巧是（2015）
    A. 叙述　　B. 重复
    C. 澄清　　D. 反映
    E. 反馈
43. 需护士进一步澄清患者的描述是（2014）
    A.“我每天抽2包烟，已经10年了”
    B.“我每天喝1杯酒”
    C.“我每天只吃2两米饭”
    D.“我痰中有血丝已经10天了”
    E.“这次住院的费用比我的预算多出600元”
44. 下列护患沟通中，属于开放式提问的是（2014）
    A. 您今天早上吃过药了吗?
    B. 您为什么不愿意选择手术治疗呢?
    C. 您的学历是本科吧?
    D. 您现在有疼痛的感觉吗?

E. 您每天运动时间有1个小时吗?

45. 属于开放式提问的是(2013)

A. "你今天感觉怎么样?"

B. "服药后,你还觉得头痛吗?"

C. "今天检查结果是阴性,您知道吗?"

D. "您今天吃药了吗?"

E. "您是第一次住院吗?"

46. 在治疗性沟通的交谈阶段,护士提问题时应注意的是(2015)

A. 最好一次把所有的问题都提出

B. 问题要符合患者的职业,年龄和文化程度

C. 为准确表达,应多使用专业术语

D. 为了简洁,尽可能使用医学名词的简称或英文缩写

E. 只能使用闭合式提问

47. 护患沟通时提问首先应遵循的原则是(2012)

A. 中心性原则　　B. 开放性原则

C. 鼓励性原则　　D. 安慰性原则

E. 谨慎性原则

48. 女性,45岁。因患子宫肌瘤住院治疗。护士在收集资料时提出若干提问,正确的提问方式是(2014)

A. "您出现过括约肌痉挛的现象吗?"

B. "您服药后感觉好多了吧?"

C. "您怎么还躺在床上?"

D. "您一天喝1000ml水还是1500ml?"

E. "您用过青霉素吗?"

49. 护士从患者角度,通过倾听和询问与患者交谈,理解患者感受。护士采用的交谈策略是(2014)

A. 沉默　　B. 核对

C. 阐述　　D. 移情

E. 反应

50. 使用呼吸机的患者常常用手势和表情与护士传递交流信息,此时的非语言行为对语言具有(2015)

A. 补充作用　　B. 替代作用

C. 驳斥作用　　D. 调整作用

E. 修饰作用

51. 初产妇,正常阴道分娩,第二产程时宫缩频繁,疼痛难忍,痛苦呻吟,此时护士最恰当的沟通方式是(2013)

A. 劝其忍耐

B. 默默陪伴

C. 抚摸腹部

D. 握紧产妇的手

E. 投以关怀的目光

52. 患者,女,50岁。工人,高中文化,有听力障碍。护士在病室与其沟通时,不妥的方式是(2015)

A. 核实信息

B. 倾听时身体位置与患者同高

C. 用手势和表情加强信息传递

D. 提高讲话声音与其交流

E. 可适当使用文字交流

53. 值班护士在听到呼叫器传来呼救:"××床的患者突然昏迷了"。此时护士去病室的行姿应为(2015)

A. 慢步走　　B. 快步走

C. 跑步　　D. 小跑步

E. 快速跑步

54. 关于护士在工作中坐姿的叙述,错误的是(2013)

A. 坐在椅子的前部1/3~1/2处

B. 上半身挺直,抬头

C. 两膝并拢,两脚并拢

D. 双手交叉相握于腹前

E. 目视前方,下颌微收

55. 护士与哭泣的患者交流时,方法不正确的是(2018)

A. 安慰并阻止患者哭泣

B. 待患者平静下来可主动聆听

C. 鼓励将其哭泣的原因说出来

D. 不能训斥、评论患者

E. 陪伴患者

56. 一位护士,业务能力高,热情似火,但

是脾气暴躁，经常与同事发生争吵，请问发生争吵的原因是（2019）

A. 学历因素　　B. 心理因素

C. 情绪因素　　D. 能力因素

E. 工作因素

（57～59题共用题干）（2019）

患者，男，68岁，农民，无文化。胃癌手术后，护士在探视期间与其进行交谈，交谈过程中，护士手机来电，护士立刻将手机关闭，患者感到伤口阵阵疼痛，并感到聒噪；探视患者的女儿轻轻安慰，最终交谈无法进行下去，不得不中止。

57. 影响此次交谈失败的因素是

A. 伤口疼痛

B. 患者情绪烦躁

C. 患者女儿在场

D. 患者文化程度低

E. 护士没有掌握好交谈时间

58. 导致此次交谈失败的个人生理因素是患者

A. 无文化　　B. 情绪烦躁

C. 年龄较大　　D. 伤口疼痛

E. 女儿在场

59. 针对此患者的特点，最佳的护患关系模式是

A. 指导型　　B. 被动型

C. 共同参与型　　D. 指导－合作型

E. 主动－被动型

60. 护患沟通时反馈的最有效的技巧是（2019）

A. 倾听　　B. 澄清

C. 重复　　D. 鼓励

E. 提问

61. 患者，男，67岁，大学教授。因高血压住院治疗。适用于该患者的最佳护患关系模式为（2022）

A. 指导型　　B. 被动型

C. 共同参与型　　D. 指导－合作型

E. 主动－被动型

62. 护理礼仪的特征不包括（2022）

A. 规范性　　B. 强制性

C. 综合性　　D. 适应性

E. 协调性

63. 患者，因车祸双下肢截肢，术后患者非常不乐意。护士判断该患者是哪一个层次的需要没有得到满足（2022）

A. 生理的需要

B. 家庭支持的需要

C. 自我实现的需要

D. 安全需要

E. 爱与归属的需要

答案与解析

第一章 基础护理知识与技能

1. D。**解析**：护理记录单书写采用 PIO 格式，P（Problem）：病人的健康问题；I（Intervention）：针对病人的健康问题所采取的护理措施；O（Outcome）：护理后的效果（D 正确）。

2. C。**解析**：三级防护标准：①一级防护标准：穿工作服、戴一次性使用帽子、戴一次性使用外科口罩、穿一次性使用隔离衣、戴一次性使用手套。②二级防护标准：穿工作服、戴一次性使用帽子、医用防护口罩（N95 及以上）、护目镜或防护面罩、外罩一件医用防护服、戴一次性使用手套、穿一次性使用鞋套。③三级防护标准：在二级防护的基础上，加戴面罩，或将医用防护口罩、护目镜或防护面罩换为全面具或带电动送风过滤式呼吸器。

3. E。**解析**：直肠镜检查可以采用侧卧位、膝胸卧位，但该患者为年老体弱患者，优先选择侧卧位节省体力。

4. B。**解析**：由于疾病、治疗等原因而被迫采取的卧位为被迫卧位，题干中直肠镜检查为被迫卧位（B 正确）。主动卧位是病人自主采取的卧位（A）；被动卧位是病人自身无改变卧位的能力，躺在被安置的卧位，如昏迷、极度衰弱、瘫痪等病人（C）。

5. D。**解析**：洗手时打开水龙头，在流动水下彻底冲净双手，冲净双手时注意指尖向下（D 错误）。注意与外科手消毒区分，外科手消毒时始终保持双手位于胸前并高于肘部。

6. A。**解析**：深度呼吸又称库斯莫呼吸，是一种深而规则的大呼吸。见于尿毒症（A 正确）、糖尿病等引起代谢性酸中毒病人。

7. A。**解析**：压力性尿失禁：病人平时尚能控制排尿，但当腹内压突然增高（如咳嗽、喷嚏、大笑、举重等）时，使膀胱内压超过尿道阻力，少量尿液不自主地由尿道口溢出。题干中患者出现咳嗽、打喷嚏时不自主排尿现象，属于压力性尿失禁。

8. B。**解析**：大量不保留灌肠溶液温度为 39～41℃，降温时温度为 28～32℃，中暑患者可用 4℃的 0.9% 氯化钠溶液。

9. A。**解析**：破伤风皮试阳性表现：局部皮丘出现红肿、硬结，直径大于 1.5 cm，周围红晕大于 4 cm（A 正确），有时出现伪足、有痒感（E 排除）。破伤风抗毒素皮试液浓度 150IU/ml（C 排除），当试验结果确定为阴性，应将余液 0.9ml 做肌内注射（B 排除），当试验结果为阳性，通常采用脱敏注射法（D 排除）。

10. C。**解析**：破伤风抗毒素（TAT）是马的免疫血清，对人体是异种蛋白，具有抗原性，注射后容易出现过敏反应，因此在用药前应作过敏试验；曾用过破伤风抗毒素间隔超过 1 周者（C 正确），如再使用，应重作过敏试验。

11. A。**解析**：TAT 过敏试验按皮内注射的方法，针头斜面向上，与皮肤呈 5° 刺入皮内。

12. C。**解析**：患者输入库存血后，感到头部胀痛，四肢麻木，并出现恶心、呕吐，腰背部剧痛，考虑出现了溶血反应，应立即停止输血，遵医嘱口服或静脉滴注碳酸氢钠碱化尿液，增加血红蛋白的溶解度，以减少结晶，防止阻塞肾小管。

13. C。**解析**：急救物品应做到“五定”，即定数量、品种（A）、定点安置（B）、定人保管（E）、定期消毒灭菌及定期检查维修（D），使急救物品完好率达 100%。

14. D。解析： 洗胃液每次灌入量以 300 ~ 500ml/次为宜，不能超过 500ml。

15. C。解析： 消化液持续性丢失致钠盐丢失过多，如反复呕吐、长期胃肠减压或慢性肠梗阻等引起低渗性脱水（C 正确）。选项 ABDE 容易引起等渗性脱水。

16. D。解析： 成人正常血钾浓度是 3.5 ~ 5.5mmol/L。

17. D。解析： 补钾浓度为 0.15% ~ 0.3%，以 0.3% 为补充钾最大浓度计算，10% × x = 0.3% × 250，计算得出 x = 7.5，即 250ml 溶液内最多可加 7.5ml 10% 氯化钾。

18. A。解析：

尸冷	最先发生。一般死后 10 小时内尸温下降速度约为每小时 1℃，10 小时后为每小时 0.5℃，死后约 24 小时，尸温与环境温度相同
尸斑	死亡后 2 ~ 4 小时出现，最易发生于尸体的最低部位，12 小时后便发生永久性变色。尸体护理时应注意仰卧，以防面部颜色改变
尸僵	死后 1 ~ 3 小时开始出现，4 ~ 6 小时扩展到全身，12 ~ 16 小时至高峰，24 小时尸僵开始减弱，肌肉逐渐变软，尸僵缓解
尸体腐败	表现为尸臭、尸绿，一般在死后 24 小时先在腹部出现，逐渐扩展直至最后波及全身

19. B。解析： 口腔温度以蓝“●”（E）表示，腋下温度以蓝“X”（D）表示，直肠温度以蓝“○”（B 正确）表示。脉搏以红“●”（C）表示，护理书写中无“⊙”符号（A 错误）。

20. C。解析： 物理或药物降温后 30 分钟后所测的温度，绘制在降温前相应的纵格内，用红圈表示，以红虚线与降温前温度相连。

21. C。解析： 护理理论的四个概念是人、健康、环境、护理。

22. D。解析： 1860 年，南丁格尔在英国伦敦的圣多马医院开办了世界上第一所护士学校。

23. A。解析： 患者输液过程中出现了呼吸困难，心前区有水泡音，说明患者出现了空气栓塞，应立即停止输液，取左侧卧位，头低足高，高流量吸氧。

24. D。解析： 枸橼酸铋钾是胃黏膜保护药，应餐前服用。

25. A。解析： 吸气性呼吸困难多由上呼吸道部分梗阻造成，见于喉头水肿、喉头异物。

26. A。解析： 当中毒物质不明时，洗胃液可先选用温开水或 0.9% 氯化钠溶液，待确定毒物性质后，再用对抗剂洗胃。

27. C。解析： 低热为 37.3 ~ 38℃；中等热度为 38.1 ~ 39℃；高热为 39.1 ~ 41℃；超高热为 > 41℃。

28. B。解析： 只有高渗性脱水的病人会出现口渴的临床表现，患者表现体温、血压正常，唇干舌燥，皮肤弹性差为中度脱水患者的表现。

29. D。解析： 传染病病室床间隔应不少于 1.1 米。甲肝和伤寒都属于消化道传播的疾病，可以相互交谈。

30. B。解析： 使用冷疗法 30 分钟后测量体温，并记录在体温单上，如体温降至 39℃ 以下，应取下冰袋。

31. B。解析： 对新入院、转入、手术、分娩病人，在诊断的右下角分别用红笔注明“新”“转入手术”“分娩”，危重病人用红笔注明“危重”。

32. E。解析： 护士手面上有唾液，此时应该清洁消毒，做好检查，加戴一层手套难以解决问题。

33. D。解析： 如图所示，该护士正在为患者插管，将听诊器放在病人胃部，用无菌注射器迅速注入 10ml 空气，听到有气过水声，证实胃管在胃内。

34. D。解析： 雾化操作步骤：①评估并核对患者信息，向患者解释操作的目的及注意事项。A 正确。②调整患者姿势抬高床头，避免药液洒出。B 正确。③先连接雾化器，打开雾化表，待出雾时指导患者含入。C 正确。④指导患者口含嘴的正确使用方法，患者应将口含嘴含入口中，紧闭口唇深吸气，时间为 15～20min。D 错误。⑤雾化吸入结束后协助患者漱口，整理床单位。E 正确。

35. C。**解析**：帕金森病为一种常见的黑质和黑质－纹状体通路变性的慢性疾病，与神经系统老化有关，特别是纹状体内多巴胺含量减少有关，多使用替代性药物进行治疗，如抗胆碱药（安坦、东莨菪碱等）、多巴胺替代药（左旋多巴、美多巴等）。肾上腺素与此病无关。

36. B。**解析**：本题考查冷疗法。酒精擦浴多用于高热患者降温，一般擦浴时间为 15～20 分钟，时间过长可能导致患者着凉。

37. A。**解析**：本题考查热疗法。有伤口的部位做湿热敷时，一定要严格执行无菌操作，以防伤口感染。

38. C。**解析**：本题考查冷疗法。患者有高热并且时有抽搐，这是高热惊厥的表现，可在头部及大血管处放置冰袋进行物理降温。由于患者皮肤黏膜出血，因此避免擦浴（A、B 错误）。退热药并非首选方法，首选物理降温，E 错误。高热者一般进行低温灌肠，温度 28～32℃，中暑病人用 4℃生理盐水灌肠而不是冰水，另一方面，灌肠操作可增加直肠出血的风险，不宜使用，D 错误。

39. A。**解析**：本题考查排泄护理。在患者尿潴留时应该首先采取心理护理、听流水声、温水冲洗会阴、药物和针灸、站立、按摩热敷等诱导患者排尿，经上述措施无效时，可再考虑采用导尿术。

40. D。**解析**：尿量异常的定义如下表。因此 24h 尿量少于 80ml 为无尿或尿闭。

尿量异常	定义
多尿	24h 尿量超过 2500ml
少尿	24h 尿量少于 400ml，或每小时尿量少于 17ml
无尿或闭尿	24h 尿量少于 100ml 或 12h 内无尿
尿崩	24h 尿量超过 3000ml

41. B。**解析**：本题考查肛管排气法。肛管排气法中肛管需插入直肠 15～18cm，肛管末端与橡胶管连接后插入玻璃瓶液面下，保留肛管不超过 20 分钟；必要时 2～3 小时后再行肛管排气。

42. C 。**解析**：本题考查青霉素过敏试验的方法。进行药物皮试后，需交代注意事项，嘱病人切勿揉擦局部，不要离开诊室，20 分钟后观察结果。首次注射后应观察 30 分钟，以免发生迟缓性过敏反应。

43. C。**解析**：本题考查输血法。题干中，患者输血后出现四肢麻木、腰背部剧烈疼痛伴胸闷、气促等表现，与溶血反应的表现相符。溶血反应的典型症状是输入少量血后，出现寒战、高热、呼吸困难、腰背酸痛、胸闷、头痛、休克、血红蛋白尿、异常出血、溶血性黄疸等，严重者可致死亡。

44. A。**解析**：本题考查给药护理。吗丁啉为胃动力药，应饭前服用，且应与抗酸剂、抑制胃酸分泌剂及胃黏膜保护剂等药分开服用，避免与抗胆碱药合用。有胃肠痉挛的病人禁用。

45. D。**解析**：题干中，患者血容量不足，选项中可扩充血容量的溶液是中分子右旋糖酐。低分子右旋糖酐可降低血液黏稠度，改善微循环和抗血栓形成。5% 碳酸氢钠可纠正酸中毒（A 错误），调节酸碱平衡。氨基酸可供给热量，维持正氮平衡（B 错误）。20% 甘露醇可用于利尿脱水（C 错误）。浓缩白蛋白注射液作用为维持机体胶体渗透压，补充蛋白质，减轻组织水肿（E 错误）。

46. A。**解析**：本题考查输血的不良反应。输血时血液不可加热，题干中护士将血液加温后输入，结合患者腰痛等表现，考虑可能是血液加热导致血液变质而引起的溶血反应。输入异型血、输入变质血（血液储存过久、血温过高、振荡过剧、血液受细菌污染、血中加入高渗或低渗溶液或能影响血液 pH 变化的药物）均是引起血管内溶血的原因。溶血反应的典型症状是输入少量血后，出现寒战、高热、呼吸困难、腰背酸痛、胸闷、头痛、休克、血红蛋白尿、异常出血、溶血性黄疸等，严重者可致死亡。

47. E。**解析**：本题考查常用防腐剂的作用。能延缓尿液中化学成分分解的防腐剂是甲苯。常用防腐剂的类型、作用及用法如下表。

名称	作用	用法
甲醛	固定尿液中有机成分，防腐	每 30ml 尿液加 40% 甲醛溶液 1 滴
浓盐酸	防止尿液中激素被氧化，防腐	24 小时尿中加浓盐酸 5～10ml
甲苯	防止细菌污染，保持尿液的化学成分不变	尿液表面加甲苯数滴，使之形成薄膜覆盖在尿液表面，常用做尿蛋白定量、尿糖定量检查。如测定尿中钾、钠、氯、肌酐、肌酸等需加甲苯 10ml

48. B。**解析**：钙与钾有对抗作用，能缓解 K^+ 对心肌的毒性作用。

49. B。**解析**：本题考查水、电解质紊乱患者的护理。膝腱反射消失，肠鸣音减弱在电解质紊乱中可见于低钾血症的患者。低钾血症表现包括肌无力，膝腱反射消失，消化道功能障碍如肠鸣音减弱、腹胀，严重者可导致肠麻痹。

50. B。**解析**：本题考查了临终患者的护理。即将临终及癌症患者的心理反应，分为 5 个期，即否认期、愤怒期、协议期、忧郁期与接受期。临终病人的心理反应：①否认期：病人否认自己将面临死亡。②愤怒期：生气与激怒，充满怨恨与嫉妒的心理，难以接近或不合作。③协议期：开始接受事实，对自己的病情抱有希望，配合治疗。④忧郁期：正接近死亡，明显的忧郁和悲哀，轻生。⑤接受期：接受死亡，平静安详。因此，题干中癌症病人，对身边家人，医护人员发脾气，属于愤怒期。

51. B。**解析**：抑郁期：正接近死亡，明显的忧郁和悲哀，轻生。

52. B。**解析**：本题考查护理文件的书写——医嘱单。SOS 为临时备用医嘱，医生直接写于临时医嘱单上，12 小时有效。

53. E。**解析**：对脑梗死患者口腔护理时，应先取下活动义齿，用牙刷刷洗义齿的各面，用冷水冲洗干净，待病人漱口后再戴上。暂时不用的义齿，可浸于冷水杯中备用，每日更换一次清水。不可将义齿泡在热水或乙醇内，以免义齿变色、变形和老化。

54. A。**解析**：排除法。针头刺伤后，由近心端向远心端尽可能挤出损伤的血液，用流动水冲洗，消毒后包扎伤口，而不应该按压。

55. A。**解析**：如氧浓度高于 60%，持续时间超过 24 小时，则会发生氧中毒，病人表现为恶心、烦躁不安、面色苍白、干咳、胸痛、进行性呼吸困难等。

56. B。**解析**：脉搏短绌即在同一单位时间内，脉率少于心率。其特点为心律完全不规则，心率快慢不一。

57. E。**解析**：磺胺药是最早用于预防和治疗全身感染的合成化学药，抗菌谱广，疗效确切，服药后指导病人多饮水，以防因尿少而析出结晶，堵塞肾小管。

58. A。解析：臭氧灭菌灯消毒法是利用臭氧强大的氧化作用进行杀菌。使用时应关闭门窗，人员离开房间，消毒结束后30min方可进入。

59. D。解析：糖尿病酮症酸中毒的患者呼吸有烂苹果味。大蒜味见于有机磷农药中毒；氨臭味提示泌尿道感染；肝腥味见于肝性脑病。

60. A。解析：瘫痪病人护理一般2小时翻身1次。

61. C。解析：龙葵碱（又名茄碱、龙葵毒素、马铃薯毒素）中毒后立即用浓茶或1:5000高锰酸钾溶液催吐洗胃（C正确）。轻度中毒可多饮糖盐水补充水分，并适当饮用食醋水中和茄碱。

62. B。解析：题干中描述为急性面容的表现。慢性面容：面色灰暗或苍白，面容憔悴，目光暗淡。常见于慢性消耗性疾病，如肝硬化、恶性肿瘤、严重结核病等。贫血面容：面色苍白晦暗，眼睑、唇舌色淡，表情疲惫乏力。甲亢面容：面肌消瘦、眼球突出、目光闪亮具有惊惧的表情，眼裂增大而少眨眼，同时伴有兴奋不安、烦躁易怒。脱水面容：眼窝凹陷，颧骨高耸，鼻梁隆突，神情呆滞，目光黯淡，反应迟钝，唇干起皱或开裂，面容干枯无华，同时伴有皮肤干燥松弛皱褶，缺乏弹性，精神恍惚，舌干少津等。

63. D。解析：生物性损伤主要是指细菌、病毒、支原体等微生物对机体的伤害。其中最危险、最常见的是艾滋病病毒、乙型肝炎病毒和丙型肝炎病毒。

64. B。解析：检查甲状腺摄^{131}I率之前应禁食含碘丰富的食物如海带、紫菜、发菜、干贝、苔菜、海虾、海鱼等海产品。

65. D。解析：患者诊断为癌症，入院后情绪低落，思想负担较重，责任护士应以真心诚意的态度及时与患者沟通，将病情如实的告知患者（A、C错误），帮助患者正确认识疾病；可介绍同病种手术康复期病友与其交流，增强患者战胜疾病的信心（D正确）；鼓励患者表达内心感受并注意倾听；鼓励患者的家属或朋友给予患者物质或精神上的帮助与支持，以免患者孤独抑郁（E错误）。

66. D。解析：导致腰椎间盘突出症的职业因素为职业损伤中的机械性因素。职业损伤的有害因素包括：生物性因素（最常见），如细菌、病毒；化学性因素，如消毒剂、抗肿瘤化疗药物、麻醉废气及汞；物理性因素：如腰椎间盘突出、扭伤（机械性因素）、紫外线、激光（放射性损伤），烫伤、烧伤、灼伤（温度性损伤），锐器/针刺伤，噪声；心理社会因素。

67. A。解析：一般情况下，热疗的水温调节至60～70℃，但对婴幼儿、老年人、昏迷、末梢循环不良、麻醉未清醒、感觉障碍等病人，水温应调至50℃以内（A不恰当）。热水袋外裹毛巾以防直接接触皮肤而烫伤皮肤，密切观察局部皮肤颜色，如需持续使用，应及时换水，交班时着重交代。

68. D。解析：暖箱治疗时，病室的湿度应在50%～60%。

69. D。解析：血压的测量方法：测量前嘱病人休息20～30分钟（A正确）；测血压时，血压计“0”点应与心脏、肱动脉在同一水平位上（B正确）。坐位时肱动脉平第四肋软骨，仰卧位时肱动脉平腋中线水平。袖带下缘距肘窝2～3cm，松紧以能放入一指为宜（C 正确）。在袖带下缘将听诊器胸件紧贴肱动脉搏动最强点（勿塞在袖带内），护士一手固定胸件，另一手关闭气门，握住输气球向袖带内打气至肱动脉搏动音消失，使水银柱再上升 20～30mmHg（D 错误）。使水银柱缓慢下降时速度为 4mmHg/s（E 正确），当从听诊器中听到第一声搏动音时水银柱上所指刻度，即为收缩压；随后搏动声逐渐增强，当搏动音突然变弱或消失时水银柱所指刻度为舒张压。测量完毕，驱除袖带内余气，将血压计向右倾斜 45°角时关闭水银槽开关。

70. A。**解析**：患者肺炎入院，体温 39～40℃，24 小时波动范围不超过 1℃，属于稽留热。

热型	体温	24h 波动	常见疾病
稽留热	39～40℃	≤1℃	肺炎链球菌肺炎、伤寒
弛张热	最低 39℃以上	>1℃	败血症
间歇热	正常与高热交替	–	疟疾
不规则热	变化不规则	–	流感、肿瘤

71. D。**解析**：晨间护理内容如下：①问候病人。②协助病人排便，留取标本，更换引流瓶，必要时关闭门窗，遮挡病人。③放平床上支架，协助病人进行口腔护理（A 正确）、洗脸、洗手，帮助病人梳头，协助病人翻身，并检查皮肤受压情况，擦洗并用 50% 乙醇按摩背部，必要时给予吸痰（E 正确）。④整理床单位（B 正确），酌情更换床单、被罩、枕套及衣裤（C 正确）。⑤注意观察病情，了解病人夜间睡眠情况，并进行心理护理，开展健康教育。⑥整理病室，酌情开窗通风，保持病室空气清新。不包括 D 选项，发放口服药物属于诊疗工作，不属于晨间护理内容。

72. A。**解析**：脉搏短绌：也称为“绌脉”。是指在同一单位时间内，脉率少于心率。表现为脉搏细速、极不规则，听诊心律完全不规则，心率快慢不一，心音强弱不等。常见于心房纤维颤动的病人。

73. B。**解析**：患者胃大部切除术后，术后患者适宜采取一级护理。

护理级别	适用对象	护理内容
特级护理（红）	病情危重，需随时观察，以便进行及时抢救病人。如严重创伤、器官移植、大面积烧伤等	①安排专人 24 小时护理 ②填写特别护理记录单 ③备齐急救药品及用物 ④基础护理
一级护理（红）	病情危重，需绝对卧床休息的病人，如一般手术后病人	①每小时巡视病人 1 次 ②填写特别护理记录单 ③按需准备急救药品及用物 ④基础护理
二级护理（黄）	病情较重，生活不能自理的病人	①每 2 小时巡视病人 1 次 ②按护理常规进行护理
三级护理（绿）	病情较轻，生活基本能自理的病人	①每日巡视病人 2 次 ②按护理常规进行护理 ③给予卫生保健指导

74. D。**解析**：麻醉床的橡胶单、中单的铺法根据病情选择，先铺床中部，再根据需要铺同侧，患者为胃大部分切除术，因此应铺在床中部。

75. C。**解析**：锐器伤的应急处理流程：(1) 受伤护士要保持镇静，戴手套者按规范迅速脱去手套。(2) 处理伤口：①立即用手从伤口的近心端向远心端挤出伤口的血液（C 错误），但禁止在伤口局部挤压或按压，以免将污染血液吸入血管，增加感染机会。②用肥皂水清洗伤口，并在流动水下反复冲洗（E 正确）。采用生理盐水反复冲洗皮肤或暴露的黏膜处。③用 75% 乙醇或 0.5% 聚维酮碘（碘伏）消毒伤口，并包扎（A、B 正确）。④及时填写锐器伤登记表（D 正确）。

76. A。**解析**：患者在输血过程中眼睑、口唇出现水肿，面部皮肤瘙痒，考虑发生了过敏反应。常见输血反应及处理见下表：

类别	原因	临床表现	处理
发热反应	输入致热物	发冷、寒战和发热	减慢速度或暂停输血保留余血及输血器等对症处理
过敏反应	过敏体质/药物	轻者：皮肤瘙痒、荨麻疹、轻度血管性水肿（眼睑、口唇水肿） 重者：喉头水肿，呼吸困难，两肺闻及哮鸣音，过敏性休克	①轻者减慢速度，重者立即停止 ②对症：喉头水肿——气管插管或切开术 ③抗过敏药物治疗或皮下注射 0.1% 肾上腺素 ④保留余血及输血器等
溶血反应（最严重）	输入异型血/变质血/Rh 血型不合	头胀痛、四肢麻木（开始阶段）→黄疸和血红蛋白尿（酱油色）（中间阶段）→少尿、无尿甚至死亡（最后阶段）	①立即停止输血，保留余血。重做血型鉴定和交叉配血试验 ②维持静脉通路 ③碳酸氢钠碱化尿液，防止阻塞肾小管 ④双侧腰部封闭，用热水袋热敷双侧肾区解除肾小管痉挛，保护肾脏
大量输血后反应	肺水肿	循环负荷过重	同静脉输液反应
	出血倾向	长期大量输入库存血，皮肤黏膜有瘀血、瘀斑	间隔输入新鲜血、血小板或凝血因子
	枸橼酸钠中毒反应	大量输入库存血，血钙降低，出现手足抽搐	输入库存血 >1000ml 时，按医嘱静脉注射 10% 葡萄糖酸钙或氯化钙 10ml
其他	空气栓塞；输血传染的疾病；细菌污染反应等		

77. D。**解析**：患者晚上入睡困难夜间常醒来，多次询问护士做手术会不会痛，手术有无危险，提示患者睡眠形态紊乱的出现与即将手术，心理负担过重有关，选择 D。

78. B。**解析**：过度通气主要表现为呼吸性碱中毒：(1) 手、足、面部特别是口周麻木并有针刺样感觉。(2) 胸闷、胸痛、头昏、恐惧，甚至四肢抽搐。(3) 呼吸浅而慢。

79. C。**解析**：药物过敏试验各类皮试液的浓度小结如下表。

皮试液名称	浓度（1ml）	每 0.1ml 含量
青霉素	200～500U	20～50U（A 错误）
链霉素	2500U	250U（B 错误）
破伤风抗毒素	150IU	15IU（E 错误）

续表

皮试液名称	浓度（1ml）	每 0.1ml 含量
0.25% 普鲁卡因	2.5mg	0.25mg（C 正确）
细胞色素 C	0.75mg	0.075mg（D 错误）

80. B。解析： 头孢菌素皮试结果为阴性可给药，阳性者一般禁用药，如果医生坚持用药，护士应坚持做对照试验。排除其他因素造成的假阳性反应。

81. D。解析： 患者目前各种反射消失，瞳孔散大，心跳停止，呼吸停止，脑电波平坦，处于临床死亡期。临终患者死亡过程的分期如下。

分期	表现	复苏可能
濒死期	肌张力消失，呼吸急促困难，出现陈－施呼吸，脉搏不规则、快而弱；血压降低或测不到	可逆，可以复苏
临床死亡期（D 正确）	心跳、呼吸停止，各种反射消失，延髓处于深度抑制状态	有复苏可能
生物学死亡期	神经系统以及各器官的新陈代谢相继停止	不可复苏

82. E。解析： 本题考查测量呼吸微弱病人呼吸的方法。由于题干中患者昏迷，呼吸微弱，浅而慢，因此胸部起伏不易观察，可用少许棉花置于病人鼻孔前，观察棉花被吹动的次数，计数 1 分钟。

83. A。解析： 患者昏迷，因此尿培养标本只能按导尿术留取，导尿后用无菌试管接取中段尿约 5ml，选择 A。留取尿培养标本的方法：（1）协助病人取适宜体位，臀下垫便盆，按导尿法清洁、消毒外阴部，嘱病人自行排尿，弃去前段尿液，护士用试管夹夹住无菌试管，并在酒精灯上消毒试管口后留取中段尿液约 5ml，将无菌试管口及塞子再次消毒并盖紧，熄灭酒精灯。（2）导尿术留取法，按导尿术插入导尿管，引出尿液，留取标本。

84. B。解析： 患者化疗后发现口腔黏膜有乳白色分泌物，考虑真菌感染，口腔护理首选溶液是 1%～4% 的碳酸氢钠溶液。口腔护理常用漱口溶液如下表。

名称	浓度	作用及适用范围
过氧化氢溶液	1%～3%	防腐、防臭，适用于 pH 偏酸的物质
碳酸氢钠溶液	1%～4%	适用于真菌感染
洗必泰溶液	0.02%	清洁口腔，广谱抗菌
呋喃西林溶液	0.02%	清洁口腔，广谱抗菌
醋酸溶液	0.1%	适用于铜绿假单胞菌感染
硼酸溶液	2%～3%	抑制细菌
甲硝唑溶液	0.08%	适用于厌氧菌感染
朵贝尔溶液		轻度抑菌，消除口臭

85. B。解析： 本题考查男病人导尿的操作方法。操作要点：外阴消毒时注意包皮和冠状沟的消毒，再次消毒尿道口及龟头后，左手持无菌纱布包住并提起阴茎，使之与腹壁成 60°（使耻骨前弯消失，以利插管），尿管插入尿道约 20～22cm（A 错误），见尿液流出，再继续插入 2cm（B 正确）。插导尿管遇到阻力时不能快速插入，以免损伤尿道（C 错误）。第一次放尿量不可超过 1000ml（D 错误），以免出现血尿或虚脱。集尿袋放置应低于耻骨联合，以免造成逆行感染（E 错误）。

86. B。解析： 患者诊断为癌症后哭泣、烦躁，为愤怒期的表现。临终病人的心理反应及护理如下表。

分期	表现	护理要点
否认期	否认面临死亡	不要轻易揭穿其防卫机制
愤怒期	生气与激怒，难以接近、不合作	允许表达其愤怒
协议期	对病情抱有希望，配合治疗	关心、鼓励、支持
忧郁期	忧郁和悲哀，轻生	允许表达失落悲哀的情绪，加强安全保护
接受期	接受死亡，平静安详	陪伴支持

87. A。**解析**：医嘱：硫酸巴龙霉素 40 万～60 万 U，po，qid 的含义为，硫酸巴龙霉素40 万～60 万 U，口服，每日 4 次。医院常用外文缩写及中文译意如下表。

缩写	译意	缩写	译意	缩写	译意
qm	每晨 1 次	bid	每日 2 次	po	口服
qn	每晚 1 次	tid	每日 3 次	ID	皮内注射
qd	每日 1 次	qid	每日 4 次	H/IH	皮下注射
qh	每 1 小时 1 次	qod	隔日 1 次	IM/im	肌内注射
q2h	每 2 小时 1 次	biw	每周 2 次	IV/iv	静脉注射
q3h	每 3 小时 1 次	DC	停止	iv drip	静脉滴注
ac	饭前	st	立即	prn	需要时（长期）
pc	饭后	hs	临睡前	sos	必要时（限用 1 次，12h 内有效）

88. B。**解析**：铺好的无菌盘应尽快使用，有效期不得超过 4 小时。

89. B。**解析**：患者腹泻、呕吐入院，ST 段水平压低，T 波倒置，U 波增高提示为大量消化液丢失造成的低钾血症。低钾血症心电图表现为：T 波降低，Q－T 间期延长和 U 波增高。

90. D。**解析**：题干中患者因受凉出现全身乏力，体温 39℃，胸痛并咳嗽、咳铁锈色痰等症状，其最主要的护理问题是体温过高。

91. B。**解析**：患者目前最需解决的护理问题是体温过高，因此首先采取的措施是物理降温，可于头部、腋下、腹股沟等处置冰袋，或温水擦浴降温，或按医嘱给予小剂量退热剂。退热时需补充液体，以防虚脱，注意保暖，病人大汗时，及时协助擦拭和更换衣服。

92. A。**解析**：患儿白血病，新生儿、血液病病人禁忌使用乙醇或温水擦浴，以免造成患儿皮肤出血，因此排除 D、E 选项。A、B、C 选项中最适合患儿的降温方式为冰袋。

93. E。**解析**：患儿高热，应给予患儿高热量、高蛋白、高维生素、易消化的流质或半流质饮食，少量多餐，多饮水。

94. E。**解析**：主观资料即病人的主诉，包括病人所感觉到的、所经历的以及看到的、听到的、想到的内容的描述，是通过与病人及有关人员交谈获得的资料，也包括亲属的代诉。A 选项中 P 120 次/分属于客观资料；B 选项中脉搏细弱属于客观资料；C 选项均为客观资料；D 选项中口唇发绀为客观资料。

95. A。**解析**：在护理计划中应按轻、重、缓、急设定先后次序，优先解决直接危及生命，需立即解决的问题，如休克、呼吸困难、高热、疼痛。结合选项，发绀、呼吸急促对于该患者为最先解决的问题。

96. E。**解析**：对昏迷病人可用左手将病人头部托起，使下颌尽量靠近胸骨柄，可增大咽喉部通道的弧度。

97. C。**解析**：当导管插至咽喉部（约 15cm 处）时，可将病人头部托起，使下颌尽量靠近胸骨柄。

98. C。**解析**：资料可分为客观资料和主观资料。主观资料即患者的主诉，多为患者的主观感受，如头晕、头痛（A）、疼痛、恶心（B）、乏力等，D、E 也为主观资料；客观资料是需要通过观察、体格检查，或借助医疗仪器、实验室检查获得的，如体温（C）、血压、发绀、黄疸、白细胞上升等。正确答案为 C 选项。

99. B。**解析**：资料的来源分为：（1）直接来源：健康资料的直接来源是病人本人，也是最佳来源。通过病人的主诉、对病人的观察及体检等所获得的资料（B）。（2）间接来源：病人的家属及其他与之关系密切者，如亲属、朋友等（C）；其他卫生保健人员，如与病人有关的医师、营养师、理疗师、心理医师及其他护士等（A、D）；目前或既往的健康记录或病历，如儿童预防接种记录、健康体检记录或病历记录等。医疗、护理的有关文献记录（E）。因此，正确答案为 B 选项。

100. A。解析： 健康资料的直接来源是病人本人，也是最佳来源。

101. D。解析： 健康性护理诊断是个人、家庭、社区从特定的健康水平向更高的健康水平发展的护理诊断，陈述方式为“潜在的……增强”，“执行……有效”，如母乳喂养有效，清理呼吸道有效等，因此正确答案为 D 选项。A、B、E 为现存的护理诊断；C 为危险性护理诊断。

护理诊断	健康问题	陈述方式
现存的	已存在	“皮肤完整性受损：与局部组织长期受压有关”
危险的	可能发生	“有……的危险”
健康的	趋势好	“执行……有效”

102. B。解析： 本题考查护理计划的排序原则：①优先解决直接危及生命，需立即解决的问题。②按马斯洛层次需要论，优先解决低层次需要，再解决高层次需要。③在不违反治疗、护理原则的基础上，可优先解决病人主观上认为重要的问题。④优先解决现存的问题，但不要忽视潜在的问题。结合选项，对患者的威胁性最大的选项为有窒息的危险，此项应优先解决。

【速记点拨】 首优类问题：选择对患者威胁最大的选项。

103. A。解析： 患者 COPD 主要表现为咳、痰、喘，应首先解决的问题为清理呼吸道无效（A）。

104. E。解析： 患者处于昏迷状态，有窒息的危险，结合选项，应首先解决的问题为清理呼吸道无效（E）。

105. A。解析： 护理措施的类型：（1）依赖性的护理措施：即护士遵医嘱执行的具体措施。（2）独立性的护理措施：即护士在职责范围内，根据所收集的资料，经过独立思考、判断所决定的措施。如健康教育（A）、病情观察等。（3）协作性的护理措施：即护士与其他医务人员之间合作完成的护理活动，如饮食护理，康复护理等。

护理措施	要求	举例
依赖性	遵医嘱	医嘱执行
独立性	可自行独立采取	健康教育、病情观察
协作性	与其他医务人员合作	饮食护理、康复护理

106. C。解析： 门诊护理工作内容中如遇高热、剧痛、呼吸困难、出血、休克等病人，应立即采取措施，安排提前就诊或送急诊室处理。患者此时腹痛难忍，头冒冷汗，四肢冰冷，呼吸急促，病情较急，应安排提前就诊（C），以免延误病情（排除 A、B、E）。病因不明的腹痛患者慎用镇静剂且护士无处方权，因此排除 D 选项。

【速记点拨】

剧痛、呼吸困难、出血、休克等病人——提前就诊/急诊。

传染病/疑似传染病——隔离门诊。

高热——发热门诊。

107. B。解析： 患者为发热患者，在分诊时应将其分至发热门诊。

108. E。解析： 门诊护士应随时观察候诊病人的病情，如遇高热、剧痛、呼吸困难、出血、休克等病人，应立即采取措施，安排提前就诊或送急诊室处理，以免延误病情，因此选择 E 选项。

109. B。解析： 患者车祸后咯血，口鼻均有血外溢，呼吸困难、烦躁不安，有窒息的危险，此时应注意清除上呼吸道异物，保持呼吸道通畅（B）。而患者心率、血压均正常，且无开放性伤口，因此可排除干扰项C、E，正确答案为B。

110. E。解析：急诊护士应初步判断疾病的轻重缓急，及时给予抢救措施。此时患者大量出血，应立即给患者止血、测量血压，迅速建立两条以上的静脉通道，并遵医嘱尽快补充血容量，同时采取其他急救措施，因此E选项正确。在医生未到之前，护士无权给患者用药，排除干扰C、D选项。

111. C。解析：适宜的温度有利于患者的休息、治疗以及护理工作的进行，一般病室的温度保持在18～22℃，手术室、新生儿及老年患者室温应保持在22～24℃（C正确），早产儿病房为24～26℃。

病室环境

空间	病床之间距离不得少于1米
温度	18～22℃（一般）/22～24℃/24～26℃
湿度	50%～60%
通风	定时、每次30分钟（空气置换、冬季保暖）
安静	35～40dB，“四轻”
光线	破伤风、子痫、癫痫患者的病室光线宜暗

112. C。解析：病室内应定时开窗通风，可以净化空气、减少异味、增加氧含量、减少细菌数量、减少感染的发生，每次30min左右。冬季通风时要注意保暖，避免对流风。

113. D。解析：病室通风可以净化空气（E）、减少异味、增加氧含量（C）、减少细菌数量（B）、减少感染的发生（A），但是没有抑制细菌生长的作用（D不恰当）。

114. A。解析：铺床时的节力原则：①操作前，要备齐物品，按顺序放置（A）。计划周到，以减少无效动作，避免多次走动。②铺床前，能升降的床应将床升至便于铺床的高度，以防腰部过度弯曲。③铺床时，身体尽量靠近床边（E错误），上身保持直立，两膝稍弯曲以降低重心（D错误），两脚左右或前后分开，以扩大支撑面（C错误）。④操作中，使用肘部力量（B错误），动作要平稳连续性。

115. A。解析：麻醉床的目的为：①便于接收、护理麻醉手术后患者（排除B、C、E选项）。②保护床上用物不被血清或呕吐物等污染。橡胶单、中单的铺法根据病情选择，先铺床中部，再根据需要铺同侧。本例中，患者在全麻下行颅内探查术，应选择麻醉床，铺在床中部和床头，A选项正确。

【速记点拨】哪里有伤铺哪里。

116. D。解析：病区护士为手术患者准备麻醉床，将盖被纵向折叠于一侧床边，将枕头横立于床头，开口处背向门，因此D选项不符合。更换清洁被单，床头和床中部各铺中单及橡胶单，盖被纵向三折于门对侧床边，椅子放于折叠被的同侧均正确，此外麻醉床还需备麻醉盘。

【麻醉床要点小结】

（1）备物额外加麻醉护理盘、输液架等。

（2）撤除原有枕套、被套、大单。

（3）按病情铺同侧橡胶单、中单（在上）。

（4）盖被纵向呈扇形三折于床一侧、开口向门。

（5）枕头横立背门。

117. D。解析：患者经门诊或急诊医生诊查后，因病情需要住院做进一步观察、检查和治疗时，经诊查医生建议并签发住院证后，由护理人员为患者提供一系列工作。因此住院处办理入院手续的凭证为住院证。

【速记点拨】住院先办住院证（急需手术者，先手术，后补办）。

118. C。解析：乙型肝炎属于传染病，患者入院时换下衣服的保存方式是消毒后存放或消毒后交给家属带回，因此C选项正确，E错误。统一焚烧用于鼠疫、霍乱等疾病，A错误。B、D选项未经消毒，错误。

【速记点拨】传染病/疑似传染病，注意隔离、消毒。

119. B。**解析**：运送患者过程中吸氧不能中断，运送时最适宜的供氧装置是氧气枕。

120. E。**解析**：排除法，运送病人的方式应根据病人的病情选择，本题中患者诊断颅骨骨折、骨盆骨折，应选择平车（A），护送过程中要注意安全和保暖（C），必要的治疗不能中断，如输液、吸氧等（E 选项不妥）。护士应站在患者头侧，以便随时观察病情（B）。检查时可暂时离开照相室，避免辐射（D）。

121. E。**解析**：本题考查一般病人的入院护理：（1）准备床单位：病区护士接到住院处通知后，备齐所需用物，将备用床改为暂空床，酌情加铺橡胶单和中单。对传染病病人应安置到隔离病室。（2）迎接新病人：护士要热情、主动地迎接新病人，并作自我介绍，将病人安置到指定的床位，为病人介绍同室病友。（3）通知医生诊察病人，必要时协助诊察。（4）测量体温、脉搏、呼吸、血压及体重并记录。（5）介绍与指导：向病人及家属介绍病区环境、作息时间及有关规章制度、床单位及设备的使用方法等。因此 A、B、C、D 内容均正确。E 选项中，护士只能尽力帮助患者，满足患者的合理要求，不能解决一切困难，本题选择 E 选项。

【速记点拨】选项中出现“绝对性”的词语，常为错误选项。

122. A。**解析**：病区护士接到住院处通知后，备齐所需用物，将备用床改为暂空床，酌情加铺橡胶单和中单。A 选项正确。

【速记点拨】病区护士接到患者入院通知，无论普通还是急诊，均先准备床单位。

123. D。**解析**：患者为肺炎入院，按照一般病人进行入院护理即可，急诊病人入院需要抢救者才需准备急救物品，因此本题选择 D 选项。

124. B。**解析**：住院病案的排列顺序是：体温单（B）、医嘱单、入院病历及入院记录、诊断及治疗计划、病程记录、辅助检查报告记录、护理记录文件、病历首页、住院证、门诊病历。排在最前面的是体温单，选择 B 选项。

125. D。**解析**：住院处的护理工作一般情况下应首先办理住院手续，但对于急诊手术的病人应先护送病人入手术室，住院手续后补办，本题 D 选项正确。住院处的护理内容：（1）办理入院手续。病人或家属持门诊或急诊医生签发的住院证到住院处办理入院手续。住院处接收病人后，立即电话通知病区做好接收新病人的准备。（2）进行卫生处置。（3）护送病人入病区。

【速记点拨】住院处护士如遇急症患者首先护送病人入院或进手术室。

126. A。**解析**：病区护士接到通知后，如为急、危、重症患者，应立即在危重病室或抢救室准备好床单位，按需加铺橡胶单、中单；如为紧急手术患者，应备好麻醉床。题干中护士接到手术通知单，拟行手术，因此选择 A 选项。

127. B。**解析**：住院处的护理工作一般情况下应首先办理住院手续，但对于急诊手术的病人应先护送病人入手术室，住院手续后补办，因此选择 B 选项，排除干扰项 E。

128. B。**解析**：本题考查分级护理的适用对象（见下表）。本题中，患者大面积烧伤，应给予特级护理。

分级护理		
护理级别	适用对象	护理内容
特级护理	病情危重，需随时观察，以便进行抢救的病人。如严重创伤、复杂疑难的大手术后、器官移植、大面积烧伤，以及某些严重的内科疾患	①安排专人24小时护理，严密观察病情及生命体征 ②制订护理计划，严格执行各项诊疗及护理措施，及时、准确、逐项填写特别护理记录单 ③备齐急救药品及用物，以便随时急用 ④认真细致地做好基础护理，严防并发症，确保病人安全
一级护理	病情危重，需绝对卧床休息的病人，如各种大手术后、休克、昏迷、瘫痪、高热、大出血、肝衰竭、肾衰竭、早产儿等	①每15~30分钟巡视病人1次，观察病情及生命体征 ②制订护理计划，严格执行各项诊疗及护理措施，及时、准确、逐项填写特别护理记录单 ③按需准备急救药品及用物 ④认真细致地做好基础护理，严防并发症，满足病人身心两方面的需要
二级护理	病情较重，生活不能自理的病人，如大手术后病情稳定者以及年老体弱、慢性病不宜多活动者等	①每1~2小时巡视病人1次，观察病情 ②按护理常规进行护理 ③给予必要的生活及心理支持，了解病情动态，满足病人身心两方面的需要
三级护理	病情较轻，生活基本能自理的病人，如一般慢性病、疾病恢复期、手术前准备阶段等	①每日巡视病人2次，观察病情 ②按护理常规进行护理 ③给予卫生保健指导，督促病人遵守院规，满足病人身心两方面的需要

129. C。**解析**：特级护理的护理内容为设专人24小时护理（C选项不符合，C选项为二级护理内容），备齐各种急救药品、器材，制订并执行护理计划，严密观察病情（A），实施床旁交班（B）。及时做好各项治疗、护理，并做好特护记录。做好各项基础护理（D），保持患者的舒适和功能体验（E），预防并发症。

130. D。**解析**：本题考查特级护理内容。D选项不符合。

131. D。**解析**：出院前的护理：（1）通知病人及家属医生根据病人康复情况，开具出院医嘱。护士根据出院医嘱，通知病人及家属出院的日期（B），协助其作好出院准备。患者病情未痊愈而主动要求出院者，应在出院医嘱上注明“自动出院”（A）。（2）办理出院手续。（3）出院指导。评估病人身心需要，填写出院护理评估单，针对病人情况作好出院指导（E）。（4）征求意见（C）。（5）护送病人出院。静脉输液应由经培训后的专业医务人员操作，不能由患者家属进行，因此选择D选项。

132. C。**解析**：出院前有关文件的处理：①填写出院时间：用红色水笔在体温单40~42℃横线之间相应时间栏内纵行填写出院时间。②注销卡片，如诊断卡、床头（尾）卡、服药卡、饮食卡、治疗卡等（C错误，D正确）。③整理出院病历：整理病历，交病案室保存（A）。排列顺序依次为住院病历首页、出院（或死亡）记录、入院记录、病史和体格检查单、病程记录、各种检查检验报告单、护理记录单、医嘱单、体温单（B）。④填写患者出院登记本（E）。

133. E。**解析**：四人搬运法适用于颈、腰椎骨折，或病情较重的患者。轮椅运送法：适用于能坐起但不能行走的病人。平车挪动法：适用于病情允许，并能在床上配合的病人。平车单人搬运法：适用于体重较轻或儿科病人，且病情允许的病人。平车两人或三人搬运法：适用于病情较轻，但自己不能活动且体重又较重的病人。

134. C。**解析**：患者行动不便，血压高，右侧肢体肌力二级，应选择平车送患者行CT检查。平车运送主要运送不能起床的病人，C选项正确。运送病人检查为护士的工作内容，不应交由家属进行，A错误；因医嘱要求急送检查，而B、D、E会延误患者病情，排除。

135. E。解析：患者伴有恶心、呕吐时，应采取平卧位头偏向一侧，防止误吸或窒息。半坐卧位适用范围：①心肺疾患引起呼吸困难的病人。②胸、腹、盆腔手术后或有炎症的病人。③腹部手术后病人。④某些面部及颈部手术后病人。⑤疾病恢复期体质虚弱的病人。端坐卧位适用范围：急性肺水肿、心包积液、支气管哮喘急性发作时的病人。头低足高位适用范围：①肺部分泌物引流，使痰液易于咳出。②十二指肠引流，以利于胆汁引流。③妊娠时胎膜早破，以防止脐带脱垂。④跟骨及胫骨结节牵引时，以利用人体重力作为反牵引力。俯卧位适用范围：①腰、背部检查，配合胰、胆管造影等。②腰、背、臀部有伤口或脊椎手术后，病人不能平卧或侧卧。③胃肠胀气所致腹痛。原因：可使腹腔容积增大，以缓解胃肠胀气。去枕仰卧位适用范围：①昏迷或全身麻醉未清醒的病人，用于防止呕吐物流入气管所引起的窒息或肺部并发症。②椎管麻醉或腰椎穿刺术后6～8h的病人，用于防止颅内压降低所引起的头痛。

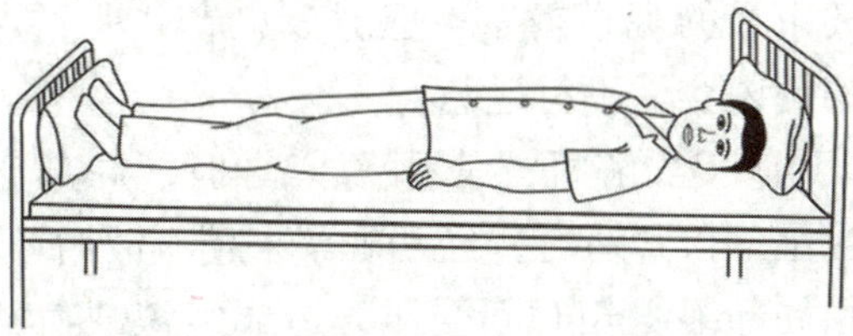

卧位要点：1.枕头横立于床头　2.头偏向一侧　3.足部垫软枕

去枕仰卧位

136. C。解析：患者宫外孕造成失血性休克，休克病人应取中凹卧位：头胸部抬高，膈肌下降利于患者呼吸，改善缺氧；有利于静脉回流，回心血量增加，改善循环状况。

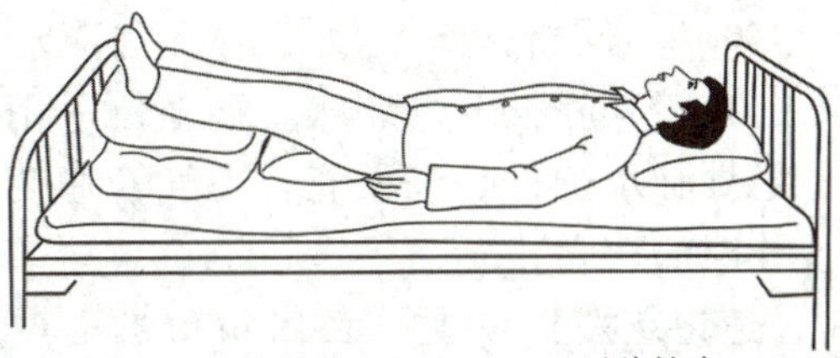

卧位要点：1.头胸抬高10°～20°　2.下肢抬高20°～30°　3.利于呼吸、循环

中凹位/舟状位

137. A。解析：患者诊断为出血性休克，宜取中凹卧位。抬高头胸部，有利于保持气道通畅，改善通气功能，从而改善缺氧症状；抬高下肢，有利于静脉回流，增加心排出量而使休克症状得到缓解。头高足低适用范围：①颈椎骨折病人进行颅骨牵引时，以利用人体重力作为反牵引力。②减轻颅内压，以预防脑水肿。③开颅手术后病人。侧卧位适用范围：①灌肠、肛门检查，配合胃镜、肠镜检查。②臀部肌内注射（下腿弯曲，上腿伸直）。③预防压疮：与仰卧位交替以减少局部受压时间。

138. C。解析：根据患者面色苍白，四肢湿冷，体温不升，脉搏126次/分，血压70/50mmHg的情况可判断出现了出血性休克，休克患者宜采取中凹卧位。俯卧位适用范围：①腰、背部检查，配合胰、胆管造影等。②腰、背、臀部有伤口或脊椎手术后，病人不能平卧或侧卧。③胃肠胀气所致腹痛。原因：可使腹腔容积增大，以缓解胃肠胀气。

139. D。解析：屈膝仰卧位适用范围：①腹部检查的病人，腹肌放松，利于检查。②导尿的病人（D），利于暴露操作部位。

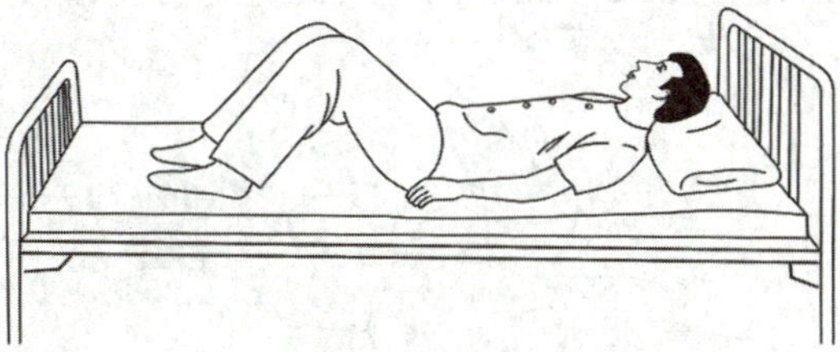

卧位要点：1.导尿术　2.腹部检查：腹部放松

屈膝仰卧位

140. B。**解析**：哮喘发作时，宜取端坐位，以减轻其呼吸困难症状。端坐位适用范围：急性肺水肿、心包积液、支气管哮喘急性发作时的病人。

【**速记点拨**】极度呼吸困难的患者即可采取端坐位。

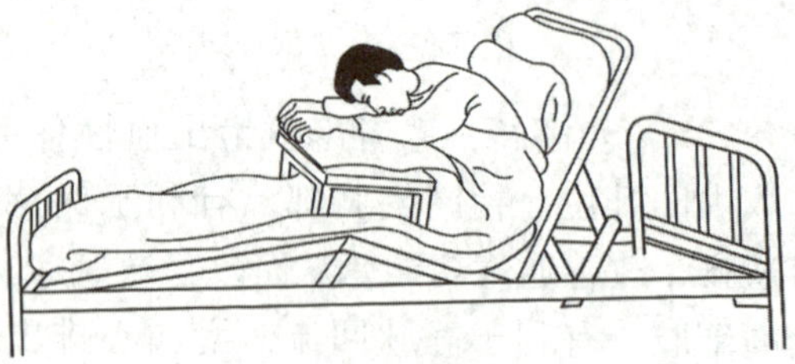

卧位要点：1.急性肺水肿 2.心包积液 3.支气管哮喘发作

端坐位

141. E。**解析**：哮喘急性发作时，宜取端坐位，以减轻其呼吸困难症状，选择 E 选项。急性肺水肿、心包积液、支气管哮喘急性发作时的病人，常因极度呼吸困难而被迫端坐。

142. C。**解析**：患者有颅内压增高症状，抬高床头有利于利用重力作用，促进颅内静脉回流，降低颅内压，预防脑水肿。

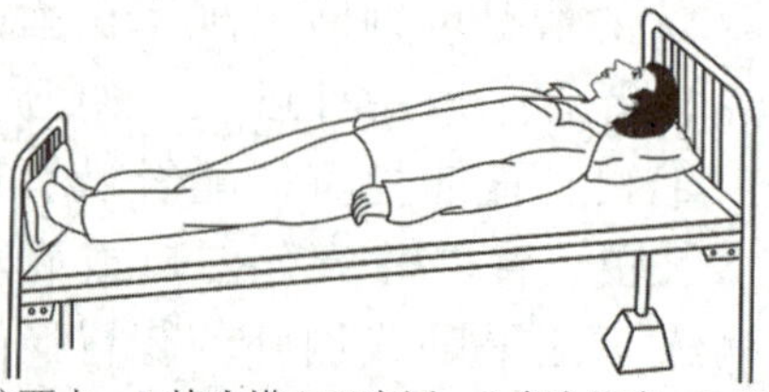

卧位要点：1.枕头横立于床尾 2.床头垫高 3.颅骨牵引 4.降低颅内压，预防脑水肿 5.开颅术后

头高足低位

143. D。**解析**：膝胸卧位适用范围：①肛门、直肠、乙状结肠的检查、治疗。②矫正子宫后倾和胎位不正。③产后促进子宫复原。

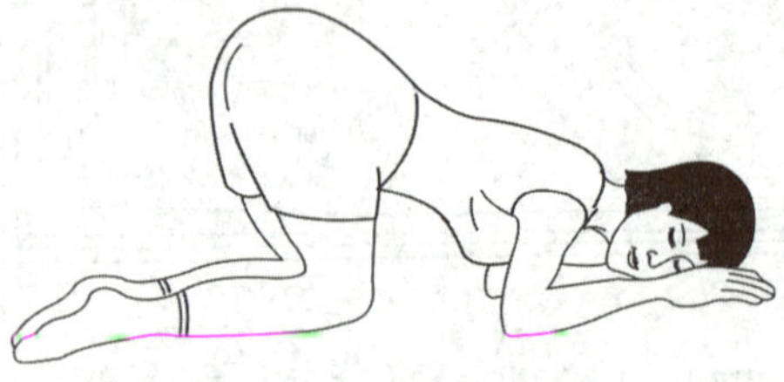

卧位要点：1.肛门、直肠、乙状结肠的检查、治疗 2.矫正子宫后倾和胎位不正 3.产后促进子宫复原

膝胸卧位

144. B。**解析**：患者行全麻手术，刚返回病房时尚未清醒，此时应采取去枕平卧位，头偏向一侧，防止呕吐物进入气管引起窒息。应注意排除干扰项 C，C 选项为开颅术后清醒患者采取的体位。去枕仰卧位适用范围：①昏迷或全身麻醉未清醒的病人，用于防止呕吐物流入气管所引起的窒息或肺部并发症。②椎管麻醉或腰椎穿刺术后6～8 小时的病人，用于防止颅内压降低所引起的头痛。

145. A。**解析**：术后第 2 天，意识清醒者应采取头高足低位，降低颅内压，增加静脉回流，预防脑水肿。头高足低位适用范围：①颈椎骨折病人进行颅骨牵引时，以利用人体重力作为反牵引力。②减轻颅内压，以预防脑水肿。③开颅手术后病人。

146. E。**解析**：术后第 2 天应采取头高足低位，利用重力作用，可降低颅内压，预防脑水肿。

147. D。**解析**：使用约束带时，由于局部的压迫导致血液循环受阻，局部组织长时间受压，造成组织缺血缺氧。因此要经常观察末梢血液循环，并经常观察局部皮肤颜色（一般每 15～30 分钟观察 1 次），必要时按摩局部，以促进血液循环，选择 D 选项。A、B 选项与约束带的使用无直接关联。C、E 虽为约束带的观察内容，但对该患者并非重点观察的内容，不符题意。

148. D。**解析**：使用约束带时，局部必须衬垫，松紧适宜，经常观察末梢血液循环，防止局部组织长时间受压，造成组织缺血缺氧，并经常观察局部皮肤颜色（一般每 15～30 分钟观察 1 次），必要时按摩局部，以促进血液循环。A 选项与手腕约束带的使用无直接关联。B、C、E 也为约束带使用时的观察内容，但相对 D 选项为次要的观察内容，与题意不符。

149. B。**解析：** 患者由于脑血栓导致左侧肢体瘫痪入院，次日凌晨1时，患者发生坠床。用于保护患者，预防坠床的保护具为床档，因此造成这事件的最主要原因是护士没有升起床档。

150. D。**解析：** 支被架主要用于肢体瘫痪（D）、极度虚弱的患者，可避免盖被压迫肢体所致的不舒适或其他并发症；也可用于烧伤患者暴露疗法时保暖。此外，床档用于保护患者，预防坠床。约束带用于躁动患者或精神科患者，以限制身体或肢体活动。①宽绷带，主要用于固定手腕及踝部。②肩部约束带，主要用于固定肩部，以限制患者坐起。③膝部约束带，主要用于固定膝部，以限制患者下肢活动。

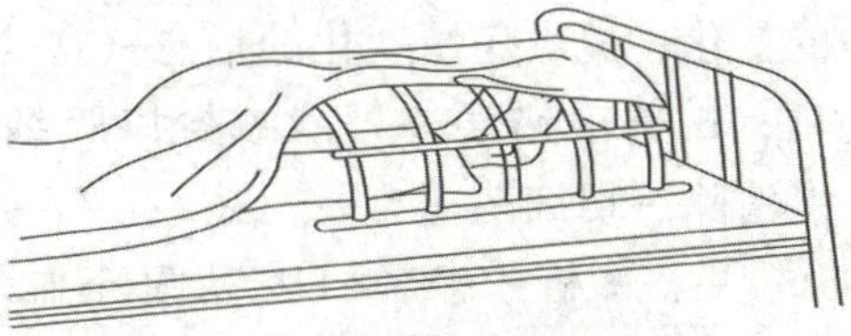

适用对象：1.肢体瘫痪、极度虚弱病人；
2.烧伤病人暴露疗法

支被架

151. C。**解析：** 下排气式高压蒸汽灭菌时，压力达103～137kPa，温度达121～126℃，保持20～30min，可达到灭菌效果。所以，本题正确答案为C。

灭菌器类型	压力（kPa）	温度（℃）	时间（min）
下排气式	103～137	121～126	20～30
预真空式	205.8	132℃	5～10

152. E。**解析：** 本题患者大面积Ⅲ度烧伤，易发生感染，对空气消毒的要求高，应选择的方法是过滤除菌（E）。过滤除菌为采用生物洁净技术，通过三级空气过滤器，用合理的气流方式除掉空气中0.5～5μm的尘埃，以达到洁净空气的目的，主要用于烧伤病房、器官移植病房等的消毒。A、B、C、D选项消毒力度不足，不是最佳方法。

153. C。**解析：** 用纯乳酸进行空气消毒，每$1m^3$空间用乳酸0.12ml，算出房间体积为$60m^3$，因此，所需乳酸量$=0.12ml/m^3 \times 60m^3=7.2ml$。

154. B。**解析：** 浸泡不耐热的医疗器械、精密仪器，如内镜等常用2%的戊二醛溶液（B）。75%乙醇擦拭用于皮肤、物品表面。3%过氧化氢用于丙烯酸树脂制成的外科埋置物、不耐热的塑料制品、餐具、服装、饮水等消毒，以及漱口、外科冲洗伤口等。0.2%过氧乙酸溶液用于皮肤消毒。含有效氯0.2%的消毒液，用于被细菌繁殖体污染的物品。

155. E。**解析：** 将无菌持物钳（镊）浸泡在盛有消毒溶液的无菌广口有盖容器内，消毒液液面需浸没轴节以上2～3cm或镊子1/2处。容器底部应垫无菌纱布。

156. E。**解析：** PICC置管为侵入性操作，应严格无菌操作，发现手套破损或不慎被污染，应立即更换，以防引起感染，故选E。

【速记点拨】 污染或疑似污染的物品必须立即更换或重新消毒。

157. D。**解析：** 无菌包打开后，如包内物品一次未用完，则按原折痕包扎好，注明开包日期及时间，有效期为24h。

【速记点拨】 无菌物品有效期小结：一般无菌物品为7天；打开后的无菌溶液、无菌包、无菌容器24h；铺好的无菌盘、一次性口罩为4h。

158. A。**解析：** 铺好的无菌盘应尽快使用，有效期不得超过4h。

159. D。**解析：** 手套外面为无菌，应保持其无菌。未戴手套的手不可触及手套的外面，已戴手套的手不可接触未戴手套的手及手套的内面。戴无菌手套的操作要点：取手套时一手掀开袋口外层，另一手持手套反折部分（手套内面）（C）；未戴手套的手掀开另一袋口外层，再将戴好手套的手指插入另一只手套的反折面（手套外面）（D选项错误），取出手套戴好。手套戴好后，即可进行操作，未操作时双手置胸前，不可接触工作服（E）。

【速记点拨】无菌手套无论戴与脱，未戴手套的手可与手套内面接触，戴上手套的手可与手套外面接触。

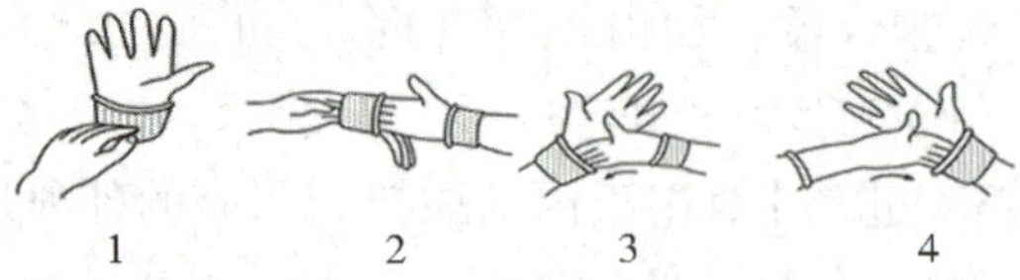

戴无菌手套方法

160. B。**解析**：隔离区的划分：①清洁区。凡未和患者直接接触、未被病原微生物污染的区域为清洁区，如更衣室、库房、值班室（E）、治疗室（D）、配餐室等。②半污染区。凡有可能被病原微生物污染的区域为半污染区，如病区的走廊（A）、护士站（C）和化验室。③污染区。凡和患者接触、被病原微生物污染的地方为污染区，如病室（B）、浴室、厕所。因此选择 B 选项。

【速记点拨】污染区为患者主要活动的地方；半污染区为医务人员与患者共同活动的地方；清洁区为医务人员主要活动的地方。

161. C。**解析**：该患者为流行性脑脊髓膜炎，可经过空气传播，故通向走廊的门窗需关闭（D），患者的衣物、稿件、钱币等经消毒后才能交予家人（A）；护士进入隔离室时，应穿隔离衣，戴口罩、帽子（B）；患者接触过的物品或落地的物品均应视为污染（C 不妥）；紫外线对人的皮肤和眼睛有刺激作用，照射时人应离开房间，由于患者隔离不能出房间，因此须戴好眼罩（E）保护眼睛。

162. E。**解析**：避污纸应直接撕取，A 错误。口罩不能挂在胸前，B 错误。隔离衣应视为污染物，治疗室为清洁区，穿隔离衣不能进入，C 错误。为患者翻身后用手整理口罩，会污染口罩，D 错误。结核为传染性疾病，护理结核患者之后应立即更换口罩，E 正确。

163. D。**解析**：在传染病房穿过的隔离衣，脱下后悬挂在半污染区（如走廊），应该清洁面朝外，不得露出污染面（D 正确，E 错误）。如挂在污染区（如病房），则污染面朝外，不得露出清洁面（C 错误）。治疗室为清洁区，不能挂隔离衣（A、B 均错误）。如隔离衣不再穿用，脱下后将清洁面向外折好，放入污染袋内。

164. E。**解析**：特殊口腔护理适用于高热（B）、昏迷（D）、禁食（A）、鼻饲（C）、口腔有疾患、大手术后等病人。

【速记点拨】特殊口腔护理用于高热、不方便进食及不能进食的患者。

165. B。**解析**：口腔护理的目的包括：①保持口腔清洁，预防口腔感染等并发症（A、E）；②预防或减轻口腔异味，清除牙垢（C），增进舒适，确保患者舒适；③观察口腔内的变化，提供病情变化的信息（D）。结合选项，B 选项错误，只能减少口腔细菌，但不能清除一切细菌。

166. E。**解析**：患者口腔黏膜充血、糜烂，舌苔增厚、有假膜，考虑真菌感染，应选用1% ~4%碳酸氢钠溶液漱口，预防感染（E 正确）。饭后刷牙正确，但刷牙龈可能损伤黏膜，反而加重感染，A 错误。B、D 选项只能起到清洁作用，并不能控制真菌感染，错误。C 选项自行消除假膜可能导致创面出血，不利于感染控制，错误。

【速记点拨】口腔内假膜、凝乳状块物、豆渣样物提示真菌感染。

名称	浓度	作用及适用范围
过氧化氢溶液	1% ~3%	防腐、防臭，适用于 pH 偏酸
碳酸氢钠溶液	1% ~4%	适用于真菌感染
洗必泰溶液	0.02%	清洁口腔，广谱抗菌
呋喃西林溶液	0.02%	清洁口腔，广谱抗菌
醋酸溶液	0.1%	适用于铜绿假单胞菌感染
硼酸溶液	2% ~3%	抑制细菌
甲硝唑溶液	0.08%	适用于厌氧菌感染
朵贝尔溶液	—	轻度抑菌，消除口臭

167. D。**解析**：患儿服用抗生素“头孢拉定”，结合患儿口腔白色点片状乳凝乳块样物，判断是真菌感染，做口腔护理时，应选用1%～4%的碳酸氢钠。所以，本题选择D。1%～3%过氧化氢溶液有抗菌、防臭作用，口腔pH偏酸性时适用。0.9%氯化钠溶液用于清洁口腔，预防感染。来苏水用于手、器械、环境消毒及处理排泄物。0.1%利凡诺用于各种创伤，渗出、糜烂的感染性皮肤病及伤口冲洗。

168. E。**解析**：患者有大量抗生素用药史，结合患者口腔白色膜状物的表现，考虑真菌感染，在口腔护理时应选择1%～4%碳酸氢钠，选择E选项。0.9%氯化钠溶液用于清洁口腔，预防感染。0.1%醋酸溶液用于铜绿假单胞菌感染。0.02%呋喃西林溶液用于清洁口腔，有广谱抗菌作用。0.02%呋喃西林溶液可清洁口腔，有广谱抗菌作用。

169. E。**解析**：特殊口腔护理时准备用物：治疗碗、漱口溶液浸湿的棉球、弯止血钳1把、镊子1把、压舌板1个、小茶壶或杯子（内盛漱口水）、弯盘、吸水管、漱口溶液、手电筒、治疗巾，必要时备开口器、液状石蜡、冰硼散、西瓜霜、制霉菌素甘油、金霉素甘油等外用药。题干中患者昏迷禁忌漱口，因此无需准备小茶壶或杯子（内盛漱口水）、吸水管、漱口溶液，选择E选项。

【速记点拨】 昏迷患者特殊口腔护理时注意：防窒息（忌漱口、棉球不过湿），使用开口器（臼齿处放入）。

170. B。**解析**：患者长期抗生素治疗，结合患者口腔症状（白色膜状物，用棉签拭去，创面出血），考虑真菌感染，护理中应观察口腔黏膜。

171. D。**解析**：真菌患者口腔护理时应选用1%～4%碳酸氢钠溶液，D选项正确。2%～3%硼酸溶液属酸性防腐剂，起抑菌作用。0.1%醋酸溶液用于铜绿假单胞菌感染。0.02%呋喃西林溶液可清洁口腔，有广谱抗菌作用。1%～3%过氧化氢溶液有抗菌、防臭作用。

172. C。**解析**：特殊口腔护理时开口器应从臼齿处放入。臼齿面比较大、平且稳固，容易放入，不至于被外力弄掉。放入压舌板后再放开口器，慢慢旋动钮使口腔张开。

173. B。**解析**：特殊口腔护理时，对活动义齿应先取下，待患者漱口后再戴上。暂时不用的义齿，可浸于冷水杯中备用，每日更换一次清水。不可将义齿泡在热水或乙醇内，以免义齿变色、变形和老化。

174. E。**解析**：记忆型题。湿润、松解头发缠结应采用30%乙醇。

【速记点拨】 乙醇浓度小结：20%～30%——肺水肿乙醇湿化吸氧；30%——头发打结；50%——皮肤按摩；75%——皮肤表面消毒；95%——静脉湿敷及燃烧法消毒。

175. E。**解析**：记忆型题。湿润、松解头发缠结应采用30%乙醇，选择E选项。

176. D。**解析**：床上擦浴：调节室温在24℃左右，调节水温至50～52℃，必要时关闭门窗，用屏风遮挡病人（A、E）。擦洗顺序：①为病人洗脸、颈部。②清洗上肢和胸腹部：为病人脱下衣服（先脱近侧，后脱远侧；如有外伤则先脱健肢，后脱患肢）（C）。③擦洗颈、背、臀部：协助病人侧卧，背向护士，依次擦洗后颈、背部及臀部，并用50%乙醇按摩背部及受压部位；协助病人穿上清洁衣服（先穿远侧，再穿近侧；先穿患肢，再穿健肢）（D错误）。④擦洗双下肢、踝部，清洗双足。⑤擦洗会阴部。酌情在骨骼隆突部位用50%乙醇按摩，促进血液循环，预防压疮的发生。注意观察病情变化及全身皮肤情况，如病人出现寒战、面色苍白等变化，应立即停止擦洗，给予适当处理。

【点播速记】穿衣顺序：先远后近，先患后健。脱衣顺序反之。

177. B。解析：患者生活无法自理，护士为其用50%的乙醇进行按摩，可促进血液循环，防止压疮等并发症的发生。

178. E。解析：压疮的原因有：力学因素（A）、理化因素刺激（D）、全身营养状况不良或水肿（C），矫形器的不合理使用（B）等。E选项不在其中。

179. C。解析：压疮的好发部位。①仰卧位：发生于枕骨粗隆处、肩胛、肘部、骶尾部、足跟等，最常发生于骶尾部。②侧卧位：发生于耳郭、肩峰、肋骨、髋部、膝关节内外侧、内外踝等处。③俯卧位：发生于面颊、耳郭、肩峰、髂前上棘、肋缘突出部、膝前部、足尖等处。④坐位：发生于坐骨结节处。患者长期卧床，一般以仰卧位最常见，其中骶尾部的压疮最常见，结合选项，选择C选项。

180. C。解析：皮肤紫红色，有皮下硬结，并有小水疱提示炎性浸润期。淤血红润期为压疮初期，受压的局部皮肤出现红、肿、热、麻木或触痛。溃疡期伴有组织破溃，脓液流出，溃疡形成等感染表现，重者坏死组织发黑，脓性分泌物增多，有臭味。

分期	临床表现	护理
淤血红润期	红、肿、热、痛	不能按摩
炎性浸润期	硬结、水疱，紫红	小水疱：自行吸收 大水疱：无菌注射器抽出泡内液体，保留表皮，消毒后无菌敷料包扎
浅度溃疡期	浅层组织化脓溃烂	保持疮面清洁，利于组织新生
坏死溃疡期	破溃发黑 可达骨面，有臭味	清洁疮面，去除坏死组织促进肉芽生长

181. A。解析：患者骶尾部皮肤发红，且未破损，提示淤血红润期，选择A选项。压疮通常分为四期：淤血红润期为压疮初期，受压的局部皮肤出现红、肿、热、麻木或触痛。皮肤紫红色，有皮下硬结，并有小水疱提示炎性浸润期。溃疡期伴有组织破溃，脓液流出，溃疡形成等感染表现，重者坏死组织发黑，脓性分泌物增多，有臭味。

182. E。解析：患者骶尾部皮肤破损，破损处组织发黑，有脓性分泌物与臭味，为压疮坏死溃疡期。目前首要的护理问题是皮肤完整性受损。

183. D。解析：该患者压疮为坏死溃疡期，应进行清创治疗，清创后用无菌敷料包扎，防感染，保持创面湿润，局部用药，促进肉芽组织生长，选择D选项。发生压疮之后不能按摩，A选项错误。一般每2小时翻身1次，必要时每1小时翻身1次，B错误。应给予高蛋白、高热量、高维生素、低盐低脂饮食，C选项错误。E选项创伤擦浴温度为50～52℃，此外，压疮部位不能擦浴，E选项错误。

184. A。解析：晨间护理一般在清晨诊疗工作前完成。晚间护理一般在晚饭后完成。

【速记点拨】晨晚间护理即晨起后、晚上睡觉前的事项。

185. B。解析：成人正常体温如下表：

部位	平均温度	正常范围
腋温	36.5℃	36.0～37.0℃
口温	37.0℃	36.3～37.2℃
肛温	37.5℃	36.5～37.7℃

186. D。解析：本题考查发热的热型，患者24h体温维持在39.0～40℃，波动范围小于1℃，因此属于稽留热。

热型	体温	24h 波动	常见疾病
稽留热	39～40℃	不超过 1℃	肺炎链球菌肺炎、伤寒
弛张热	39℃以上	大于 1℃	败血症
间歇热	正常与高热交替	-	疟疾
不规则热	变化不规则	-	流感、肿瘤

187. A。**解析：** 稽留热常见于伤寒、肺炎链球菌性肺炎（A）等。

188. B。**解析：** 体温过高患者的护理。密切观察，测量体温，对高热患者应每隔 4h 测量 1 次，待体温恢复正常 3d 后，改为每日 2 次。

189. C。**解析：** 发热患者体温维持在 39.0～40℃，波动范围小于 1℃，因此属于稽留热。

190. D。**解析：** 肺炎患者，每日体温维持在 39.0～40℃，波动范围小于 1℃，因此属于稽留热。

191. C。**解析：** 凡直肠或肛门手术（B、E）、腹泻（A），以及心肌梗死（D）的病人不宜使用直肠测温法。因此只有 C 选项可以测量肛温。

测量方法	禁忌
口温	婴幼儿、精神异常、昏迷、口腔疾患、口鼻手术、张口呼吸者
腋温	腋下有创伤、手术、炎症，腋下出汗较多，肩关节受伤或消瘦夹不紧体温计者
肛温	直肠或肛门手术、腹泻、心肌梗死者

192. E。**解析：** 患者心率 102 次/分，脉率 78 次/分，脉率小于心率，符合脉搏短绌，选择 E 选项。脉搏短绌：也称为“绌脉”。是指在同一单位时间内，脉率少于心率。表现为脉搏细速、极不规则，听诊心律完全不规则，心率快慢不一，心音强弱不等。常见于心房纤维颤动的病人。洪脉：当心排出量增加，动脉充盈度和脉压较大时，脉搏强大有力，称洪脉。常见于高热、甲状腺功能亢进的病人。奇脉：平静吸气时，脉搏明显减弱甚至消失，呼气时又出现或恢复原状的现象，又称吸停脉，是由于心包腔内压力升高使心脏舒张充盈受限所致。见于心包积液、窄缩性心包炎、心包压塞的病人。间歇脉：在一系列正常均匀的脉搏中，出现一次提前而较弱的搏动，其后有一较正常延长的间歇（即代偿性间歇），亦称过早搏动或期前收缩。交替脉：指脉搏节律正常但搏动强、弱交替出现的一种病理现象，是心肌损害的表现。

193. E。**解析：** 患者曾出现心房纤颤，心房纤维颤动的病人脉搏类型为脉搏短绌。脉搏短绌的病人，应由两位护士同时测量，一人听心率，另一人测脉率，由听心率者发出“起”“停”口令，两人同时开始，测 1 分钟。记录方法：心率/脉率。

194. C。**解析：** 患者房颤，心率和脉率不一致，为脉搏短绌。脉搏短绌的测量应由两名护士同时测量，一人测脉搏，一人测心率，测心率护士看表叫“开始”测 1 分钟结束。脉搏短绌者以分数式记录，记录方式为心率/脉率。

195. B。**解析：** 凡身体浅表靠近骨骼的动脉，均可用以诊脉。常用的是桡动脉。

196. A。**解析：** 潮式呼吸特点表现为开始呼吸浅慢，以后逐渐加深加快，达高潮后，又逐渐变浅变慢，然后呼吸暂停 5～30s 后，再重复出现以上的呼吸，如此周而复始。常见于中枢神经系统的疾病，如脑炎、颅内压增高、酸中毒、巴比妥类药物中毒的病人。因此，本题中患者为潮式呼吸，选择 A 选项。间断呼吸：又称毕奥呼吸。表现为呼吸和呼吸暂停现象交替出现。特点为有规律地呼吸几次后，突然暂停呼吸，间隔时间长短不同，随后又开始呼吸；如此反复交替出现。常见于颅内病变、呼吸中枢衰竭等病人。鼾声呼吸：是指呼气时发出粗糙鼾声的呼吸。多见于深昏迷病人。蝉鸣样呼吸：吸气时有一种高音调的音响，声音似蝉鸣，常见于喉头水肿、痉挛或喉头有异物等病人。呼吸困难：病人主观上感到空气不足，呼吸费力；客观上出现用力呼吸、张口耸肩、鼻翼扇动、发绀，辅助呼吸肌也参与呼吸运动，在呼吸频率、节律、深浅度上出现异常改变。

正常和异常呼吸型态特点

呼吸名称	呼吸型态	特点
正常呼吸	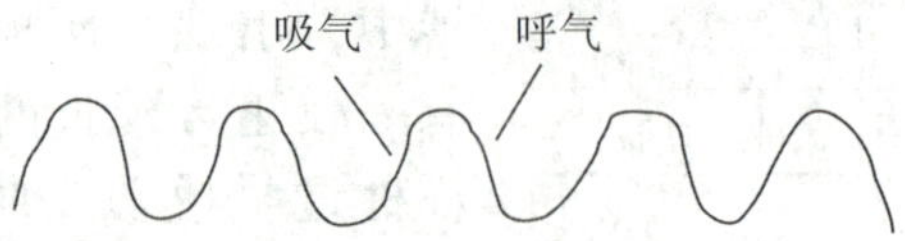	规则、平稳
呼吸增快	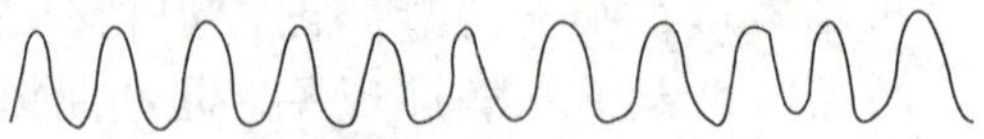	规则、快速
呼吸减慢	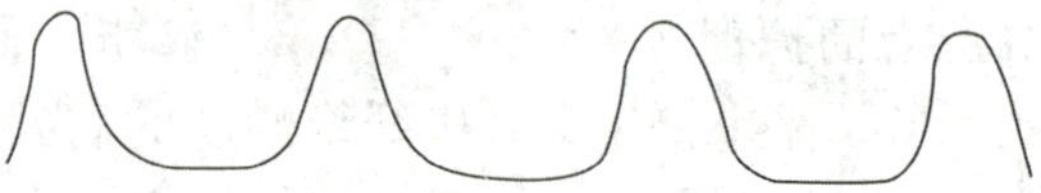	规则、缓慢
深度呼吸	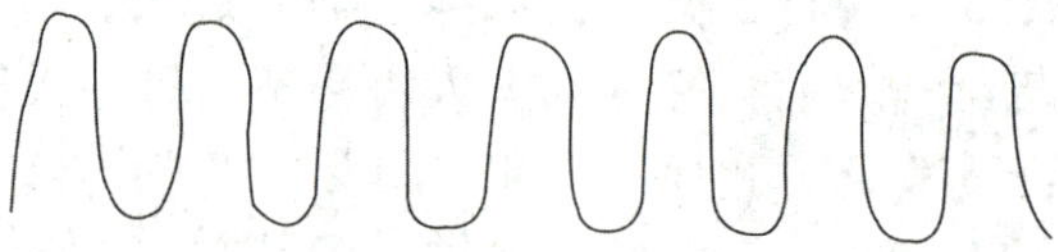	深而大
潮式呼吸	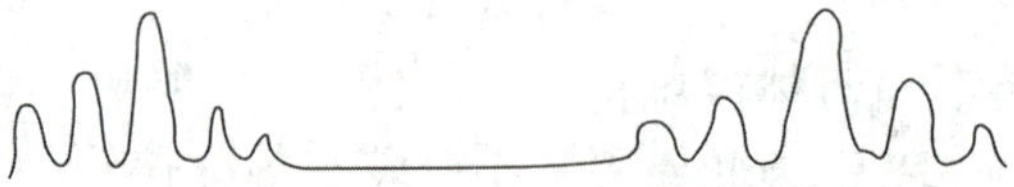	潮水般起伏
间断呼吸	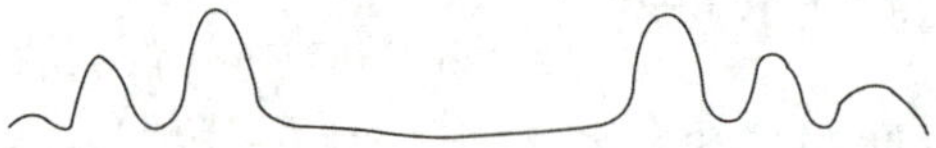	正常呼吸和呼吸暂停交替出现

197. A。**解析**：“三凹征”是指胸骨上窝、锁骨上窝、肋间隙在吸气时明显下陷。由于上呼吸道部分梗阻，气流进入肺部不畅，呼吸肌收缩所致，见于喉头水肿、喉头有异物的病人。

198. C。**解析**：患者喉头异物入院，上呼吸道阻塞，查体时伴有明显三凹征，提示吸气性呼吸困难。吸气性呼吸困难表现为吸气费力，吸气时间显著长于呼气时间，辅助呼吸肌收缩增强，出现明显三凹征，是由于上呼吸道部分梗阻，气流进入肺部不畅所致，主要见于喉头水肿、喉头有异物的病人。潮式呼吸特点：表现为开始呼吸浅慢，以后逐渐加深加快，达高潮后，又逐渐变浅变慢，然后呼吸暂停 5～30 秒后，再重复出现以上的呼吸，如此周而复始。常见于中枢神经系统的疾病，如脑炎、颅内压增高、酸中毒、巴比妥类药物中毒的病人。呼气性呼吸困难：病人呼气费力，呼气时间显著长于吸气时间。由于下呼吸道部分梗阻，气体呼出肺部不畅所致。多见于支气管哮喘、肺气肿等病人。混合性呼吸困难：病人吸气和呼气均感费力，呼吸的频率加快而表浅。多见于肺部感染的病人。

199. B。**解析**：题干中患者意识模糊，因此不宜测口温，以免患者在意识不清的情况下咬碎或吞咽体温计。此外，为偏瘫患者测血压，应选择健侧。因此，B 选项正确。

测量方法	禁忌
口温	婴幼儿、精神异常、昏迷、口腔疾患、口鼻手术、张口呼吸者
腋温	腋下有创伤、手术、炎症，腋下出汗较多，肩关节受伤或消瘦夹不紧体温计者
肛温	直肠或肛门手术、腹泻、心肌梗死者

200. D。**解析**：测血压“四定”包括：定血压计（A）、定部位、定时间（E）、定体位，因此 D 选项错误。左侧肢体偏瘫，应

选择健侧，即右侧肢体测量血压（B）。卧位测量时肱动脉平腋中线，坐位时被测手臂位置平第四肋（C）。

201. B。解析： 测血压应做到“四定”，即定时间、定部位、定体位、定血压计，以确保所测血压的准确性及可比性，不包括A选项。袖带下缘距肘窝2～3cm，C错误。在袖带下缘将听诊器胸件紧贴肱动脉搏动最强点，勿塞在袖带内，护士一手固定胸件，另一手关闭气门，握住输气球向袖带内打气至肱动脉搏动音消失，使汞柱再上升20～30mmHg，D、E错误。本题正确答案为B。

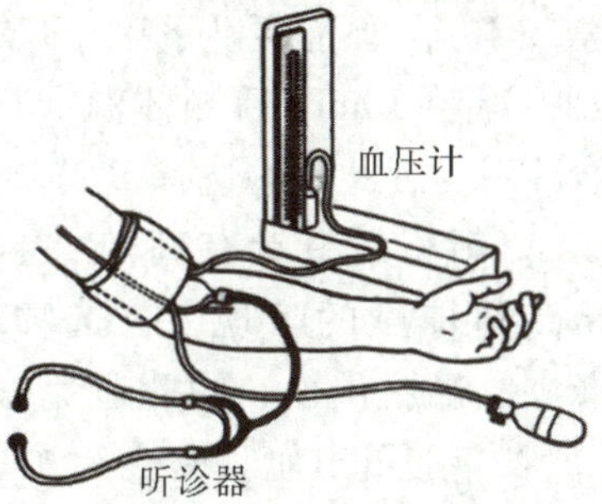

血压的测量

202. B。解析： 糖类、脂类和蛋白质是机体的三大供能体，为机体提供热能。人体需要的营养有蛋白质、脂肪、碳水化合物、矿物质和微量元素、维生素和水等六大营养素，经胃肠道消化吸收后进入人体，以保证机体的正常需求和各种生理功能。

203. D。解析： 中国“平衡膳食宝塔”：第一层为谷类薯类及杂豆（D）；第二层为蔬菜和水果；第三层为鱼、禽、蛋等动物性食物；第四层为奶类及制品、大豆类及坚果食物；第五层为油脂类及食用盐。

204. E。解析： 医院基本饮食包括普通饮食（A）、软质饮食（B）、半流质饮食（C）、流质饮食（D）四大类。医院的饮食通常可分三大类，即基本饮食、治疗饮食（E错误）、试验饮食。

205. D。解析： 大便潜血试验方法为试验前3天禁食肉类（A）、绿叶蔬菜（C）、动物肝脏（B）、血制品（E）等，以避免假阳性的出现。可食用土豆、豆制品（D）等。

【速记点拨】 大便潜血试验禁食深绿色或暗红色食物。

206. A。解析： 隐血试验禁止食用肉类、肝类、含铁丰富的药物、绿色蔬菜。

试验类型	饮食要求
大便潜血试验	试验前3天禁食肉类、绿叶蔬菜、动物肝脏、血制品等
尿浓缩试验	进食含水分少的食物，避免过甜、过咸、水分过高的食物
肌酐试验	禁食肉类、禽类、鱼类，忌饮浓茶和咖啡
胆囊造影	高脂肪（午餐）→无脂肪，餐后造影剂，禁食、禁烟（晚餐）→摄X线片，若显影良好进高脂肪（早晨）→第2次摄X线片（30min后）
甲状腺^{131}I试验	忌食用含碘食物，如紫菜、海带、海鱼等

207. B。解析： ^{131}I甲状腺功能测定试验期间忌食用含碘食物，如紫菜（B）、海带、海鱼等。

【速记点拨】 含碘量高的食物多为海产品。

208. D。解析： 测量胃管插入长度，成年人有两种方法：①前额发际至剑突（D）；②耳垂经鼻尖至剑突。小儿测量方法为：眉心至剑突与脐中点的位置。

209. D。解析： 昏迷患者插管时应取去枕平卧位，头向后仰，当胃管插入15cm（会厌部）时，左手将患者头部托起，使下颌尽量靠近胸骨柄以增大咽喉部的弧度，使胃管顺利通过咽喉部（D）。插管动作应慢，以免损伤黏膜（C错误），插管完毕后再检验胃管是否在胃内（E错误）。A选项相对D来说为次重要。因此正确答案为D。

210. A。解析： 灌注鼻饲液时，每次鼻饲量不超过200ml，间隔时间不少于2小时。

211. D。解析： 先灌入少量温开水，再缓慢注入流质食物或药物，防止鼻饲液黏附于管壁；注入后，再次灌入少量温开水冲洗胃管，以避免食物存积管腔中变质，防止胃管发生堵塞。

212. E。**解析**：患者拒绝插胃管时，护士应耐心解释插管目的，并教会患者在操作中的配合方法，而不能接受患者的拒绝或不顾反对强行插入，A 错误。如果患者在解释后仍不接受，再采取 B、C、D 选项提供的措施。所以，本题正确答案为 E。

213. D。**解析**：在插胃管过程中，如果患者出现恶心、呕吐，可稍停片刻，嘱患者深呼吸或做吞咽动作，待症状缓解后继续插入，D 正确，排除干扰项 E；如果出现呛咳发绀、呼吸困难，则说明插入气管内，应立即拔管。

214. C。**解析**：记录病人 24 小时出入液量，可以了解病情，为明确诊断、确定治疗方案、制订护理计划提供依据。适用于休克、大面积烧伤（B）、大手术后，以及心脏病（A）、肾病（E）、肝硬化伴腹水（D）等病人。

215. B。**解析**：软组织损伤前 48h 应使用冷敷，可减轻局部充血和出血，减轻疼痛（B 正确）。禁用热敷，因热敷会使血液循环加快，会加重皮下出血、肿胀和疼痛（A、C、D 错误）。E 选项早期按摩会使软组织错位，导致局部出血加重。

【速记点拨】 损伤早期冷敷，晚期热敷。

216. B。**解析**：局部软组织损伤早期（48h 内）的患者用冷疗，目的是减轻局部充血、出血和减轻疼痛，控制炎症扩散。软组织损伤前 48h 禁用热疗，因血液循环加快，会加重皮下出血、肿胀和疼痛。早期按摩会使软组织错位，使局部出血加重。患者软组织损伤半天，功能锻炼过早反而会加重出血。因此选择 B 选项。

217. D。**解析**：本题考查冷敷的禁忌部位。禁用冷疗的部位：（1）枕后、耳郭（D）、阴囊处——冻伤；（2）心前区——心率减慢、心律不齐；（3）腹部——腹泻；（4）足底——反射性引起末梢血管收缩，影响散热；一过性的冠状动脉收缩。

218. E。**解析**：本题考查冷疗的禁忌部位。一般冷疗常用部位在前额以及颈部、腋下、腹股沟等体表较大的血管流经处置冷。

219. D。**解析**：高热患者降温，可放在前额（D 正确）、头顶、颈部、腋下、腹股沟等部位；扁桃体摘除术后，冰囊可放在颈前颌下（C）。枕部（A）、足底（B）都是禁忌用冷的部位。

220. B。**解析**：排除法，患者体温 38.5℃，降温应选择温水擦浴（C 错误）或冰袋冷敷（B），心前区为擦浴的禁忌部位（D 错误），冰敷 30min 后测体温（E 错误），A 选项不常用。因此本题选择 B 选项。

221. E。**解析**：患者有高热并且时有抽搐，这是高热惊厥的表现，首选物理降温。由于患者皮肤黏膜出血，因此避免擦浴（A、B 错误），以免加重出血。退热药并非首选方法，D 错误。只有低温灌肠没有冰水灌肠这一说法，C 错误。头部及大血管处放置冰袋此时最适宜。

222. D。**解析**：软组织挫伤早期应局部使用冷敷，可消肿、止痛，若使用热敷会加重皮下出血、肿胀和疼痛（D 方法错误）。另外还需局部制动，对血肿加压包扎并抬高患肢，局部冷敷，对血肿进行性增大者行切口止血。

223. B。**解析**：排除法，一般情况下，热疗的水温调节至 60 ~ 70℃，但对婴幼儿、老年人、昏迷、末梢循环不良、麻醉未清醒、感觉障碍等病人，水温应调至 50℃ 以内（A 错误）。热水袋外裹毛巾以防直接接触皮肤而烫伤皮肤（B），时间为 30 分钟，如需持续使用，应及时换水（D 错误），但不能让家属随时换（E 错误）。患者四肢发凉，热水袋放置部位应为四肢，C 错误。本题选择 B 选项。

224. B。**解析**：患者在红外线照射过程中，皮肤出现紫红色，提示剂量过大，应立即停止照射，并涂凡士林以保护皮肤。皮肤出现桃红色的均匀红斑，为合适剂量。

225. C。解析： 温水坐浴温度为 40 ~ 45℃，坐浴时间为 15 ~20 分钟。

226. B。解析： 本题中患者 24 小时尿量 =(210 - 170) + (380 - 210) + 70 + (150 - 70) =360ml (<400ml)。解题时需注意，计算的尿量为新增尿量。

尿量异常	定义	常见疾病
多尿	24h 尿量超过 2500ml	糖尿病
少尿	24h 尿量少于 400ml，或每小时尿量少于 17ml	心脏、肾脏疾病
无尿或闭尿	24h 尿量少于 100ml 或 12h 内无尿	心脏、肾脏疾病
尿崩	24h 尿量超过 3000ml	严重的脑外伤等

227. D。解析： 24h 尿量 < 400ml 或 < 17ml/h 为少尿，24h 尿量超过 2500 为多尿，24h 尿量少于 100ml 或 12h 内无尿为无尿或闭尿。因此选择 D 选项。

228. D。解析： 本题考查尿潴留的护理措施。护理时应尽量先选择物理方式（D），必要时再采取药物治疗或导尿（A、C 错误），不能用力按压膀胱，以免膀胱破裂（B 错误）。患者术后第 2 天，尚不能下床（E 错误）。因此 D 选项正确。尿潴留的护理措施包括：①进行心理护理，消除患者焦虑和紧张情绪。②指导患者养成定时排便、排尿的习惯。③提供隐蔽的排尿环境。④排尿时取适当卧位。⑤利用条件反射诱导排尿。⑥热敷、按摩下腹部。⑦配合治疗原发病。⑧综上处理无效时，可采用导尿术。

229. B。解析： 采用排除法，只有为患者提供隐秘的排尿环境属于维护自尊的措施。

230. E。解析： 为患者实施导尿时，需要遵循无菌原则，第 2 次消毒的顺序是自上而下，由内向外再向内，即尿道口 - 小阴唇 - 尿道口，每次消毒均更换 1 个棉球；第 1 次为由上而下，由外向内。

231. A。解析： 首次导尿不超过 1000ml，以免出现血尿和虚脱。

232. C。解析： 首次导尿过多，可能引起膀胱黏膜急剧充血，出现血尿，同时血液聚积在腹腔，引起血压降低，出现虚脱。

233. A。解析： 便秘主要表现为排便困难，排便时间可达 30min 以上，而每日排便多次，但排出困难，粪便硬结如羊粪状，且量少。慢性便秘患者最主要的临床表现为缺乏便意、排便艰难。

234. B。解析： 长期使用缓泻剂会使患者产生依赖性，自身正常的排便反射受到抑制，因此选择 B 选项。其他选项均为改善便秘的措施。便秘患者护理措施：（1）心理护理。（2）提供排便环境（D）。（3）采取适当的姿势。（4）腹部环形按摩（A）。（5）遵医嘱给缓泻剂：如番泻叶、果导片等。对慢性便秘患者，应避免长期应用或滥用刺激性的泻药。（6）采用简易通便剂，如液体石蜡，可润滑肠壁，软化粪便。（7）灌肠：如以上方法无效，可遵医嘱灌肠。（8）健康教育：①定时排便；②饮食护理：增加富含膳食纤维（E）和维生素的食物，多饮水（C）；③适当的运动；④充足的休息与睡眠；⑤简易通便剂：不可长期使用。

235. B。解析： 液体石蜡在肠内不被消化，吸收极少，对肠壁和粪便起润滑作用，软化大便，使之易于排出。

236. E。解析： 本题考查便秘的健康教育，采用排除法，长期使用通便剂会使患者产生依赖性，自身正常的排便反射受到抑制，本题选择 E。便秘患者健康教育：①定时排便（C）。②饮食护理：增加富含膳食纤维和维生素的食物（B），多饮水。③适当的运动（A）。④充足的休息与睡眠。⑤简易通便剂：不可长期使用。腹部环形按可促进肠蠕动（D）。

237. B。解析： 患者有排便冲动，腹部胀痛，直肠肛门疼痛，肛门处有少量液化的粪便渗出，但不能排出粪便，考虑粪便嵌塞。

粪便嵌塞是指粪便持久滞留堆积在直肠内，坚硬不能排出，常发生于慢性便秘患者。便秘指排便次数减少，无规律性，粪便干燥、坚硬，排便困难，常伴有头痛、腹痛、腹胀、消化不良、食欲缺乏、疲乏无力等症状。因此选择 B，排除干扰项 D。

238. E。解析： 粪便嵌塞病人的护理：早期可使用栓剂、缓泻剂来润肠通便，必要时先行油类保留灌肠，2～3 小时后再做清洁灌肠，人工取便（心脏病、脊椎受损者易刺激迷走神经，慎用）。因此正确选项为 E。

239. D。解析： 患者灌肠的目的为术前清洁肠道，因此为大量不保留灌肠，灌肠时将灌肠筒挂于输液架上，液面距肛门 40～60cm。

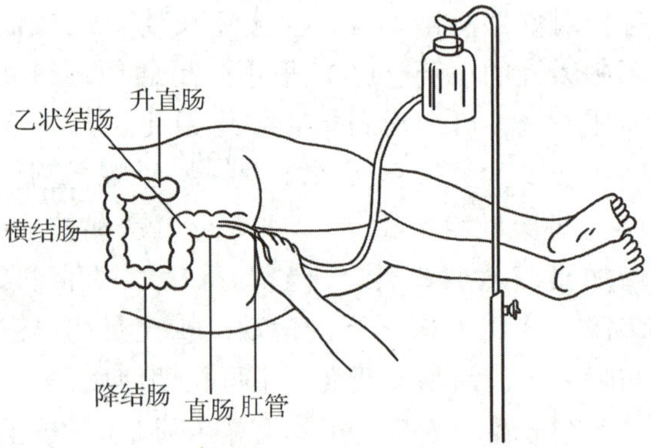

大量不保留灌肠：1.插入长度：7～10cm
2.灌肠液温度：清洁灌肠用39～41℃，降温时用28～32℃，中暑病人用4℃
3.保留时间：5～10min

240. A。解析： 大量不保留灌肠时左手垫手纸分开患者臀部，显露肛门。嘱患者作排便动作，以使肛门括约肌放松。右手持肛管轻轻插入直肠 7～10cm（A），固定肛管，松开止血钳，使溶液缓缓流入。

241. D。解析： 大量不保留灌肠时应观察筒内液面下降情况和患者反应。若患者感觉腹胀或有便意，应适当放低灌肠筒，以减慢流速，并嘱患者张口呼吸。

242. A。解析： 灌肠过程中注意观察病情，若患者出现面色苍白、出冷汗、剧烈腹痛、脉速、心慌气急，考虑可能发生了肠痉挛或出血，应立即停止灌肠，选择 A 选项。注意排除干扰项 D。

243. C。解析： 灌肠过程中患者出现面色苍白，出冷汗，心慌气促，应考虑可能发生了肠痉挛或出血，应立即停止灌肠并通知医生。

244. D。解析： 记忆型题目，大量不保留灌肠液的温度在 39～41℃之间，灌肠溶液量成人每次 500～1000ml，低温灌肠液温度在 28～32℃，中暑病人灌肠液温度为 4℃。

245. B。解析： 保留灌肠时，根据病情安置卧位，溃疡性结肠炎好发于乙状结肠，为使灌肠溶液进入，选择左侧卧位。所以正确答案为 B。慢性细菌性痢疾灌肠时也采取左侧卧位，阿米巴痢疾病变多在回盲部，采取右侧卧位。

246. D。解析： 不宜放入透明药盒，须避光储存的药物为 D 选项。硝酸甘油见光分解，应避光、密封，在阴凉处保存。易氧化和遇光变质的药物装深色密盖瓶中，或放在有黑纸遮盖的纸盒中，置于阴凉处。

【速记点拨】 避光药物小结：硝普钠、硝酸甘油、氨茶碱、肾上腺素、维 C。

247. A。解析： 给药时须保证剂量的准确，经计算 1÷(10÷2)=0.2ml。

248. E。解析： 需西地兰 0.1mg，西地兰针剂的剂型 0.4mg/2ml，因此需要毫升数为 0.1÷（0.4/2）=0.5ml。

249. C。解析： po 是口服，bid 是每日 2 次。bid 的服药时间应为 8am－4pm。

英文缩写	中文译意	英文缩写	中文译意	英文缩写	中文译意
qm	每晨1次	qod	隔日1次	q2h	每2小时1次
qn	每晚1次	biw	每周2次	q3h	每3小时1次
qd	每日1次	qh	每小时1次	po	口服
bid	每日2次	ac	饭前	ID	皮内注射
tid	每日3次	pc	饭后	H	皮下注射
qid	每日4次	st	立即	IM	肌内注射
prn	需要时（长期）	DC	停止	IV	静脉注射
sos	必要时（临时）	12n	中午12点	iv drip	静脉滴注

【速记点拨】 结合英文辅助记忆，如b代表2次；t代表3次；i代表注射（injection）、m代表肌内（muscular），v代表静脉（vein）。

250. D。解析： sos代表临时备用医嘱。医嘱的种类：①长期备用医嘱（prn）。②临时备用医嘱（sos）。po为口服。

251. D。解析： 每日1次为qd；隔日1次为qod；每晚1次为qn；每周1次为qw，每晨1次为qm，因此D正确。

252. D。解析： 发药时应协助病人服用药物，确认病人服下后方可离开，若患者外出时应暂缓发药并带回，以后再发或进行交接班。

【速记点拨】 务必药到病人口。

253. B。解析： 发药时应协助病人服用药物，确认病人服下后方可离开，若患者外出时应暂缓发药并带回，以后再发或进行交接班。

254. B。解析： 一次性药杯应集中消毒再按规定处理，由卫生行政部门指定机构回收，做无害化处理，严禁重复使用和流回市场。若为非一次性药杯，服药后收回药杯，先浸泡消毒，再冲洗清洁，消毒备用；盛油剂的药杯，应先用纸擦净再消毒。

255. D。解析： 维生素C宜空腹服用，可刺激食欲。A、B、C在饭后服用，以减少对胃黏膜的刺激。E选项为餐中或餐后即刻服用。

【速记点拨】 刺激食欲及健胃药饭前服用，如维生素C及健胃消食片。

256. C。解析： 对胃黏膜有刺激的药物宜在饭后服用，以减少对胃黏膜的刺激，如红霉素、布洛芬、氨茶碱、阿司匹林等刺激性药物均可饭后服用。健胃消食片为健胃药，应饭前服用，利于食物的消化。

257. A。解析： 同时服用多种药物，应最后服用止咳糖浆或雾化吸入稀释痰液的药物，以免冲淡药液，使药效降低。所以，本题正确答案为A。

258. B。解析： 同时服用多种药物，应最后服用止咳糖浆或雾化吸入稀释痰液的药物，以免冲淡药液，使药效降低。

259. E。解析： 磺胺类药物服药后指导病人多饮水，以防因尿少而析出结晶，堵塞肾小管。

260. C。解析： 洋地黄的治疗量与中毒剂量很接近，易发生中毒。服药之前应数脉搏，当脉率小于60次/分时应立即停药，通知医生。

261. A。解析： 本题考查皮内注射方法：①皮试部位应取前臂掌侧下段（A），用75%乙醇棉签消毒皮肤（B错误）。②左手绷紧皮肤，右手持注射器，并用示指固定针栓，使针头斜面向上，与皮肤呈5°角刺入皮内（C、D错误）。③待针头斜面完全进入皮内后，将注射器放平，注入0.1ml药液。

④注射完毕，迅速拔出针头，勿用棉签按压（E错误）。⑤嘱患者切勿揉擦局部，不要离开病室，20min后观察结果。

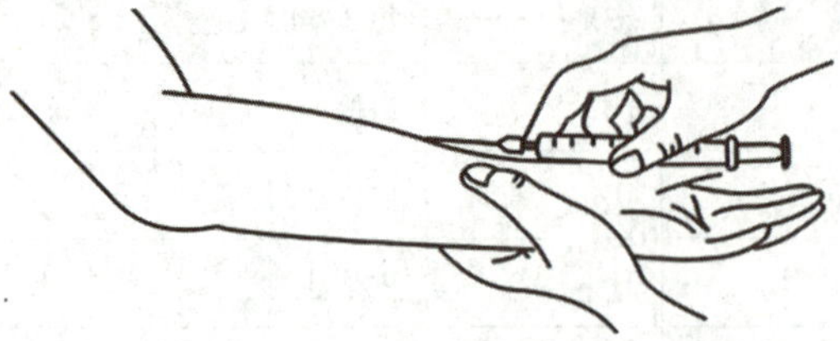

操作要点：1.做过敏试验前先确定无过敏史且准备0.1%盐酸肾上腺素
2.前臂掌侧下1/3处
3.用75%乙醇消毒
4.呈5°夹角刺入，针尖斜面朝上
5.拔针后勿按压
6.过敏试验后观察20min

皮内注射法

262. B。解析：本题考查皮下注射方法：①部位：上臂三角肌下缘（B错误）、腹部、后背、大腿前侧及外侧。②常规消毒方法（A）。③针尖斜面与皮肤呈30°～40°角（C）。④当针梗1/2～2/3刺入皮下时固定并抽吸，无回血后推药（D）。⑤注射毕，快速拔针并用棉球按压（E）。因此选择B选项。

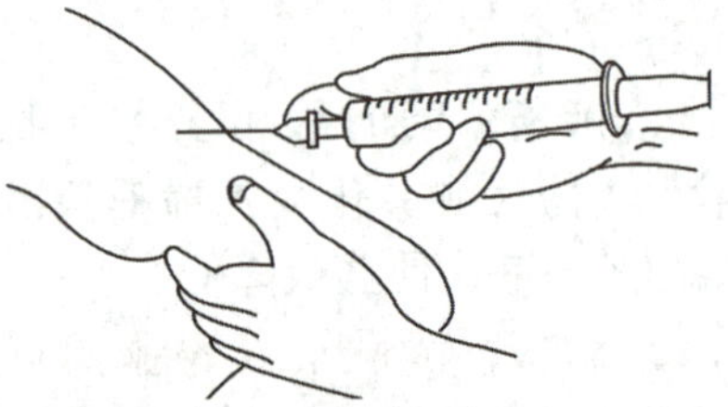

操作要点：1.三角肌下缘、腹部、后背、大腿前侧及外侧
2.常规皮肤消毒
3.呈30°~40°角刺入

皮下注射法

263. A。解析：排除法。2岁以下婴幼儿不宜选用臀大肌肌内注射，因臀大肌尚未发育好，注射时有损伤坐骨神经的危险，最好选用臀中肌、臀小肌，因此选择A选项。注射时应固定好肢体，防止折针（B）；认真执行“三查七对”，注意药物的配伍禁忌（C）；注射时选择合适的注射部位，对长期注射的病人经常更换注射部位（D）；针尖刺入长度为1/2～2/3，不全部刺入，以防折针时不易处理（E）。

【速记点拨】肌内注射时务必先看患者年纪，婴幼儿选用臀中肌、臀小肌。

264. E。解析：看图可知为臀小肌注射法的定位方法，适用于2岁以下婴幼儿。因臀大肌尚未发育好，注射时有损伤坐骨神经的危险，若选择臀大肌注射，容易损伤坐骨神经，应选择臀中肌或臀小肌注射。

265. C。解析：臀大肌注射部位的定位方法为2种。①十字定位法：在臀裂顶点向左或右画一水平线，然后从髂棘最高点划一垂直线，将臀部分为4个象限，选其外上象限并避开内角。②连线法：取髂前上棘和尾骨联线的外上1/3处为注射部位。本题考查连线法，选择C选项。

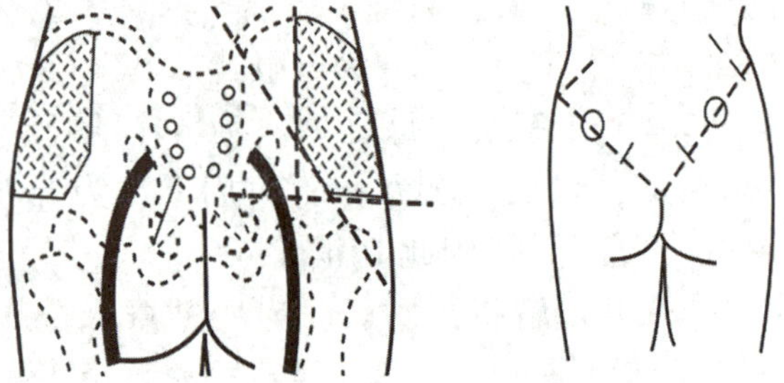

臀大肌注射定位法
（左：十字定位法；右：连线法）

266. B。解析：肌内注射选用侧卧时应上腿伸直以放松肌肉，下腿弯曲或俯卧位，脚尖并拢，足跟分开。

267. C。解析：本题考查肌内注射法的操作要点。采用排除法，消毒时常规消毒（A错误），消毒范围为5cm以上（B错误），持笔式垂直进针（D错误），若见回血说明刺入了血管，不能继续注射（E错误），黄体酮刺激性较大，为淡黄色澄明油状液体，为减轻疼痛及防止针头堵塞，选择粗长针头注射，因此选择C。

268. E。解析：青霉素过敏的人无论何种剂量、何种给药途径、何种制剂都可能发生过敏。因此使用前一定要做过敏试验，此时医生未开医嘱，应向医师提出加开医嘱（E 正确、A 错误）。护士应严格执行医嘱，但不能机械地处理和执行，发现有疑问时，必须核对清楚后方可执行（C 错误）。护士无权开医嘱，D 错误。在医生拒绝加开医嘱后才逐级上报，B 错误。

【速记点拨】执行医嘱需谨慎，核实有误不执行，先找医生再上报。

269. E。**解析**：患者青霉素皮试后出现呼吸困难，意识丧失，出现过敏反应。过敏性休克的处理：（1）立即停药，给予氧气吸入和保暖。（2）皮下注射 0.1% 肾上腺素 0.5 ~1ml，症状不缓解可以遵照医嘱间隔 30min 重复使用或静脉注射 0.5ml，直至脱离危险。此药可收缩血管、增加外周阻力、兴奋心肌、增加心排出量、松弛支气管平滑肌，是抢救过敏性休克的首选药物。（3）遵照医嘱给药，配合抢救。A、B、D 选项可能延误病情，患者目前心脏、呼吸没有停止，不必行心肺复苏，C 错误。因此选择 E 选项。

270. D。**解析**：青霉素皮试液的浓度为每毫升含青霉素 200 ~500U。注射时在前臂掌侧下段注射青霉素皮试液 0.1ml，即青霉素 20 ~50U，选择 D 选项。

271. D。**解析**：使用青霉素前必须做皮肤过敏试验，试验前应详细询问患者的用药史（A）、药物过敏史（C）、家族史（E）；患者如有青霉素过敏史，应禁止做过敏试验；患者已进行青霉素治疗，如停药 3 天后再用，或用药中更换药物批号，均应重新作过敏试验，结果阴性方可使用（B）。

272. B。**解析**：破伤风皮试液浓度为每毫升含150U。

皮试液名称	浓度（ml）	每 0.1ml 含量
青霉素	200 ~500 U	20 ~50 U
链霉素	2500 U	250 U
破伤风抗毒素	150 IU	15 IU
0.25% 普鲁卡因	2.5 mg	0.25 mg
细胞色素 C	0.75 mg	0.075 mg

273. E。**解析**：如破伤风抗毒素试验结果为阳性，通常采用脱敏注射法，即分 4 次小剂量并逐渐增加，每隔 20min 肌内注射 1 次，每次注射后均应密切观察。如试验结果确定为阴性，应将余液 0.9ml 作肌内注射。

次数	TAT（ml）	加 0.9% 氯化钠溶液（ml）	注射方式
1	0.1	0.9	肌内注射
2	0.2	0.8	肌内注射
3	0.3	0.7	肌内注射
4	余量	稀释至 1ml	肌内注射

274. E。**解析**：患者破伤风抗过敏试验结果显示阳性，阳性者通常采用脱敏注射法，即分 4 次小剂量并逐渐增加，每隔 20min 肌内注射 1 次，每次注射后均应密切观察。破伤风试验结果的判断：（1）阴性：局部无红肿，全身无反应。（2）阳性：局部皮丘红肿、硬结，直径大于 1.5cm，红晕直径超过 4cm，有时出现伪足、有痒感。如试验结果确定为阴性，应将余液 0.9ml 作肌内注射。

275. E。**解析**：临床上常用碘化物造影剂作肾脏、膀胱、胆囊、支气管、心血管、脑血管造影，在造影前 1 ~2 天应先作过敏试验，结果阴性者，方可作碘造影检查。

276. D。**解析**：输液常用的静脉包括：周围静脉、头皮静脉、锁骨下静脉、颈外静脉。其中，周围静脉中的手背静脉是成年人患者输液时的首选部位。头皮静脉（颞浅静脉、额静脉、枕静脉等）常用于小儿的静脉输液。

277. B。**解析**：本题考查静脉输液的操作中的语言交流要点。A 选项为向患者解释输液的原因，C 选项为与患者核对姓名，D 选项为教患者如何配合，E 选项为嘱咐患者不要随意调节滴速。B 选项为输液前嘱患者去厕所，虽然内容正确，但未解释原因，语言欠妥，因此选择 B 选项。

278. C。**解析**：输液时间（分）= 液体总量(ml) × 点滴系数（滴/毫升）/每分钟滴数（滴/分）= 500 × 20 ÷ 40 = 250 分钟 = 4 小时 10 分钟，因此选择 C 选项。

279. C。**解析**：滴速 = 溶液总（ml）量 × 点滴系数（滴/毫升）/输液时间（分钟）= 1000 × 20 ÷ 240 滴/分 = 83 滴/分。

280. E。**解析**：肝素液封管后导致血液反流的可能原因较多，如封管的肝素液量不够、推注封管液速度过快、患者穿刺侧肢体活动过度、患者静脉压过高等。E 选项一般不会导致堵管。

281. E。**解析**：输液突然溶液不滴，首先应观察穿刺部位有无红肿及疼痛，然后再处理溶液不滴的情况。

282. A。**解析**：患者穿刺点局部无肿胀、无压痛，说明针尖仍在血管内，且挤捏输血器无阻力，说明针尖并未阻塞，此时可以用生理盐水冲管，A 正确。出现血管痉挛时才采用 B 措施。与输血器无关，因此无需更换，C 错误。血液不能加热，D 选项错误。若挤捏输血器阻力大，且无回血，即针尖阻塞时才需拔针更换，重新穿刺，E 错误。

【速记点拨】 *溶液不滴，先评估有无肿胀，无肿胀时针头在血管内，有肿胀时针头已出血管*

283. D。**解析**：输液器小壶内液面不断自行下降，可能是由输液管有漏气造成的。

284. E。**解析**：结合题干，患儿家长质疑输液有误，此时应保留剩余药液及输液器，以便进行检测，查找原因，留取证据。

285. B。**解析**：在输液过程中，病人突然出现呼吸困难、咳嗽、咳粉红色泡沫样痰（题眼），提示急性肺水肿。发热反应多发生于输液后数分钟到 1 小时，表现为发冷、寒战和发热。轻者体温在 38℃左右，停止输液后数小时可自行恢复正常；重者寒战，高热，体温可达 41℃，伴恶心、呕吐、头痛、脉速等症状。静脉炎临床表现为沿静脉走向出现条索状红线，局部组织发红、肿胀、灼热、疼痛，有时伴畏寒、发热等全身症状。空气栓塞临床表现为胸闷异常不适或胸骨后疼痛，呼吸困难和严重发绀，濒死感觉，心前区听诊可闻及响亮的、持续的“水泡声”，心电图可表现为心肌缺血和急性肺心病的改变。

【速记点拨】 *粉红色泡沫样痰提示急性肺水肿、急性左心衰竭。*

输液反应	原因	处理
循环负荷过重（急性肺水肿）	输液速度过快、输入液量过多	1. 停止输液，配合抢救 2. 端坐位，两腿下垂 3. 20% ~ 30% 乙醇湿化 6 ~ 8L/min 吸氧 4. 镇静、平喘、强心、利尿 5. 四肢轮流结扎或静脉放血

286. C。**解析**：急性肺水肿时采取的卧位为端坐位，两腿下垂，利于呼吸及减轻心脏负荷。

287. D。**解析**：急性肺水肿护理措施：（1）停止输液，联系医生，配合抢救。（2）端坐位，两腿下垂。必要时四肢轮流结扎，每隔 5 ~ 10 分钟轮流放松一个肢体的止血带。（3）应高流量给氧 6 ~ 8L/min（D 选项），使肺泡内压力增高，减少肺泡内毛细血管渗出液的产生；20% ~ 30% 乙醇湿化吸氧，因乙醇减低肺泡内泡沫的表面张力，使泡沫破裂消散。以此改善肺部气体交换，减轻缺氧症状。（4）遵医嘱给予镇静、平喘、强心、利尿、扩血管药物。

288. A。解析： 患者出现气促、呼吸困难、咳粉红色泡沫样痰，考虑出现了急性肺水肿。护理措施包括用20% ~30%乙醇（A选项）湿化吸氧，因乙醇减低肺泡内泡沫的表面张力，使泡沫破裂消散，以此改善肺部气体交换，减轻缺氧症状。

289. A。解析： 患者注射部位刺痛、水肿，并出现条索状红线，提示静脉炎，应立即停止输液，抬高患肢并制动，用50% $MgSO_4$局部湿热敷，合并感染给予抗生素。故选A。

290. A。解析： 患者大出血入院，有休克的表现，此时给患者输血目的为补充血容量。静脉输血的目的包括：①补充血容量，增加有效循环血量，增加心排出量，提高血压，促进血液循环。②补充血红蛋白，促进携氧功能，纠正贫血。③补充抗体，增加机体免疫力。④补充白蛋白，纠正低蛋白血症，维持血浆胶体渗透压，减少组织渗出和水肿。⑤补充各种凝血因子和血小板，利于止血，可预防及控制出血。

291. A。解析： 患者为凝血因子缺乏者，应输入含有凝血因子的血制品。凝血因子、白细胞、凝血因子和血小板不稳定，在24小时后大量破坏，大量存在于新鲜血浆中，因此选择A选项。

292. C。解析： 血液不可加热，应置于室温下复温，C选项错误。输血的注意事项总结如下：

输血前	备血：血型鉴定和交叉配血（A） 取血：三查八对（B），取血后室温放置（C错误）15 ~20min后输入 输入前：知情同意书（E）、双人核对（D）
操作	少量生理盐水→输血（先慢，20滴/分，10 ~15min后正常输入）→生理盐水→输血→生理盐水→记录→保留血袋24h
禁止	同时为两位病人采集血标本 加入钙剂、高渗或低渗溶液、酸性或碱性药物

293. E。解析： 输血后血袋不可按废弃物处理，应保留24h，以备患者输血后发生输血反应的时候及时检查、分析原因。

294. C。解析： 患者出现皮肤瘙痒、荨麻疹，提示患者为过敏反应。过敏反应：轻者皮肤瘙痒、荨麻疹、轻度血管性水肿（眼睑、口唇水肿）；重者喉头水肿，呼吸困难，两肺闻及哮鸣音，过敏性休克。发热反应临床表现：输血中或输血后1 ~2h内发生。发冷、寒战、体温升高至40℃以上，有时可伴有恶心、呕吐、皮肤潮红等症状，持续1 ~2h。溶血反应：开始阶段表现为头胀痛、四肢麻木、胸闷、腰背部剧烈疼痛等。中间阶段出现黄疸和血红蛋白尿（酱油色），并伴有寒战、高热、呼吸急促、血压下降等。最后阶段出现急性肾衰竭症状，表现为少尿、无尿，严重者可致死亡。急性肺水肿：在输液过程中，突然出现呼吸困难、胸闷、咳嗽、咯粉红色泡沫样痰，严重时痰液从口鼻涌出，两肺可闻及湿啰音，心率快且节律不齐。

295. B。解析： 患者出现全身皮肤瘙痒伴颈部、前胸出现荨麻疹为输血过敏反应轻度，过敏反应轻者采取的措施是减慢输血速度并给予抗过敏药物。若过敏反应为重者则应立即停止输血，通知医生，根据医嘱给予0.1%肾上腺素皮下注射，保留余血及输血器。

296. A。解析： 血标本禁止在输液、输血的针头处或同侧肢体抽取，以免影响检查结果。结合选项，答案在A、B当中，肘正中静脉距离手背静脉比较近，血钾浓度比较大，因此选择A。

297. B。解析： 检查红细胞沉降率应选择抗凝试管。血常规、血糖、尿素氮、血氨也采用抗凝试管。

【速记点拨】

标本种类	测定	试管	注意事项
全血标本	红细胞沉降率、血常规、血糖、尿素氮、血氨等	抗凝试管	可轻摇混匀
血清标本	脂类、电解质和肝功能等	干燥试管	避免振荡，泡沫勿注入
血培养标本	培养血液中的致病菌	血培养瓶	一般取血 5ml 亚急性细菌性心内膜炎病人取 10～15ml
注入顺序	血培养瓶、抗凝管、干燥试管		
禁止	血标本严禁在输液、输血的针头处或同侧肢体抽取		

298. E。**解析**：如同时抽取几个种类的血标本，应注意注入顺序。一般先将血液注入血培养瓶，再注入抗凝管，最后注入干燥管。

299. D。**解析**：红细胞沉降率属于全血标本，应选择抗凝试管。此外血常规、血糖、尿素氮、血氨也属于全血标本。血清标本使用干燥血管，血培养标本使用血培养瓶。

300. E。**解析**：如同时抽取几个种类的血标本，一般先后顺序是血培养瓶、抗凝试管、干燥试管。

301. D。**解析**：血气分析标本采集方法要点：用 2ml 或 5ml 注射器（A）或一次性动脉血气针抽取肝素钠 0.5ml，湿润注射器管腔后弃去余液，以防血液凝固（B）。触摸动脉搏动最明显处，用碘伏棉签消毒穿刺部位（5cm 以上）和术者左手示指和中指。用左手示指和拇指固定动脉（因人而异），右手持注射器与皮肤呈 40°或垂直进针，穿刺成功则血自动流入针管内，色鲜红，采血 1ml 即可（C）。取血后立即拔针，将针头斜面刺入橡皮塞内，以免空气进入影响结果（D 错误），并将注射器轻轻转动，使血液肝素充分混合。拔针后局部加压止血 5～10 分钟。立即送检（E）。

302. A。**解析**：常用防腐剂的作用及用法。

名称	作用	用法	临床应用
甲醛	固定尿液中有机成分防腐	每 30ml 尿液中加 40% 甲醛 1 滴	艾迪计数
浓盐酸	使尿液保持在酸性环境中，防止尿液中激素被氧化，防腐	24 小时尿液中加 5～10ml	17－羟类固醇、17 酮类固醇
甲苯	可形成薄膜覆盖于尿液表面，防止细菌污染，以保持尿液的化学成分不变	应在第一次尿液倒入后再加，按每 100ml 尿液加 0.5%～1% 甲苯 10ml	尿蛋白定量，尿糖定量，以及钾、钠、氯、肌酐、肌酸定量

【速记点拨】“全（甲醛）记（计数）”“酸（浓盐酸）醇（类固醇）”“本（甲苯）人良（定量）民”。

303. B。**解析**：做艾迪计数时，尿液中加入 40% 甲醛。

304. C。**解析**：尿常规检查时，应将晨起第 1 次尿液留于标本容器内，量约 100ml。

305. A。**解析**：留 24h 尿标本时嘱患者于清晨 7 时排空膀胱，弃去尿液后，开始留取尿液，至次晨 7 时留取最后一次尿，将全部尿液盛于集尿瓶。因此选择 A。

【速记点拨】不论 12h 还是 24h 尿，均在晨 7 时最后一次留取尿。

306. B。**解析**：常规尿标本采集时，应嘱患者将晨起第 1 次尿液留于标本容器内，量约100ml。

307. C。**解析**：本题考查留取尿标本时常用的防腐剂。尿定量检查时选用甲苯。

308. B。**解析**：患儿为中毒性细菌性痢疾，留取粪标本的目的为查找致病菌。采集粪标本时注意：（1）嘱病人将粪便排于消毒便盆内，用无菌棉签在粪便中央部分或取黏液、脓血等异常部分（B 正确，C 错误），量约 2～5g，放入无菌培养瓶内，盖紧瓶塞，立即送检（D 错误）。（2）如病人无便意，可用无菌长棉签蘸 0.9% 氯化钠溶液（E 错误），轻轻插入肛门约 6～7cm，再沿一个方向轻轻旋转，退出后将棉签放入无菌培养瓶中，盖紧瓶塞。A 选项可能导致致病菌被杀灭，降低检出率。因此本题选择 B 选项。

309. E。**解析**：留取阿米巴原虫检查的粪便时，应在采集标本前先将便盆加温，再嘱患者排便，并连同便盆立即送检，以保持阿米巴原虫的活动状态，因阿米巴原虫在低温环境中可失去活力，而难以查找。所以，本题正确答案为 E。

310. E。**解析**：头罩法常用于患儿吸氧，又因为患儿存在烦躁不安的状况，因此选择头罩法更合适。A 鼻导管法是成人临床最常用的方法，B 项适用于张口呼吸及病情较重的病人。C 选项适用于长期吸氧的病人，D 选项常用于气管切开的患者。

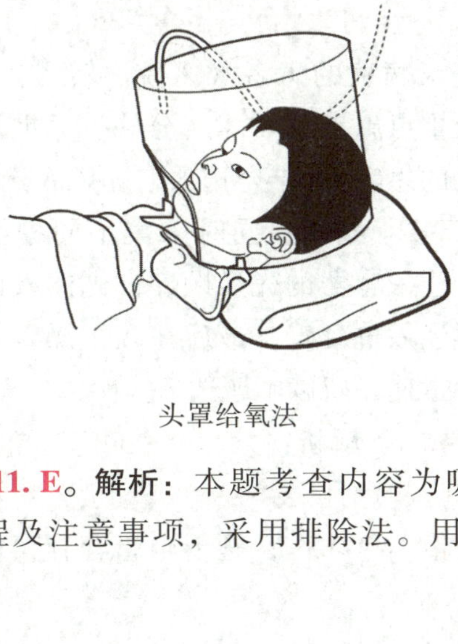

头罩给氧法

311. E。**解析**：本题考查内容为吸氧操作过程及注意事项，采用排除法。用氧前，检查氧气装置有无漏气（B），插管前用湿棉签清洁鼻孔（A）。严格遵守操作规程，注意用氧安全，做到“五防”。用氧时，先调节氧流量，然后连接鼻导管（C）；停止用氧时，先拔出鼻导管再关流量开关（E 错误）；给氧期间不可直接调节氧流量（D）。

【**速记点拨**】使用氧气时，先开后关。

312. B。**解析**：氧浓度（%）=21+4×氧流量（L/min）=21+4×3（L/min）=33%。

313. D。**解析**：患者家属将氧流量调至 10 L/min（一般 3～4 L/min），浓度过高反而会减少 CO_2 对呼吸中枢的刺激，从而抑制呼吸，发生氧中毒，表现为烦躁、呼吸心率增快、血压上升，继而出现呼吸困难、发绀、昏迷。因此选择 D 选项。

314. B。**解析**：发现患者痰稠可协助患者交换体位采用叩击（A）、雾化吸入（E）、滴入生理盐水（D）或化痰药物（C）等方法使痰液松散或稀释，从而易于咳出，但不可增加负压吸引力，以免损伤呼吸道黏膜（B 错误）。

315. C。**解析**：对于巴比妥类（安眠药）中毒者，用 1∶15000～1∶20000 高锰酸钾洗胃，硫酸钠导泻，禁用硫酸镁。

316. E。**解析**：敌百虫中毒应选用 1% 的盐水或清水、1∶15000～1∶20000 的高锰酸钾洗胃，禁用碱性药物。结合选项，碳酸氢钠溶液为碱性药物，故本题选择 E。

【**速记点拨**】洗胃禁用溶液：“八妹”（巴比妥类禁用硫酸镁）、“乐高”（乐果禁用高锰酸钾）、“白捡”（敌百虫禁用碱性溶液即碳酸氢钠）

317. E。**解析**：目前医学界逐步开始主张将脑死亡作为判断死亡的标准，认为脑死亡后，生命活动将无法逆转。其他选项均为临床死亡期的表现，但不是诊断标准。

318. D。**解析**：临终者听觉通常最后消失。

319. C。**解析**：本例中患者拒绝治疗，且多处咨询，为怀疑诊断不接受事实的表现，处于震惊否认期，因此选择 C 选项。临终病人的心理反应：（1）否认期：病人否认自己将面临死亡。（2）愤怒期：生气与激怒，充满怨恨与嫉妒的心理，难以接近或不合作。（3）协议期：开始接受事实，对自己的病情抱有希望，配合治疗。（4）忧郁期：正接近死亡，明显的忧郁和悲哀，轻生。（5）接受期：接受死亡，平静安详。

320. C。**解析**：临终病人的心理反应过程分五个阶段，即否认期、愤怒期、协议期、忧郁期与接受期。最早出现的心理反应期为否认期。

321. C。**解析**：本例中患者希望用新疗法来创造奇迹，表现为抱有希望，配合治疗，处于协议期。

322. A。**解析**：本例中患者不相信医生的诊断，去多家医院检查确认，处于否认期。

323. C。**解析**：患者为肝癌晚期，面临着死亡问题，目前常常指责或挑剔家属和医护人员，处于临终病人心理反应的愤怒期，此时的护理应允许病人发泄，并认真倾听病人的心理感受。

【速记点拨】临终病人心理护理遵守的大原则是：允许发泄、尊重与鼓励、陪伴与照顾

324. B。**解析**：确认患者死亡后，由医生开具死亡证明诊断书后护士开始尸体护理。

325. C。**解析**：尸体护理操作过程中将床放平，尸体仰卧，头下垫一枕头的目的是面部淤血变色，以免引起患者家属难过伤心。

326. B。**解析**：体温的符号均为蓝色。口腔温度以蓝“●”表示，腋下温度以蓝“×”表示，直肠温度以蓝“○”表示。红“●”表示脉搏，红“○”表示心率。

【速记点拨】体温单上体温均为蓝色表示，“夜（腋）叉”“钢（肛）圈”。

327. E。**解析**：本题考查体温单大便次数的记录，灌肠后的大便次数用“E”符号，以分数表示。如灌肠后大便 3 次，记为“3/E”；2 次灌肠后大便 3 次，记为“3/2E"；自行排便 1 次，灌肠后排便 2 次，记为“1 2/E”；灌肠后无大便，记为“0/E”。因此，本题正确选项为 E。此外，如未解大便记“0”。大便失禁记为“＊”。

328. B。**解析**：sos 代表临时备用医嘱，12 小时内有效，一般仅执行一次，本例中医嘱开于 8：00am，因此失效时间为 12 小时后的当日8：00pm。

329. C。**解析**：sos 为临时备用医嘱，12 小时内有效，过期未执行自动失效，由护士在该医嘱后用红笔注明“未用”。

330. A。**解析**：一般情况下不执行口头医嘱，在抢救过程中医生提出口头医嘱时，护士必须向医生复述一遍，双方确认无误后方可执行，但事后仍需及时由医生补写在医嘱单上。

331. D。**解析**：当医嘱有错误时，护士有权拒绝执行。当护士发现医嘱有问题时，应暂缓医嘱的执行，并找医生进行核对，无误后方可执行。若医生拒绝修改可逐层上报。

332. A。**解析**：交班报告书写顺序：先写离开病室的患者（出院、转出、死亡），再写进入病室的患者（入院、转入），最后写本班重点患者（手术、分娩、危重及有异常情况的患者）。结合选项，选择 A 选项。

333. E。**解析**：同时采集不同种类的血标本，注入容器的先后顺序：先注入血培养瓶，再注入抗凝管，最后注入干燥管，动作应准确迅速，所以本题选 E。

334. A。**解析**：急性肺水肿、心包积液、支气管哮喘急性发作期的病人，极度呼吸困难而被迫端坐体位，题干中患者有大量心包

积液，呼吸困难，应采取端坐位（A 正确）。仰卧位分为去枕仰卧位、中凹位及屈膝仰卧位，各有不同适应证。去枕仰卧位适用于昏迷或全身麻醉未清醒的病人，椎管麻醉或腰椎穿刺术后 6～8 小时的病人；中凹位适用于休克病人；屈膝仰卧位适用于腹部检查、导尿或会阴冲洗的病人（B 排除）。半坐卧位适用于心肺疾患、胸腹盆腔手术后有炎症的病人、腹部手术后、面部及颈部手术后的病人（C 排除）。膝胸卧位适用于肛门、直肠、乙状结肠的检查治疗，矫正子宫后倾和胎位不正，产后促进子宫复原（D 排除）。头低脚高位适用于肺部分泌物引流、十二指肠引流、胎膜早破、跟骨及胫骨结节牵引时（E 排除）。

335. A。解析：锐器伤发生后，立即用手从伤口近心端向远心端挤压，禁止伤口局部按压，以免产生虹吸现象，将污染的血液吸入血管，增加感染机会（A 错，为本题答案）。因病人患有乙肝，还应检查病毒的抗原和抗体，根据自身抗体情况必要时注射高效的免疫球蛋白，以后 3 个月、半年需要重复检查病毒的抗原与抗体。

336. B。解析：客观资料是护士经观察、体检、借助其他仪器检查或实验室检查等所获得的病人的健康资料，如黄疸、发绀、呼吸困难、颈项强直、心脏杂音、体温 39.0℃ 等（B 正确）。主观资料即病人的主诉，包括病人所感觉的、所经历的以及看到的、听到的、想到的内容描述，如头晕、麻木、乏力、瘙痒、恶心、疼痛等，ACDE 均属于主观资料。

337. C。解析：加压输液、输血时，无专人在旁守护，可导致空气进入静脉，随血流经右心房到右心室，如空气量少，则随着心的收缩被右心室压入肺动脉，并分散进入肺小动脉内，最后经毛细血管吸收，因而损害小。如空气量大，则空气在右心室内阻塞肺动脉入口，使血液不能进入肺内进行气体交换，可引起胸部异常不适或胸骨后疼痛，随即出现呼吸困难、严重发绀，伴濒死感，心前区听诊可闻及响亮、持续的“水泡声”，通过题干可以判断该患者出现了空气栓塞。

护理级别	适用对象	护理内容
特级护理（红）	病情危重，需随时观察，以便进行抢救的病人，如严重创伤、复杂疑难的大手术后、器官移植、大面积烧伤，以及某些严重的内科疾病病人	①安排专人 24 小时护理，严密观察病情及生命体征。②制订护理计划，严格执行各项诊疗及护理措施，填写特别护理记录单。③备齐急救药品及用物。④认真细致做好基础护理，严防并发症，确保病人安全。⑤保持病人舒适和功能位。⑥床旁交接班
一级护理（红）	病情危重，需绝对卧床休息的病人，如各种大手术后、休克、昏迷、瘫痪、高热、大出血、肝功能衰竭、肾衰竭、早产儿	①每小时巡视病人 1 次，观察病情和生命体征。②制订护理计划，严格执行各项诊疗及护理措施，填写特别护理记录单。③按需准备急救药品及用物。④认真细致地做好基础护理，严防并发症
二级护理（黄）	①病情稳定，仍需卧床的病人。②生活部分自理的病人	①每 2 小时巡视病人 1 次，观察病情。②按护理常规进行护理。③给予必要的生活及心理支持，了解病情动态，满足病人身心两方面的需要
三级护理（绿）	①生活完全自理且病情稳定的病人。②生活完全自理且处于康复期的病人	①每 3 小时巡视病人 1 次，观察病情。②按护理常规进行护理。③给予卫生保健指导，督促病人遵守院规，满足病人身心两方面的需要

338. E。解析：生理盐水用于清洁口腔，预防感染（A 排除）；复方硼酸溶液（朵贝儿溶液）用于轻微抑菌，消除口臭（B 排除）；0.02% 呋喃西林溶液用于清洁口腔，有广谱抗菌作用（C 排除）；1%～4% 碳酸氢

钠溶液属碱性溶液，用于真菌感染（D 排除）；0.1%醋酸溶液用于铜绿假单胞菌感染（E 正确）。

339. A。**解析**：压疮淤血红润期的主要表现为红、肿、热、麻木或触痛，皮肤未破损（A 正确）。压疮各期：

分期	临床表现	护理
淤血红润期	红、肿、热、痛、麻，皮肤无破损	去除病因，不能按摩
炎性浸润期	硬结、水疱（易破）、疼痛	小水疱——自行吸收 大水疱——抽出疱内液体，保留表皮
浅度溃疡期	浅层组织化脓、溃烂、渗出，疼痛加重	保持创面整洁，促进肉芽组织新生，预防感染
坏死溃疡期	破溃发黑，可达骨面，有臭味	清洁创面，去除肉芽组织，促进肉芽生长，外科修补

压疮的预防：去除病因，做到七勤（勤观察、勤翻身、勤擦洗、勤按摩、勤整理、勤更换、勤交班）。

340. D。**解析**：袖带过松（D 正确）、肢体位置过低、袖带过窄时，测得的血压值偏高。袖带过紧（B）、肢体位置过高（A）、袖带过宽（C）、水银不足（E）时，测得的血压值偏低。

341. C。**解析**：静脉推注时，注射部位疼痛肿胀，抽吸有回血，提示针头斜面部分在血管外，部分在血管内（C 正确）。针头穿透对侧血管壁、针头滑出血管外、针头阻塞时，抽吸无回血（ABD 排除）。静脉痉挛时抽吸无回血（E 排除）。

342. C。**解析**：输液时间 =（输液总量 × 滴系数）/（滴速 × 60），即（1000 × 15）/（50 × 60）= 5 小时，上午 8 时 30 分 + 5 个小时 = 13 时 30 分（C 正确）。

343. D。**解析**：乐果（1605，1059，4049）中毒，可用 2% ~ 4% 碳酸氢钠洗胃（D 正确）。禁用高锰酸钾洗胃，其为氧化剂，能将化学性毒物氧化，可将乐果氧化成毒性更强的物质。

344. B。**解析**：急性溶血尿液呈酱油色；阻塞性黄疸、肝细胞性黄疸尿液呈黄色；肾脏肿瘤尿液为血尿；晚期丝虫病尿液为乳糜尿。

345. D。**解析**：穿衣服时先穿患侧，再穿健侧，脱衣服时先脱健侧，再脱患侧。

346. B。**解析**：环境温度高时，人体主要通过蒸发散热。

347. E。**解析**：患者 BMI 偏高，需要低热量饮食，减轻体重。

348. A。**解析**：阿米巴痢疾病变多在回盲部，取右侧卧位，利于药物达到治疗部位。以提高疗效。

349. A。**解析**：盆、腹腔手术后或有炎症的患者，采取半坐卧位。因为盆腔腹膜抗感染能力较强，而吸收较弱，故半坐卧位可防止炎症扩散和毒素吸收，减轻中毒反应；还可使腹肌松弛，缓解疼痛，促进舒适。

350. C。**解析**：根据题干描述本例患者为破伤风，应执行接触隔离，所有器械、敷料均需专用。

351. B。**解析**：隔离衣的内面和领口为干净面，其余为污染面。

352. D。**解析**：伤寒患者灌肠时灌肠桶内液面不得高于肛门 30cm，液量不得超过 500ml。

353. A。**解析**：食醋消毒用量为每立方米 5 ~ 10ml，本例传染室面积 $60m^3$，因此食醋用量是 300 ~ 600ml。

354. B。**解析**：临时医嘱需要首先执行。长期医嘱：有效时间超过 24 小时以上，医师注明停止时间后即失效，如出院、死亡，其医嘱则自动停止。临时医嘱：有效期在 24 小时以内，指定执行的临时医嘱，应严格按指定时间内执行。临时备用医嘱：仅在 12 小时内有效，过期尚未执行则自动失效。长期备用医嘱：有效时间在24小时以上，经治医师注明停止时间后方失效，每次执行后应在临时医嘱内做记录。

355. D。**解析**：在给药的护理操作中，护士应首先核对患者的腕带、床号、姓名、性别、住院号等信息。A正确。给药前再次核对药品是否正确，目测患者服下。B、C正确。由于患者服用的是液体药止咳糖浆，不应立即饮水。D错误。服药后，护士协助患者躺好，并整理床单位。E正确。

356. D。**解析**：本题考查护理程序。主观资料即病人的主诉，包括病人所感觉的、所经历的以及看到的、听到的、想到的内容的描述，是通过与病人及有关人员交谈获得的资料，也包括亲属的代诉，如头晕、麻木、乏力、瘙痒、恶心、疼痛等。

357. B。**解析**：患者痰液黏稠不易咳出，目前患者最主要的护理诊断是清理呼吸道无效，目标是病人痰液变稀，易于咳出。

358. A。**解析**：根据患者的病史及临床表现，患者的主要（首优）护理问题是清理呼吸道无效：与呼吸道炎症、痰液黏稠、咳嗽无力有关。

359. E。**解析**：物理性损伤包括机械性损伤（长期站立、负重伤），锐器伤（针头、手术刀），放射性损伤，温度性损伤（烫伤），噪声。细菌则属于生物性因素。

360. E。**解析**：护士的标准预防包括洗手、戴手套、戴口罩、穿隔离衣、戴防护眼镜和面罩等基本措施。进行免疫接种不属于标准预防措施。

361. D。**解析**：锐器盒盛满整个锐器盒的3/4时，应及时更换新的锐器盒，以免发生损伤。

362. B。**解析**：本题考查铺床法。由题干可知，患者为全麻，应为患者准备麻醉床，以防患者呕吐或者术后血渍等污染，保证病人安全、舒适，预防并发症。E选项，开口向里错误，开口应向门，便于患者从手术室回来搬运到床上。

363. B。**解析**：本题考查入院病人的护理。护士安排候诊和就诊时，需随时观察候诊病人的病情，如遇高热、剧痛、呼吸困难、出血、休克等病人，应立即采取措施，安排提前就诊或送急诊室处理。患者突发腹痛加剧，应安排患者提前就诊。

364. B。**解析**：本题考查隔离的种类。甲型肝炎主要经消化道传播，应做好消化道隔离。肠道隔离适用于由病人的排泄物直接或间接污染了食物或水源而引起传播的疾病，如伤寒、甲型肝炎、细菌性痢疾等。呼吸道隔离适用于通过空气中的飞沫传播的感染性疾病，如肺结核、百日咳、流脑等。严密隔离适用于经飞沫、分泌物、排泄物直接或间接传播的烈性传染病，如霍乱、鼠疫等。凡传染性强、死亡率高的传染病均需采取严密隔离，非典型肺炎也须采取严密隔离。接触隔离适用于经体表或伤口直接或间接接触而感染的疾病，如破伤风、气性坏疽等。

365. E。**解析**：本题考查消毒、灭菌的方法。煮沸消毒法用于耐湿、耐高温的搪瓷、金属、玻璃、橡胶类物品，不能用于外科手术器械的灭菌。病人的餐具使用煮沸消毒法。

366. A。**解析**：本题考查消毒、灭菌的方法。肺结核病人所用餐具需煮沸消毒或用消毒液浸泡消毒，同桌共餐时使用公筷，以防传染。

367. C。**解析**：本题考查医院内感染的预防和控制。特殊感染性垃圾用黄色双层垃圾袋。

368. B。**解析**：本题考查口腔护理。题干中，患者慢性支气管炎合并铜绿单胞菌感染，因此特殊口腔护理时应选用的漱口液是0.1%醋酸溶液。常用漱口溶液及作用见下表。

名称	浓度	作用及适用范围
过氧化氢溶液	1% ~3%	防腐、防臭，适用于 pH 偏酸者
碳酸氢钠溶液	1% ~4%	适用于真菌感染者
洗必泰溶液	0.02%	清洁口腔，广谱抗菌
呋喃西林溶液	0.02%	清洁口腔，广谱抗菌
醋酸溶液	0.1%	适用于铜绿假单胞菌感染者
硼酸溶液	2% ~3%	抑制细菌
甲硝唑溶液	0.08%	适用于厌氧菌感染者
朵贝尔溶液		轻度抑菌，消除口臭

369. E。**解析**：本题考查患者生命体征——呼吸相关症状的护理。患者年龄较大，且痰液黏稠，若采用体位引流可导致患者虚脱、呼吸困难等症状出现。年龄较大且痰液黏稠的患者，应该给予化痰药，稀释痰液，拍背，雾化吸入，多饮水等措施。

370. B。**解析**：本题考查患者的生命体征——体温。按口腔温度，发热程度可以划分为：低热，体温 37.3 ~38.0℃；中等热，体温 38.1 ~ 39.0℃；高热，体温 39.1 ~ 41℃；超高热，体温在 41℃以上。该患者口腔温度为 39.6℃属于高热范围。

371. C。**解析**：本题考查患者的生命体征——体温。凡婴幼儿、精神异常、昏迷、口鼻腔手术以及呼吸困难、不能合作的患者，不宜测口腔温度；凡消瘦夹不紧体温计者、腋下出汗较多者，以及腋下有创伤、手术的患者不宜测腋温；凡直肠肛门手术、腹泻，以及心肌梗死的患者不宜使用直肠测温法。

372. D。**解析**：BMI 指数（即身体质量指数）= 体重（kg）/身高的平方（m^2）。BMI 的范围：偏瘦，BMI≤18.4；正常，BMI 18.5 ~23.9；超重，BMI 24.0 ~27.9；肥胖，BMI≥28.0。题中男性 BMI 指数为 26.927，属于超重范围。

373. C。**解析**：本题考查生命体征——血压的评估。肱动脉位于肱二头肌肌腱的内侧，即肘窝向上 2cm 臂内侧，一般临床上测量上肢血压时常用肱动脉作为听诊部位。且测量血压时要在健侧手臂测量，患者左侧肢体远端桡骨骨折，右侧第 5 指骨骨折。因此，此患者要测量右侧肱动脉。

374. A。**解析**：本题考查了患者的生命体征——体温。不宜采用口腔测温的是婴幼儿及精神异常、昏迷、口鼻腔手术、呼吸困难不能合作者。

375. A。**解析**：本题考查病人饮食的护理。甲状腺功能检查需禁食 60 天的食物包括：海带、海蜇、紫菜、淡菜、苔菜等；需禁食 14 天的食物包括：海蜓、毛蚶、干贝、蛏子等；需禁食 7 天的食物包括：带鱼、鲳鱼、黄鱼、目鱼、虾等。海参属于含高碘食物，因此，甲状腺功能检查前 14 日不能吃海参。

376. A。**解析**：本题考查病人饮食的护理。已配置好的要素饮食要在 4℃以下的冰箱内低温保存，防止被细菌污染，并且应于 24 小时内用完，防止放置时间过长而变质。

第二章　循环系统疾病病人的护理

1. C。**解析**：肥厚型心肌病超声心动图提示左心室壁或（和）室间隔厚度≥15mm。左室流出道狭窄。

2. D。**解析**：患者连续 3 次测量血压升高符合原发性高血压的诊断［高血压治疗指南和中国高血压防治指南均将高血压定义为未服用抗高血压药的情况下，收缩压≥18.6kPa（140mmHg）和（或）舒张压≥12kPa（90mmHg），3 次非同天测血压，均符合高血压诊断标准方能确诊］，恶性或急进型高血压主要是舒张压持续≥130mmHg，肾脏损害突出。慢性肾炎主要表现为水肿、蛋白尿等；

甲亢表现为“三多一少”；SLE有明显的面部红斑、肾脏表现等。

3. B。**解析**：梗阻性肥厚型心肌病患者慎用增强心肌收缩力和降低心脏前负荷的药物，如洋地黄、硝酸甘油及利尿剂，以免加重左室流出道梗阻。硝酸甘油小剂量可能发生严重低血压，尤其在直立位时，应慎用于血容量不足或收缩压低的患者，可使梗阻性肥厚型心肌病引起的心绞痛恶化。

4. B。**解析**：多种病毒可引起心肌炎，其中以引起肠道和上呼吸道感染的病毒感染最多见，其中柯萨奇病毒B组是最主要的。

5. B。**解析**：A是胸骨右缘第二肋间，是主动脉瓣听诊区，是主动脉瓣狭窄的听诊位置。P是胸骨左缘第二肋间，是肺动脉瓣听诊区。E是主动脉瓣第二听诊区，是主动脉瓣关闭不全的听诊位置。T是三尖瓣听诊区。M是二尖瓣听诊区。

6. E。**解析**：急性心肌梗死患者24小时内禁用洋地黄，以避免出现心律失常。

7. D。**解析**：①局部缺血期：表现为患肢供血不足，出现肢端发凉、怕冷、小腿部酸痛，足趾有麻木感。出现间歇性跛行。少部分病人可伴有游走性浅静脉炎，出现下肢浅小静脉条索状炎性栓塞。此期患肢足背、胫后动脉搏动明显减弱。②营养障碍期：此期有明显的血管壁增厚及血栓形成。病人出现夜间痛、静息痛（休息痛）。此时，足与小腿皮肤苍白、干冷，肌肉萎缩，趾甲增厚，足背及胫后动脉搏动消失（D正确）。③组织坏死期：患肢动脉完全闭塞，发生干性坏疽，当继发细菌感染时，可转为湿性坏疽，常伴有全身感染中毒症状。

8. E。**解析**：肥厚型心肌病疼痛护理应立即停止活动，卧床休息；给予吸氧，氧流量2～4L/min；安慰病人，解除紧张情绪，遵医嘱使用钙通道阻滞剂或β受体阻断剂，注意有无心动过缓等不良反应。避免诱因，防止诱发心绞痛，避免劳累、提取重物、突然起立或屏气、情绪激动、饱餐、寒冷刺激等。戒烟酒。如出现疼痛或疼痛加重或伴有冷汗、恶心、呕吐时告诉医护人员，及时处理。

9. B。**解析**：心肌梗死心电图特征性改变：在面向坏死区周围损伤区的导联，出现ST段呈弓背向上型抬高。

10. B。**解析**：风湿性心瓣膜病是我国最常见的心脏病，以单纯二尖瓣病变最常见，轻度狭窄多无症状，病变加重时，由于心排血量减少，可有疲乏、活动后呼吸困难、眩晕、晕厥及心绞痛等症状，甚至发生猝死（心室停顿或心室颤动）。

11. A。**解析**：排除法。血压下降，应保证头部和心脏的血供，因此不能采用半坐卧位。

12. D。**解析**：心率与脉率不一致，脉率少于心率，为脉搏短绌，见于心房颤动的病人。

13. E。**解析**：排除法。静脉曲张患者的护理：首先要戒烟（D），还要养成良好的进食规律，为改善血液黏稠度，应进食低盐、低脂清淡饮食，避免吃肥腻、油炸食物；保持大便通畅，防止便秘（B），必须使用坐式排便。休息时抬高患肢（C）；避免久站（A）；坐位时双膝避免交叉（E错误）；腰带勿过紧。一旦出现下肢水肿及其他不适症状要及时就医。

14. E。**解析**：利多卡因可轻度阻滞钠通道，降低心肌自律性。胺碘酮可阻滞钾通道；普萘洛尔可阻断β受体；硝苯地平可阻滞钙通道；哌唑嗪可阻断α受体。

15. E。**解析**：心脏骤停的心电图表现：①心室颤动或扑动最为常见；②心电机械分离；③心室静止，呈无电波的一条直线，或仅见心房波。

16. C。**解析**：扩张型心肌病应限制体力活动；低钠饮食；应用洋地黄和利尿剂，但本病易发生洋地黄中毒，故应慎用（C）。常用血管扩张药物、血管紧张素转换酶抑制剂等药物。在病情稳定，射血分数<40%，可选用β受体阻滞剂，注意从小剂量开始。必要时可安装双腔起搏器，改善严重心力衰竭症状，提高生活质量。

17. C。解析：中心静脉压（CVP）是上、下腔静脉进入右心房处的压力，通过上、下腔静脉或右心房内置管测得。正常值为5～12cmH_2O。因此当中心静脉压小于2～5cmH_2O时，常提示的是右心房充盈不佳或血容量不足。

18. A。解析：一般来说，对于初诊的高血压患者，在全面检查，开始用药之后，需要每周复查，以明确降压效果。血压降至正常水平，并且保持平稳后，应该每1～3个月复查一次，随后可以每隔半年复查一次。血压波动明显者则要每月复查一次，以调整药物达到最佳的治疗效果。

19. C。解析：此时应重点了解的应是家长对本病的认识程度，让家长了解本病的治疗及预后，对治疗有信心后才能更好地配合治疗。

20. E。解析：房颤是风湿性心瓣膜病最常见的心律失常，可诱发或加重心力衰竭。

21. D。解析：患儿自幼气促，今日活动后出现晕厥，提示肥厚型心肌病。首选超声心动图，彩色多普勒超声适用于全身各部位脏器检查尤其适用于心脏、肢体血管和浅表器官以及腹部、妇产等检查诊断。

22. E。解析：弹力袜要选择弹性较高的袜子（医用），在每日早上下床之前，将双腿举高排空曲张静脉内的血液后再穿，注意弹力袜的薄厚、压力及长短应符合病人的腿部情况。

23. A。解析：心肺复苏：胸外按压的位置为胸骨中、下1/3交界处（B错误），按压/通气比例为30∶2（C错误），胸外按压的频率至少为100～120次/分（A正确，D错误），患者应放于硬板床上，而不是软床上（E错误）。

24. C。解析：硝苯地平是第一代钙通道阻滞剂，为抗高血压、防治心绞痛药物。卡托普利属于血管紧张素转换酶抑制剂；呋塞米属于利尿剂；普萘洛尔属于β受体阻断剂；硝酸甘油属于硝酸酯类药物。

25. C。解析：使用洋地黄类药物时应先观察患者的心率，因洋地黄类能在加强心肌收缩力的同时减慢心率，抑制心脏传导。

26. D。解析：休息是恢复心脏功能的重要条件。休息可减少组织对氧的需要，减少心脏负担，使症状缓解。所以应安排好患儿的作息时间，保证休息和睡眠，根据病情安排适当活动量，以免加重心脏负荷。重症患儿，应绝对卧床休息，给予生活照顾，集中护理，并减少不必要的刺激，避免引起情绪激动和哭闹。

27. C。解析：冠心病患者宜多食含维生素、矿物质、纤维素的果蔬。如菠菜、大蒜、马铃薯、蘑菇，能降低胆固醇和血压，木耳、苹果均能降低血压。宜多食植物蛋白如豆类、豆制品，有利于胆酸排出，使胆固醇合成减少。宜多吃鱼，鱼油中的EPA（二十碳五烯酸）能降低血液中胆固醇和血液的黏稠度，防止冠状动脉血栓形成。鱼子的蛋白质含量高，脂肪多不适用于冠心病。

28. A。解析：注意休息，但不是绝对卧床休息。休息是恢复心脏功能的重要条件。休息可减少组织对氧的需要，减少心脏负担，使症状缓解。所以应安排好患儿的作息时间，保证休息和睡眠，根据病情安排适当活动量，以免加重心脏负荷。重症患儿，应绝对卧床休息，给予生活照顾，集中护理，并减少不必要的刺激，避免引起情绪激动和哭闹。

29. E。解析：病人应卧床休息。心包穿刺术后护理：①病情观察。严密观察血压、心电变化，观察心脏压塞症状是否有所缓解。观察体温波动，警惕感染发生，必要时遵医嘱给予抗生素（B、D）。②观察穿刺处局部。

穿刺部位覆盖无菌纱布（A），用胶布固定，心包引流时做好引流管护理（C）。注意穿刺处有无渗液，渗液较多时应更换无菌纱布。记录心包积液引流量。

30. E。**解析**：硝普钠可扩张动脉和静脉，降低心脏前、后负荷，可适用于各种高血压急症。使用时静脉滴注，速度不宜过快；见光分解，因此需要避光输注。

31. C。**解析**：由于浓茶中的咖啡碱含量相对较多，咖啡碱的刺激作用会促使心跳过快，血流加速，呼吸加快，易导致心律不齐或心动过速，因此频发早搏的患者不可饮用浓茶。

32. A。**解析**：风湿性心脏病二尖瓣狭窄患者夜间发生喘憋端坐呼吸的机制：①平卧位时回心血量增加，右心室排血量增加，加重肺淤血（A 正确）；②平卧位时膈肌上抬，压迫肺脏加重呼吸困难（B 错误）；③夜间迷走神经张力增加（C 错误），心率降低，左心室排血量降低，加重肺淤血，同时迷走神经兴奋使气管平滑肌收缩（D 错误），加重呼吸困难。E 选项无中生有，错误。

33. D。**解析**：三尖瓣解剖位置在右心房与右心室之间（D 正确）。左心室与左心房之间为二尖瓣；左心室与主动脉之间有主动脉瓣；右心室与肺动脉之间有肺动脉瓣。

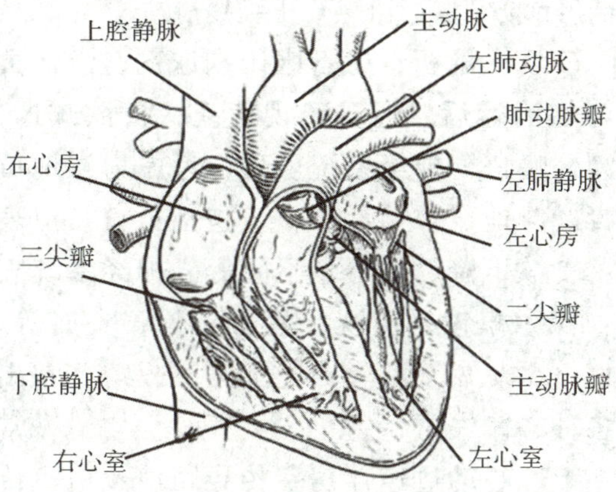

心脏解剖结构

34. B。**解析**：患儿应用强心苷类药物治疗，强心苷类药物属于洋地黄类，洋地黄类药物易造成低血钾，因此强调多给富含钾的食物，选择 B 正确。患儿为先天性心脏病，需要控制钠盐的摄入。

35. E。**解析**：患者血压控制在 160～170/100～105mmHg 之间，为 2 级高血压，且患者有糖尿病病史，危险分层属于极高度危险组。高血压分级及分组如下表。

其他危险因素和病史	血压		
	1 级	2 级	3 级
无其他危险因素	低危	中危	高危
1～2 个危险因素	中危	中危	极高危
≥3 个危险因素或靶器官受损	高危	高危	极高危
并存临床情况或糖尿病	极高危	极高危	极高危

36. E。**解析**：心脏骤停的诊断依据：意识丧失，大动脉搏动消失（E）。一般作为判断的首选部位为颈动脉，因其位置表浅，且颈部易暴露。

37. E。**解析**：患儿 10 岁，拟次日行室间隔缺损修补术，哭诉不想手术提示患儿主要护理问题是焦虑/恐惧，与即将手术，心理负担过重有关。

38. E。**解析**：梗阻性肥厚型心肌病患者应避免激烈体能运动，避免提取重物、突然起立或屏气、情绪激动、饱餐、寒冷刺激等诱因，以免引起心绞痛，发作时立即停止活动，绝对卧床休息，3～4L/min 给氧。

39. D。**解析**：结合选项，各个疾病主要病因为病毒感染的是扩张型心肌病，最为密切的是柯萨奇病毒 B（D 正确）。肥厚型心肌病为染色体先行遗传病，有明显家族史（C 错误）。风湿性心瓣膜病与 A 族乙型溶血型链球菌反复感染有关（A 错误）；二尖瓣脱垂为先天性结缔组织疾病，其确切病因尚未明了（B错误）；限制型心肌病病因尚未清楚，可能与营养失调、食物中5-羟色胺中毒、感染过敏以及自身免疫有关（E错误）。

40. A。**解析：**房间隔缺损患儿哭闹时常有口唇发绀，应给予吸氧，吸氧时不宜喂哺，以免呛咳（A正确），患儿饮食应清淡，以少量多餐为宜（B错误）。注意控制水及钠盐摄入，供给充足能量、蛋白质和维生素，保证营养需要（C错误）。对喂养困难的患儿要耐心喂养，可少量多餐，避免呛咳和呼吸困难。喂哺后将婴儿抱起轻拍背部，防止吐奶（D错误）；喂哺过程中不宜暂停（E错误）。

41. A。**解析：**诊断心律失常最有效、最主要的检查方法是心电图。

42. A。**解析：**慢性左心功能不全主要表现为肺循环淤血。最早出现的症状：劳力性呼吸困难（A正确）；最典型的症状：阵发性夜间呼吸困难；最严重的症状：急性肺水肿。

43. C。**解析：**缩窄性心包炎我国以结核性心包炎为最常见，因此最常见的病因为结核杆菌感染。

44. C。**解析：**劳力性呼吸困难、心绞痛和晕厥（C正确）是主动脉瓣狭窄典型的三联征。主动脉瓣区可听到响亮、粗糙的收缩期吹风样杂音是主动脉瓣狭窄最重要的体征。

45. C。**解析：**BMI低于18.5为过轻；18.5~23.9为正常；24≤BMI<28为超重；BMI≥28为肥胖；BMI≥32为重度肥胖。本例患者身高176cm，体重86kg，体质指数（BMI）=体重（kg）÷身高的平方（m^2）=27.8，属于超重。

46. D。**解析：**图中心电图特征：宽大畸形的QRS波群提前出现，其前无相关P波，应诊断为室性期前收缩。

47. E。**解析：**患者初步诊断为血栓闭塞性脉管炎，为进一步确诊，可选择行动脉造影，可以明确动脉阻塞的部位、程度、范围及侧支循环建立的情况。

48. E。**解析：**法洛四联症以根治手术为主：轻症患儿5~9岁为宜，重症患儿待心功能改善后手术，本例患儿心功能Ⅳ级，因此选择E。

49. E。**解析：**患者诊断为肥厚型心肌病，肥厚型心肌病的病因认为是染色体显性遗传疾病，本病常有明显家族史，因此选择E。

50. D。**解析：**患者急性前壁心肌梗死，心电图示频发，多源性室性早搏，提示可能出现室颤，因此最重要的是准备除颤仪，一旦出现室颤，立即实施电复律除颤。

51. B。**解析：**患者下肢静脉曲张行硬化剂注射治疗，治疗后患肢穿弹力袜或用弹力绷带，立即开始主动活动，并在1周内尽量多行走活动。避免久站、久坐，长久双膝交叉；间歇性抬高患肢等。

52. A。**解析：**排除法。阿司匹林可引起胃肠道反应，饭后服用可减少对胃的刺激（A错误）；患者有感冒，可定时监测体温（B正确）；类风湿性瓣膜病，二尖瓣狭窄伴关闭不全病史2年，感冒入院，卧床休息减少活动可减轻心脏负担（C正确）；进食高热量、高蛋白、清淡、易消化食物利于病情恢复（D正确）；保持口腔清洁可预防口腔感染（E正确）。

53. B。**解析：**患者服用利尿剂、洋地黄类药物治疗后，近日出现疲乏，食欲减退，淡漠，嗜睡等神经系统表现，考虑为洋地黄中毒。洋地黄常见毒性反应包括：胃肠道表现：食欲下降、恶心、呕吐等。神经系统表现：视力模糊、黄视绿视、头晕、头痛等。心血管系统表现是较严重的毒性反应，常出现各种心律失常，室早二联律最为常见，常有室上性心动过速伴房室传导阻滞、房室传导阻滞、窦性心动过缓等。

54. D。**解析：**阵发性室性心动过速，心室颤动，三度房室传导阻滞（D 正确），频发性、多源性、成联律、R on T 室性期前收缩有猝死的危险。本例患者为下壁心肌梗死，发生三度房室传导阻滞的可能性较大。

55. C。**解析**：先天性心脏病最具诊断价值的检查是超声心动图，超声心动图可实时观察心脏和大血管结构。

56. A。**解析**：二尖瓣位于左心室与左心房之间（A）；三尖瓣位于右心房与右心室之间；左心室与主动脉之间有主动脉瓣；右心室与肺动脉之间有肺动脉瓣。

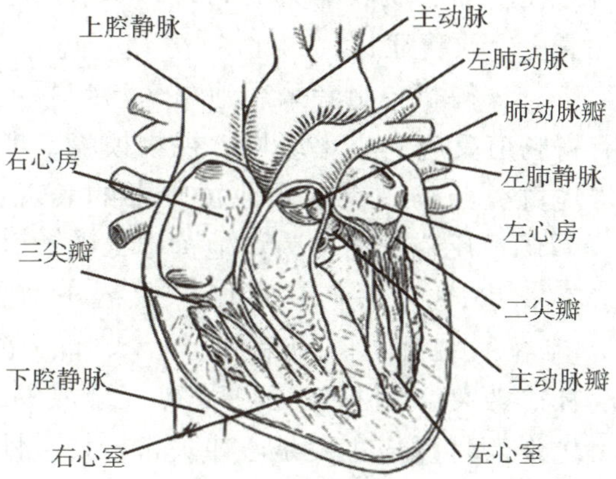

心脏解剖结构

57. B。**解析**：心脏传导系统包括窦房结、结间束、房室结、希氏束、左右束支及其分支和浦肯野纤维，负责心脏正常冲动的形成和传导，窦房结是心脏正常窦性心率的起搏点（B），具有自律性。

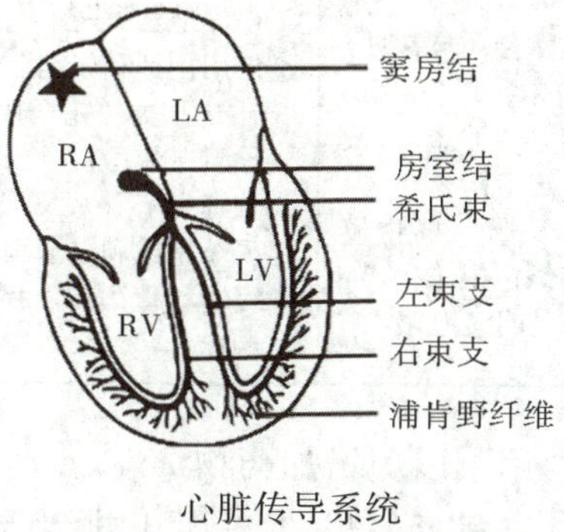

心脏传导系统

58. C。**解析**：心脏自身的血液供应主要来自于左、右冠状动脉，灌流主要在心舒张期。

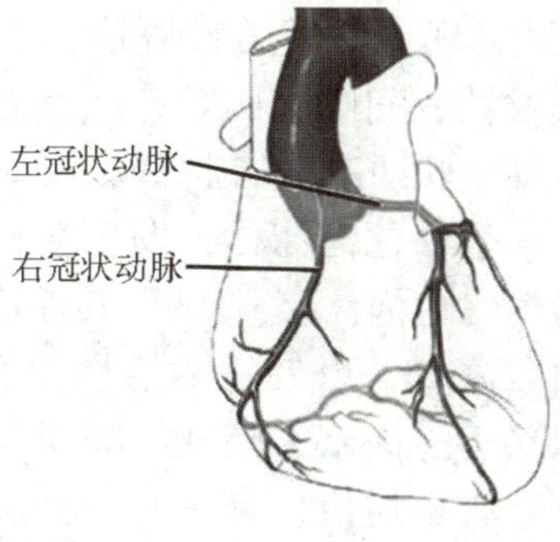

冠状动脉

59. B。**解析**：正常心包腔内有 15～30ml 液体，主要起润滑作用。心脏壁分为 3 层，由外向内依此为心外膜、肌层、心内膜，心外膜即心包的脏层紧贴于心脏表面，与心包壁层形成心包腔。

60. B。**解析**：心力衰竭患者控制输液速度，一般为 20～30 滴/分，以防止心脏负荷急剧增大，引起急性肺水肿。

【速记点拨】 一般成人每分钟 40～60 滴/分，儿童 20～40 滴/分，膀胱冲洗 60～80 滴/分，化脓性骨髓炎开窗引流 50～60 滴/分，肺癌术后 20～30 滴/分，化疗药物 <40 滴/分。

61. E。**解析**：提示左心衰竭的临床表现是交替脉，交替脉是指脉律正常而脉搏强弱交替出现的一种病理现象，以坐位时明显。与心室的收缩力强弱交替有关往往提示左心功能不全。奇脉：平静吸气时，脉搏明显减弱甚至消失，呼气时又出现或恢复原状的现象，又称吸停脉。见于心包积液、缩窄性心包炎、心包压塞的病人。平脉为常脉。水冲脉：脉搏骤起骤落，犹如潮水涨落。常见于主动脉瓣关闭不全的病人。脉搏短细：在同一单位时间内，脉率少于心率。常见于心房纤颤的病人。

【速记点拨】 “摔（左心衰）跤（交替脉）”“蟾（房颤）蜍（脉搏短绌）”“奇（奇脉）包（心包炎，心包积液，心包压塞）”。

62. E。**解析**：慢性左心功能不全患者主要表现为肺循环淤血。症状有以下几个方面：（1）呼吸困难：心力衰竭的基本表现（E 正确）。最早出现的是劳力性呼吸困难，最典型的是阵发性夜间呼吸困难，严重者可发生急性肺水肿；晚期出现端坐呼吸。（2）咳嗽、咯血：咳痰呈白色泡沫样，发生急性肺水肿则咳大量粉红色泡沫痰。（3）其他症状：由于心排血量降低，患者常感倦怠、乏力，脑缺氧导致头昏、失眠、嗜睡、烦躁等精神症状。体征：心率加快、第一心音减弱，有些患者可出现交替脉（为左心衰竭的特征性体征）、两肺底湿啰音和发绀。

【速记点拨】左肺右体，即左心衰主要表现为肺部淤血，右心衰主要表现为体循环淤血。

63. C。**解析**：右心衰竭体征：（1）水肿：早期在身体的下垂部位出现凹陷性水肿，可下地活动的患者以足背、内踝和胫前明显，长期卧床的患者以腰背部和骶尾部明显。（2）颈静脉怒张和肝－颈静脉回流征阳性：是右心衰竭的特征性体征（C正确）。颈静脉怒张：压迫患者的腹部或肝脏，回心血量增加而使颈静脉怒张更明显，称为肝颈静脉回流征阳性，提示静脉压升高。（3）肝脏肿大和压痛。（4）发绀：由于体循环静脉淤血，血流缓慢使血液中还原血红蛋白增多所致。

64. D。**解析**：发绀可见于多种疾病，不具有特征性，排除干扰项A。肝－颈静脉回流征阳性：是右心衰竭的特征性体征（D正确）。

65. B。**解析**：地高辛为洋地黄类药物，治疗心力衰竭时，其正性肌力作用可激动心肌收缩蛋白，从而增加心肌收缩力，且不增加心肌耗氧量，本题选择B。

66. A。**解析**：心力衰竭是由于心室收缩功能下降，射血功能受损，心排血量不能满足机体代谢的需要，器官、组织血液灌注不足，同时出现肺循环和体循环淤血。洋地黄类药物是临床最常用的强心药物，治疗心力衰竭时在增加心肌收缩力的同时，不增加心肌耗氧量，改善症状。

67. E。**解析**：患者采用地高辛治疗后主诉有胃肠道反应，心率缓慢，视物模糊，考虑洋地黄类药物中毒。洋地黄中毒的表现：（1）胃肠道反应：通常为洋地黄中毒的最早期表现，表现为恶心、呕吐、食欲下降；（2）神经系统症状：可有头晕、头痛、倦怠、神志改变、精神异常、黄视、绿视等；（3）心脏毒性反应主要是心律失常，如室性期前收缩、心率减慢。

【速记点拨】洋地黄需谨慎，用前测心率，不足60立即停，与钙相关不同用；治疗中毒很接近，黄绿视、心失常、恶心呕吐是中毒。洋地黄中毒相关考点如下：

洋地黄	作用	禁忌证	毒性反应	中毒处理
地高辛 毛花苷C（西地兰）	增加肌收缩力的同时，不增加心肌耗氧量	①急性心肌梗死24小时内 ②与钙剂不应同时应用（间隔4小时）	①胃肠道反应（最常见） ②心律失常，以室性期前收缩（二联律）最常见（最危险） ③头痛、头晕、视物模糊、黄绿色视 ④心电图见明显U波	①停洋地黄类药 ②停用排钾利尿剂 ③补充钾盐（完全性房室传导阻滞禁用） ④快速性心律失常可应用苯妥英钠或利多卡因 ⑤缓慢心律失常，用阿托品治疗

68. D。**解析**：洋地黄类药物不能与钙剂同时使用，两者使用时宜间隔至少4h。此外洋地黄类药物还应注意不与奎尼丁、普罗帕酮（心律平）、维拉帕米（异搏定）、胺碘酮等药物合用，以免增加药物毒性。

69. B。**解析**：呋塞米属于排钾利尿剂，排钾利尿剂可致低钾、低钠、低氯，应警惕不良反应低血钾（B），应与保钾利尿剂同时使用。低钾血症表现：乏力、腹胀、肠鸣音减弱等。

70. D。解析： 氯化钾不能直接应用，需稀释成0.15%～0.3%加入溶液中静脉滴注。所以加入10%氯化钾的量最多为：200ml×0.3%÷10%=6ml。

71. E。解析： 慢性心功能衰竭患者健康指导时告知病人应严格遵医嘱服药，不得随意增减或撤换药物（E错误，D排除）。A、B、C均为病情加重的表现，及时复诊是正确的。

72. B。解析： 心功能分级如下：

	心功能Ⅰ级	心功能Ⅱ级	心功能Ⅲ级	心功能Ⅳ级
临床表现（体力活动）	不受限制	轻度受限制，日常活动可引起气急、心悸	明显受限制，稍事活动即引起气急、心悸，有轻度脏器淤血体征	重度受限制，休息时亦气急、心悸，有重度脏器淤血体征

【速记点拨】 一级不限正常动；二级轻限适当动；三级日常须谨慎；四级重度需卧床。

73. E。解析： 乙醇可以降低肺内泡沫表面的张力，使其破裂，从而消除泡沫，改善通气，改善缺氧。

【速记点拨】 咳粉红色泡沫样痰即考虑急性肺水肿或急性左心衰。

74. A。解析： 急性左心衰病人给氧时，吸入高流量（6～8L/min）氧气，加入20%～30%乙醇湿化。

75. B。解析： 成人窦性心率在60～100次/分，超过100次/分称窦性心动过速。

76. C。解析： 心动过缓是指安静状态下成年人脉率每分钟少于60次。

77. E。解析： 窦性心动过缓常见于健康的青年人、运动员、睡眠状态、窦房结病变、急性下壁心肌梗死，其他原因包括颅内疾患、甲状腺功能减退、阻塞性黄疸、应用β受体阻断剂、洋地黄、胺碘酮或拟胆碱药等。A、B、C、D均可引起心动过速。高钾使心肌受抑，心肌张力减低，故有心动过缓。

78. A。解析： 窦性静止患者无症状者可不予处理，可通过解除紧张情绪缓解，本题选择A选项。频发房性、交界区性期前收缩常选用维拉帕米（异搏定）、胺碘酮等；室性期前收缩常选用利多卡因、美西律（慢心律）等。室扑和室颤可致心跳骤停，一旦发生应立即做非同步直流电除颤，三度房室传导阻滞需起搏治疗。

79. E。解析： 室颤患者心室为无效颤动，已经无血液射入动脉，故摸不到脉搏。心室颤动临床表现为：（1）突然意识丧失、昏迷或抽搐。（2）大动脉搏动消失（颈动脉、肱动脉、股动脉）（E正确）。（3）心音消失，血压测不到。（4）呼吸停止。（5）瞳孔放大。室颤心电图如下：

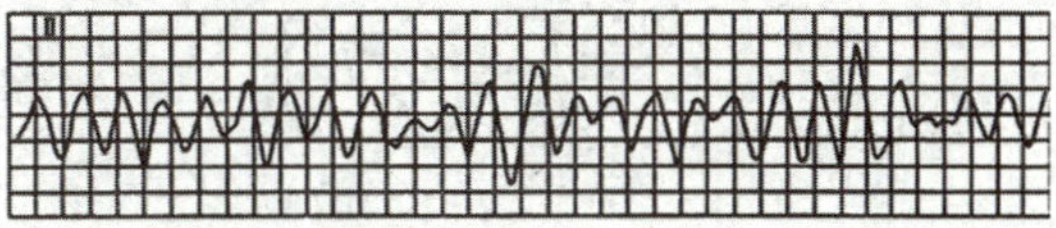

心室颤动

（QRS波群与T波消失，完全无规则的波浪状曲线）

80. E。解析： 预防室性心律失常的最佳方法为去除病因，控制病情（E）。选项A、B、C、D虽然也可预防室性心律失常，但相比E选项不是最佳方法，排除。

81. C。解析： 高钾血症导致心律失常时注射5%氯化钙溶液和等量5%葡萄糖溶液，可缓解K^+对心肌的毒性作用。

82. C。解析： 指导患者6周内限制体力活动（A错误），植入侧手臂、肩部应避免过度活动，避免剧烈活动咳嗽等以防电极移位或脱落。指导患者做上肢及肩关节前后适当运动（防止做外展运动）（D错误），这样可有效减少肩关节粘连，必须注意禁止激烈运动及负重。指导患者观察起搏器工作情况和故障、教会患者自测脉搏（C正确）、定期复查、日常生活中要随身携带“心脏起搏卡”等。远离强磁场、电场（B 错误）。E 选项明显错误。

83. A。**解析**：胸导电极的位置是：V_1导联：胸骨右缘第 4 肋间，反映右心室的电位变化。V_2导联：胸骨左缘第 4 肋间，作用同 V_1。V_3导联：V_2与 V_4连线的中点，反映室间隔及其附近的左、右心室的电位变化。V_4导联：左锁骨中线与第 5 肋间处，作用同 V_3。V_5导联：左腋前线与 V_4同一水平处，反映左心室的电位变化。V_6导联：在腋中线与 V_4同一水平处，作用同 V_5。右上肢是红色导联线，左上肢是黄色导联线，左下肢是绿色，右下肢是黑色。

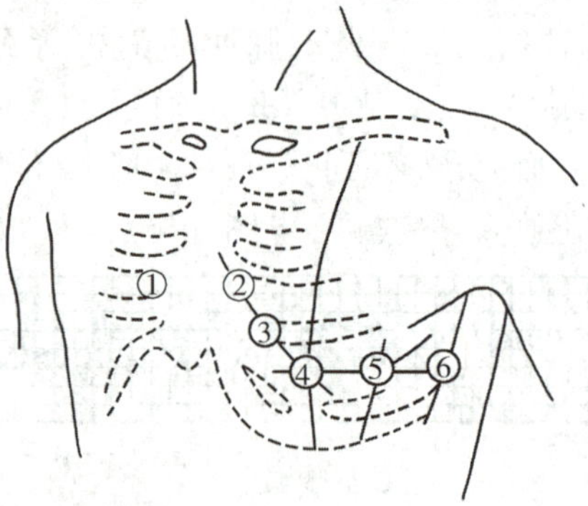

胸导电极位置小结：
V_1导联：胸骨右缘第4肋间
V_2导联：胸骨左缘第4肋间
V_3导联：V_2与V_4连线的中点
V_4导联：左锁骨中线与第5肋间处
V_5导联：左腋前线与V_4同一水平处
V_6导联：在腋中线与V_4同一水平处

84. E。**解析**：V_4导联：左锁骨中线与第 5 肋间交点处，作用同 V_3。

85. A。**解析**：V_1连胸骨右缘第 4 肋间，V_2连胸骨左缘第 4 肋间，V_4连左锁骨中线第 5 肋间，V_3连 V_2与 V_4连线中点，V_5连左腋前线与 V_4同一水平，V_6连腋中线与 V_4同一水平。

86. A。**解析**：根据血流动力学变化将先天性心脏病分为三组：①无分流型（无青紫型）。即心脏左右两侧或动静脉之间无异常通路和分流，不产生发绀，包括主动脉缩窄（E）、肺动脉瓣狭窄、主动脉瓣狭窄以及单纯性肺动脉扩张、原发性肺动脉高压等。②左向右分流组（潜伏青紫型）。此型有心脏左右两侧血流循环途径之间异常的通道。破入右心或肺动脉等，如房间隔缺损（D）、室间隔缺损（B）、动脉导管未闭（C）、主肺动脉隔缺损，以及主动脉窦动脉瘤。③右向左分流组（青紫型）。该组所包括的畸形也构成了左右两侧心血管腔内的异常交通，如法洛四联症（A 正确）、法洛三联症、右心室双出口和完全性大动脉转位等。

87. D。**解析**：房间隔缺损为先天性心脏病，约占小儿先心病的 20% ~ 30% 左右（A）。外科手术治疗为主要的治疗方案（C），一般在3 ~ 5 岁进行介入治疗或手术，经治疗后，大多预后良好（B）。术前注意保暖，避免着凉、感冒（D 错误，排除 E）。因此选择 D 选项。

88. E。**解析**：先心病患儿要注意预防感染：注意体温变化，按气温改变及时加减衣服，避免受凉引起呼吸系统感染。注意保护性隔离，以免交叉感染。做小手术时，如拔牙应给予抗生素预防感染，防止感染性心内膜炎发生（E 正确），一旦发生感染应积极治疗。

89. D。**解析**：患儿出现发绀，杵状指，剧烈哭闹时有抽搐史，发育差，且心前区闻及Ⅲ级收缩期喷射样杂音提示法洛四联症。法洛四联症的临床表现：青紫为主要表现，其程度和出现早晚与肺动脉狭窄程度有关。多于生后 3 ~6 个月逐渐出现青紫，见于毛细血管丰富的部位，如唇、指（趾）、甲床、球结膜等处。青紫持续 6 个月以上者，可见杵状指（趾）。患儿有蹲踞现象，即患儿活动后，常主动蹲踞片刻，使右向左分流减少，缺氧症状暂时得到缓解。有些患儿可有缺氧发作（最严重），表现为呼吸急促、烦躁不安、发绀加重，重者发生晕厥、抽搐、意识丧失，甚至死亡。发作可持续数分钟或数小时。哭闹、排便、感染、贫血或睡眠苏醒后均可诱发。查体：患儿发育落后，有青紫、舌色发暗、杵状指（趾）。心前区略隆起，胸骨左缘2~4肋间有2或3级收缩期喷射性杂音，杂音响度与狭窄程度成反比；P_2减弱。A、B、C为潜伏青紫型心脏病，E为无青紫型心脏病。

【速记点拨】法洛四联症，先心最严重，青紫杵状指，蹲踞血栓常出现，均有缺氧为导线，多喝水防感染避免受累是关键。患儿早期就出现发绀青紫的一般为法洛四联症，其他先心病早期不会出现青紫，中晚期才出现。

90. B。**解析：**普萘洛尔为β受体阻断剂，可降低心肌收缩性、自律性、传导性和兴奋性，减慢心率，减少心输出量和心肌耗氧量，选择B选项。缺氧发作治疗要点：①立即予以膝胸体位；②吸氧、镇静；③吗啡0.1~0.2mg/kg，皮下或肌内注射；④β受体阻滞剂普萘洛尔加入10%葡萄糖稀释后缓慢静脉注射，必要时15分钟后再重复一次，可降低心肌收缩性、自律性、传导性和兴奋性，减慢心率，减少心输出量和心肌耗氧量；⑤纠正代谢性酸中毒，给予碳酸氢钠，缓慢静脉注入，10~15分钟可重复应用；⑥严重意识丧失，血压不稳定，尽早行气管插管，人工呼吸。

91. C。**解析：**法洛四联症发作时，宜采取膝胸卧位，以改善缺血缺氧。

92. A。**解析：**法洛四联症患儿血液黏稠度高，发热、出汗、吐泻时，体液量减少，加重血液浓缩，易形成血栓，因此要注意供给充足液体，必要时可静脉输液，以预防形成脑血栓。

93. E。**解析：**可采用排除法。先天性心脏病患儿可能会出现各种心理问题，由于对疾病的恐惧和害怕（D）而导致心理异常，不愿意他人接触，性格变得内向（A）或情绪不稳定（B），心理变得脆弱、敏感，依赖性增强（C）等。部分先天性心脏病儿童由于长期缺氧，可能会导致发育不良，智力障碍，E选项错误。

94. B。**解析：**动脉导管未闭患儿的健康指导：指导家长掌握先天性心脏病的日常护理，建立合理的生活制度（A），合理用药，合理营养（C），预防感染（D）和其他并发症。定期复查（E），调整心功能到最好状态，使患儿能安全达到手术年龄。患儿既要增强锻炼、提高机体的抵抗力，又要适当休息，避免劳累过度，因此B选项不妥，本题选择B选项。

95. C。**解析：**血压水平的定义和分类。连续3天血压140~150/90~96mmHg，为Ⅰ级高血压。高血压分级如下表：

类别	收缩压（mmHg）	条件	舒张压（mmHg）
正常血压	<120	和	<80
正常高限	120~139	和（或）	80~89
1级高血压	140~159	和（或）	90~99
2级高血压	160~179	和（或）	100~109
3级高血压	≥180	和（或）	≥110
单纯收缩期高血压	≥140	和	<90

【速记点拨】收缩压高一级别增加20mmHg，舒张压增加10mmHg，均为前整后零。

96. B。**解析：**血压175/105mmHg，为2级高血压。

97. D。**解析：**若出现收缩压与舒张压不在同一个分级的情况时以较高的级别为准，因此属于2级高血压，排除干扰项1级高血压，选择D选项。

98. E。**解析：**3级高血压收缩压≥180mmHg，舒张压≥110mmHg。

99. A。**解析：**利尿剂具有利尿和利钠作用，可减少循环血容量，并可降低血管张力，被广泛用于心力衰竭和高血压患者，选择A选项。β受体阻断剂可阻断β受体，从而减慢心率、降低心排血量，抑制肾素释放、降低外周阻力而达降压目的。α受体阻断剂阻断α受体，不作为一般高血压治疗的首选药。钙通道阻滞剂阻止钙离子进入心肌细胞，降低心肌收缩力，扩张外周血管而降压。血管紧张素转换酶抑制剂（ACEI）抑制血管紧张素Ⅱ的生成，降低血压。

100. E。解析：卡托普利是临床使用较广的较为理想的降压药物。常见的副作用有：①咳嗽。常见的不良反应，主要是刺激性干咳（E），发生率较高（10%～20%）。②消化道不良反应。少数患者在大剂量用药情况下可能出现味觉障碍，口干、食欲不振、胃部不适、恶心、呕吐、腹痛、腹胀、便秘、腹泻及消化性溃疡等，停药后逐渐消失。③肝脏损害。主要是一过性丙氨酸氨基转移酶升高和黄疸。④低血压。尤其是体位性低血压和首剂低血压，为其常见不良反应，对高肾素状态的高血压患者尤易常见。⑤可逆性肾功能不全。⑥白细胞减少。最常见的血液系统反应是中性粒细胞减少。⑦其他见到的副作用有皮疹、血管神经性水肿、高钾血症、胸痛。

101. E。解析：本题考查内容为降压药物使用的护理要点。硝普钠可扩张动脉和静脉，降低心脏前后负荷，可适用于各种高血压急症，静脉滴注，速度不宜过快；硝普钠见光分解，需要避光，本题选择E选项。

【速记点拨】硝普钠，硝酸甘油，氨茶碱，肾上腺素，维C均需避光。

102. C。解析：硝普钠见光易分解，需要避光输注。

103. E。解析：在使用口服降压药治疗时，应教会患者或者其家属定时测量血压并记录，测量血压的最佳时段是服用降压药2h后。

104. E。解析：患者为高血压，服降压药后出现头晕、恶心、乏力等低血压症状，但临床测量血压正常，此时应警惕体位性低血压。此时应嘱患者立即平卧，取头低足高位（E正确），避免一切不良刺激和不必要的活动，协助生活护理。保持呼吸道通畅，吸氧。安定病人情绪，必要时用镇静剂。连接好心电、血压、呼吸监护。迅速建立静脉通路，遵医嘱给升压药。B选项内容错误，A、C、D、E均为处理措施，其中E为最优先、最主要的处理措施。

105. D。解析：高血压患者服用降压药治疗期间，由于体位的改变，如从平卧位突然转为直立位，或长时间站立而发生体位性低血压。为防止发生体位性低血压，在变换卧位时动作宜缓慢，还应避免用过热的水洗澡或蒸汽浴，不宜大量饮酒，禁止长时间站立，防止发生周围血管扩张导致眩晕。

106. D。解析：曾多次发生短时间肢体麻木或眩晕，发作时曾有跌倒现象，提示患者有跌倒受伤的危险。因此目前最重要的护理措施是安全防护，预防跌倒的发生。其他选项均为高血压相关的健康指导，对于该患者并非最重要的。

107. A。解析：扩张型心肌病的特征是左心室或双心室扩张伴收缩功能障碍。

108. A。解析：指导病人根据年龄和血压水平选择适宜的运动方式，合理安排运动量。可选择散步（A）、慢跑、做体操、打太极拳、练气功等运动。其他选项运动过于剧烈或危险性高，不适宜。

109. D。解析：本题考查典型心绞痛的特点，如下表。

诱因	性质	部位	持续时间、缓解方式
体力劳动、情绪激动	压迫、紧缩或发闷感	胸骨体上段、中段之后可波及心前区，常放射至左肩、左臂内侧达无名指和小指	休息后或舌下含服硝酸甘油3～5分钟内缓解

110. A。解析：先心病患者由于肺部充血、淤血，比别的患者更容易患呼吸道感染，

该患者感冒后出现呼吸困难，考虑并发了肺炎。

111. B。解析： 心律失常中的室颤是急性心肌梗死在24小时内死亡的主要原因。

112. C。解析： 患者有心绞痛史，4h前胸骨中段剧烈疼痛，舌下含服硝酸甘油不能缓解且心电图ST段抬高（题眼），考虑为心肌梗死。血清心肌坏死标记物增高是诊断心肌梗死的敏感指标。

113. C。解析： 患者有冠心病、心绞痛史。3h前心前区剧烈疼痛，服用硝酸甘油不能缓解，心电图示ST段弓背上抬，出现病理性Q波，提示急性心肌梗死。另外，患者此时血压低，为85/55mmHg，2h后血压继续降低，为70/50mmHg，并出现烦躁不安，皮肤湿冷，患者在心肌梗死基础上出现休克症状，考虑患者发生了心源性休克。

114. A。解析： 急性心肌梗死的心电图特征性改变：（1）宽而深的异常Q波（Q＞0.04s且＞1/4R）；面向坏死区的导联出现。（2）ST段抬高，呈弓背向上型；在面向坏死区周围损伤区的导联出现。（3）T波倒置：面向损伤区周围心肌缺氧区的导联。本题选择A选项。

115. C。解析： 患者在踢球时突感左臂及心前区剧痛，有濒死感，就地休息30分钟未缓解，心电图检查示病理性Q波，ST段呈弓背向上型抬高，T波倒置，考虑为急性心肌梗死。心绞痛和心肌梗死的区别如下表。

疼痛特点	诱因	性质	部位	持续时间缓解方式
心绞痛	体力劳动、情绪激动	压迫、紧缩或发闷感	胸骨体上段、中段之后可波及心前区，常放射至左肩、左臂内侧达无名指和小指	休息后或舌下含服硝酸甘油3～5分钟内缓解
心肌梗死	多不明显	难以忍受的压榨、窒息或烧灼样濒死感	与心绞痛相似	达数小时或数天，口服硝酸甘油不缓解

116. C。解析： 患者胸痛持续2小时不缓解，考虑心肌梗死，解除疼痛选择哌替啶50～100mg肌内注射、吗啡5～10mg皮下注射或罂粟碱30～60mg肌内注射。也可用硝酸甘油静脉滴注（舌下含服无效）。

117. C。解析： 心肌梗死血清心肌酶和标志物升高，其中肌酸磷酸激酶是出现最早、恢复最早的酶。心肌梗死后各种心肌酶的变化如下表。

心肌酶	肌酸磷酸激酶/肌酸磷酸激酶同工酶	门冬氨酸氨基转移酶	乳酸脱氢酶
开始升高时间	5～8小时	6～12小时	8～10小时
达到高峰时间	24小时	24～48小时	48～72小时
恢复正常时间	48～72小时	3～6天	1～2周

118. C。解析： 心肌梗死主要使用哌替啶、吗啡（C）或罂粟碱止痛。

119. C。解析： 心律失常是导致急性心肌梗死患者死亡的主要原因，24小时内发生率最高，以室性心律失常最多见，室颤是早期死亡的主要原因。

120. C。解析： 超声心动图是确诊二尖瓣狭窄最可靠的检查方法，可明确和量化诊断二尖瓣狭窄。

121. D。解析： 胸部X线检查心影呈梨形提示二尖瓣狭窄。二尖瓣狭窄时心脏增大，典型表现为左房明显增大，左心缘变直，右心缘双房影，左主支气管上抬。肺动脉干、左心耳及右心室均增大时，后前位心影呈梨状，称为“二尖瓣型心脏－倒置梨形心”。

【速记点拨】 心脏瓣膜病，链球风湿二尖瓣，梨形房颤经常见，抗菌抗凝必须干。

122. B。解析： 典型二尖瓣面容的特点是两颊部紫红，口唇轻度发绀，可见于二尖瓣重度狭窄者。

123. B。解析： 风湿性心脏病二尖瓣狭窄所致的常见心律失常是心房颤动，易有血栓形成。

124. A。解析： 患者有风湿性心脏瓣膜病史，活动后出现失语、偏瘫、偏身感觉障碍，提示脑栓塞。风湿性心脏瓣膜病最常累及二尖瓣，二尖瓣狭窄常见的并发症为心房颤动，易形成血栓，以脑栓塞最常见。所以正确答案为A。

125. A。解析： 链球菌感染可引起风湿活动，应指导患者适当锻炼，加强营养，提高机体抵抗力（B错误）。注意防寒保暖，避免与呼吸道感染病人接触，预防感染（A正确）。C、D、E选项内容正确，但相对A选项为次重要。

126. A。解析： 华法林为抗凝药，副作用为出血，日常生活中应避免出血，题干中使用电动剃须刀的目的也是防止出血。

127. A。解析： 亚急性感染性心内膜炎最常见的致病菌是草绿色链球菌。急性感染性心内膜炎最常见的致病菌是金黄色葡萄球菌，因此选择A选项，注意排除干扰项E。

128. E。解析： 对于未开始治疗的亚急性感染性心内膜炎病人采集血培养标本时应在第1日每间隔1小时采血1次，共3次，应取血10～15ml，以提高细菌培养阳性率。如次日未见细菌生长，重复采血3次后，开始抗生素治疗；已用过抗生素病人，应停药2～7天后采血。本题选择E选项。

129. C。解析： 心脏彩超示二尖瓣有一赘生物，该赘生物一旦脱落，就会造成动脉栓塞。赘生物引起动脉栓塞可发生在机体的任何部位，如脑、心脏、脾、肾、肠系膜及四肢，脑栓塞的发生率最高。因此，护士最应该预防和关注的是动脉栓塞。

130. D。解析： 一般血培养取血5ml。但亚急性细菌性心内膜炎患者，采集血培养标本时应取血10～15ml，以提高细菌培养阳性率。

131. A。解析： 患者住院期间突然出现失语、吞咽困难、瞳孔大小不等，神志模糊，为中枢神经系统症状，考虑脑栓塞。感染性心内膜炎患者常有动脉栓塞，其中脑栓塞的发生率最高。

132. C。解析： 扩张型心肌病病人心脏结构基本的改变是单侧或双侧心腔扩大。

133. B。解析： 心脏扩大是扩张型心肌病的主要体征（B）。扩张型心肌病体征包括：心脏扩大为主要体征，听诊心界扩大；常可听到第三或第四心音；心率快时呈奔马律；常合并各种类型的心律失常。

134. B。解析： 猝死可为肥厚型心肌病的首发症状，也是肥厚型心肌病的主要死亡原因。猝死先兆多为头晕、晕厥等症状。

135. A。解析： 肥厚型心肌病的护理措施：①立即停止活动，卧床休息（A）。②给予吸氧，氧流量为2～4L/min。③安慰患者，解除其紧张情绪。④遵医嘱使用钙通道阻滞剂或β受体阻断剂。⑤梗阻性肥厚型心肌病患者禁用硝酸酯类药物。

136. C。解析： 肥厚型心肌病患者避免屏气的主要目的是防止发生晕厥和猝死，本题选择C选项。还应避免情绪激动、持重及激烈运动，有晕厥家族史者应避免独自外出活动，以免发作时无人在场而发生意外。

137. C。解析： 患者突发晕厥，且有猝死家族史，结合病人多次主诉头晕、胸闷，生命体征却无异常，考虑与病人担心病情导致的焦虑，担心突然会死去有关。

138. C。解析： 本题考查肥厚型心肌病的健康教育：症状明显患者应卧床休息，症状轻的患者可参加轻体力工作，但需避免劳累。肥厚型心肌病活动后常有晕厥、猝死的危险，因此要切忌跑步、进行各种球类比赛等激烈运动，避免提取重物、突然起立或屏气（B）、情绪激动（A）、饱餐、寒冷刺激等诱因。保持大小便通畅（E）。有晕厥病史患者要避免独自一人外出活动，以防发生意外（C错误）。如厕、沐浴时，要告知陪护人或同室病友，无须反锁，以便发生意外时及时抢救（D）。

139. C。解析：病毒性心肌炎患者，为减少心肌耗氧量，需限制患者活动，以防病情加重发生心力衰竭，正确答案为C。

140. D。解析：本题考查心肌疾病患者的用药指导：指导患者坚持遵医嘱服药，以提高存活年限，患者不可擅自调整剂量（D错误）。说明药物的名称、剂量和用法（A），教会病人及家属观察药物疗效及不良反应（B、C、E）。嘱病人定期门诊随访，症状加重时立即就诊。

141. C。解析：高血压患者应限制钠盐摄入，每日食盐量不超过6g。

142. A。解析：心包炎患者的饮食应加强营养，增强机体抵抗力，进食高蛋白（B）、高热量（C）、高维生素易消化的食物，多食新鲜水果（D）及蔬菜（E），限制钠盐摄入（A错误）。

143. B。解析：心包穿刺术的护理：（1）术前护理：①向病人讲清手术的意义；②必要时术前用镇静剂阿托品，以备术中发生迷走反射时使用（B正确）。建立静脉通道，术前需行超声心动图检查，确定积液量和穿刺部位；③禁食4～6h（A错误）。协助病人取坐位或半卧位。（2）术中护理：①术中嘱病人勿剧烈咳嗽或深呼吸；②抽液过程中要注意随时夹闭胶管（D错误），防止空气进入心包腔。③抽液要缓慢，第一次抽液量不超过200ml（C错误），若抽出液为鲜血时，应立即停止抽液，观察有无心脏压塞征象，准备好抢救物品和药品；④记录抽出液体量、性质，按要求送化验；⑤注意观察病人的反应。（3）术后护理：①病情观察；②观察穿刺处局部。抽液完毕，若需注入药物，将事先准备好的药物注入后拔出穿刺针，局部盖以纱布，用胶布固定（E错误）。

144. D。解析：本题考查下肢静脉曲张表现：在下肢尤其在小腿，浅静脉隆起，扩张弯曲，甚至卷曲成团；患者常感有小腿酸胀，乏力；久站后出现足部水肿；晚期，小腿和踝部皮肤常有褐色色素沉着和湿疹，轻微损伤常可导致经久不愈的慢性溃疡。

145. E。解析：弹力绷带应自下而上，远心端向近心端包扎（D错误），注意保持合适的松紧度，以能扪及足背动脉搏动和保持足部正常皮肤温度为宜（E）。包扎前应平卧并抬高患肢，排空曲张静脉内的血液后再包扎（A错误）。两圈弹力绷带之间应连续部分重叠包扎，不能留有间隙（C错误）。手术部位的弹力绷带不能过紧，以免加重损害（B错误）。

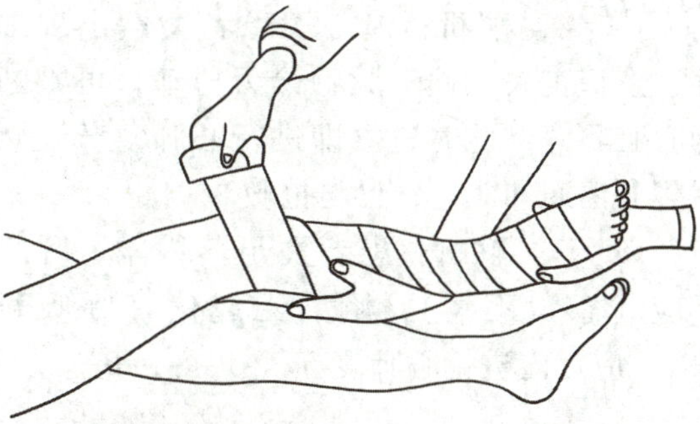

弹力绷带包扎要点：
1.包扎前抬高患肢
2.由远心端向近心端包扎
3.包扎后应能扪及足背动脉搏动

146. D。解析：下肢静脉曲张行大隐静脉高位结扎剥脱术后应抬高患肢30°，术后24小时鼓励病人下地行走，促进下肢静脉回流。

147. E。解析：血栓闭塞性脉管炎是一种常见的慢性、复发性中、小动脉和静脉的节段性炎症性疾病，下肢多见（E正确）。表现为患肢缺血、疼痛、间歇性跛行、足背动脉搏动减弱或消失和游走性浅表静脉炎，严重者有肢端溃疡和坏死。

148. D。解析：Buerger运动，可以促进侧支循环，提高活动耐力，正确答案为D。方法为：①平卧位：抬高患肢45°以上，维持2~3 min。②坐位：双足自然下垂2~5min，作足背屈、跖屈和旋转运动。③患肢平放休息2min；如此重复练习5次，每日数次。

149. D。解析： 观察患肢远端的皮肤温度（B）、色泽（C）、感觉（E）和脉搏强度（A）可以判断血管重建后的畅通度。

150. C。解析： 心脏骤停后10s后意识丧失，突然倒地；30s后“阿斯综合征”发作；60s后自主呼吸逐渐停止；3min后开始出现脑水肿；6min开始出现脑细胞死亡；8min后“脑死亡”。

151. C。解析： 临床上病人一旦出现意识丧失，大动脉搏动消失即可诊断为心脏骤停，此时应立即进行心肺复苏。

152. D。解析： 冠心病患者突然出现抽搐、意识丧失，颈动脉触诊无搏动，可判断为心脏骤停，此时应立即进行心肺复苏，然后想办法通知医生，参与抢救。

153. D。解析： 患者失足落入水，呼之不应（意识不清），胸廓无起伏（呼吸暂停），应首先进行心肺复苏（C-A-B）。

154. B。解析： 心脏骤停的诊断依据：意识丧失，大动脉搏动消失。一般作为判断的首选部位为颈动脉，因位置表浅，且颈部易暴露。其次选股动脉。

155. A。解析： 临床上病人一旦出现意识丧失，大动脉搏动消失即可诊断为心脏骤停。应立即就地抢救，采取心肺复苏术：C-A-B原则，C为心外按压，A开放气道，B人工呼吸。

【速记点拨】 心肺复苏程序：叫（大声呼唤病人，判断意识）-叫（叫救护车及帮助）-C（心外按压）-A（开放气道）-B（人工呼吸）。

156. E。解析： 患者出现呼吸骤停，应首先以人工气囊挤压或人工呼吸机进行辅助呼吸，纠正低氧血症，起到辅助呼吸的作用，然后尽快行气管插管。注意干扰项B的设置，在条件不允许时才采用口对口呼吸，此时患者在病房内，应采取E简易呼吸器辅助呼吸。

157. E。解析： 成人胸外按压部位在胸骨中、下1/3交界处，图中E的位置。按压时，双手掌根部相叠，两臂伸直，以上身的重力垂直按压，使胸骨下陷至少5~6cm，每分钟100~200次。

158. D。解析： CPR的“C-A-B”分别指胸外按压、开放气道和人工呼吸。

159. E。解析： 初级心肺复苏时首先使病人仰卧在坚固的平面上（A）。进行C-A-B三部曲。胸外按压：成人在开放气道前首先进行胸外按压。按压部位为胸骨中下1/3交界处（B）。以另一手的掌根部放在按压区，掌根与胸骨长轴重叠，然后将定位之手放下，将掌根重叠于另一手背上，手指脱离胸壁。抢救者双臂应绷直，双肩在病人胸骨上方正中，垂直向下用力按压。按压频率为100~120次/分以上（D），按压与放松时间之比为1∶1（E错误）。成人按压深度为5~6cm（C）。按压时应尽量避免发生肋骨骨折，气胸，肺挫伤等并发症。

160. D。解析： 心肺复苏时首选的给药途径是外周静脉输注，迅速建立至少2条静脉通路。

161. C。解析： 心肺复苏首选的药物为肾上腺素，从周围静脉给药。

162. E。解析： 心肺复苏后的护理原则和措施包括维持有效的循环和呼吸功能（A），特别是脑灌注，预防再次心脏骤停，维持水、电解质和酸碱平衡（B），防治脑水肿（C）、急性肾衰竭和继发感染等，其中重点是脑复苏，开始提高长期生存和神经功能恢复治疗，并注意心理护理，减轻患者的恐惧（D）。

163. E。解析： 病毒性心肌炎活动期或伴有严重心律失常、心力衰竭者要绝对卧床休息4周至2~3个月，减少心肌耗氧量。限制探视，保证充分的休息和睡眠。待症状消失，心肌酶、病毒中和抗体、白细胞、红细胞沉降率等恢复正常后，方可逐渐增加活动量。

164. D。解析：室间隔缺损患儿在肺动脉高压右向左分流时可出现青紫。

165. D。解析：硝酸酯制剂是最有效、作用最快终止心绞痛发作的药物，可扩张冠状动脉，增加冠脉血流量，同时扩张外周血管，减轻心脏负担而缓解心绞痛。

166. C。解析：硝酸甘油舌下含服1～2min起效，作用持续30min左右，含药后应平卧，以防低血压的发生。服用硝酸酯类药物后常有头胀、面红、头晕、心悸等血管扩张的表现，一般持续用药数天后可自行好转。

167. C。解析：病毒性心肌炎可由各种病毒引起，以可引起肠道和呼吸道感染的病毒最常见，血清心肌酶增高；病毒中和抗体效价测定恢复期较急性期增高4倍有诊断价值。

168. B。解析：扩张型心肌病患者容易发生洋地黄中毒，应慎用。

169. B。解析：华法林是房颤患者预防血栓性脑卒中的重要药物，主要用于防治血栓栓塞性疾病。

170. B。解析：三度房室传导阻滞心电图特点：（1）P波与QRS波有各自的规律，互不相关，心房率快于心室率。（2）如阻滞发生在房室交接处，则QRS波正常，频率40～60次/分。（3）如果阻滞发生在希氏束分支以下部位，心室起搏点源于心室内，则QRS波宽大畸形，频率20～40次/分。

171. E。解析：左向右分流型先天性心脏病因肺血量增多，较易患支气管肺炎，X线检查见肺门血管影增粗。

172. B。解析：动脉导管未闭体检时，典型的体征是胸骨左缘第2肋间听到响亮的连续性机器样杂音，伴有震颤。肺动脉瓣区第二心音亢进，但常被响亮的杂音所掩盖。

173. B。解析：心脏听诊顺序：二尖瓣区→肺动脉瓣区→主动脉瓣区→主动脉瓣第二听诊区→三尖瓣区。

174. E。解析：本题考查心脏骤停患者的护理。心脏复苏的首选药物为肾上腺素。主要效力为增加全身循环阻力，升高收缩压和舒张压，增加冠状动脉灌注和心脏血流量。

175. B。解析：本题考查急性左心衰竭患者的护理。题干中，患者咳大量粉红色泡沫痰可以判断出患者为急性左心衰竭、肺水肿。护理患者时应使患者端坐位，背部靠物支撑，双腿下垂，以减少静脉回流。

176. B。解析：应用洋地黄类药物的禁忌证包括严重房室传导阻滞（B正确）、梗阻性肥厚型心肌病、急性心肌梗死24小时内不宜使用。洋地黄中毒或过量者为绝对禁忌证。充血性心力衰竭（A排除）、心房颤动（C排除）、心房扑动（E排除）和室上性心动过速（D排除）均为洋地黄药物的适应证。

177. D。解析：本题考查心功能不全病人的护理。患者口服地高辛，地高辛属于洋地黄类药物，服用洋地黄类药物之前需要测脉搏，当患者脉率小于60次/分或节律不规则应暂停服药并通知医生。

178. E。解析：题干中，患者服用洋地黄类药物几天后出现恶心、呕吐、视物模糊，为洋地黄类药物中毒的表现，应立即停药并报告医生。洋地黄类药物中毒的表现是胃肠道反应，视力模糊、黄视绿视，心律失常等。

179. A。解析：患者此时因左心衰竭入院，因此心力衰竭的治疗更为迫切，并且洋地黄类药物不可和钙剂同服，高钙会可能导致洋地黄中毒，因此，需要立即停用钙剂。

180. B。解析：急性左心衰竭时的缺氧和严重呼吸困难是致命的威胁，必须及时救治，尽快缓解。氧疗吸入高流量（6～8L/min）氧气加20%～30%乙醇降低肺泡及气管内泡沫的表面张力，使泡沫破裂，改善肺通气。

181. D。解析： 本题考查心律失常患者的护理。对于房室结正向的情况下，刺激迷走神经，能延长房室结不应期，如此阻止了折返的下路，因此可以通过刺激迷走神经缓解室上性心动过速。

182. A。解析： 本题考查先天性心脏病病人的护理。杵状指可见于多种疾病，选项中涉及疾病均为循环系统疾病。循环系统中杵状指常见于发绀型心脏病，如法洛四联症（A 正确），完全性肺静脉畸形引流，肺动静脉瘤，亚急性细菌性心内膜炎、感染性心肌炎、风湿性心脏病、慢性充血性心力衰竭、心包炎等。法洛四联症的表现会有明显缺氧，出现青紫、杵状指、蹲踞现象和缺氧发作。

183. C。解析： 本题考查高血压病人的护理。使血压升高的环境因素有摄入钠盐较多、精神过度紧张或兴奋、体重增加、寒冷环境等。高热环境可使血管扩张，导致血压降低，故选择 C。

184. C。解析： 本题考查冠状动脉性心脏病患者的护理。在冠状动脉严重狭窄的基础上，一旦心肌需血量猛增或冠状血供锐减，使心肌缺血达 20～30 分钟以上，即可发生急性心肌梗死。

185. C。解析： 本题考查冠状动脉粥样硬化病人的护理。题干中，患者急性心肌梗死，心电图显示Ⅱ、Ⅲ、aVF 导联异常，提示心肌梗死的部位可能是下壁心肌梗死。根据心电图导联出现 ST 段抬高的部位，心肌梗死可分为前间壁心肌梗死（V_1～V_3 导联）、前壁心肌梗死（V_3～V_5 导联）、前侧壁心肌梗死（V_5～V_7 导联）、广泛前壁心肌梗死（V_1～V_5、aVL、Ⅰ导联）、高侧壁心肌梗死（aVL、Ⅰ导联）、下壁心肌梗死（Ⅱ、Ⅲ、aVF 导联）、后壁心肌梗死（V_7～V_9 导联）、右室心肌梗死（V_{3R}～V_{5R}）。

186. A。解析： 本题考查心绞痛病人的护理。心绞痛发作时立即停止活动，同时舌下含服硝酸甘油，若服药后 3～5 分钟仍不缓解可再服 1 片。缓解期可适当活动，避免剧烈运动，保持情绪稳定。

187. A。解析： 本题考查了心脏瓣膜病患者的护理。心脏瓣膜病中主动脉瓣关闭不全杂音表现为第二主动脉瓣区可听到早期叹息样杂音。心尖部闻及收缩期吹风样杂音为二尖瓣关闭不全的重要体征；主动脉瓣区闻及收缩期吹风样杂音为主动脉瓣狭窄的重要体征；心尖部闻及舒张期隆隆样杂音为二尖瓣狭窄的重要体征。

188. B 。解析： 本题考查心脏瓣膜病患者的护理。主动脉瓣狭窄压力最高的是左心室，左心室作为最后向主动脉泵血的心室，压力最高。主动脉瓣狭窄检查 X 线可显示正常或者左心房左心室轻度增大，升主动脉根部可见狭窄后扩张，且心电图表现上重度狭窄者左心房增大，左心室增厚并有 ST－T 段改变。

189. E。解析： 本题考查感染性心内膜炎病人的护理。感染性心内膜炎是心内膜表面的微生物感染（E 正确，A、C 错误），伴赘生物形成（D 错误）。赘生物是大小不等、形状不一的血小板和纤维素团块，内有微生物和炎症细胞。瓣膜是最常受累部位。发热是感染性心内膜炎最常见的症状，也可出现非特异性症状脾大、贫血、杵状指/趾、动脉栓塞等症状。最常见的并发症是心力衰竭，主要由瓣膜关闭不全所致，以主动脉瓣受损病人最多见，B 错误。

190. A。解析： 本题考查了心肌病患者的护理。近年来的研究认为扩张型心肌病发病与持续性病毒感染和自身免疫反应有关，尤其以柯萨奇病毒 B 感染最为密切。

191. C。解析： 本题考查了病毒性心肌炎患者的护理。病毒性心肌炎患者临床表现取决于病变的广泛程度和部位，轻者可无症状，重者可出现心力衰竭、心源性休克和猝死。患者常在发病前1~3周有上呼吸道或肠道感染史，表现为发热、全身酸痛、咽痛、倦怠、恶心、呕吐、腹泻等症状，然后出现心悸、胸闷、胸痛或心前区隐痛、头晕、呼吸困难、水肿。患者可出现发热，但不会持续性高热。

192. C。**解析**：超声心动图对诊断心包积液迅速可靠。X线检查可见心影向两侧增大呈烧瓶状，心脏搏动减弱或消失；肺部无明显充血而心影显著增大是诊断心包积液的有力证据，可与心力衰竭相鉴别。

193. C。**解析**：本题考查血栓闭塞性脉管炎患者的护理。题干中，患者出现下肢肿痛，足背动脉搏动消失（题眼），结合其长期在冷库工作的信息，首先考虑患者为血栓闭塞性脉管炎。血栓闭塞性脉管炎发病的外来因素主要有吸烟，寒冷潮湿的生活、工作环境。局部缺血期可出现间歇性跛行，患肢足背、胫后动脉搏动明显减弱。营养障碍期足趾部可出现持续性疼痛，夜间尤甚；出现静息痛（休息痛），足背及胫后动脉搏动消失。组织坏死期患肢动脉完全闭塞，发生干性坏疽。

194. E。**解析**：本题考查下肢静脉曲张病人的护理。题干中，患者下肢静脉高位结扎及剥脱术后早期站后，伤口出血不止，可能与站立导致下肢静脉压力增高，引起局部结扎线脱落有关。此时应平卧，抬高患肢，局部加压包扎。

195. B。**解析**：本题考查血栓闭塞性脉管炎患者的护理。此病病因尚未明确，与多种因素有关。其中外来因素主要有吸烟、寒冷与潮湿的生活环境、慢性损伤和感染。

196. B。**解析**：下肢静脉曲张的高危人群主要有：长时间站立者、长时间静坐者、孕妇、经常乘坐飞机或长途车人群、肥胖人群等。选项中，警察、医生和教师为长期站立者，属于高发人群，A、D、E排除。空姐为长期乘坐飞机者，由于高空失重，可能导致腿部血液回流不畅，C排除。运动员不属于下肢静脉曲张高危人群，本题选择B。

197. E。**解析**：心脏骤停的首选药物为肾上腺素静脉给药。

198. A。**解析**：肥厚型心肌病的主要病理改变是心肌显著肥厚，心腔缩小，因此心脏负荷增加，其死亡原因是心源性猝死，大多数病人有劳力性呼吸困难，部分病人可有胸痛、心悸、多种形态的心律失常。本题干中患者已有胸痛1小时，说明患者心肌收缩力减弱，心排出量减少，心肌细胞缺血缺氧，为防止病情进一步恶化，应当绝对卧床休息，以减少心肌耗氧量。

199. A。**解析**：根据心脏彩超二尖瓣有赘生物，判断患者为感染性心内膜炎，选择抗微生物治疗。在目前病原体不明确，选择经验治疗，应选用针对金黄色葡萄球菌、链球菌和革兰阴性杆菌均有效的广谱抗生素，针对本题，应选青霉素（A正确）。阿奇霉素多用于化脓性链球菌引起的急性咽炎、肺炎链球菌引起的肺炎等（B排除）。阿昔洛韦多用于疱疹病毒感染（C排除）。甲硝唑治疗肠道和肠外阿米巴病、阴道滴虫病及厌氧菌感染等（D排除）。卡那霉素对于大肠埃希菌等革兰阴性菌有抗感染的作用（E排除）。

200. C。**解析**：右心室收缩泵血遇到的阻力为右心室后负荷，主要见于肺动脉高压、肺动脉瓣狭窄（C正确）。

201. A。**解析**：心脏收缩射血期动脉瓣开放（肺动脉瓣、主动脉瓣开放），房室瓣关闭（二尖瓣、三尖瓣关闭）。

202. A。**解析**：二尖瓣区位于心尖搏动最强点，又称心尖区，即第5肋间左锁骨中线内侧 0.5～1.0cm（A 正确）。肺动脉瓣区在胸骨左缘第 2 肋间（E）。主动脉瓣区位于胸骨右缘第 2 肋间（C），主动脉瓣第二听诊区在胸骨左缘第 3 肋间（B）。三尖瓣区在胸骨下端左缘，即胸骨左缘第 4、5 肋间处。

203. C。**解析**：室颤可致心搏骤停，发生室颤应立即作非同步直流电除颤（C 正确），同时进行胸外按压、开放气道及人工呼吸，保持呼吸道通畅，迅速建立静脉通路。

204. A。**解析**：心房颤动简称房颤，典型心电图特点为：窦性 P 波消失，代之以大小形态及规律不一的基线波动（f 波）；频率 350～600 次/分；QRS 波群形态正常；R－R 间期完全不规则，心室率极不规则，通常在 100～160 次/分。

205. C。**解析**：心电图示 QRS 波群和 T 波消失，呈形状、频率、振幅高低各异且完全无规则的波浪状曲线，考虑为心室颤动（C 正确）。心房颤动心电图显示窦性 P 波消失，会有 f 波出现，QRS 波群形态正常（B 排除）。窦性心律不齐心电图显示窦性 P 波 P－P 或 R－R 间隔长短不一，相差 >0.12 秒（D 排除）。心室扑动心电图显示导联呈连续的波动，形态似正弦波（E 排除）。心房扑动心电图显示呈锯齿状扑动波（f 波），QRS 波群形态正常（A 排除）。

206. A。**解析**：室性期前收缩表现为提前发生的 QRS 波群，宽大畸形，时限通常大于 0.12 秒，其前无相关 P 波。

207. D。**解析**：硝酸甘油除可扩张冠状动脉，增加冠状动脉血流量外，还可扩张外周血管，减轻心脏负荷和减少心肌耗氧量，从而缓解心绞痛。

208. A。**解析**：根据患者的症状：心前区突然持续剧烈疼痛 2 小时，心电图检查Ⅱ、Ⅲ、aVF 3 个导联上显示宽大 Q 波，ST 段抬高，呈现弓背向上，考虑为下壁急性心肌梗死（A 正确）。气胸的特点是起病急骤，突发一侧胸痛，如刀割样或针刺样（C、E 排除）。急性胸膜炎表现为胸痛、发热，有胸膜摩擦音（D 排除）。心律失常时不仅可感到心慌，还可有异位搏动、停搏感（B 排除）。

209. A。**解析**：急性心包炎最常见的病因是病毒感染。

210. D。**解析**：扩张型心肌病 X 线检查：心影明显增大、心胸比 >0.5，肺淤血。

211. B。**解析**：测量心电图 P－P 或 R－R 间期的时间，横坐标代表时间，默认走纸速度为 25mm/s，两条竖线 1 个小格计为 0.04 秒，1 个大格计为 0.20 秒。心率 = 60 秒 ÷ 测量 P－P 或 R－R 间期时间 = 60 ÷（0.2 × 3） = 100 次/分，或者心率 = 300 ÷ RR 间期大格数 = 300 ÷ 3 = 100 次/分。

212. B。**解析**：心包积液的 X 线表现：心影向两侧增大呈烧瓶形，心脏搏动减弱或消失；肺部无明显充血而心影显著增大（B 正确）。梨形心（A 排除）见于二尖瓣狭窄；靴形心又称主动脉瓣型心（C、D 排除），见于主动脉瓣关闭不全；球形心（E 排除）常见于二尖瓣关闭不全。

213. D。**解析**：下肢静脉曲张病人避免用过紧的腰带和紧身衣物（E 排除），坐时双膝勿交叉过久（C 排除），患肢穿弹力袜或使用弹力绷带并适度行走（A 排除），避免久坐、久站（B 排除），术后应该继续使用弹力绷带 1～3 个月（D 正确）。

第三章　消化系统疾病病人的护理

1. B。解析： 肝性脑病者应以碳水化合物为主，控制蛋白质摄入量（选择植物蛋白），慎用脂肪，控制总能量，没有腹水或水肿者，不必限盐。

2. B。解析： 肠道感染最常见的为大肠埃希菌。

3. A。解析： 根除幽门螺杆菌治疗：质子泵抑制剂（如奥美拉唑）或（和）胶体铋剂加上2种抗菌药物如氨苄西林、克拉霉素、甲硝唑等三联治疗，可使幽门螺杆菌根除率达80%以上。

4. D。解析： 患者出现腹肌紧张，全腹压痛及反跳痛，说明患者可能出现了并发症穿孔，需禁食及胃肠减压，若病情缓解，继续内科治疗。

5. A。解析： 急性胰腺炎解痉止痛可用阿托品或盐酸消旋山莨菪碱注射液肌注，每天2～3次。疼痛剧烈病人可用哌替啶50～100mg肌内注射。因吗啡可引起Oddi括约肌痉挛，加重疼痛，因此禁用吗啡。

6. D。解析： 门脉高压导致上消化道出血，是肝硬化最常见的并发症，多突然发生大量呕血或黑便，常引起出血性休克、诱发肝性脑病。一般不能自行停止。

7. B。解析： T管已超过2周，症状显示病情平稳，且患者无出现不适，可以拔出T管。

8. C。解析： 溃疡性结肠炎饮食护理应给予高热量、高蛋白（B、D错误）、高维生素、少油、少渣（C正确，E错误），易消化、软食物，禁食生、冷食物及含纤维素多的蔬菜水果（A错），忌食牛乳和乳制品。急性发作期病人应进食无渣流质或半流质饮食，病情严重者应禁食，并给以胃肠外营养，使肠道得以休息，利于减轻炎症，控制其症状。

9. C。解析： 实质性脏器如肝、脾、胰、肾等或大血管损伤，主要临床表现为腹腔内（或腹膜后）出血，包括面色苍白、脉率加快，严重时脉搏微弱，血压不稳，甚至休克。腹痛呈持续性，一般不很剧烈，腹膜刺激征也并不严重。空腔脏器如胃肠道、胆道、膀胱等破裂的主要临床表现是弥漫性腹膜炎。此题干有明显的腹膜刺激征，又发生在右上腹，胆囊破裂的可能性大。

10. C。解析： 枸橼酸铋钾是胃黏膜保护药，饭前服用可在胃黏膜形成一层保护膜。维生素C空腹服用为宜。青霉素餐后服用，减少胃酸对药物的影响。甲硝唑会刺激胃黏膜应饭后服用。伊曲康唑适用于真菌感染的病人。餐后立即服用该药品，生物利用度最高。

11. E。解析： 肝性脑病口服抗生素如甲硝唑可抑制肠内细菌生长，促进乳酸杆菌繁殖，减少氨的形成和吸收。其他药物肾毒性比较大不能使用。

12. D。解析： 口服补液盐配方为：氯化钠3.5g，碳酸氢钠2.5g，氯化钾1.5g、无水葡萄糖20g，加水1000ml。其内含水电解质为：钠90mmol/L，钾20mmol/L，氯80mmol/L，碳酸氢盐30mmol/L，葡萄糖111mmol/L。1%～2.5%的葡萄糖能促进水和钠最大限度吸收。肠道内钠和葡萄糖的吸收还与葡萄糖的浓度有关（D正确）。葡萄糖浓度过低，转运过程中则缺乏有效葡萄糖可利用，葡萄糖浓度过高则会影响水分通过。最适宜的葡萄糖浓度为80～120mmol/L，使钠与水的吸收达到顶峰（吸收能力提高25倍）。因葡萄糖输入体内将被氧化分解成水，没有维持血浆渗透压的作用，故属无张力液（C 错误）。

13. B。**解析**：护士告诉患者慢性胃炎不用担心，属于心理治疗。

14. A。**解析**：急性胰腺炎患者腹痛为最早最主要的症状，往往在暴饮暴食或极度疲劳之后发生，多为突然发作，位于上腹正中或偏左。疼痛为持续性进行性加重，似刀割样。疼痛向背部、肋部放射。

15. C。**解析**：门静脉高压腹壁静脉曲张的特点是以脐为中心，脐上的血流向上、脐下的血流向下，脐周静脉明显曲张者，外观呈水母头状（如图所示）。由下腔静脉阻塞引起的腹壁曲张静脉血流方向，无论是脐上还是脐下均向上，曲张静脉多分布在侧腹壁。上腔静脉阻塞引起的腹壁曲张静脉血流方向，无论是脐上还是脐下均向下。

16. B。**解析**：实质性脏器术后断面尚未痊愈，过早活动容易引起出血。

17. A。**解析**：膝胸位：病人跪于床上，小腿平放，大腿与床面垂直，两腿稍分开，胸部贴于床面，腹部悬空，臀部抬起，两臂屈肘放于头两侧，头转向一侧。截石位：病人仰卧在检查台上，两腿分开并放于支腿架上，臀部齐床沿，两手放于身体两侧或胸前。注意遮挡及保暖。因此截石位（正着躺）与膝胸卧位（趴着躺）时，相当于人翻转了 180°，一个钟表（圆）360°，180°等于钟表的一半，钟表的一半是 6 个小时，也就是钟表上的时间往前走了 6 个小时，所以 5 + 6 = 11，也就是膝胸位 11 点相当于截石位 5 点。

18. D。**解析**：阑尾炎术后尿潴留是常见的并发症之一，主要表现为下腹胀痛，膀胱膨隆。

19. C。**解析**：疝块反复突出影响工作和生活，患者因此会焦虑。

20. C。**解析**：急性胰腺炎第一阶段（2 ~ 5 天）禁食、输液、止痛；第二阶段（3 ~ 7 天）进食、复合碳水化合物、中等量无脂低蛋白质、低至中等量脂肪；第三阶段：恢复正常进食，避免脂肪过多。

21. D。**解析**：阿托品用于胆石症绞痛主要是能解除平滑肌的痉挛，缓解内脏绞痛。

22. D。**解析**：肝硬化腹水限盐在 1 ~ 2g/d，进水量限制在 1000ml/d 左右，高血压患者食盐每日不超过 6g，该患者腹水、重度高血压，选项 D 正确。

23. C。**解析**：甲硝唑除妊娠早期外（甲硝唑可透过胎盘到达胎儿体内，故孕 20 周前禁用此药），对儿童、孕妇及体弱者均可适用，偶有恶心、头昏、食欲减退等不良反应，多不需处理，停药即好转。

24. B。**解析**：腹股沟斜疝可出现淡黄色渗液。其绞窄后会发生缺血坏死，应是暗红色、棕褐色或红褐色。

25. B。**解析**：排除法。肝硬化门脉高压三大特征：上消化道出血，脾大、脾功能亢进，腹水。

26. A。**解析**：暴饮暴食会诱发胰腺炎，因此胰腺炎患者禁止暴饮暴食。

27. C。**解析**：$MgSO_4$溶液导泻应重点观察大便、尿量、呼吸、血压，防止呼吸抑制和心脏骤停。不包括体温。

28. B。**解析**：胆道蛔虫病的特点是剧烈的腹部绞痛与不相称的轻微腹部体征，即症状与体征不符。

29. A。**解析**：胆汁引流一般每天300 ~ 700ml。量过少可能因“T”形管阻塞或肝功能衰竭所致；量多可能是胆总管下端阻塞。

30. A。**解析**：寒战高热是细菌性肝脓肿最常见的早期症状，多为弛张热、肝肿大，肝区疼痛。稍后可出现恶心呕吐，严重者可出现黄疸；若脓肿位置表浅，可出现右上腹腹肌紧张；部分病人可出现局部皮肤凹陷性水肿。

31. B。**解析**：挂线疗法适用于高位单纯性或复杂性肛瘘。此法可避免括约肌一次切开断裂收缩致术后肛门失禁。

32. B。**解析**：患儿腹腔穿刺抽出的脓汁无臭味，可排除 D、E，且伴有肺部感染症状，诊断为原发性腹膜炎（由肺血行播散到腹腔排除 C），原发性腹膜炎常见的病原体为 A，溶血链球菌的脓液稀薄无臭味但一般不发生转移，金黄色葡萄球菌脓液稠厚无臭味常伴转移性脓肿，因此选择 B。

33. D。**解析**：3 天前患者腹股沟包块变硬，不能还纳且剧烈疼痛，提示为嵌顿性疝，8 小时前患者疼痛有所缓解，但出现发热，提示嵌顿性疝由于未能及时解除已发展为绞窄性疝，故选择 D。嵌顿性疝和绞窄性疝实际只是一个病理过程的两个阶段，注意避开干扰项 C。易复性疝：疝内容物很容易回纳入腹腔。难复性疝：疝内容物不能或不能完全回纳入腹腔内。嵌顿性疝：疝环较小而腹内压突然增高时，疝内容物可强行扩张疝囊颈而进入疝囊，随后因疝囊颈的弹性收缩，将内容物卡住，使其不能回纳。绞窄性疝：嵌顿若未能及时解除，肠管及其系膜受压程度不断加重，可使动脉血流减少，最后导致全阻断，即为绞窄性疝。

34. C。**解析**：急性胰腺炎患者禁用吗啡，因吗啡可引起 Oddi 括约肌痉挛，加重疼痛。

35. B。**解析**：评估肝硬化患者有无腹水的最佳最简单的方法是叩诊，若叩诊有移动性浊音，提示有腹水。

36. C。**解析**：胃溃疡患者听说胃溃疡会发生癌变后出现闷闷不乐，一言不发，暗自垂泪，感觉自己没有未来，担心拖累家人的表现，其心理反应最可能为抑郁。

37. A。**解析**：患儿发热、呕吐、腹泻入院，大便为黄色蛋花汤样，每日 10 余次，量多，无腥臭味，提示为轮状病毒引起的小儿腹泻。治疗过程中调整饮食（强调继续饮食），预防和纠正水、电解质和酸碱平衡紊乱（补液、补钾），药物治疗（合理使用抗生素，水样便一般不使用抗生素；双歧杆菌；蒙脱石散等）。小儿腹泻的治疗如下表：

治疗		
饮食	强调继续饮食，呕吐严重者可暂禁食，不禁水	
补液（B 正确）	口服补液	轻、中度脱水无明显呕吐者
	静脉补液	中度以上脱水、呕吐或腹胀明显的患儿
药物	控制感染	水样便：不用抗生素（A 错误） 黏液、脓血便：抗生素
	肠道微生态疗法	双歧杆菌（D 正确）、嗜酸乳杆菌
	肠黏膜保护剂	蒙脱石散（E 正确）

38. C。**解析**：患者慢性胃炎，治疗时常应用两种抗生素［（阿莫西林、克拉霉素、替硝唑等）和枸橼酸铋钾/一种质子泵抑制剂（奥美拉唑）］联合治疗，因此本题选择 C。

39. D。**解析**：患者诊断为肛门周围脓肿，常见的致病菌为革兰阴性杆菌如大肠埃希菌，控制感染应遵医嘱全身应用革兰阴性菌敏感的抗菌药物，D 正确。

40. B。**解析**：患者在进食油腻的食物后出现上腹剧烈疼痛，Murphy 征（+）（题眼），提示为急性胆囊炎，胆囊位于右肋骨下肝脏后方。

41. D。**解析**：对诊断尚未明确的急腹症患者应禁食（D 正确）、禁饮（C 错误）、禁热敷、禁灌肠、禁泻药、禁吗啡和哌替啶（A、B 错误）。此时应遵医嘱用平车运送患者行X线平片检查（E错误）。

42. B。**解析**：患者酗酒后突发剧烈上腹绞痛，血清淀粉酶升高，提示急性胰腺炎。血钙降低，Grey Turner征阳性（题眼），提示出血坏死型胰腺炎。

43. B。**解析**：年龄越大，发生慢性胃炎的危险越大（A错误），慢性胃炎病程迁延，多数为无规律性上腹痛（C错误），自身免疫性胃炎病人可有舌炎及贫血（B正确）；治疗时应根据病因处理（D错误），幽门螺杆菌感染引起的慢性胃炎给予抗幽门杆菌治疗；缩窄性胃炎症状随年龄增加而逐渐加重（E错误）。

44. E。**解析**：排除法。指导患者注意劳逸结合，避免过度劳累、紧张，保持良好的心情（A正确），对有烟酒嗜好的病人，应劝其戒除；避免食入粗粮、过冷、过热、刺激性食物或饮料，如油煎食物、浓茶、咖啡、辛辣调味品等（B正确），嘱病人定时进餐，少量多餐。进餐时应细嚼慢咽，不宜过快、过饱；抗酸药应在餐后1h及睡前服用，避免与牛奶同时服用；抗胆碱药及胃动力药如吗丁林、西沙必利等应在餐前1h及睡前1h服用，保护胃黏膜药宜在餐前1h服用（C、D正确）；上腹部疼痛不宜服用去痛片止痛，因止痛片可加重溃疡，加重疼痛（E错误）。

45. C。**解析**：患者胃癌术后，进食半小时内出现心悸、出汗、面色苍白和头痛、上腹部饱胀不适，为胃癌术后并发症倾倒综合征的表现，护士对其进行的健康教育包括少食多餐（A正确），避免过甜、过咸、过浓流质饮食（E正确），宜进低糖、高蛋白饮食（D正确），进餐时限制饮水喝汤（B正确）；进餐后平卧10~20min（C错误）。倾倒综合征多发生在餐后10~30min内，由于高渗性食物过快进入空肠，将大量细胞外液吸入到肠腔，使循环血容量骤减所致，表现为心悸、恶心、呕吐、乏力、出汗、腹泻等。多数病人经调整饮食后，症状可减轻或消失。多数病人在术后半年到1年内能逐渐自愈。

46. C。**解析**：患者夜间上腹痛加剧，大汗淋漓，此时应尽快判断病因，禁食、禁饮、禁热敷、禁灌肠、禁泻药、禁吗啡和哌替啶。结合选项，此时最有意义的措施是检查腹肌紧张度、压痛及反跳痛，初步判断腹痛原因。

47. E。**解析**：本题考查热水坐浴。热水坐浴具有减轻或消除盆腔、直肠器官淤血、炎症、水肿和疼痛，清洁局部的作用（A正确）。水温应为40~45℃，时间为15~20min（E错误）。对会阴、肛门部有伤口的病人，应准备无菌浴盆及坐浴液，并于坐浴后按换药法处理伤口（B、D正确）。坐浴前需排空膀胱。坐浴过程中，应注意病人安全，随时观察其面色、脉搏等，如病人主诉头晕、乏力等，应立即停止坐浴。女病人在月经期、妊娠末期及阴道出血、盆腔器官有急性炎症时，不宜坐浴，以免引起感染。

48. A。**解析**：腹外疝术后患者的出院指导包括：①出院后逐渐增加活动量（C错误），3个月内应避免重体力劳动或提举重物（B错误）。②避免腹内压升高的因素（A正确）：需注意保暖，防止受凉而引起咳嗽；指导病人在咳嗽时用手掌按压切口部位，以免缝线撕脱。保持排便通畅，给予便秘者通便药物，嘱病人避免用力排便。③复诊和随诊：定期门诊复查（E错误）。若疝复发，应及早诊治。避免进食刺激性食物，D选项错误。

49. C。**解析**：患儿口腔黏膜见白色乳凝块样小点，不易拭去，提示为鹅口疮，鹅口疮治疗时可局部涂抹10万~20万U/ml制霉菌素鱼肝油混悬溶液（C正确），每日2~3次。涂药前应先清洗口腔，然后将纱布或干棉球垫于颊黏膜腮腺管口处或舌系带两侧以隔断唾液；再用干棉球将病变部黏膜表面吸干净后方能涂药。涂药后嘱患儿闭口10min再去除隔离唾液的纱布或棉球，嘱患儿不可立即漱口、饮水或进食。

50. B。**解析：**患者毕Ⅰ式胃大部切除术后出现腹胀痛、停止排便排气、中上腹轻度压痛及肌紧张，考虑为术后并发症胃肠吻合口梗阻，最重要的处理措施是胃肠减压（B正确）并进行术前准备。

51. D。**解析：**患者胃溃疡伴消化道出血，可选用营养丰富、清淡、易消化、低纤维、温凉、无刺激性饮食（B、C错误，D正确）。患者无恶心呕吐现象，不必禁食（A错误）；忌食辛辣、过冷、油炸、浓茶等刺激性食物及饮料，需戒烟酒。

52. B。**解析：**T管引流的护理措施包括：①妥善固定，保持通畅。如有阻塞，可用手由近向远挤压引流管或用少量无菌生理盐水缓慢冲洗，切勿用力推注（B错误）。②观察记录胆汁的量及性状（A正确）。③保持清洁：每日更换一次外接的连接管和引流瓶。④拔管：一般术后12～14天（C正确），无特殊情况，可以拔除"T"形管。拔管前先在饭前、饭后各夹管1小时，拔管前1～2天全日夹管（E正确），如无腹胀、腹痛、发热及黄疸等症状，说明胆总管通畅，可予拔管。拔管前还要在X线下经"T"形管行胆道造影（D正确），造影后必须立即接好引流管，继续引流2～3天，以引流造影剂，减少造影后反应和继发感染，如情况正常，造影后2～3天即可拔管。

53. C。**解析：**T管护理病人带T管出院时，应告知病人留置T管引流的目的，指导其进行自我护理。①妥善固定引流管和放置引流袋，穿柔软宽松衣物，防止扭曲或受压（A正确）。②避免举重物或过度活动，以防管道脱出或胆汁逆流（B正确）。③沐浴时应采取淋浴的方式，并用塑料薄膜覆盖引流伤口处（C错误）。④引流管伤口每日换药一次，敷料被渗湿时，应及时更换，以防感染，伤口周围皮肤涂氧化锌软膏保护（D正确）。⑤每日同一时间更换引流袋，并记录引流液的量、颜色及性状。若引流管脱出、引流液异常或身体不适应及时就诊（E正确）。

54. E。**解析：**患儿腹泻1月余，为迁延性腹泻，患儿腹壁脂肪消失，为重度营养不良，选择E。小儿腹泻根据病程分：急性腹泻（病程＜2周），迁延性腹泻（病程在2周～2个月），慢性腹泻（病程＞2个月）。营养不良分度如下表：

分度	Ⅰ（轻）度	Ⅱ（中）度	Ⅲ（重）度
体重低于正常均值	15%～25%	25%～40%	40%以上
腹部皮褶厚度	0.8～0.4cm	0.4cm以下	消失
肌张力	基本正常	减低、肌肉松弛	低下、肌肉萎缩
精神状态	基本正常	不稳定、易疲乏、烦躁不安	精神萎缩、反应低下抑制与烦躁交替

55. D。**解析：**营养不良病人最突出的表现是血清蛋白浓度降低（D正确）。胰岛素样生长因子Ⅰ水平反应灵敏，且不受肝功能的影响，是早期诊断营养不良的可靠指标。还有多种血清酶活性、血糖、血浆胆固醇水平降低，各种维生素及微量元素缺乏。

56. A。**解析：**补液量根据小儿体重计算，该患儿严重营养不良，补液总量适当减少；婴幼儿输液速度宜慢，以免导致心肺无法负荷。

57. D。**解析：**患儿出现神志不清，面色苍白，脉搏细弱，呼吸表浅，出冷汗，考虑为腹泻及严重营养不良导致的低血糖，可静脉注射葡萄糖治疗。

58. B。**解析：**患者输液速度为20ml/(kg·h)，患儿体重8kg，因此每小时输入量＝

20ml/（kg·h）×8kg×1h=160ml。

59. D。**解析**：排除法。A、B 明显正确。腹泻可能导致低血钾，低钾血症表现为：肌无力、消化道功能障碍（恶心、呕吐、腹胀和肠麻痹等）、心脏功能异常、代谢性碱中毒和反常性酸性尿等（C 正确）。小儿发生腹泻时一般不宜采取止泻剂，以免增加毒素的吸收（D 错误）；呕吐严重者可暂禁食，不禁水并进行补液（E 正确）。

60. B。**解析**：肝硬化患者进食后突然呕血，患者情绪高度紧张，诉说有濒死感，因此最主要的心理问题是恐惧，此时应做好心理护理，减轻患者恐惧心理。

61. E。**解析**：肝硬化患者进食后突然呕血，考虑为食管下端或胃底静脉曲张破裂引起的上消化道出血。止血措施为：药物治疗（B、C 正确）、气囊管压迫止血（D 正确）、内镜直视下止血、手术治疗、积极补充血容量等（A 正确）。应禁忌肥皂水灌肠，以免导致氨的吸收增多，诱发肝性脑病（E 错误）。

62. C。**解析**：分流术后应观察有无吻合口出血、肝性脑病等并发症，平卧 48h，翻身动作应轻缓，保持大小便通畅，2～3 天后改为半卧位，1 周后方可下床活动，以防止血管吻合口破裂。

63. E。**解析**：结肠的主要生理功能是吸收水分、储存和转运粪便（E 正确），还能吸收部分电解质和葡萄糖。维生素 B_{12} 主要在回肠末端被吸收。吸收营养物质的主要部位为小肠。吸收水分和盐类，分解产物为大肠功能。

64. E。**解析**：正常条件下，胰液进入十二指肠后，在肠激酶的作用下被激活，胰蛋白酶原首先被激活形成胰蛋白酶，胰蛋白酶启动各种酶原活化的级联，活化后的各种消化酶对食物产生消化作用。因此选择 E 选项。

65. B。**解析**：肝脏组织基本的功能单元是肝小叶。

66. B。**解析**：患者长期应用大量抗生素，结合患者口腔黏膜破溃，口腔创面上附着白色膜状物，拭去附着物可见创面轻微出血，考虑为真菌感染。

【速记点拨】口腔内白色假膜样、凝乳块样、豆渣样物提示真菌感染。

67. C。**解析**：与慢性胃炎发病相关的细菌是幽门螺杆菌。幽门螺杆菌（Hp）感染是慢性胃炎最主要的病因，病变以胃窦部为主。

68. A。**解析**：慢性胃炎临床表现多数为上腹部隐痛或不适，餐后加重、反酸、上腹部饱胀、嗳气、食欲缺乏、恶心、呕吐等，没有规律性上腹痛（A 正确，B 错误）。C 选项腹泻不符，D 向肩背部放射与胃炎表现不符，E 选项为胃癌的表现。

69. D。**解析**：本题考查慢性胃炎的药物治疗：（1）幽门螺杆菌根治治疗：治疗方案为一种胶体铋剂或一种质子泵抑制剂+两种抗菌药物。抗菌药物有阿莫西林、克拉霉素、替硝唑等。（2）对症处理：如由胆汁反流引起的胃炎，可用考来烯胺（消胆胺）（A）或氢氧化铝凝胶；雷尼替丁（C）为抑酸药；多潘立酮（E）可用于治疗胃动力学的改变；山莨菪碱（B）可用于胃、十二指肠溃疡，胆道痉挛等。（3）自身免疫性胃炎的治疗。（4）胃黏膜异型增生的治疗。避免使用泼尼松、强的松及利血平、阿司匹林，因此 D 选项错误。

70. A。**解析**：急慢性胃炎患者如患者有少量出血，可给予牛奶、米汤（A）等，以中和胃酸，利于黏膜的恢复。肉汤可使胃酸分泌增加，B 错误。C、D、E 无中和胃酸作用。

71. D。**解析**：本题考查慢性胃炎的饮食指导：指导患者加强饮食卫生和饮食营养，养成有规律的饮食习惯；避免过冷、过热、辛辣等刺激性食物及浓茶（A 错误）、咖啡（B 错误）等饮料；嗜酒者应戒酒，防止酒精损伤胃黏膜；注意饮食卫生。纯牛奶产气（C 错误）、油条为油炸食品（E 错误），都不能用于胃炎患者。

72. E。**解析**：消化性溃疡与幽门螺杆菌感染、胃酸分泌过多、胃黏膜保护作用减弱等因素有关。其中最主要的病因是幽门螺杆菌感染，选择 E 选项。

73. A。**解析**：实质性脏器破裂穿刺点为脐和髂前上棘连线中、外 1/3 交界处或经脐水平线与腋前线相交处。

74. E。**解析**：消化性溃疡以慢性病程、周期性发作、节律性上腹痛为特点（E 正确）。A 多与肝胆系统疾病或溶血有关。B、C、D 缺乏特异性，并非特征性临床表现。

75. A。**解析**：胃溃疡好发于胃角和胃窦小弯，因此选择 A。

76. A。**解析**：十二指肠溃疡患者疼痛为饥饿痛或空腹痛，其疼痛节律为疼痛－进食－缓解。胃溃疡与十二指肠溃疡区别如下：

区别	GU（胃溃疡）	DU（十二指肠溃疡）
时间	进食后 0.5～1h，至下次进餐前消失，较少发生夜间痛	进食后 2～3h，至下次餐后缓解，常有午夜疼痛
部位	胃角和胃窦小弯，剑突下正中或偏左	上腹正中或偏右
性质	烧灼感或痉挛感	饥饿感或烧灼感
规律	进食—疼痛—缓解	疼痛—进食—缓解

77. C。**解析**：胃溃疡疼痛的特点是进食－疼痛－缓解，表现为餐后 0.5～1h 腹痛明显。胃溃疡和十二指肠溃疡的区别如上表。

78. B。**解析**：患者头昏、乏力、黑矇，考虑并发症出血，因此重点询问粪便颜色，若有黑便，则有助于出血的判断。消化性溃疡常见并发症：①出血：是消化性溃疡最常见的并发症。十二指肠溃疡比胃溃疡易发生。可表现为呕血与黑便。②穿孔。③幽门梗阻。④癌变。

79. B。**解析**：柳氮磺吡啶是溃疡性结肠炎的首选药物，适用于轻、中、重型，使用糖皮质激素治疗已有缓解者。

80. B。**解析**：患者血压平稳后取低半卧位，禁食（C 错误），胃肠减压，输液及应用抗生素，观察生命体征以及胃肠减压和引流管吸出液的量和性质。肠蠕动恢复后，拔出胃管，饮少量水或米汤（E 错误），第 2 日进半流质饮食，鼓励患者早期下床活动以防止肠粘连（B）。A、D 选项内容虽正确，但题目考查的是预防粘连性肠梗阻的方法，与题意不符。因此选择 B 选项。

81. D。**解析**：X 线见膈下游离气体是肠穿孔的重要诊断依据。

82. D。**解析**：急性穿孔者应禁食、禁饮（A）、胃肠减压（B），可减少胃肠内容物继续流入腹腔；采取半卧位，半卧位可使十二指肠流出液局限，以免造成全腹感染；输液（C），应用抗生素（E）；严密观察病人生命体征、腹痛、腹膜刺激征、肠鸣音变化等。腹腔引流不属于非手术治疗，因此选择 D。

83. B。**解析**：半卧位可使十二指肠流出液局限，避免造成全腹感染。

84. B。**解析**：消化性溃疡的治疗原则：(1) 抑制胃内酸度的药物：①H_2受体拮抗剂。能阻止组胺与H_2受体相结合，使壁细胞分泌胃酸减少。常用药物有西咪替丁、雷尼替丁和法莫替丁。主要副反应为乏力、头昏、嗜睡和腹泻。②质子泵阻滞剂。是目前最强的胃酸分泌抑制剂，作用时间长，可以抑制壁细胞分泌 H^+ 的最后环节 H^+，K^+－ATP 酶（质子泵），减少了胃酸分泌。常用的药物有奥美拉唑（C）。③制酸剂。可使胃内酸度降低。常用药物有氢氧化铝（A）、碳酸氢钠、铝碳酸镁等。(2) 保护黏膜的药物：在酸性环境中，与溃疡面渗出的蛋白质相结合，形成一层覆盖溃疡的保护膜。常用的有枸橼酸铋钾（D）、硫糖铝、前列腺素类药物。幽门螺杆菌根治治疗：治疗方案为一种胶体铋剂或一种质子泵抑制剂＋两种抗菌药物。抗菌药物有阿莫西林、克拉霉素（E）、替硝唑等。B 口服补液盐主要用于腹泻脱水的患者。

85. D。**解析**：患者有消化性溃疡病史，近来多上腹饱胀，疼痛于餐后加重，且反复大量呕吐提示幽门梗阻。本题考查消化性溃疡常见并发症：①出血：是消化性溃疡最常见的并发症。十二指肠溃疡比胃溃疡易发生。可表现为呕血与黑便。②穿孔：常发生于十二指肠溃疡，主要表现为腹部剧痛和具有急性腹膜炎的体征。③幽门梗阻：主要表现为餐后上腹部饱胀，频繁呕吐宿食，严重时可引起水和电解质紊乱，并有营养不良和体重下降症状。④癌变：少数胃溃疡可发生癌变。

86. D。**解析**：根据患者3天来反复上腹痛，进餐后发作或加重，伴反酸、嗳气的描述，怀疑患者为胃部疾病，诊断首选胃镜。

【速记点拨】 大多数空腔脏器的确诊方法为内镜检查，如食管癌，反流性食管炎，胃炎，消化性溃疡病，胃癌，上消化道出血，肠结核，溃疡性结肠炎等。

87. A。**解析**：目前最强的胃酸分泌抑制剂是奥美拉唑，奥美拉唑为质子泵抑制剂，作用时间长，可以抑制壁细胞分泌 H^+ 离子的最后环节 H^+，K^+－ATP 酶（质子泵），减少了胃酸分泌。B 为 H_2受体拮抗剂，抑酸效果不及奥美拉唑。C 为碱性药物，作用为中和胃酸。D、E 为保护黏膜的药物。

88. C。**解析**：患者十二指肠溃疡病史，结合患者频繁呕吐隔宿发酵酸性食物，考虑幽门梗阻。本题考查消化性溃疡常见并发症：①出血：是消化性溃疡最常见的并发症。十二指肠溃疡比胃溃疡易发生。可表现为呕血与黑便。②穿孔：常发生于十二指肠溃疡，主要表现为腹部剧痛和具有急性腹膜炎的体征。③幽门梗阻：主要表现为餐后上腹部饱胀，频繁呕吐宿食，严重时可引起水和电解质紊乱，并有营养不良和体重下降症状。④癌变：少数胃溃疡可发生癌变。

【速记点拨】 频繁呕吐隔夜性宿食为判断幽门梗阻的题眼。

89. A。**解析**：Murphy 征阳性是急性胆囊炎的典型体征。挤压伤是在四肢或躯干肌肉丰富部位，遭受重物长时间挤压，在挤压解除后出现的以肢体肿胀、肌红蛋白尿、高血钾为特点的急性肾功能衰竭。

90. E。**解析**：消化性溃疡用药护理：（1）抗酸药：氢氧化铝凝胶、铝碳酸镁片等应在餐后 1h 或睡前服用，避免与牛奶同时服用（A）。（2）抗胆碱能药及胃动力药：如吗丁啉、西沙必利等应在餐前 1h 及睡前 1h 服用。（3）H_2受体拮抗剂：餐中或餐后即刻服用，西咪替丁注意观察患者有无皮疹（B）。（4）质子泵抑制剂：常用奥美拉唑，可引起头晕，用药时不可开车（D）。（5）胃黏膜保护剂：硫糖铝在酸性环境下有效，应在餐前 1h 与睡前给药。胶体铋剂在酸性环境下起作用，故在餐前 0.5h 服用，服药期间口内可能带有氨味，并可使舌、粪便染成黑色。硫糖铝餐前 1h 与睡前服用（C）。甲硝唑应饭后服用，以减轻对胃黏膜的刺激，E 错误。

91. C。**解析**：根据患者情况（患者饮食极不规律，常暴饮暴食，每日饮酒量约 500ml），应告知患者合理饮食的重要性，刺激性饮料、烈性酒除直接损伤黏膜外，还能促进胃酸过度分泌。其他选项的内容均正确，但对该患者并非最重要的。

92. D。**解析**：溃疡性结肠炎的病变部位主要在直肠和乙状结肠。

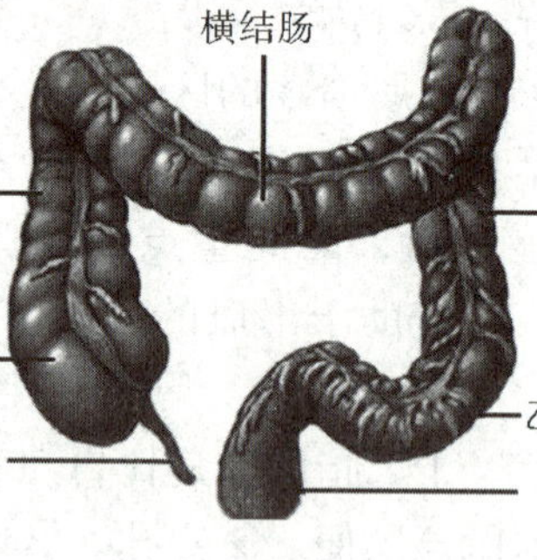

93. C。**解析**：溃疡性结肠炎主要临床表现为腹泻、大便有黏液脓血（C 正确）、腹痛及里急后重。

94. B。**解析**：检查前 3 天，停服铁剂药品（C 错误），开始进食半流质或低渣饮食，如鱼、蛋、牛奶、豆制品、粥、面条、面包、香蕉、冬瓜、马铃薯等。检查前一天晚餐后禁食（B 正确），检查当天需保持空腹 6h 以上（A 错误）。清洁肠道的方法现多口服硫酸镁或者甘露醇，同时多饮水，必要时检查前 2h 清洁洗肠（D 错误）。阿司匹林没必要停服（E 错误）。

95. C。**解析**：脱水程度的判断主要有：精神状态（A），眼泪，前囟（E），眼窝，皮肤弹性（D），尿量（B），口腔黏膜，休克症状。不同程度脱水的临床表现如下表：

	轻度	中度	重度
失水占体重百分比	3% ~5%	5% ~10%	>10%
精神状态	稍差，略烦躁	烦躁或萎靡	昏睡甚至昏迷
皮肤弹性	稍差	差	极差
皮肤温度	正常	稍凉	凉伴花纹
口腔黏膜	稍干燥	干燥	极干燥
眼窝及前囟	稍凹陷	明显凹陷	深凹陷，眼睑不能闭合
眼泪	有	少	无
尿量	稍少	少	无
休克症状	无	无	有

96. C。**解析**：结合小儿蛋花汤样便（题眼），考虑为轮状病毒感染所致。秋冬季的婴幼儿腹泻 80% 以上是由病毒感染所致，以轮状病毒感染最为常见；细菌性感染以致病性大肠埃希菌为主。

97. D。**解析**：脱水性质的评估如下表。

	等渗	低渗	高渗
发生率（%）	40 ~ 80	20 ~ 50	2 ~ 12
失水与失钠比例	失水 = 失钠	失钠 > 失水	失水 > 失钠
血钠（mmol/L）	130 ~ 150	< 130	> 150
皮肤颜色	发凉、发灰	发灰、发花更明显	发灰可有可无
皮肤弹性	不好	极差	尚可
皮肤潮湿度	干	湿而黏	极干
皮肤温度	凉	冰凉	凉或热
精神状态	萎靡	极萎靡	烦躁
口渴感	明显	不明显	极明显

本例患者血钠 125mmol/L，属于低渗，患儿无尿、眼窝凹陷极明显属于重度脱水。

98. B。**解析**：患儿有腹泻，脱水的基础，且出现四肢厥冷、脉弱、血压下降的情况，此时考虑出现了休克。

99. C。**解析**：休克的首要治疗原则是建立 2 条以上通畅的静脉通路，遵医嘱补充血容量。

100. D。**解析**：口服补液盐液推荐低渗透压配方：氯化钠 2. 6g，枸橼酸钠 2. 9g，氯化钾 1. 5g，葡萄糖 13. 5g 加水到 1000ml 配成总渗透压 245mOsm/L（如不计葡萄糖渗透压为 1/2 张），一般用于轻中度脱水无明显呕吐者，新生儿和有明显呕吐、腹胀、心肾功能不全等患儿不宜采用。

101. D。**解析**：患儿腹泻，清洁臀部时哭闹明显，可能与腹泻刺激导致患儿臀部皮肤完整性受损，因此需评估患儿的肛周皮肤。

102. C。**解析**：腹泻患儿饮食应少食多餐（A、B），饮食清淡（C 错误），不宜食用油炸、辛辣刺激食物，腹泻期间注意臀部护理（D、E）。臀部护理原则是要保持臀部及会阴部皮肤的清洁、干爽。因此患儿每次大便后，都要用温水清洗臀部，避免用毛巾直接擦洗。清洁后，可涂鞣酸软膏等，以预防臀红发生。避免使用不透气的塑料布或橡胶布。

103. E。**解析**：肠扭转多见于青壮年，预防肠扭转最重要的措施是避免饱餐后剧烈运动。因肠扭转极易发生绞窄性肠梗阻，应及时手术治疗。

104. C。**解析**：肠内容物不能正常运行，或通过障碍，称为肠梗阻。肠梗阻主要症状：腹痛（A），呕吐（D），腹胀（B），停止排便、排气（E）。C 选项不是肠梗阻的临床表现。

【速记点拨】肠梗阻临床表现：痛、吐、胀、闭（不排气）。

105. B。**解析**：急性阑尾炎大多数病人具有典型的转移性右下腹疼痛，典型腹痛发作始于上腹，逐渐移向脐部，数小时（6～8h）后转移并局限在右下腹，因此选择 B。

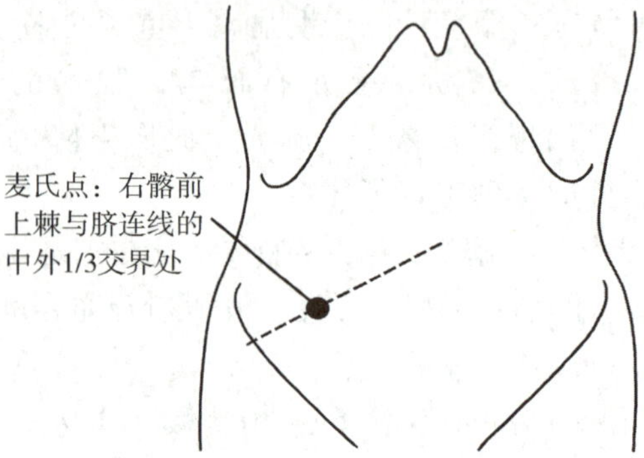

106. E。**解析**：阑尾炎患者保守治疗后出现腹痛缓解后突然加重，范围加大，考虑为阑尾穿孔引起的腹膜炎体征。

【速记点拨】腹腔脏器的穿孔多有弥漫性腹膜炎的表现（压痛、反跳痛、肌紧张）。

107. D。**解析**：阑尾切除术后应鼓励患者早期床上或下床活动，促进肠蠕动恢复，防止发生肠粘连。

【速记点拨】空腔脏器术后应及早下床，防止粘连。

108. D。**解析**：可采用排除法，1 岁以内不采取手术治疗，1 岁后未愈，考虑手术治疗，D 选项不妥。B 选项保持大便通畅，可避免患者用力排便导致腹压增高，疝块脱出。疝块还纳后局部可用大于脐环并外包纱布的硬币压迫，C 正确。A、E 正确。

109. A。**解析**：结合题干描述患者腹股沟斜疝反复出现，12h 前搬家具时肿块增大，有明显疼痛，平卧和手推均不能回纳，肛门停止排便、排气，考虑嵌顿性疝。嵌顿性疝需要紧急手术治疗，以防疝内容物坏死，并解除伴发的肠梗阻。

110. D。**解析**：腹外疝健康教育内容：（1）手术出院后逐渐增加活动量，3 个月内应避免重体力劳动或提举重物（A）。（2）避免腹内压升高的因素需注意保暖，防止受凉而引起咳嗽（E）；指导病人在咳嗽时用手掌按压切口部位，以免缝线撕脱。保持排便通畅，给予便秘者通便药物，嘱病人避免用力排便（C）。（3）减少和消除引起腹外疝复发的因素（B）。（4）定期门诊复查。若疝复发，应及早诊治（D 错误）。

111. D。**解析**：术后应取仰卧位，腘窝下垫枕，以松弛腹股沟切口的张力和减少腹腔内压力。

112. D。**解析**：腹外斜疝术前护理：（1）消除致腹内压升高的因素：除紧急手术者外，凡术前有咳嗽、便秘（A）、排尿困难等腹压升高因素者，均应给予对症处理，否则易致术后疝复发。（2）活动与休息：疝块较大者减少活动，多卧床休息；离床活动时使用疝带压住疝环口，避免腹腔内容物脱出而造成疝嵌顿。（3）病情观察：观察病人的腹部情况，若出现明显腹痛，伴疝块突然增大、紧张发硬且触痛明显、不能回纳腹腔，应高度警惕嵌顿疝发生的可能。（4）灌肠与排尿：术前晚灌肠，清除肠内积粪，防止术后腹胀及排便困难（C）。送病人进手术室前，嘱其排空小便或留置尿管，以防术中误伤膀胱（E）。（5）术前皮肤准备：手术前应做好阴囊及会阴部的皮肤准备（B），避免损伤皮肤。腹外斜疝患者术无须置胃管，本题选择 D 选项。

113. A。**解析**：术后护士为其采取平卧位，腘窝部垫枕，其主要目的是缓解切口张力，减轻疼痛，以利愈合。

114. C。**解析**：由于阴囊比较松弛、位置较低，渗血、渗液易积聚于阴囊。为避免阴囊内积血、积液和促进淋巴回流，术后可用丁字带将阴囊托起，并密切观察阴囊肿胀情况。

115. A。**解析**：防治腹外疝的措施主要是消除致腹内压升高的因素：除紧急手术者外，凡术前有咳嗽、便秘（A）、排尿困难等腹压升高因素者，均应给予对症处理，否则易致术后疝复发。B、C、D选项为术前常规准备，与预防术后复发无关。E为减轻疼痛措施，亦与题目无关。

116. B。**解析**：内痔的临床表现为排便时无痛性出血和痔块脱出。外痔主要表现为肛门不适、潮湿、有时伴局部瘙痒。混合痔临床上兼有内、外痔的临床表现，严重时可呈环状脱出肛门，呈梅花状，又称环状痔。A、D选项为外痔的表现，C为混合痔表现，E为肛瘘表现。

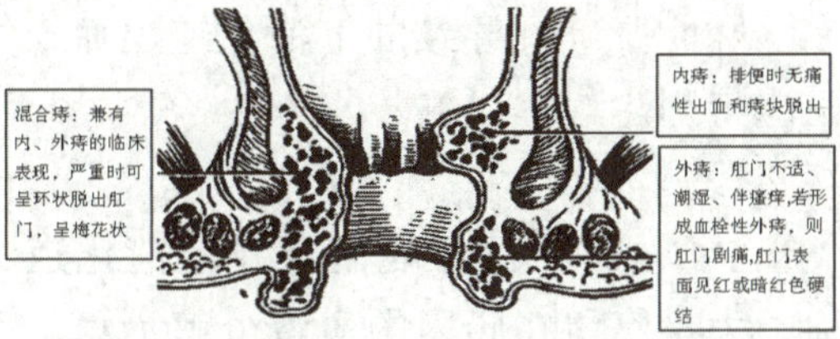

117. A。**解析**：术后1～2天应以无渣或少渣流食、半流食为主（C错误），如藕粉、莲子羹、稀粥、面条等，以减少肠蠕动、粪便形成和排便，促进切口愈合。48h之后应保持大便通畅，防止用力排便，崩裂伤口（A正确）。若有便秘，可口服液体石蜡或其他缓泻剂，但忌灌肠。术后24h内，病人在床上适度活动四肢，翻身等，但不宜过早下床，以免伤口疼痛及出血，24h后可适当下床活动（B错误）。术后疼痛患者可酌情给予镇痛剂缓解疼痛（D错误）。术后每天用1∶5000的高锰酸钾溶液坐浴（E错误）。

118. E。**解析**：痔的术后常见并发症：尿潴留（B），切口出血（A、D），术后切口感染和肛门狭窄。肛门疼痛为术后正常表现（C）。痔的手术为直肠肛管手术，不会导致肠粘连，因此选择E。

119. D。**解析**：引起肛瘘最常见的原发病是直肠肛管周围脓肿（D）。可由脓肿自行溃破或切开引流后形成，少数是结核分枝杆菌感染或由损伤引起。典型的肛瘘由内口、瘘管、外口3部分组成，其内口多位于齿状线附近，外口位于肛周皮肤。

120. C。**解析**：肛瘘切除术后嘱患者多饮水（A），多吃新鲜水果蔬菜和粗粮。养成良好排便习惯，术后病人因惧怕疼痛，常拒绝排便，应向其解释术后排便的意义，在有意排便时应及时排便（B）。少饮酒，少吃辛辣刺激食物（C错误），少吃高热量零食，坚持每日定时排便和坚持适当体育活动（E）等。加强肛周皮肤护理（D）。

121. C。**解析**：绝大部分直肠肛管周围脓肿由肛窦炎、肛腺感染（C）引起。

122. C。**解析**：热水坐浴用1∶5000高锰酸钾溶液坐浴，温度为43～46℃，每日2～3次，每次20～30min。

123. C。**解析**：绝大部分直肠肛管周围脓肿由肛窦炎、肛腺感染引起，A正确。肛门周围脓肿最常见，B正确。骨盆直肠间隙脓肿引起的全身症状较重而局部体征不明显，D正确。如已形成脓肿，应及时切开排脓，E正确。所以，本题选择C，坐骨直肠窝脓肿并不少见。

124. B。**解析**：由于患者没有医学知识，对于手术和疾病缺乏正确认识以及医务人员、医疗环境的陌生，患者进入手术室时，最可能出现恐惧和焦虑的情绪。

125. D。**解析**：以假小叶形成为主要病理改变的疾病是肝硬化。肝硬化的病理特点为广泛的肝细胞变性坏死、再生结节形成、纤维组织增生，肝小叶结构破坏和假小叶形成。

126. C。**解析**：记忆题。引起酒精性肝硬化的主要原因是长期大量饮酒，必须戒酒。

127. C。**解析**：肝硬化主要为肝功能减退和门静脉高压引起的表现。肝功能减退表现为全身症状，消化道症状，出血倾向和贫血，内分泌失调。内分泌紊乱：由于肝功能减退对雌激素灭活能力减退，导致雌激素增加，在患者面部、颈、上胸、肩背、上肢等上腔静脉引流部位可见蜘蛛痣和（或）血管扩张（C正确）；在手掌大、小鱼际及指端腹侧有红斑，称为肝掌；肾上腺皮质功能减退，导致肾上腺皮质激素减少，表现为面部和其他暴露部位皮肤色素沉着（D错误）；醛固酮增多，导致水钠潴留（E错误）；雄激素转化为雌激素，雄激素减少（A错误）。不影响垂体功能，B错误。

128. D。解析：门静脉与腔静脉之间的四个交通支：①胃底、食管下段交通支。是门腔静脉之间的最主要交通支（D正确），门静脉血流可经胃冠状静脉和胃短静脉，通过食管静脉丛与奇静脉相吻合，流入上腔静脉。②直肠下端肛管交通支。门静脉血流经过肠系膜下静脉、直肠上静脉，与直肠下静脉和肛管静脉相吻合，流入下腔静脉。③前腹壁交通支。门静脉（左支）血流经脐旁静脉与腹壁上和腹壁下的深静脉相吻合，分别流入上、下腔静脉。④腹膜后交通支。肠系膜上、下静脉有许多个小分支，在腹腔后与下腔静脉相吻合。

129. C。解析：患者有肝硬化病史，结合查体体征：腹部膨隆，腹壁皮肤紧张发亮，脐周可见静脉迂曲，考虑为大量腹水。腹水是肝硬化最突出的临床表现，患者常有腹胀感，尤其饭后显著，大量腹水使横膈抬高可出现呼吸困难、脐疝、下肢水肿，腹壁皮肤紧张发亮，膨隆呈蛙腹，叩诊有移动性浊音。

130. C。解析：患者如果在放腹水过程中出现昏迷，提示可能为放腹水诱发了肝性脑病，此时应立即停止放腹水。腹腔穿刺放腹水要点：每次放腹水在4000～6000ml，亦可一次放10000ml，甚至放完。同时给白蛋白静脉点滴，可提高疗效。若放腹水过程中突然昏迷，应立即停止放腹水。术后用无菌敷料覆盖穿刺部位，观察穿刺部位是否有溢液，术毕应缚紧腹带，防止腹穿后腹内压骤降，记录抽出腹水的量、性质、颜色，标本及时送检。

131. D。解析：肝硬化常合并上消化道出血，由于食管下段或食管胃底静脉曲张破裂，引起突然大量的呕血和黑便，常导致出血性休克或诱发肝性脑病。其他选项内容也正确，但并非最主要的原因。

132. A。解析：肝硬化腹水患者应限制水钠摄入，每日摄盐量宜控制在1.2～2.0g（A），进水量限制在1000ml/d左右。

133. C。解析：肝硬化患者为预防食管、胃底静脉曲张破裂导致的上消化道出血，饮食上应特别注意禁食粗糙、坚硬、较烫（C）的食物。

134. C。解析：肝硬化合并上消化道大出血，大量停留在肠内的血液分解为氨，引起血氨升高，可引发肝性脑病，选择C。

135. C。解析：肝硬化患者由于胆红素水平增高刺激皮肤，患者会有皮肤瘙痒症状。

136. D。解析：由于肝有双重血液供应，又通过胆道与肠道相通，因而受细菌感染的机会多。病原菌入侵肝的常见病因和途径：（1）胆道系统：最主要的入侵途径和最常见的病因（D正确），以左外叶最多见。（2）肝动脉体内任何部位的化脓性病变。（3）门静脉系统化脓性疾病。（4）肝毗邻部位的感染可经淋巴系统侵入。（5）肝开放性损伤：细菌直接从伤口入侵。

137. E。解析：细菌性肝脓肿症状：（1）寒战和高热：最常见的早期症状（E正确）。体温可高达39～40℃，一般为稽留热或弛张热，伴多汗，脉率增快。（2）肝区疼痛：多数出现肝区持续性胀痛或钝痛，有时可伴有右肩牵涉痛或胸痛。（3）消化道及全身症状：由于细菌毒素吸收及全身消耗，病人有乏力、食欲减退、恶心、呕吐；少数病人可有腹泻、腹胀及难以止住的呃逆等症状。

138. B。**解析：**游离的氨有毒性，且能透过血－脑屏障，氨对中枢神经系统的毒性作用时干扰脑细胞的三羧酸循环，使大脑细胞能量供应不足。

139. C。**解析：**记忆题。肝性脑病最具有特征性的体征是扑翼样震颤。肝性脑病分为四期：一期（前驱期）：轻度的性格改变和行为失常。典型的病人可有扑翼样震颤（特征性体征）。二期（昏迷前期）：以意识错乱、睡眠障碍、行为失常为主要表现。定向力和理解力减退，计算能力下降。多有睡眠时间倒错。体格检查有扑翼样震颤，腱反射亢进，巴宾斯基征阳性。脑电图有特征性异常。三期（昏睡期）：以昏睡和精神错乱为主，病人呈昏睡状态，可以唤醒，醒时可回答简单问题。扑翼样震颤可引出。脑电图异常。锥体束征呈阳性。四期（昏迷期）：意识完全丧失，不能唤醒。浅昏迷时对痛刺激有反应，腱反射和肌张力仍亢进；扑翼样震颤已无法引出。深昏迷时，各种反射消失，肌张力消失，瞳孔常散大，脑电图明显异常。

140. B。**解析：**肝性脑病患者口服乳果糖，在结肠中被细菌分解为乳酸和醋酸，使肠内呈酸性，从而减少氨的产生、吸收。

141. E。**解析：**肝性脑病患者禁用维生素 B_6，因其可使多巴在外周神经处转化为多巴胺，影响多巴进入脑组织，减少中枢神经系统的正常递质传递，加重病情。

142. B。**解析：**肝性脑病患者发病开始数日内禁食蛋白质，应供给足够的热量和维生素，以糖类为主要食物，应尽量少给予脂肪类物质（A 错误），因脂肪可延缓胃的排空。血氨偏高者限制蛋白质摄入（B 正确），昏迷者应忌食蛋白质，可鼻饲或静脉补充葡萄糖以供给热量。患者清醒后，可逐步增加蛋白饮食，每天控制在 20g 以内，最好给予植物蛋白（C 错误），如豆制品。肝性脑病饮食应控制维生素 B_6（D 错误）。显著腹水患者，应限制钠、水量，限钠 250mg/d，水入量一般为尿量加 1000ml/d（E 错误）。

【速记点拨】肝性脑病患者饮食应：限盐限水限蛋白（给予植物蛋白）

143. A。**解析：**肝性脑病昏迷前期应限制蛋白质的摄入，添加蛋白质时，最好是植物蛋白，如豆制品（B），因此 A 错误。患者的能量主要以糖类（碳水化合物）为主（C、D、E）。

144. C。**解析：**患者处于昏迷状态，应取去枕仰卧位，以保持呼吸道通畅，防止误吸导致窒息（A）。昏迷者应忌食蛋白质，鼻饲或静脉补充葡萄糖供给热量（B）。因为肥皂水为碱性，灌肠后可增加肠道氨的吸收，诱发肝性脑病，加重病情（C 错误）。需限制水、钠，水入量一般为尿量加 1000ml/d（D）。为防止患者出现躁动，造成受伤，必要时使用约束带（E）。

145. C。**解析：**肝性脑病昏迷者应忌食蛋白质，清醒后可逐步增加蛋白质饮食，最好给予植物性蛋白如豆制品（A 错误，C 正确）。补充糖类（碳水化合物）供给热量（B 错误）。显著腹水者限制水、钠，水入量一般为尿量加 1000ml/d，应尽量少给予脂肪类物质，因脂肪可延缓胃的排空（D 错误）。肝性脑病患者禁用维生素 B_6，因其可使多巴在外周神经处转化为多巴胺，影响多巴进入脑组织，减少中枢神经系统的正常递质传递（E 错误）。

146. A。**解析：**患者昏迷只能头偏向一侧，结合患者大量腹水，选择中凹卧位，只有 A 正确。

147. A。**解析：**患者昏迷应采用平卧位头偏向一侧，不能给予舒适体位，A 错误。

148. A。**解析**：急性胆囊炎时，患者右上腹（A）可有不同程度和不同范围的压痛、反跳痛和肌紧张，Murphy 征阳性（检查者将左手掌平放于患者右肋缘，拇指置于右腹直肌外缘与肋弓交界处，嘱患者缓慢深吸气，使肝脏下移，若拇指触及肿大的胆囊引起患者因疼痛而突然屏气，称为 Murphy 征阳性）。

149. E。**解析**：患者饮酒后上腹部持续疼痛，考虑为急性胰腺炎，取弯腰屈膝侧卧位可减轻疼痛。

150. E。**解析**：Charcot 三联征指的是腹痛、寒战高热、黄疸。

【速记点拨】 Charcot 三联征 + 休克 + 神经症状 = Reynolds 五联征（急性梗阻性化脓性胆管炎）。

151. A。**解析**：胆道蛔虫病多见于青少年和儿童，表现为突发性剑突下阵发性“钻顶样”剧烈绞痛，可向右肩背部放射。发作时辗转不安，呻吟不止，大汗淋漓，可伴有恶心、呕吐或呕吐蛔虫。疼痛可突然缓解，间歇期宛如正常人。合并胆道感染时，出现胆管炎症状，严重者表现为重症型胆管炎。

【速记点拨】 钻顶样蛔虫病，B 超确诊早晚治。

152. A。**解析**：患儿 10 岁，突发腹部钻顶样疼痛（题眼）2h 来院，考虑蛔虫病。B 超检查是本病的首选检查方法，见蛔虫体可确诊。

153. D。**解析**：小儿补液定性：低渗性脱水：2/3 张至等张含钠液；等渗性脱水：1/2～2/3 张含钠液；高渗性脱水：1/4～1/3 张含钠液。

154. E。**解析**：驱虫药应于清晨空腹或晚上临睡前服用，服药后注意观察大便中是否有蛔虫排出。

155. D。**解析**：胆囊结石患者，明天即将做胆囊切除术，此时最应该和患者做术前健康指导。

156. C。**解析**：胆总管探查或切开取石术后，在胆总管切开处放置“T”形引流管，一端通向肝管，一端通向十二指肠，由腹壁戳口穿出体外，接引流袋。

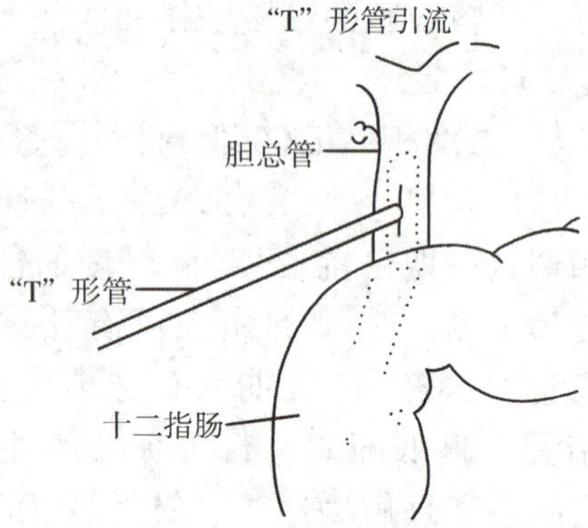

“T”形管：一端通向肝管，一端通向十二指肠

157. A。**解析**：胆总管探查或切开取石术后，在胆总管切开处放置“T”形引流管，一端通向肝管，一端通向十二指肠，由腹壁戳口穿出体外，接引流袋。主要目的是：①引流胆汁（A）。②引流残余结石。③支撑胆道：避免术后胆总管切口瘢痕狭窄、管腔变小、粘连狭窄等。

158. D。**解析**：患者有胆囊结石病史，饮酒和暴食后（题眼），出现左上腹疼痛，考虑急性胰腺炎。急性胰腺炎是多种病因导致胰酶在胰腺内被激活后引起胰腺组织自身消化、水肿、出血甚至坏死的炎症反应。临床以急性上腹痛、恶心、呕吐、发热和血胰酶增高等为特点。

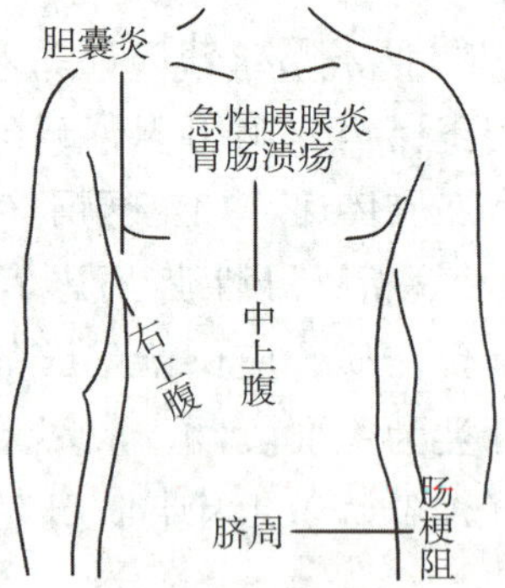

腹部疼痛常见疾病示意图

159. A。**解析**：不同类型肠梗阻的临床表现有其自身的特点，但都存在腹痛、呕吐、腹胀及停止排便排气等共同表现。

160. D。**解析**：急性胰腺炎是自身消化导致的化学性炎症，解痉药不能缓解（D错误）。

161. C。**解析**：给急性胰腺炎患者提供安静的休养环境，协助患者采取舒适卧位，以减轻疼痛，如屈膝侧卧位。对于疼痛剧烈，在床上辗转不安的患者，应注意防止坠床。

162. C。**解析**：怀疑急性胰腺炎时，首选的检查项目是血淀粉酶。急性胰腺炎时，血清和尿淀粉酶常明显升高，血清淀粉酶超过正常值3倍即可诊断本病，有诊断价值。血淀粉酶不一定反映病情轻重，出血坏死型胰腺炎血清淀粉酶值可正常或低于正常。

163. B。**解析**：考查肝性脑病的临床表现。患者可能为肝性脑病二期。二期（昏迷前期）以意识错乱、睡眠障碍、行为失常为主。定向力和理解力均减退，不能完成简单计算。言语不清，举止反常，多有睡眠时间倒错，甚至有幻觉、恐惧、躁狂。此期病人有明显神经系统体征，如腱反射亢进、肌张力增高、巴宾斯基征阳性，扑翼样震颤存在，脑电图表现异常。

164. C。**解析**：急性水肿性胰腺炎禁食并给予胃肠减压，是为了防止食物及胃液进入十二指肠刺激胰腺分泌消化酶（C）。当腹痛和呕吐基本消失后，可进食少量糖类流食，而后逐步恢复饮食，但仍忌油脂食品，以便使胰腺分泌减少。

165. B。**解析**：急性胰腺炎解痉、镇痛可用阿托品（C）或盐酸消旋山莨菪碱（A）注射液肌内注射。对于疼痛剧烈患者，可用哌替啶（D）50～100mg肌内注射。普鲁本辛（E）具有与“阿托品”相似的M受体阻断作用，解痉和抑制胃酸分泌的作用较强而持久。因吗啡（B）可引起Oddi括约肌痉挛而加重疼痛，因此禁用吗啡，因此选择B选项。

166. D。**解析**：急性胰腺炎患者拟行急诊手术，术前应禁食禁饮，因此选择D。A、B、C、E为常规术前准备，均正确。

167. C。**解析**：急性胰腺炎患者的健康指导：患者平时应注意规律进食，避免暴饮暴食。腹痛缓解后应从少量低脂、低糖饮食开始逐渐恢复到正常饮食，应避免刺激强、产气多、高脂肪和高蛋白食物，戒除烟酒（C错误），防止复发。

168. E。**解析**：呕血时，患者应采取平卧位，头偏向一侧，防止发生误吸或窒息，选择E选项。上消化道出血一般处理：大量出血病人绝对卧床休息，禁食，呕血时头偏向一侧，避免呕血时误吸引起窒息。少量出血，可选用温凉、清淡、无刺激性流食。止血后应给予病人营养丰富、易消化的半流食、软食。做好心理护理，减轻患者恐惧心理。

【速记点拨】有可能窒息的患者须平卧位，头偏向一侧。

169. A。**解析**：患者因上消化道大出血出现休克，护士应给予中凹卧位，以增加回心血量（A错误）。上消化道出血伴休克时首要的治疗措施是立即建立有效静脉通道（C）、立即配血（D），迅速补充血容量。暂时禁食禁饮（B），给予氧气吸入（E）。注意观察尿量，准确记录出入量。

170. A。**解析**：外科急腹症是指以急性腹痛为主要表现，需要早期诊断和紧急处理的腹部外科疾病。其临床特点是起病急、病情重、发展迅速、病情多变，因诊断、治疗困难而给病人带来严重危害甚至死亡。

171. D。**解析**：对诊断尚未明确的急腹症病人，慎用止痛剂，禁用吗啡、哌替啶等麻醉性止痛剂。

【速记点拨】急腹症，病情急，原因不明禁吗啡，谨记禁食禁饮禁泻禁灌肠。

172. A。**解析**：急腹症患者一般禁止灌肠，禁止服用泻药，以免造成感染扩散或病情的加重。故本题正确答案为A。

173. C。解析：对诊断尚未明确的急腹症病人，慎用止痛剂，禁用吗啡、哌替啶等麻醉性止痛剂（C错误），必要时可用阿托品解痉，因为此药不致掩盖症状。禁忌给病人灌肠和用热水袋热敷、禁用腹泻药，以免导致感染扩散。急腹症病人需禁食、胃肠减压以减轻腹胀（B），并及时建立通畅的静脉通路补液，纠正水、电解质紊乱及应用抗生素。及时做好药物皮肤过敏试验、配血、备皮、有关常规实验室检查或器官功能检查等，以备应急手术的需要（E）。患者腹部闭合性损伤、皮肤挫裂伤应尽量减少搬动患者（A），绝对卧床休息（D），以免加重病情。

174. A。解析：患者全腹压痛，左下腹抽出不凝血，怀疑腹腔脏器破裂，需立即手术，应做好术前准备，包括皮肤准备（B）、交叉配血（C）、皮肤过敏试验（D）及留置胃管、尿管（E）等。A选项明显错误。

175. B。解析：急性腹膜炎的患者，由于炎症、应激和禁食的原因，代谢率增高，分解代谢增强，所以对经治疗后腹痛、呕吐基本消失的患者，应给予低脂、低蛋白流质饮食。

176. D。解析：大肠癌包括结肠癌和直肠癌，直肠癌最常见，乙状结肠癌次之。淋巴转移是大肠癌主要的转移途径。

177. E。解析：大便通畅有利于清除肠内含氮物质。忌用肥皂水灌肠，因其可使肠腔内呈碱性，导致血氨升高，加重肝性脑病。

178. B。解析：小儿腹泻以等渗性脱水多见，其脱水程度可分为轻、中、重三度。

	轻度	中度	重度
失水占体重百分比	3%～5%	5%～10%	>10%
精神状态	稍差，略烦躁	萎靡、烦躁	表情淡漠甚至昏迷
眼泪	有	少	无
前囟、眼窝	稍凹陷	明显凹陷	深陷
皮肤弹性	干，弹性稍差	干，弹性差	干，弹性极差
尿量	稍减少	明显减少	极少或无
口腔黏膜	稍干燥	干燥	极干燥
休克症状	无	无	有

本题中患儿无尿、无泪、肢端厥冷提示重度脱水。

179. E。解析：小儿腹泻在脱水和酸中毒时，由于血液浓缩和离子钙增加，可不出现低钙表现。在脱水和酸中毒被纠正后，离子钙减少，出现低钙症状。低钙血症表现为抽搐或惊厥等；极少数患儿经补钙后症状仍不好转，应考虑为低镁血症，表现为手足震颤、手足搐搦或惊厥。

180. D。解析：肝硬化患者在面部、颈、上胸、肩背、上肢等上腔静脉引流部位可见蜘蛛痣和（或）血管扩张。

181. A。解析：上腹部疼痛，伴明显的腹膜刺激征，有移动性浊音提示胃、十二指肠溃疡急性穿孔。

182. C。解析：左上腹外伤后出现血压下降（提示内出血）、腹部叩诊有移动性浊音（提示腹腔积血）诊断为脾破裂。

183. E。解析：溃疡性结肠炎是一种病因尚不十分清楚的结肠和直肠慢性非特异性炎症性疾病，病变局限于大肠黏膜及黏膜下层。病变多位于乙状结肠和直肠，也可延伸至降结肠，甚至整个结肠。病程漫长，常反复发作。血性腹泻是最常见的早期症状。

184. D。解析：肝硬化腹水患者腹壁皮肤紧张发亮，膨隆呈蛙腹，当腹水量超过1000ml时叩诊有移动性浊音。

185. C。解析：胆道系统是细菌性肝脓肿最主要的入侵途径。

186. B。解析：本题考查消化系统解剖生理。胃的黏液细胞，分泌碱性黏液，有保护黏膜、对抗胃酸腐蚀的作用。主细胞分泌胃蛋白酶原和凝乳酶原；壁细胞分泌盐酸和抗贫血因子；胃窦部 G 细胞分泌促胃液素。

187. A。**解析**：本题考查患儿口腔炎－鹅口疮的护理。题干中，患儿口腔出现白色膜状物，为鹅口疮的典型表现。鹅口疮为白色念珠菌感染所致，白色念珠菌属于真菌感染。

188. A。**解析**：本题考查消化性溃疡患者的护理。根除幽门螺杆菌治疗方案为质子泵抑制剂或胶体铋剂和两种抗菌药物如氨苄西林、克拉霉素、奥美拉唑、枸橼酸铋钾，可使幽门螺杆菌根除率达 80% 以上。

189. A。**解析**：本题考查消化性溃疡患者的护理。消化性溃疡的病因较为复杂，研究表明，与幽门螺杆菌感染、胃酸分泌过多、胃黏膜保护作用减弱等因素有关，幽门螺杆菌感染为消化性溃疡的主要发病因素。

190. E。**解析**：本题考查消化性溃疡病人的护理。题干中，患者消化性溃疡，行三联治疗，隐血试验报告呈阴性表明消化道无出血，因此考虑为服用胶体次枸橼酸铋钾后的反应。服用枸橼酸铋钾期间，口中可能带有氨味，且舌、粪便可被染成黑色，这期间黑粪易与黑粪症相混淆，但无其他不适，属正常反应，停药后 1～2 天大便色泽转为正常。

191. D。**解析**：本题考查消化性溃疡病人的护理。治疗幽门螺杆菌所致阳性消化性溃疡，最有效的方法是根除幽门螺杆菌治疗，可采用三联或四联用药。幽门螺杆菌根治治疗方案为一种胶体铋剂（黑色）或一种质子泵抑制剂 + 两种抗菌药物。抗菌药物有阿莫西林、克拉霉素、替硝唑等。

192. D。**解析**：本题考查溃疡性结肠炎的护理。溃疡性结肠炎是一种病因尚不十分清楚的结肠和直肠慢性非特异性炎症性疾病，病变局限于大肠黏膜及黏膜下层。病变多位于乙状结肠和直肠，也可延伸至降结肠，甚至整个结肠。

193. A。**解析**：Murphy 征阳性是急性胆囊炎的典型体征。胆总管结石是典型的 Charcot 三联征，即腹痛、寒战高热及黄疸。

194. A。**解析**：本题考查小儿腹泻的护理。根据题干提示，患儿腹泻呕吐已有 3 天，呕吐情况较为严重，可暂禁食 4～6 小时，在好转后再尽量恢复喂养。

195. D。**解析**：本题考查急性阑尾炎病人的护理。急性阑尾炎发生坏死、穿孔的原因主要是阑尾动脉为无侧支的终末动脉，是肠系膜上动脉所属回结肠动脉的分支，当血运障碍时易致阑尾坏死、穿孔。

196. C。**解析**：本题考查直肠肛管周围脓肿病人的护理。引起直肠肛管周围脓肿常见的致病菌有大肠埃希菌、金黄色葡萄球菌、链球菌和铜绿假单胞菌，常是多种病菌混合感染。厌氧性细菌和结核杆菌较少引起，本题选择 C。

197. D。**解析**：以假小叶形成为主要病理改变的疾病是肝硬化。肝硬化的病理特点为广泛的肝细胞变性坏死、再生结节形成、纤维组织增生，正常肝小叶结构破坏和假小叶形成。假小叶是肝硬化的特征性病变。假小叶是增生肝细胞团被增生的纤维组织分隔包绕形成的，其内肝细胞索排列紊乱，出现汇管区，中央静脉偏位或多个。

198. E。**解析**：本题考查肝硬化病人的护理。肝硬化失代偿期最常见的并发症为上消化道大出血，多突然发生大量呕血或黑粪，可诱发肝性脑病，E 正确。肝性脑病是晚期肝硬化最严重的并发症，亦是常见死亡原因，应注意避开此干扰项，B 错误。其他选项也为肝硬化失代偿期并发症，但并非最常见。

199. A。**解析**：本题考查肝硬化病人的护理。肝硬化腹水治疗时，利尿主要使用螺内酯，螺内酯为保钾利尿药，易发生不良反应高钾血症。因此护士应着重观察，以防出现高钾血症。螺内酯常与排钾利尿药合用，加强利尿，减少排钾。

200. B。**解析**：本题考查细菌性肝脓肿病人的护理。寒战和高热是细菌性肝脓肿最常见的早期症状，多为弛张热，全身脓毒血症症状明显。肝区出现持续性胀痛或钝痛，可伴有右肩牵涉痛或胸痛。有非特异性消化道症状如恶心、呕吐、食欲不振等，少数严重者可出现黄疸。肝脓肿可向上穿破肝表面形成膈下脓肿；若向胸腔穿破形成脓胸或心包积液；脓肿穿破入腹腔引起腹膜炎；少数肝脓肿穿破血管壁，引起上消化道大出血。

201. D。解析：本题考查胆道蛔虫病患者的护理。题干中，患者腹部钻顶样痛（题眼）、腹膜刺激征阳性，应考虑胆道蛔虫病。主要症状表现为突发性剑突下阵发性“钻顶样”剧烈绞痛，可向右肩背部放射；发作时辗转不安，呻吟不止，大汗淋漓，可伴有恶心、呕吐或呕吐蛔虫。疼痛可突然缓解，间歇期宛如常人。

202. B。解析：考查肝性脑病的临床表现。患者言语不清，举止反常，定向力和理解力减退，腱反射亢进，扑翼样震颤存在，脑电图异常，符合肝性脑病 2 期的表现（B）。前驱期脑电图多数正常，昏睡期患者昏睡，但可以唤醒，醒时尚可应答，但常有神志不清和幻觉。4 期昏迷期不能唤醒。

203. A。解析：本题考查慢性便秘病人的护理。慢性便秘患者最主要的表现为缺乏便意，排便困难，粪便干结。患者每周排便少于 3 次，排便费力、排出困难或有排便不尽感，病程至少 6 个月。

204. C。解析：鹅口疮又名雪口病，为白色念珠菌感染所致（C 错误）。

205. E。解析：患者持续上腹痛并伴频繁呕吐宿食提示并发了幽门梗阻（E 正确）。若为溃疡穿孔，表现为腹部剧痛和急性腹膜炎的体征，进食或用抑酸药后长时间疼痛不能缓解（B 排除）。若为溃疡出血，轻者出现呕血、头晕、乏力、黑矇、黑粪，重者可出现低血容量性休克（A 排除）。十二指肠溃疡极少发生癌变，若上腹疼痛节律发生变化或加剧，不能被进食或服用制酸剂缓解，考虑癌变（D 排除）。多发性溃疡相对于单发溃疡而言，可有多个病灶（C 排除）。

206. A。解析：内痔位于齿状线以上，表面覆盖直肠黏膜，好发于直肠下端的左侧、右前或右后方（截石位 3、7、11 点）。

207. E。解析：患者排便时无痛便血，并有肿物脱出，便后自行还纳，考虑为内痔初期，只需调节饮食（B 排除），多饮水，多吃新鲜水果、蔬菜和粗粮，少饮酒（D 排除），少吃辛辣刺激食物，少吃高热量零食。定时排便（E），适当增加运动量（C 排除），便后及时清洗，必要时用 1∶5000 高锰酸钾溶液温水坐浴（A 排除）。

208. E。解析：直肠上静脉丛属门静脉系统，且无静脉瓣膜，又位于门静脉系的最低处，静脉回流困难，门静脉高压时回流更难（D），直肠上下静脉丛壁薄（A）、位置表浅，且缺乏周围组织支持，易于形成静脉扩张；长期的坐与立（B）或便秘（C 对 E 错）、前列腺增生、腹水和妊娠、盆腔肿瘤等，导致直肠静脉丛扩张充血。

209. B。解析：腹水时叩诊有移动性浊音。

210. B。解析：门静脉高压症按门静脉血流阻力增加的部位，分为肝前、肝内和肝后 3 型，肝后型常因为巴德 - 吉亚利综合征（B 正确）、缩窄性心包炎、严重右心衰竭等，使肝静脉流出道（包括肝静脉、下腔静脉甚至右心）被阻塞而致。选项 A、E 为肝内型，选项 C、D 为肝前型。

211. D。解析：胰消化酶主要有胰淀粉酶（C）、脂肪酶（B）、胰蛋白酶（A）和糜蛋白酶（E），胃壁细胞分泌促胃液素（D 正确）。

第四章 呼吸系统疾病病人的护理

1. A。解析：支气管哮喘首选支气管扩张剂缓解症状，而后需要选择激素类气雾剂控制炎症。

2. D。解析：氧浓度（%）=21+氧流量（L/min）×4。氧浓度为53%，则氧流量为8L/min。

3. C。解析：氧合指数［PaO_2/FiO_2（其具体计算方法为 PaO_2 mmHg值除以吸入氧比例）］<300mmHg（正常值400~500mmHg）是ARDS诊断的必备条件。

4. D。解析：动物皮毛会诱发哮喘；花草会诱发哮喘；鱼肉、蛋会导致过敏。散步是一种运动，与哮喘无必要关系。

5. E。解析：患者相邻多根、多处骨折，可能因前后端失去支撑，使该部胸廓软化，产生反常呼吸运动，即吸气时，胸腔内负压增高，软化区向内凹陷；呼气时，胸腔内负压减低，该部胸壁向外凸出，又称连枷胸。如果软化区较广泛，在呼吸时两侧胸膜腔内压力不平衡，可使纵隔左右扑动，影响静脉血液回流，导致缺氧和二氧化碳潴留，严重者可发生呼吸和循环衰竭。因此首要评估是否可以维持有效气体交换。

6. B。解析：右心功能不全，回心血量减少，血液淤积在四肢，引起水肿。

7. B。解析：呼吸衰竭的病人好转，要评估病人的活动能力，再决定呼吸功能锻炼的程度。

8. E。解析：抗生素预防感染。

9. A。解析：急性呼吸窘迫综合征主要表现为严重低氧血症和急性进行性呼吸窘迫。不能用通常的吸氧疗法改善，亦不能用其他原发心肺疾病（如气胸、肺气肿、肺不张、肺炎、心力衰竭）解释。常伴有烦躁、焦虑、出汗。

10. C。解析：肺炎的患者最好的降温措施是物理降温，物理降温无效时再采用药物降温。另外肺炎患者用抗生素治疗有效，24~72小时后体温即可恢复正常，热退后3天即可停药。尽量不用退热药，避免大量出汗而影响临床判断。

11. C。解析：哮喘急性发作时采取的端坐位是强迫体位，即被迫体位。被迫卧位是指患者为了减轻疾病所致的痛苦或因治疗所需而被迫采取某种卧位。此时患者意识清晰，也有变换卧位的能力，只是迫于疾病的影响而被迫采取某种卧位。主动卧位指患者自己采取的最舒适的卧位。被动卧位是指患者卧于他人安置的卧位。自身无变换卧位的能力，由护士帮助采取合适的卧位。

12. D。解析：血培养用于查找致病菌，以对症治疗。

13. B。解析：右心衰竭主要表现为体循环静脉淤血，其症状以食欲缺乏、恶心呕吐、水肿、腹胀、少尿、肝区胀痛等为特征。体征：（1）水肿：早期在身体的下垂部位和组织疏松部位，出现凹陷性水肿。重者可出现全身水肿，并伴有胸腔积液、腹水和阴囊水肿。（2）颈静脉怒张和肝颈静脉回流征阳性：右心衰竭可见颈静脉怒张，其程度与静脉压升高的程度呈正相关；压迫病人的腹部或肝脏，可见颈静脉怒张更明显，称为肝颈静脉回流征阳性。（3）肝大和肝压痛：可出现肝大和压痛；持续慢性右心衰竭者，可发展为心源性肝硬化，此时肝脏压痛不明显，肝颈静脉回流征不明显，伴有黄疸和肝功能损害。（4）发绀：由于体循环静脉淤血，血流缓慢，血液中还原血红蛋白增多所致。

14. E。解析：排除法，ABC适合于呼吸困难的患者，D适用于大量痰液的患者，本例患者咳痰后窒息因此首选机械吸痰。

15. D。解析：相邻多根、多处肋骨骨折因前后端失去支撑，使该部胸廓软化，产生反常呼吸运动（D），即吸气时，胸腔内负压增高，软化区向内凹陷；呼气时，胸腔内负压减低，该部胸壁向外凸出，又称连枷胸。如果软化区较广泛，在呼吸时两侧胸膜腔内压力不平衡，可使纵隔左右扑动，影响静脉血液回流，导致缺氧和二氧化碳潴留，严重者可发生呼吸和循环衰竭。

16. A。解析：吸烟为COPD重要也是最常见的发病因素，烟草中含焦油、尼古丁和氢氰酸等化学物质，可损伤气道上皮细胞，可使支气管痉挛，呼吸道上皮细胞纤毛运动受抑制，纤毛脱落，而易致感染。

17. E。解析：肺泡纤维化见于急性呼吸窘迫综合征晚期。

18. B。解析：排除法即可。患者食欲减退，体重下降，不存在体液过多的问题。

19. C。解析：腹式呼吸指通过腹肌的主动舒张与收缩加强腹肌训练，可使呼吸阻力减低，肺泡通气量增加，提高呼吸效率。训练方法如下：①以立位、平卧位、半卧位最适宜；立位时上半身略向前倾，可使腹肌放松，舒缩自如，辅助呼吸肌及全身肌肉尽量放松，情绪安定，平静呼吸；②用鼻吸气，经口呼气（E错），呼吸缓慢而均匀，勿用力呼气，吸气时腹肌放松，腹部鼓起，呼气时腹肌收缩，腹部下陷（D错）。开始训练时，病人可将一手放在腹部，一手放在前胸，以感知胸腹起伏，呼吸时应使胸廓保持最小的活动度，呼与吸时间比例为（2～3）∶1（C正确），每日训练2次，每次10～15min（AB错）。熟练后可增加训练次数和时间，并可在各种体位时随时进行练习。

20. A。解析：氧疗改善呼吸情况，BCDE均能改善，血压下降与氧疗有效无关。

21. A。解析：患者应充分休息，远离起病诱因，清淡饮食、进流食、多饮水、加强营养及疏通大便（A正确）。禁食辛辣、烧烤、油腻食物，抗生素治疗为主要治疗方法（C、E错误），对于发热患者可给予物理降温治疗，每4小时测量体温1次（B错误）。该病具有一定传染性，故最好能隔离患者或嘱患者戴口罩（D错误）。

22. B。解析：患者由于入睡后发作哮喘，导致到晚上害怕病情发作，惶惶不可终日，这种心理反应最主要的是恐惧。焦虑为没有事实根据也无明确客观对象和具体观念内容的提心吊胆和恐惧不安的心情。恐惧是患者对某些特定的对象产生强烈和不必要的恐惧，常伴有回避行为。注意回避干扰项D。

23. C。解析：患儿精神不振，食欲差，且月龄为6个月，因此鼓励其继续母乳喂养。患儿肺炎，喂养时少量多餐，多饮水（C错误），耐心喂养防止呛咳。

24. D。解析：肺炎患者抗生素治疗热退后又发热提示并发症发生。

25. C。解析：哮喘患者呼吸困难应给予鼻导管低流量、低浓度持续湿化吸氧。

26. C。解析：控制哮喘急性发作症状的首选药为短效β_2受体激动剂，除有迅速松弛支气管平滑肌作用外，还具有一定的抗气道炎症，增强黏膜纤毛功能的作用，如沙丁胺醇（C选项）、特布他林、福莫特罗等，用药方法首选吸入法。支气管哮喘的治疗原则如下：

	消除过敏原	控制发作和预防复发最有效的方法
缓解发作	β_2受体激动剂	控制症状的首选药 沙丁胺醇，首选吸入法
	茶碱类	氨茶碱，滴注宜慢
	抗胆碱能药物	异丙阿托品，雾化吸入

续表

	消除过敏原	控制发作和预防复发最有效的方法
抗炎	糖皮质激素	控制气道炎症最有效的抗炎药泼尼松，口服
	色甘酸钠	预防运动和过敏原诱发的哮喘最有效

27. E。解析： COPD 患者急性发作，PaO_2 50mmHg（< 60mmHg）、$PaCO_2$ 55mmHg（> 50mmHg），为Ⅱ型呼衰。呼吸衰竭的分类如下：

Ⅰ型呼衰	低氧血症型，PaO_2 < 60mmHg
Ⅱ型呼衰	高碳酸血症型，PaO_2 < 60mmHg，$PaCO_2$ > 50mmHg

28. B。解析： 患者在吸氧过程中自行调大氧流量，30 分钟后大量出汗，烦躁不安，肌肉震颤，间歇抽搐，考虑肺性脑病。如果吸氧浓度高于 60%，持续时间超过 24h 才会发生氧中毒。

29. D。解析： 正常人平静吸气时，胸内压为 −8 ~ −12cmH_2O，应保证负压引力保持在 −8 ~ −12cmH_2O。图中广口瓶长管内高于水面的水柱为 8cm 即负压为 −8cmH_2O。

30. E。解析： 患者诊断为真菌性肺炎，发病因素包括长期应用广谱抗生素、激素、免疫抑制剂等药物（A、B、C 正确），口腔念珠菌感染（D 正确），免疫力下降等。不包括 E。

31. A。解析： 患者自发性气胸入院，右侧胸部肋间隙增宽，语颤消失，叩诊鼓音提示患侧为右侧，则气体聚集的右侧肺部向下压迫肝脏，导致肝浊音界下移，选择 A。

32. A。解析： 患者咳脓性痰，量多，最主要的护理问题是清理呼吸道无效，与呼吸道分泌物较多、痰液黏稠有关，选择 A 选项。

33. D。解析： 对慢性肺源性心脏病患者进行的健康教育主要是提高机体免疫力，接种流感疫苗和肺炎球菌疫苗，去除病因和诱因，避免吸入尘埃、刺激性气体，预防感染，呼吸肌锻炼如腹式呼吸和缩唇呼气，改善膳食结构等。长期应用抗生素易造成耐药性、真菌感染等不良后果。

34. A。解析： 杵状指多因组织缺氧、代谢障碍及中毒造成指端组织增生所致，患者支气管病史 20 年，因此出现杵状指的主要原因为慢性缺氧。

35. B。解析： 支气管哮喘发作时双肺呈过度充气状态，两肺满布哮鸣音（B 正确），呼气音延长。还可有发绀、心率增快、奇脉、颈静脉怒张、胸腹反常运动等体征。

36. C。解析： 重症患儿发生腹胀是由于发生中毒性肠麻痹（C 正确）。重症肺炎除呼吸系统症状和全身中毒症状外，常有循环、神经和消化系统受累的表现。循环系统：常见心肌炎、心力衰竭。神经系统：发生脑水肿时出现烦躁或嗜睡、意识障碍、惊厥、前囟隆起、瞳孔对光反射迟钝或消失、呼吸节律不齐甚至停止等。消化系统：表现为食欲减退、呕吐或腹泻。发生中毒性肠麻痹时出现明显的腹胀，呼吸困难加重，肠鸣音消失；发生消化道出血时出现呕吐咖啡样物，大便潜血试验阳性或柏油样便。

37. A。解析： 患者慢性阻塞性肺气肿，氧疗时宜采取低流量持续给氧，氧流量为1 ~ 2L/min，选择 A。

38. B。解析： 患者躁动不安，有幻觉，对自己所处的位置、目前的时间无法做出正确判断，即有时间和地点定向障碍，意识状态属于意识模糊。意识状态包括：①嗜睡：处于持续睡眠状态，能被言语或轻度刺激唤醒。②意识模糊：有时间和地点定向障碍。③昏睡：反射减弱，不易唤醒。④浅昏迷：意识大部分丧失，角膜反射、瞳孔对光反射存在，压眶时有痛苦表情及躲避反应。⑤深昏迷：意识完全丧失，角膜反射和瞳孔对光反射均消失，对各种刺激均无反应。

39. B。解析： 患者患支气管哮喘，支气管哮喘发作时可出现发作性呼气性呼吸困难

（B 选项），伴有哮鸣音、咳嗽、咳痰，严重者常被迫坐位或端坐呼吸，甚至发绀，夜间或清晨发作和加重。呼气性呼吸困难常见于下呼吸道梗阻，表现为呼气费力，呼气时间＞吸气时间，常见于支气管哮喘、阻塞性肺气肿等。三种呼吸困难总结如下表：

分类	表现	常见病因
吸气性（上呼吸道部分梗阻所致）	吸气费力，吸气时间＞呼气时间，可出现三凹征（胸骨上窝、锁骨上窝、肋间隙或腹上角凹陷）	喉头水肿、气管异物
呼气性（下呼吸道梗阻所致）	呼气费力，呼气时间＞吸气时间	支气管哮喘、阻塞性肺气肿
混合性	吸气和呼气均感费力，呼吸的频率加快而表浅	肺部感染

40. C。**解析**：患者呼吸困难，夜间不能平卧，自行吸入 β_2 受体激动剂效果不佳，可判断为重度。哮喘程度判断如下表：

临床特点	轻度	中度	重度	危重
气短	步行、上楼时	稍事活动	休息时	–
体位	可平卧	喜坐位	端坐呼吸	–
讲话方式	连续成句	单词	单字	不能讲话
精神状态	可有焦虑，尚安静	时有焦虑或烦躁	常有焦虑、烦躁	嗜睡或意识模糊
出汗	无	有	大汗淋漓	–
呼吸频率	轻度增加	增加	常＞30 次/min	–
辅助呼吸肌活动及三凹征	常无	可有	常有	胸腹矛盾运动
哮鸣音	散在，呼吸末期	响亮、弥漫	响亮、弥漫	减弱，乃至无
脉率（次/min）	＜100	100～120	＞120	脉率变慢或不规则
奇脉	无，＜10 mmHg	可有，10～25 mmHg	常有，＞25 mmHg	无，提示呼吸肌疲劳
使用 β_2 受体激动剂后 PEF 预计值或个人最佳值（%）	＞80%	60%～80%	＜60% 或＜100 L/min 或作用时间＜2 h	–
PaO_2（吸空气，mmHg）	正常	≥60	＜60	–
$PaCO_2$（mmHg）	＜45	≤45	＞45	–
SaO_2（吸空气，%）	＞95	91～95	≤90	–
pH	–	–	–	降低

41. B。**解析**：患者自行吸入 β_2 受体激动剂效果不佳，可给予支气管舒张药。

42. C。**解析**：患者有哮喘史，感冒致使其急性发作，查体有桶状胸及缺氧表现，经治疗后缓解，但 PaO_2 仍低，提示进行家庭氧疗是最有效的措施。

43. C。**解析**：支气管哮喘为慢性终身性呼吸系统疾病，且此次入院为感冒诱发，因此对患者进行健康教育的目的是提高患者的自我管理技能，通过有效的哮喘管理，可以有效地控制哮喘的发作。

44. E。解析： 哮喘日记可以为疾病预防和治疗提供参考资料。哮喘日记的内容包括：吸氧时间及次数（A正确）、症状发作程度（B正确）、发作次数等症状及主观感觉（D正确），所应用的药物（C正确），反映肺功能状况的峰流速值。不包括E。

45. C。解析： 为避免诱发支气管哮喘发作，应避免吸入性过敏原：如花粉、尘螨、动物的毛、刺激性气体等（B正确）；避免呼吸道感染（尤其病毒感染）（D正确）；避免摄入引起过敏的食物（A正确）、某些药物；气候变化、剧烈运动（E正确）及精神因素等均可诱发哮喘。不包括接触外界人员。

46. E。解析： 患者慢性阻塞性肺疾病急性发作，可能出现的体征为肺部啰音增多。

47. D。解析： 氨茶碱有松弛支气管平滑肌作用，增强呼吸肌的收缩、抗气道炎症作用，增强黏膜纤毛功能的作用，常口服。

48. C。解析： 气管在隆突处（位于胸骨角）分为左、右主支气管。在肺门处分为肺叶支气管，进入肺叶。右支气管较左支气管粗、短而陡直，异物吸入更易进入右肺。

49. A。解析： 人的呼吸过程包括三个互相联系的环节：外呼吸，包括肺通气和肺换气。肺泡（E）是支气管树的终末部分，是肺进行气体交换的部位。肺泡是由单层上皮细胞构成的半球状囊泡，为多面性囊泡，一面开口于肺泡囊（D）、肺泡管（C）或呼吸性细支气管（B），其余各面与相邻的肺泡彼此相连。

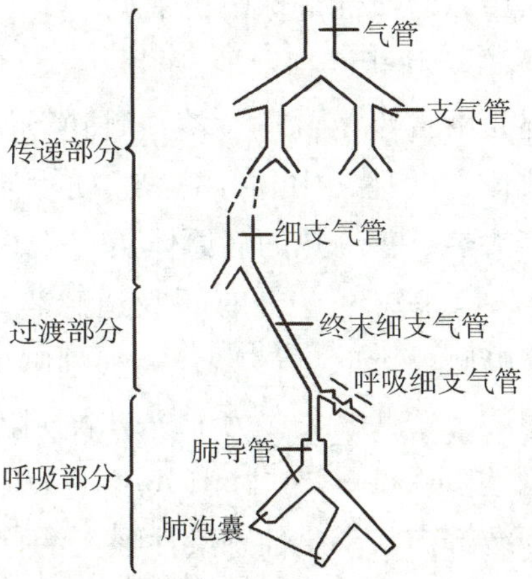

50. A。解析： 在正常情况下，呼吸中枢发出呼吸冲动，是由血液中二氧化碳浓度的变化刺激所致。血液中的二氧化碳升高主要刺激外周化学感受器（主动脉体和颈动脉体感受器）反射引起呼吸中枢兴奋，加强呼吸使肺通气加强而使二氧化碳呼出，或pH降低也可以引起此反射兴奋。注意与干扰项B区别。

51. B。解析： 婴儿的呼吸频率较快（A），呈腹式呼吸（C），婴儿由于呼吸系统尚未发育完善，可出现节律不规整的情况（B错误），由于没什么呼吸储备，容易出现呼吸衰竭（D）。气管及支气管管腔相对狭窄，炎症时也易导致阻塞（E）。小儿鼻腔相对短小，无鼻毛，后鼻道狭窄，黏膜柔嫩，血管丰富，易于感染；炎症时易充血肿胀出现鼻塞，导致呼吸困难。鼻腔黏膜与鼻窦黏膜相连续，且鼻窦口相对较大，故急性鼻炎时易导致鼻窦炎。咽鼓管较宽、短、直，呈水平位，故鼻咽炎易侵及中耳而致中耳炎。喉部较长、狭窄，呈漏斗型，黏膜柔嫩，血管丰富，喉炎时易发生梗阻而致窒息。

52. B。解析： 病毒感染为急性上呼吸道感染的主要原因。上呼吸道感染有70%～80%由病毒引起，因此选择B。也可原发或继发细菌感染，常见链球菌、葡萄球菌感染等，其中以溶血性链球菌最常见。

53. A。**解析：**细菌性扁桃体炎最多见的病原体是溶血性链球菌。溶血性链球菌常引起扁桃体、咽部、中耳等感染。亦为肾盂肾炎、产褥热、猩红热的病原体。

54. A。**解析：**患儿有呼吸道感染史，出现声音嘶哑、犬吠样咳嗽，吸气性喉鸣，考虑为急性感染性喉炎，为了缓解喉梗阻症状，首选用地塞米松雾化吸入（A），可减轻喉头水肿，缓解症状。急性感染性喉炎治疗原则：（1）保持呼吸道通畅：用肾上腺皮质激素雾化吸入，可迅速缓解症状，消除黏膜水肿。（2）控制感染：选择敏感抗生素，常用青霉素类、氨基糖苷类或头孢菌素类。（3）肾上腺皮质激素：有抗炎和抑制变态反应等作用，可减轻喉头水肿，缓解症状。（4）对症治疗：缺氧者予以吸氧，烦躁不安者可用异丙嗪镇静，除镇静外还有减轻喉头水肿的作用，痰多者可选用祛痰剂。（5）经上述处理后仍严重缺氧或有Ⅲ度以上喉梗阻者，应立即进行气管切开术。

55. E。**解析：**指导家长关心患儿，及时向家长解释病情的发展和可能采取的治疗方案，指导家长正确护理患儿，如加强身体锻炼（D），适当进行户外活动，避免到人多拥挤的场所（B），避免过度劳累（A），定时开窗通风，保持空气清新（C）等。呼吸道感染者接种疫苗并不能产生终生免疫。也可采用排除法，本题选择E。

56. C。**解析：**细菌性咽－扁桃体炎是种较为严重的扁桃体感染，患者以强烈的咽痛和高热为主要症状，强烈咽痛的表现相对于其他呼吸道感染更加突出。

57. D。**解析：**痰液不易咳出者可给予患者雾化吸入，湿化痰液，在雾化吸入无法解决问题后，可选用负压吸痰，本题选择D，排除干扰项E。

58. A。**解析：**急性支气管炎的治疗主要是病因治疗和止咳、化痰、平喘等对症治疗，常口服祛痰剂如复方甘草合剂（C）等止咳祛痰，口服氨茶碱止喘。痰液不易咳出者可用必嗽平（B）、复方氯化铵合剂（D）或沐舒坦（E），也可给予患者雾化治疗帮助祛痰。有痰病人一般不用可待因等强力镇咳剂或镇静剂，以免抑制呼吸，影响痰液咳出，因此选择A。

【速记点拨】呼吸系统疾病慎用可待因、吗啡等强力镇咳、镇静剂，以免抑制呼吸。

59. B。**解析：**慢性支气管炎是气管、支气管黏膜及其周围组织的慢性非特异性炎症。临床上以反复咳嗽、咳痰为主要症状，每年持续3个月，连续2年或2年以上。

60. E。**解析：**患者有慢性支气管炎病史17年，痰稠不易咳出（原因），在剧烈咳嗽时，突然出现呼吸极度困难，喉部有痰鸣音，表情恐怖，双手乱抓。应首先考虑为痰液堵塞气道导致窒息。

【速记点拨】口鼻和呼吸道有血液、痰液及异物时需警惕窒息

61. D。**解析：**发生窒息时，最重要的处理是立即清除呼吸道痰液，清理呼吸道，保持呼吸道通畅，然后通知医生，给予氧气吸入，因此选择D。C选项适用于中枢性呼吸抑制，错误。A、B选项内容正确，但不是最重要的。

62. A。**解析：**支原体肺炎首选大环内酯类抗生素（A），如红霉素、阿奇霉素，至少用药2～3周。β－内酰胺类，包括临床最常用的青霉素与头孢菌素等，临床使用范围广，可用于大叶性肺炎的治疗。氟喹诺酮类常用于泌尿生殖系统疾病、胃肠疾病。氨基糖苷类抗生素主要用于敏感需氧革兰阴性杆菌所致的全身感染。磺胺类药物是一种广谱抗菌药，临床上主要用于预防和

治疗感染性疾病。

63. E。**解析**：肺炎治疗应针对病原体选择合适的抗生素。衣原体肺炎用大环内酯类抗生素如红霉素。另外，肺炎链球菌B族β溶血性链球菌肺炎选用青霉素；金黄色葡萄球菌肺炎可用头孢菌素类；大肠埃希菌肺炎可用阿米卡星；支原体肺炎用红霉素。

64. C。**解析**：小儿支气管肺炎抗生素治疗时，抗生素一般使用到体温正常后5～7天，临床症状基本消失后3天。

65. B。**解析**：患者此时伤口渗血，为避免感染等发生，应及时更换敷料。

66. C。**解析**：肺炎球菌肺炎的病理分期：①充血期；②红色肝样变期；③灰色肝样变期；④消散期。

67. E。**解析**：肺炎球菌肺炎病前常有上呼吸道感染、受凉、淋雨、疲劳等情况。典型表现为：起病多急骤，寒战，高热（A），数小时内体温可高达39～41℃，呈稽留热型。患者全身肌肉酸痛，患侧胸痛明显（D），咳嗽时加剧；干咳（B），有少量黏痰，典型者在发病2～3d时咳铁锈色痰（C）。腹胀一般不会出现，因此选择E选项。

68. A。**解析**：先清理患儿口腔及鼻腔分泌物，听诊肺部后采取合适体位，一手固定患儿，另一手五指并拢，稍向内合掌成空心状，利用腕部力量拍打，动作适宜且用力均匀，顺序由下向上、由外向内，频率不少于120次/分。

69. D。**解析**：根据题干描述，考虑患儿为肺炎合并心力衰竭，且患儿烦躁不安，为了改善缺氧，此时给予面罩给氧（A）。置患儿于半卧位可使膈肌下降，利于呼吸，同时还可减轻心脏负荷（B）。避免各种刺激以免病情加重（C），备好抢救用品以便随时抢救（E）。此时若加快输液速度，会导致病情恶化，引起急性肺水肿，因此选择D。

【**速记点拨**】除快速利尿剂及脱水剂加快输液速度外，心、肺、肾等疾病及化疗需控制滴速。

70. D。**解析**：肺炎患儿应密切观察患儿心率和呼吸的变化。若患儿出现烦躁不安、面色苍白、呼吸加快（>60次/分）、心率增快（>160～180次/分）、出现心音低钝或奔马律、肝脏短期内迅速增大时，考虑肺炎合并心力衰竭，应及时报告医生，立即给予面罩吸氧并减慢输液速度。若患儿突然咳粉红色泡沫痰，应考虑肺水肿，立即嘱患儿坐位，双腿下垂，给患儿吸入经20%～30%乙醇湿化的氧气，间歇吸入，每次吸入不宜超过20分钟。因此选择D。注意排除干扰项E，E题干中为防止并发症应重点观察的项目，E不能反映并发症。

71. C。**解析**：肺炎患者出现高热的患者饮食应清淡，宜选择高热量（A）、高蛋白（B）、高维生素食物（D），多饮水（E）。此外发热者应密切监测体温变化，体温超过38.5℃应给予处理，警惕高热惊厥的发生，并采取相应的护理措施。饮食应清淡（C错误），宜选择高热量、高蛋白、高维生素食物，多饮水。

72. B。**解析**：肺炎患者咳大量黄色脓痰，应考虑为金黄色葡萄球菌感染。肺炎链球菌感染为铁锈色痰。

【**速记点拨**】金黄色葡萄球菌与“化脓”密切相关。

73. A。**解析**：支气管扩张症的病理改变早期为柱状扩张，随着病情加重发展为囊性扩张。**74. D**。**解析**：患者为支气管扩张，提示病灶局限且固定，痰多提示有湿性啰音，不易咳出提示可能比较持久，因此选择D。

75. E。**解析**：根据咯血量临床将咯血分为痰中带血、少量咯血（<100ml/d）、中等

量咯血（100～500ml/d）和大量咯血（>500ml/d 或 1 次咯血量 >300ml）。

76. E。**解析**：大量出血时多因小动脉被慢蚀或增生的血管被破坏所致，当咯血量 <100ml/d，为小量咯血，当咯血量 100～500ml/d 为中量咯血，当咯血量 >500ml/d，或 1 次咯血量 >300ml/d，为大量咯血。

77. A。**解析**：支气管扩张病人大咯血时应禁食，小量咯血可进少量温凉饮食，避免刺激性饮食。患者目前为大咯血，选择 A 选项。

78. C。**解析**：患者反复咯血，病人最可能出现的心理反应是恐惧或焦虑。

79. A。**解析**：为减少支气管扩张患者肺部继发感染和全身中毒症状，最关键的是排出大量痰液。痰液引流是利用重力作用促使呼吸道分泌物流入气管、支气管排出体外的方法，目的是保持气道通畅，减少继发感染和减轻全身中毒症状，因此 A 正确。抗生素的使用是在出现感染征象之后，且应根据具体的病原体给予相应的抗生素，B 错误。E 选项可预防流感，但不能减少支气管扩张患者肺部继发感染和全身中毒症状。

【速记点拨】体位引流痰液为支气管扩张的主要治疗。

80. A。**解析**：体位引流前进行超声雾化，以稀释痰液，利于引流（B）。体位引流宜在饭前进行（A 错误）；依病变部位不同而采取不同的体位，引流时间可从每次 5～10min 加到每次 15～30min（E），引流完毕予以漱口并记录引流出痰液的量及性质，可给予治疗性雾化吸入（D）。引流过程鼓励病人做腹式深呼吸，辅以胸部叩击或震荡等措施（C），并注意观察病情，若病人出现咯血、发绀、头晕、出汗、疲劳等情况，应及时终止引流，痰量较多的病人引流时，应注意将痰液逐渐咳出，以防发生痰量同时涌出过多而窒息，患有高血压、心力衰竭及高龄病人禁止体位引流。

81. D。**解析**：肺气肿是指终末细支气管远端（呼吸细支气管、肺泡管、肺泡囊和肺泡）的气道弹性减退（E），过度膨胀（A）、充气和肺容积增大或同时伴有气道壁破坏的病理状态。由于肺过度膨胀，导致肺血供减少（D 错误），所以肺外观苍白或灰白（B），因此本题选择 D 选项。

82. A。**解析**：最易并发阻塞性肺气肿的疾病为慢性支气管炎。

83. A。**解析**：患者在住院期间发生细菌感染，且患者有老年、COPD 并发自发性气胸的高危因素，属于院内感染，院内感染由高危因素的常见致病菌为葡萄球菌，因此本题选择 A。

84. C。**解析**：患者为慢性阻塞性肺疾病，夜间服 5mg（安全剂量）地西泮入睡（D 错误），晨起出现呼之不应，呼吸浅促，提示与地西泮抑制呼吸中枢有关，因此选择 C，排除 A、E。地西泮可使呼吸肌松弛，痰液在肺内不易呼出，导致呼吸浅促，大脑长时间缺氧造成呼之不应。

85. E。**解析**：长期家庭氧疗一般采用低流量持续吸氧，流量 1～2L/min，每天氧疗时间不少于 15h。

86. E。**解析**：（1）缩唇呼吸：病人闭嘴经鼻吸气，然后通过缩唇（吹口哨样）缓慢呼气（C 正确，E 错误），同时收缩腹部。呼气与吸气时间比为 1∶2 或 1∶3（D）。缩唇呼吸可提高支气管内压，防止呼气时小气道过早陷闭，以利肺泡气体排出。（2）腹式呼吸：以半卧位，膝半屈曲体位最适宜；可使腹肌放松，舒缩自如，用鼻吸气，经口呼气，吸气时腹肌放松，腹部鼓起（A），呼气时腹肌收缩，腹部下陷（B）。呼与吸时间比例为（2～3）∶1，每分钟 10 次左右。每日训练 2 次，每次 10～15min。

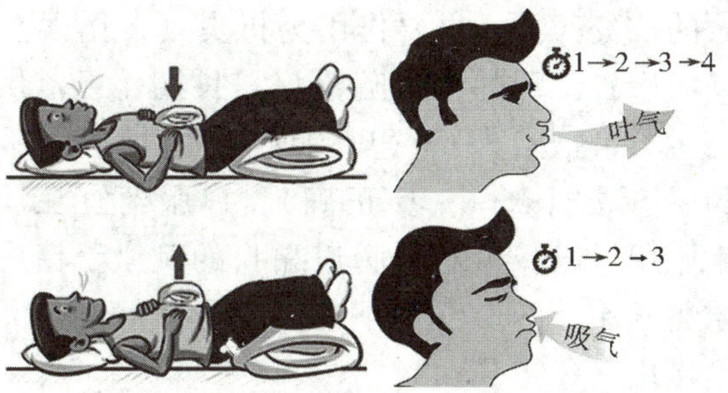

87. A。**解析**：指导患者呼吸时使胸廓保持最小的活动度，呼与吸时间比例为（2～3）:1（A），每日2次，每次10～15min。缩唇呼吸：病人闭嘴经鼻吸气，然后通过缩唇（吹口哨样）缓慢呼气，同时收缩腹部。缩唇呼吸可提高支气管内压，防止呼气时小气道过早陷闭，以利肺泡气体排出。腹式呼吸：以半卧位，膝半屈曲体位最适宜；可使腹肌放松，舒缩自如，用鼻吸气，经口呼气，吸气时腹肌放松，腹部鼓起，呼气时腹肌收缩，腹部下陷。

88. C。**解析**：为减少COPD患者在易感季节发病，可预防性注射流感疫苗，增强机体对上呼吸道感染的免疫力，从而降低肺炎的发生，因此选择C选项。接种卡介苗为预防肺结核的措施，B错误。抗生素应在医生指导下服用，以免产生耐药性，D错误。适当的体育锻炼，可增强体质，增强对外界环境变化的适应能力，有助于预防疾病，E错误。

89. E。**解析**：预防慢性阻塞性肺疾病急性发作的措施：①戒烟（A）。②增强体质，合理膳食（C）。进行耐寒锻炼，防止感冒（B）。重视缓解期营养摄入，改善营养状况。③坚持全身运动 坚持进行腹式呼吸及缩唇呼气训练（D正确，E错误）。④家庭氧疗的指导长期氧疗可以改善COPD病人的预后，提高其生活质量。

90. D。**解析**：慢阻肺合并气胸出院患者，为防止气胸复发，应指导患者避免诱发气胸的因素：①避免抬举重物，剧烈咳嗽、屏气、用力排便，采取有效的预防便秘的措施（D）。②注意劳逸结合，不进行剧烈运动。③保持心情愉快，避免情绪波动。④劝导戒烟。

91. D。**解析**：肺性脑病早期可表现为头痛、头昏、记忆力减退、精神不振、工作能力降低等症状。继之可出现不同程度的意识障碍，轻者呈嗜睡、昏睡状态（D正确），重则昏迷。主要系缺氧和高碳酸血症引起的二氧化碳麻醉所致。此外还可有颅内压升高、视神经乳头水肿和震颤、肌阵挛、全身强直－阵挛样发作等各种运动障碍。

【速记点拨】烦躁、昏迷、嗜睡、意识淡漠、瞳孔异常等神经症状常提示脑病。

92. A。**解析**：上呼吸道感染70%～80%由病毒引起，细菌感染以溶血性链球菌多见。

93. B。**解析**：患者慢性阻塞性肺疾病急性发作期，痰多黏稠，翻身时突然出现面色发绀，烦躁不安，提示由于痰多黏稠致窒息，首先采取的护理措施是给患者吸痰，清理呼吸道，保持呼吸道通畅。B选项正确。再给予患者吸氧；协助患者取坐位；湿化气道雾化吸入以稀释痰液；指导患者有效咳嗽等措施，A、C、D、E选项内容虽然正确，但在急救时相比清理呼吸道处于次重要地位。

94. D。**解析**：本题考查内容是为患者叩背时的正确方法。患者长期卧床，叩击时置患者于侧卧位（A），一手固定患者，另一手五指并拢，稍向内合掌成空心状（E正确，D错误），利用腕部力量拍打，动作适宜用力均匀，顺序由下向上（C）、由外向内（B），频率不少于120次/分。

95. D。**解析**：支气管哮喘（简称哮喘）是由肥大细胞、嗜酸性粒细胞和T淋巴细胞等多种炎性细胞介导的气道慢性炎症（D正确），使易感者对各种激发因子具有气道高反应性，并引起广泛的、可逆性气道阻塞。典型表现为反复发作性的喘息、伴有哮鸣音的呼气性呼吸困难、胸闷、咳嗽等症状。

【速记点拨】哮喘可理解为支气管的过敏反应。

96. C。解析：支气管哮喘典型表现为发作性呼气性呼吸困难（C），伴有哮鸣音、咳嗽、咳痰，严重者常被迫坐位或端坐呼吸，甚至出现发绀。痰黏稠，不易咳出。夜间或清晨发作和加重是哮喘的特征之一。发作时肺呈过度充气状态，哮鸣音广泛，呼气音延长。

97. A。解析：防止哮喘发作最有效的方法是脱离变应原，所以正确答案为A。

98. E。解析：支气管哮喘患者受凉后哮喘发作，因此对其健康教育最重要的是应注意预防上呼吸道感染，因此选择E。

99. B。解析：糖皮质激素是防治哮喘最有效的药物，主要是通过抑制气道变应性炎症，降低气道高反应性，常用泼尼松（B）。支气管哮喘治疗原则：（1）消除过敏原及引起哮喘的刺激因素，是控制发作和预防复发最有效的方法。（2）缓解哮喘发作药物治疗：①β_2受体激动剂：是控制症状的首选药。②茶碱类：如氨茶碱。有松弛支气管平滑肌作用，增强呼吸肌的收缩，抗气道炎症，增强黏膜纤毛功能的作用。③抗胆碱能药物：异丙基阿托品雾化吸入。具有舒缓支气管、减少分泌物分泌的作用；与β_2受体激动剂联合应用有协同作用；对于夜间哮喘、痰多的病人尤其适用。（3）抗炎药物：①糖皮质激素：当前控制气道炎症最有效的抗炎药物。常用泼尼松口服。②色甘酸钠：一种非糖皮质激素抗炎药。对预防运动和过敏原诱发的哮喘最有效。③抗生素：伴有呼吸道感染者，可应用磺胺类药物或青霉素等。

100. D。解析：采用排除法，正确答案为D。糖皮质激素是当前控制气道炎症最有效的抗炎药物，主要作用为抗炎（A错误）。需向患者说明的是哮喘治疗需长期、规范用药，不可擅自停药（B错误）。指导病人吸药后应立即漱口（D正确）。口服药宜在饭后服用，以减少对胃肠道黏膜的刺激。糖皮质激素治疗的全身性不良反应少，但不是无副作用（C错误）。

101. E。解析：选项中沙丁胺醇为β_2受体激动剂，是控制症状的首选药。

102. B。解析：本题考查氨茶碱的不良反应，当快速静脉注射氨茶碱后，血中茶碱浓度升高可致心血管不良反应，表现为头晕、心悸、心律失常、血压剧降等，呼吸困难者易发生室颤。

103. B。解析：题干中患者提出由于自觉症状消失后即停止服药，因此护士首先要针对患者提出的问题向患者说明哮喘治疗需长期、规范用药，不可擅自停药。

104. A。解析：肺源性心脏病是由肺组织、肺动脉血管或胸廓的慢性病变引起肺组织结构和功能的异常，造成肺血管阻力增高，肺动脉高压，有心负荷加重，导致心脏病。造成肺动脉高压的因素包括肺血管阻力增加的功能性因素、解剖学因素和血容量增多及血液黏稠度增加三大类，其中肺血管阻力增加的功能性因素：缺氧、高碳酸血症和呼吸性酸中毒使肺血管收缩、痉挛，其中缺氧时肺动脉高压形成的最重要的因素（A）。

105. E。解析：慢性肺源性心脏病又称肺心病，是由肺组织、肺动脉血管或胸廓的慢性病变引起肺组织结构和功能异常，致肺血管阻力增加，肺动脉压力增高，使右心扩张（E）、肥大，伴或不伴有右心衰竭的心脏病。

【速记点拨】慢性肺源性心脏病可理解为胸肺部疾病引起的心脏病，既有肺部疾病表现，也有心脏病表现（右心为主）。

106. A。解析：慢性肺源性心脏病的病因：支气管、肺疾病中以慢性阻塞性肺疾病

（COPD）最为多见，占80%～90%，其次为支气管哮喘、支气管扩张、重症肺结核等。

107. A。解析： 肺、心功能失代偿期表现为：（1）呼吸衰竭：常因急性呼吸道感染诱发，患者呼吸困难加重（最突出的表现），发绀明显，甚至出现嗜睡、昏迷、抽搐等肺性脑病的表现，其中肺性脑病是慢性肺心病死亡的首要原因。（2）心力衰竭（右心衰竭）：心率增快、呼吸困难加重、乏力、上腹胀痛、尿少。颈静脉怒张，肝颈静脉回流征阳性、肝肿大，有压痛，下肢乃至全身浮肿。因此选择A选项。

108. B。解析： 肺心病并发呼吸衰竭患者缺氧的典型表现为发绀。

109. C。解析： 患者肺心病发作，且有面色苍白，呼吸困难，提示缺氧及血液循环障碍，应首先吸氧，测量血压。也可采取排除法，A、B选项有可能会延误患者病情，错误。患者为肺心病，无痰液拥堵，无需叩背，反而有可能刺激患者，加重病情，D错误。肺心病患者应置患者于半卧位或坐位，以减少机体耗氧量并促进心肺功能的恢复，减轻呼吸困难，E错误。

110. A。解析： 开放性气胸是指胸壁有开放性伤口，呼吸时空气经伤口自由出入胸膜腔，引起肺完全萎陷、健侧肺受压，造成吸入的气体氧浓度不足等严重病理生理改变。患侧胸膜腔内压与大气压相等，而健侧吸气时负压增大，呼气时减小，使纵隔随呼吸而左右摆动，这种反常运动称为纵隔扑动。

111. B。解析： 本题考查慢性肺源性心脏病的治疗原则：①控制感染：参考痰菌培养及药敏试验选择抗生素（C）。②氧疗：纠正缺氧和二氧化碳潴留。通常采用低浓度、低流量持续给氧，流量为1～2L/min（B不妥），24h持续不间断吸氧；使用止喘、祛痰药（D）；翻身，背部叩击，雾化吸入，等等。③控制心力衰竭：慢性肺心病患者一般经积极抗感染，改善呼吸功能后，心力衰竭便可缓解。对于无效者，可适当应用利尿剂（E）。为避免大量利尿引起的血液浓缩、痰液黏稠，加重气道阻塞及低钾血症，肺心病使用利尿剂是以缓慢、小量、间歇为原则。如氢氯噻嗪25mg，每日1～3次。对于重度或急需者，可用呋塞米20mg。

112. D。解析： 肺心病患者出现头痛、昼眠夜醒、神志恍惚的神经系统症状，应考虑出现了肺性脑病，所以本题正确答案为D。

113. E。解析： 本题考查内容是肺心病的预防措施：①去除病因和诱因。②指导戒烟方法（A）。③避免吸入尘埃、刺激性气体（C）。④指导病人适当休息，摄取足够的热量、营养、维生素和水分，保持口腔清洁。⑤指导病人坚持呼吸锻炼和全身运动锻炼，增强免疫力（B正确，E错误）。⑥指导病人合理使用药物和注意观察药物的不良反应。⑦预防感染（D）。

114. E。解析： 引流量每小时大于200ml，持续3h，提示患者有进行性血胸的可能。

115. E。解析： 患者车祸，查体右胸部饱满，有骨摩擦音，叩诊呈鼓音、皮下气肿（题眼），考虑发生张力性气胸，张力性气胸由于病情危急，必须紧急进行减压处理（E正确）。

【速记点拨】 张力性气胸立即穿刺排气，开放性气胸立即闭合包扎固定在抽气。

气胸	临床表现	处理
闭合性气胸	胸闷、胸痛、气促、呼吸困难	少量可自行吸收，大量引流排气
开放性气胸	伤口处能听到吹风声	开放性气胸转变为闭合性气胸
张力性气胸	极度呼吸困难，皮下气肿	紧急进行减压处理

116. A。解析： 三腔胸腔引流瓶包括积液瓶（A瓶）、水封瓶（B瓶）、调压瓶（C瓶）。正常人平静吸气时，胸内压为$-8 \sim -12cmH_2O$，胸腔内的积液引流至（A瓶）。积气则通过（B瓶）内的水封管引流，表现

为在患者咳嗽或深呼吸时有气泡逸出。如果需要外加负压吸引时，在（C瓶）里加生理盐水，加水量依据负压的大小来定，调压管浸入水面以下的深度（cm）即为外加负压吸引的压力大小（cmH_2O）。将胸腔引流管连接于A管（A正确，B错误）。每天记录引流液（1）的液体量（C错误），观察B管中的水柱是否随呼吸上下波动（D错误），需要负压吸引时链接D管（E错误）。

117. A。**解析**：本题考查胸腔闭式引流管的拔管指征、方法及注意事项。拔管方法：①患者坐在床边缘或躺向健侧，嘱患者深吸气后屏气拔管（A），并迅速用凡士林纱布覆盖，再盖上纱布，用胶布固定。②拔管指征：24h引流液少于50ml，脓液小于10ml，无气体溢出，患者无呼吸困难，听诊呼吸音恢复，X线检查肺膨胀良好，可去除引流管。③注意事项：拔管后观察患者有无呼吸困难，引流管口处有无渗液、漏气，管口周围有无皮下气肿等。

118. E。**解析**：沐舒坦的活性成分盐酸氨溴索，可调节浆液与黏液的分泌，促进肺部表面活性物质的合成，加强纤毛摆动（增加黏液纤毛运输系统的清除能力），使咳痰变得容易排出（E正确）。适用于痰液分泌不正常及排痰功能不良的急性、慢性呼吸道疾病，术后肺部并发症的预防性治疗，早产儿及新生儿婴儿呼吸窘迫综合征（IRDS）的治疗。

119. E。**解析**：自发性气胸的治疗措施中首要的是使肺尽早复张（E正确）。积气量少的病人，无需特殊处理，胸腔内积气一般在2周内可自行吸收。大量气胸须进行胸膜腔穿刺，抽尽积气，或行闭式胸腔引流术，以减轻积气对肺和纵隔的压迫，促进肺尽早膨胀。

120. C。**解析**：患者以自发性气胸入院，自发性气胸的诱发原因有抬举重物用力过猛、剧咳、屏气、甚至大笑等。对于剧烈咳嗽者应给予镇咳剂。因此，患者出院时，护士告诉患者为预防复发最重要的是避免屏气用力。另外，饮食方面应给予蔬菜和水果及含粗纤维的食物，以保持大便通畅。

121. E。**解析**：题目中已经明确是呼吸肌无力引起的呼吸衰竭，很明显答案为E。其他选项是因为呼吸道阻塞或肺血流障碍导致的。呼吸衰竭的病因：气道阻塞性病变，如上呼吸道梗阻、慢性支气管炎、支气管哮喘等；肺组织病变，如COPD、各种肺炎、肺水肿等；肺血管疾病，如肺栓塞；胸廓与胸膜病变，如胸廓畸形、连枷胸、手术创伤、大量气胸等；神经肌肉疾病，如脑血管病变、多发性神经炎及重症肌无力等。

122. E。**解析**：本题考查呼吸衰竭临床表现。慢性呼吸衰竭患者最早、最突出的临床表现是呼吸困难。

临床表现	呼吸困难、“三凹征”（最早、最突出）	
	发绀（缺氧的表现）	
	精神神经症状（二氧化碳潴留）	轻度：兴奋症状（白天嗜睡、夜间失眠） 中度：(颜面发红、球结膜水肿) 重度：中枢神经系统抑制（淡漠、昏睡、昏迷即肺性脑病）

123. B。**解析**：血胸一般多见于胸部外伤后引起的胸膜腔积血，是胸部损伤的常见并发症。

124. A。**解析**：记忆型题。呼吸衰竭时需维持心、脑、肾等重要脏器的功能，大脑需氧量高，对缺氧的耐受性最差，呼吸衰竭发生时，最早因缺氧发生损害，因此本题选择A。

125. C。**解析**：呋塞米为速尿，可导致体内水分减少，导致痰液黏稠。泼尼松具有抗炎及抗过敏作用。沙丁胺醇为选择性β_2受体激动剂，防止支气管痉挛。氨茶碱对呼吸道平滑肌有直接松弛作用。盐酸氨溴索可促进呼吸道内部黏稠分泌物的排除及减少黏液的滞留，可显著促进排痰。

126. D。**解析：**Ⅱ型呼衰患者，由于缺氧和 CO_2 潴留，可能会出现烦躁不安，对此类患者护理时应禁用镇静剂，防止呼吸肌麻痹，加重呼衰，所以本题的正确答案为 D。氧疗过程中，Ⅰ型呼吸衰竭应较高浓度（>35%）给氧，Ⅱ型呼衰应较低浓度（<35%）持续给氧（A）。积极处理原发病或诱因（E），纠正酸碱平衡失调和电解质紊乱，抗感染（B）、合理使用利尿剂（C）。

127. D。**解析：**患者呼吸中枢兴奋性下降，应使用呼吸兴奋药，尼可刹米（可拉明）、洛贝林等是最常用的呼吸兴奋药。呼吸衰竭的治疗要点：增加通气量，减少二氧化碳潴留，应用呼吸兴奋药。

128. D。**解析：**洛贝林为呼吸兴奋剂，主要用于各种原因引起的中枢性呼吸抑制，医嘱给予洛贝林静脉滴注，提示患者可能存在呼吸中枢抑制。

129. A。**解析：**使用呼吸兴奋剂后，应观察用药反应，若出现颜面潮红、面部肌肉颤动和烦躁不安（A）等现象时，提示药物过量，应减慢滴速或停用。

130. E。**解析：**急性呼吸窘迫综合征的临床表现，主要为严重低氧血症和急性进行性呼吸窘迫。包括：①除原发病的相应症状和体征外，最早出现的症状是呼吸加快，并呈进行性加重的呼吸困难（E 正确）、发绀，常伴有烦躁、焦虑、出汗等。其呼吸困难的特点是呼吸深快、费力，患者常感到胸廓紧束、严重憋气，即呼吸窘迫。②早期体征可无异常或仅在双肺闻及少量细湿啰音；后期多可闻及水泡音，可有管状呼吸音。

131. E。**解析：**患儿为早产儿，出现呼吸困难、呻吟，肺透明膜变，考虑小儿肺透明膜病，应迅速纠正缺氧是抢救最重要的措施，选持续正压呼吸用氧。

132. D。**解析：**体位引流是内科治疗比较有效的方法，每日 1～3 次，每次 15～20 分钟。D 选项会使胸内压突然降低，患者可能会出现头晕等症状。所以选项 D 是错误的，做体位引流之前应向患者讲解配合方法，取得病人配合，根据病变的部位选择合适的体位，在引流过程中密切观察患者有无出汗、脉搏细弱、头晕、疲劳、面色苍白等症状，大咯血者应立即中止引流，配合医生进行处理。有心脏疾病及极度虚弱的患者可根据具体情况进行，故选项 A、B、C、E 都是正确的。本题选 D。

133. A。**解析：**急性呼吸窘迫综合征，一般吸氧纠正不了，必须使用呼吸机，此时护士的最佳做法是强调呼吸机的重要性。

134. D。**解析：**稽留热表现为体温持续升高达39～40℃左右，持续数天或数周，24h 波动范围不超过 1℃，常见于伤寒、肺炎球菌性肺炎等。

135. B。**解析：**肺炎链球菌感染多咳铁锈色痰，黄色脓痰多由金黄色葡萄球菌感染所致，可见于支气管扩张症病人。肺炎支原体多表现为干咳无痰；白色念珠菌感染多表现为成块样痰液；冠状病毒肺炎一般痰液较少见。

136. E。**解析：**体位引流时，病变部位应处于高位，引流支气管开口处于低处。患者病变部位在左肺下叶，应取右侧卧位，头低脚高。

137. B 。**解析：**糖皮质激素是当前控制哮喘最有效的抗炎药，通过抑制气道变应性炎症，降低气道高反应性，减少支气管哮喘发作次数。

138. D。**解析：**轻症肺炎仅表现为呼吸系统症状和相应的肺部体征；重症肺炎，除呼吸系统症状和全身中毒症状外，常有循环、神经和消化系统受累的表现。

139. D。**解析：**患者有低热，说明体内有炎症，还需继续服用抗生素。

140. B。**解析**：在气胸痊愈的1个月内，不宜参加剧烈的体育活动，如打球、跑步、抬举重物等。

141. B。**解析**：患者呼吸时有气体进出伤口，提示胸腔与外界相通，为开放性气胸。

142. B。**解析**：阻塞性肺气肿的症状除有慢性支气管炎症状外，同时伴有逐渐加重的呼吸困难，随病情发展，甚至在静息时也感到呼吸困难。

143. D。**解析**：患儿发热、咳嗽、呼吸困难、缺氧（发绀）、两肺散在细啰音提示肺炎，患者脉搏增快、肝大、尿少等为心力衰竭的表现。

144. A。**解析**：青壮年劳累后出现高热、咳嗽、咳嗽伴右下肺斑片状阴影提示大叶性肺炎，即肺炎链球菌肺炎。

145. E。**解析**：ARDS时机体处于高代谢状态，应补充足够的营养。在救治过程中要给予静脉营养，病人拔管后要从静脉营养逐渐过渡到全胃肠营养，在患者机体可承受时方可鼓励患者进食。

146. E。**解析**：本题考查张力性气胸患者的护理。题干中，患者胸部损伤后，极度呼吸困难，形成皮下气肿，符合张力性气胸的表现。张力性气胸症状主要表现为极度呼吸困难、大汗淋漓、发绀、烦躁不安、昏迷、休克，甚至窒息。气管向健侧偏移；伤侧胸部饱胀，肋间隙增宽，呼吸幅度减小，明显皮下气肿；叩诊呈鼓音，听诊呼吸音消失。张力性气胸出现时，应紧急在伤侧锁骨中线第二肋间穿刺排气，然后行闭式胸膜腔引流，行休克，预防感染。

147. C。**解析**：本题考查了呼吸系统的解剖生理。壁胸膜又称胸膜层，是衬在胸腔内面、膈上面和纵隔两侧的浆膜。可分为胸膜顶、肋胸膜、膈胸膜和纵隔胸膜4个部分。

148. A。**解析**：本题考查呼吸系统的解剖生理。从气管到呼吸性细支气管，分支数目逐渐增加，气道直径越来越小，使气流在运行过程中流速逐渐减慢，临床上将直径小于2mm的细支气管称为小气道。

149. E。**解析**：本题考查呼吸系统的解剖生理。一般继发于支气管－肺组织感染性病变的支气管扩张多见于两肺下叶，且左下叶较右下叶多见。

150. B。**解析**：本题考查肺炎患者的护理。肺炎患者发生胸痛时选用患侧卧位，使患侧炎症局限，利于健侧肺通气，防止呼吸困难。

151. E。**解析**：本题考查支气管肺炎患者的护理。支原体肺炎是由支原体感染导致的肺部炎症，针对支原体，比较敏感的抗生素为大环内酯类。大环内酯类抗生素包括阿奇霉素，红霉素和罗红霉素。

152. C。**解析**：本题考查肺炎病人的护理。肺炎链球菌B族β溶血性链球菌肺炎选用青霉素；金黄色葡萄球菌肺炎可用头孢菌素；大肠埃希菌肺炎可用阿米卡星；支原体或衣原体肺炎用大环内酯类（红霉素），抗病毒可选用利巴韦林等。因此，本题选择C。

153. B。**解析**：本题考查肺炎病人的护理。为患者拍背的方法是五指并拢，稍向内合掌，由外向内、由下向上的轻拍背部，边拍边鼓励患儿咳嗽。

154. E 。**解析**：本题考查肺炎病人的护理。肺炎链球菌肺炎是由肺炎链球菌（肺炎球菌）感染发病，典型病变呈大叶性分布。病前常有上呼吸道感染、受凉、淋雨、疲劳等情况。细菌属于肺炎链球菌的病因，不是诱因。

155. C。**解析**：本题考查支气管扩张患者的护理。痰液分三层可见于支气管扩张病。支气管扩张病人以慢性咳嗽和大量脓痰为主要症状。每日痰量可达数百毫升，将痰液静置数小时后可分为三层，上层为泡沫，中层为浆液，下层为脓性物和坏死组织。

156. A。**解析**：本题考查支气管扩张病人的护理。减少支气管扩张患者肺部继发性感染和全身中毒症状最主要的是防止痰液在肺部淤积，因此最关键的预防措施是加强痰液引流，保持气道通畅。抗生素可控制感染，但应根据痰培养及药物敏感试验选用合适的抗生素，并非广谱抗生素，B 错误。C、D、E 明显错误。

157. E。解析：本题考查慢性阻塞性肺疾病的护理。患者老年，多年慢支病史，出现逐渐加重的呼吸困难是肺气肿典型的临床表现。

158. B。解析：本题考查慢性肺源性心脏病的护理。肺心病的治疗原则为治肺为本，治心为辅。积极控制感染；通畅呼吸道，改善呼吸功能；纠正缺氧和二氧化碳潴留；控制呼吸和心力衰竭；积极处理并发症。

159. B。解析：本题考查支气管哮喘病人的护理。支气管哮喘急性发作病人极度呼吸困难明显，病人常被迫坐起采用端坐呼吸，护士应采取端坐位有利于缓解呼吸困难。端坐位适用于支气管哮喘发作时、急性肺水肿、心包积液、阵发性呼吸困难的病人。半坐卧位虽有助于缓解呼吸困难，但效果不及端坐位。本题选择 B。

160. C。解析：本题考查支气管哮喘病人的护理。支气管哮喘特异性的血清免疫球蛋白是 IgE，变应性哮喘病人血清特异性 IgE 可较正常人明显增高，是哮喘的主要特征，也是哮喘发生发展的关键环节之一。IgE 可引起 I 型超敏反应，当患者首次吸入变应原，机体通过 T 淋巴细胞的传递，由 B 淋巴细胞合成特异性 IgE。IgE 能结合肥大细胞、嗜碱性粒细胞、嗜酸性粒细胞、单核细胞和巨噬细胞等表面的 IgE Fc 受体，当机体再次吸入变应原时，可与结合于 IgE Fc 受体上的 IgE 形成抗原 - 抗体复合物，合成并释放组胺、白三烯等炎症介质，从而导致平滑肌收缩、黏液分泌增加、血管通透性增高和炎性细胞浸润。

161. C。解析：本题考查了血气胸患者的护理。胸腔导管安置位置按引流目的的不同而不同：引流目的以排气为主的，在第 2 肋间锁骨中线附近；如以引流液体为主的，放置在第 6、7 肋间腋中线或腋后线处；脓胸引流应放在脓腔最低位。题干中为血胸穿刺引流，为引流液体，因此选择 C。

162. B。解析：本题考查血气胸病人的护理。结合选项，血气胸患者胸腔闭式引流中如每小时引流出血性液体超过 200ml，连续 3 小时，提示胸腔内活动性出血，应进行剖胸探查。胸膜腔内活动性出血的征象为：①脉搏逐渐增快，血压持续下降。②血压虽有短暂回升，又迅速下降。③血红蛋白、红细胞计数、血细胞比容持续降低。④胸腔闭式引流血量 > 200ml/h，并持续 2 ~ 3 小时以上（B 正确）。⑤胸膜腔穿刺抽血很快凝固，或因血凝固抽不出，且胸部 X 线示胸膜腔阴影继续增大者。

163. C。解析：本题考查血气胸病人的护理。胸腔闭式引流瓶内放入适量无菌蒸馏水或生理盐水。作用为：①封闭外界与胸腔的联系通道，允许气体单向通过。②防止因胸腔压力小于大气压时的液体倒流而改变了胸腔内的生理状态。

164. A。解析：本题考查呼吸困难患者的护理。胸骨上窝、锁骨上窝、肋间隙，出现凹陷为三凹征的表现，可见于吸气性呼吸困难患者。多由上呼吸道梗阻或疾病引起，如喉头水肿、喉痉挛的病人。

165. C。解析：气管在隆突处（位于胸骨角）分为左、右两主支气管，在肺门处分为肺叶支气管，进入肺叶。右主支气管较左主支气管粗、短而陡直，因此异物更易发生在右侧。

166. C。解析：婴幼儿的呼吸频率较快，呈腹膈式呼吸（C 正确），婴儿由于呼吸系统尚未发育完善，呼吸功能储备较差，容易出现呼吸功能不全。

167. E。**解析**：题干中患者咳嗽咳痰5年，近1个月来加重伴咯血，痰液静置后分三层，考虑为支气管扩张症，典型的X线为：可见不规则的蜂窝状透亮阴影或沿支气管的卷发状阴影，感染时阴影内可有液平面。

168. A。**解析**：重症哮喘患者常伴有不同程度的低氧血症，应遵医嘱给予鼻导管或面罩吸氧，吸氧流量为1～3L/min，吸入氧浓度一般不超过40%。

169. C。**解析**：根据患儿的症状考虑为支气管哮喘急性发作，重点是抗炎平喘，静脉滴注氨茶碱用于急性发作的治疗，药物浓度不能过高，滴注速度不能太快。

170. C。**解析**：患者胸部受伤，左胸饱满，气管向右移位，呼气时活瓣关闭，空气只能进入而不能排出，叩之鼓音，听诊呼吸音消失，皮下气肿明显，考虑为张力性气胸（C正确）。闭合性气胸常有肺萎陷，起病急，突感一侧胸痛（D排除），开放性气胸胸膜腔与外界大气相通，空气可随呼吸自由进出胸膜腔（B排除）。血胸叩诊呈浊音（A排除）。

171. C。**解析**：急性呼吸窘迫综合征（ARDS）是指由各种肺内和肺外致病因素所致的急性弥漫性肺损伤，进而发展的急性呼吸衰竭。而我国最主要的危险因素是重症肺炎。

172. D。**解析**：新生儿肺透明膜病是由于缺乏肺泡表面活性物质所致。

第五章　传染病病人的护理

1. A。**解析**：高热、惊厥及呼吸衰竭是乙脑的严重症状，BCDE都是常见的护理问题。不包括A。

2. E。**解析**：乙脑病毒的传播媒介主要为三带喙库蚊。蚊感染病毒后，经病毒血症侵犯唾液腺和神经组织。

3. B。**解析**：肾结核多为继发性的，大多是由肺结核侵犯而来。

4. E。**解析**：接种疫苗是最有效的预防措施，属于主动免疫。对8个月以上未患过麻疹的小儿应接种麻疹疫苗。7岁时进行复种。易感儿接触麻疹后5日内注射免疫球蛋白，可免于发病。

5. B。**解析**：急性上呼吸道感染有70%～80%由病毒引起。

6. E。**解析**：患者发热、惊厥、抽搐首选降低体温，防止高热、惊厥发生。

7. E。**解析**：70%～90%患者有皮疹，先为玫瑰疹，迅速发展为瘀点、瘀斑。皮肤黏膜瘀点、瘀斑为本期特征性表现。

8. E。**解析**：无症状HIV携带者应3～6个月进行一次免疫学检查。

9. E。**解析**：早期发现流脑病人就地隔离治疗，隔离至症状消失后3天，一般不少于病后7天。对密切接触者，除作医学观察7天外，可用磺胺甲噁唑进行药物预防。

10. C。**解析**：艾滋病的发病机制主要是CD_4^+ T淋巴细胞在HIV直接和间接作用下，细胞功能受损和大量破坏，导致细胞免疫缺陷。

11. D。**解析**：骨结核病多发生在脊椎关节部位（D正确），因为脊椎关节是人体运动系统的主要部分，在身体运动和负重的情况下，这些部位则容易遭受外力创伤和扭伤，使对骨质起保护作用的周围软组织肿胀发炎，结核菌容易乘虚而入。

12. B。**解析**：排除法。肺结核患者采取呼吸道隔离（A错误）；患者经常咯血，可采取患侧卧位（C错误），有利于健侧通气，还可防止病灶扩散；患者咯血时暂禁食（D错误）；给予患者低浓度低流量吸氧（E错误）；患者经常咯血表现为烦躁、焦虑，应注意患者的心理护理，为患者讲解疾病知识，给予鼓励和帮助，选择 B 选项。

13. C。**解析**：流行性乙型脑炎极期最严重的症状是高热、惊厥及呼吸衰竭，呼吸衰竭常为致死的主要原因。流行性乙型脑炎分期：①潜伏期。②前驱期：体温在 1 ~2 天内高达 39 ~40℃，伴头痛、恶心和呕吐。③极期。④恢复期。⑤后遗症期：指恢复期神经系统残存症状超过 6 个月尚未恢复者。

14. D。**解析**：患儿乙脑收入院，应及时采取有效降温措施。退热剂对患儿降温效果不大，可采用物理和药物降温相结合的方法，将肛温控制在 38℃左右（D 正确）。药物降温可采用小量阿司匹林或肌内注射安乃近，高热伴惊厥者可用亚冬眠疗法。此外应每隔 4 小时一次，待体温恢复正常 3 天后，注意口腔护理，皮肤清洁，补充营养和钠盐水分等。

15. E。**解析**：患者咳嗽 3 个月，有午后低热，痰结核菌素试验阳性，提示为肺结核患者。对于肺结核病人：①应做好隔离，预防传染：有条件者，病人应单居一室，进行呼吸道隔离（A、B 错误），室内保持通风，每日用紫外线消毒；嘱病人不随地吐痰，将痰吐在纸上用火焚烧（E 正确），消毒餐具；②肺结核活动期的病人应注意休息，避免疲劳，戒酒及维持良好营养（D 错误）；③抗结核化疗原则为早期、联合、适量、规律和全程治疗（C 错误）。

16. E。**解析**：肺结核主要经空气传播（E），传染源主要是排菌的肺结核病人。

17. D。**解析**：隔离区的划分：①清洁区。凡未和患者直接接触、未被病原微生物污染的区域为清洁区，如更衣室、库房、值班室（D 正确）、配餐室等。②半污染区。凡有可能被病原微生物污染的区域为半污染区（A、B 错误），如病区的走廊和化验室。③污染区。凡和患者接触、被病原微生物污染的地方为污染区，如病室（E 错误）、浴室、厕所。医护办公室属于清洁区，医护人员穿隔离衣后不得进入清洁区（C 错误）。

18. A。**解析**：患者开放性肺结核，应单居一室（A 正确）；进行呼吸道隔离（B、C、D 错误）；嘱病人不随地吐痰，将痰吐在纸上用火焚烧（E 错误），消毒餐具。

19. A。**解析**：针对传染病流行的三个环节：预防措施是控制传染源（早发现、早诊断、早隔离、早治疗、早报告），切断传播途径（管好水源、食物、粪便等）和保护易感人群（计划免疫）。此题出题不严密，但用排除法可选出，选项均可预防传染病，B、C、D、E 均为发生后的处理措施，A 为保护易感人群的提前预防措施。

20. B。**解析**：麻疹发热后 3 ~4 天出现皮疹，开始见于耳后发际（B 正确），颈部，渐延及面部、躯干、上肢、下肢及足底，为淡红色充血性斑丘疹，大小不等，压之褪色，可融合呈暗红色，疹间皮肤正常，3 ~5 天出齐。

【速记点拨】麻疹和猩红热的出疹顺序相似，均从耳后、颈部开始，自上而下迅速遍及全身，但麻疹首先出现特征性的黏膜斑，猩红热出现“帕氏线”，前者疹间皮肤正常，后者不正常。

21. C。**解析**：记忆型题。水痘潜伏期约 2 周，前驱期仅 1 天左右。无并发症的患儿多在家隔离治疗，隔离至疱疹全部结痂或出疹后 7 日止。易感儿接触后应隔离观察 3 周。

22. B。**解析**：记忆型题。皮肤病变仅限于表皮棘细胞层（B），愈后不留瘢痕。

23. E。**解析**：记忆型题。流行性腮腺炎的潜伏期为 14 ~15 天，平均为 18 天。流行性腮腺炎是由腮腺炎病毒引起的急性呼吸道传染病，以腮腺肿大、疼痛为特征，多伴发热和咀嚼受限，可累及其他腺体和器官。

24. E。**解析**：流行性腮腺炎是由腮腺炎病毒引起的急性呼吸道传染病，以腮腺肿大、疼痛为特征，多伴发热和咀嚼受限，可累及其他腺体和器官。无并发症的急性腮腺炎患儿一般在家中隔离治疗（E），采取呼吸道隔离，隔离至腮腺肿大完全消退后 3 天为止。

有接触史的易感儿应观察3周。

25. D。**解析：**甲肝和戊肝主要通过粪–口传播，乙肝、丙肝、丁肝则主要通过血液及血制品传播。

26. E。**解析：**抗–HBs阳性主要见于预防接种乙型肝炎疫苗后或过去感染HBV并产生免疫力的恢复者（E正确）。HBsAg阳性见于乙肝病毒（HBV）感染者。HBeAg阳性提示HBV复制活跃，传染性较强。如检测到HBcAg，表明HBV有复制。乙型肝炎病毒脱氧核糖核酸（HBV DNA）和DNAP（DNA聚合酶）是反映HBV感染最直接、最特异和最灵敏的指标，两者阳性提示HBV的存在、复制，传染性强。

【速记点拨】除了抗–HBV–IgG以及表面抗体（抗–HBs）阳性提示已有免疫力之外，其余病原学检测阳性均提示感染。

27. D。**解析：**乙型肝炎经血液途径传播。HBV在体外抵抗力很强，紫外线照射（A错误），加热60℃ 4h及一般浓度的化学消毒剂（如苯酚、硫柳汞等）均不能使之灭活（B、C、E错误），在干燥或冰冻环境下能生存数月到数年。加热60℃持续10h，煮沸（100℃）20min，高压蒸汽122℃ 10min或过氧乙酸（0.5%）7.5min以上则可以灭活（D正确）。

28. E。**解析：**甲型肝炎易感者可接种甲型肝炎疫苗，对接触者可接种人血清免疫球蛋白以防止发病，因此选择E。

29. C。**解析：**艾滋病主要传播途径包括：①性接触传染，是艾滋病的主要传播途径（D、E）。②共用针头注射及血源途径（A、B）。③母婴传播。因此选择C（艾滋病传播不包括粪–口途径）。

30. D。**解析：**责任报告人发现甲类传染病和按照甲类管理的乙类传染病人病原携带者或疑似传染病病人时，应在2小时内报告发病地的卫生防疫机构：责任报告人发现乙类、丙类传染病病人、病原携带者或疑似传染病病人时，应24小时内报告发病地的卫生防疫机构。艾滋病属于乙类传染病，应24小时内上报。

31. B。**解析：**乙脑是人畜共患的自然疫源性疾病。人和动物感染乙脑病毒后，可发生病毒血症，成为传染源。蚊虫是乙脑主要传播媒介，采用的隔离方法为昆虫隔离。

32. D。**解析：**乙脑是人畜共患的自然疫源性疾病。蚊虫是乙脑主要传播媒介，防蚊、灭蚊是防治乙脑传播的重要措施。

33. B。**解析：**猩红热是由A组乙型溶血性链球菌（B）引起的急性传染病，临床以发热、咽峡炎、草莓舌、全身弥漫性鲜红色皮疹和退疹后片状脱皮为特征。

34. B。**解析：**患儿高热，体温达39℃，伴有咽痛、吞咽痛。今晨发现耳后、颈部及上胸部出现分布均匀的丘疹，舌头肿胀，呈杨梅舌（题眼），考虑患儿为猩红热。猩红热的特殊体征：帕氏线，口周苍白圈和杨梅舌。猩红热主要通过空气飞沫直接传播，采取呼吸道隔离。

35. E。**解析：**锐器伤是导致护理人员发生血液性传播疾病最危险的途径，最常见的传播性疾病有：乙肝、丁肝、艾滋病等。甲肝主要通过粪–口途径传播。

36. D。**解析：**猩红热患者脱皮时可涂凡士林或液体石蜡，有大片脱皮时嘱患儿不要用手强行撕脱（E），须用消毒剪刀剪掉，以防感染，因此选择D。此外该阶段的皮肤护理还需观察脱皮进展状况（A），勤换内衣（B），温水洗浴（C）。

37. A。**解析：**猩红热的常见并发症为变态反应性疾病，主要有急性肾小球肾炎，风湿病等。检查尿液是为了解有无肾损害，警惕急性肾炎的发生。

38. B。**解析：**细菌性痢疾属于胃肠道传染性疾病，应给予胃肠道隔离，隔离至临床症状消失后1周或连续3次便培养阴性为止。早期给予流质或半流质饮食，不能给予高蛋白以免加重肠道负担影响恢复。

39. D。解析：本题考查肺结核患者咯血时的护理措施，应绝对卧床休息（A）；消除紧张情绪，与咯血引起恐惧有关（B）；鼓励患者轻咳将血排出，不可屏气，以免窒息（C）；发现窒息先兆时立即报告医生（E）。D 选项应协助患者患侧卧位，以保证肺通气，D 错误。

40. C。解析：肺结核化学治疗原则：早期（A）、规律（C 错误）、全程（E）、联合（B）、适量（D），又称为"十字方针"。

41. D。解析：肺结核化疗的原则包括：早期、联合、适量、规律和全程治疗。但不包括足量。

42. C。解析：最容易引起听神经损害的是链霉素。化疗药物及不良反应如下表：

药名	缩写	主要副作用
异烟肼	H，INH	周围神经炎，偶见肝功能损害
利福平	R，RFP	肝功能损害，过敏反应
吡嗪酰胺	Z，PZA	胃肠道不适，肝功能损害，高尿酸血症
链霉素	S，SM	听力障碍（C），眩晕，肾功能损害
乙胺丁醇	E，EMB	视神经炎
对氨基水杨酸	P，PAS	肝功能损害，胃肠道不适

43. C。解析：链霉素可出现耳聋和肾功能损害，因此，用药期间应注意监测肾功能。化疗药物及不良反应如上题表格。

44. C。解析：链霉素容易损害听觉神经，可以引起眩晕，运动时失去平衡；引起耳鸣，听力下降，严重时出现耳聋；还引起肾功能损害。因此选择 C 选项。

45. B。解析：结核患者痰液具有传染性，注意打喷嚏，防飞沫传染，嘱病人不随地吐痰，将痰吐在纸上用火焚烧，因此选择 B。

46. C。解析：PPD 试验于 48 ~ 72h 后检查反应情况，应注意局部有无硬结及硬结直径，不可单独以红晕为标准。

红肿硬结范围	结论
<5mm	阴性　（-）
5 ~ 9mm	弱阳性（+）
10 ~ 19mm	阳性（++）
>20mm 或有水疱坏死	强阳性（+++）

47. E。解析：肺结核患者饮食宜选用高蛋白（E 为低蛋白）、高维生素、高热量饮食，促进病灶愈合，因此选择 E 选项。A、B、C、D 均易排除。

48. D。解析：消化道隔离对隔离室的要求为床边隔离，不交换物品。伤寒、痢疾为通过消化道传播的传染病，可实行床边隔离，患者可安排在同一病室。

49. A。解析：卡介苗注射是最有效的预防措施，可使人体产生对结核分枝杆菌的获得性免疫力，从而预防感染后的发病或减轻病情。

50. A。解析：非典型性肺炎为传染病，为防止传染病传播扩散，传染病患者应安置于隔离病房。

51. E。解析：非典型性肺炎为乙类传染病，但按照甲类传染病（鼠疫、霍乱、非典型性肺炎、肺炭疽、人高致病性禽流感等）进行管理，属于烈性传染病，应实施严密隔离，注意排除干扰项呼吸道隔离。

52. A。解析：在传染病病区严格遵守消毒隔离制度，严密隔离的患者应住单间（同类疾病可同室），A 错误。其他选项均正确。

53. C。解析：对于无保留价值的污染物品如污染的敷料，可以进行燃烧法。此外破伤风、铜绿假单胞菌感染患者的污染敷料也采取焚烧法。

54. D。解析：传染病病人死亡后需按照传染病终末消毒法处理（D），即先消毒，再清洗，最后再次消毒。

55. D。解析：治疗猩红热首选青霉素，青霉素过敏者，可选用第一代头孢菌素或红霉素等。

56. E。解析：狂犬病病毒能与乙酰胆碱结合，决定了狂犬病病毒的噬神经性，因此狂犬病病毒主要存在于脑组织及脊髓中。

57. E。解析：依据题干患儿得了水痘，无并发症的患儿在隔离至疱疹全部结痂或出疹后7天止，易感儿接触后隔离观察3周。

58. E。解析：艾滋病患者呼吸系统以人肺孢子菌引起的肺孢子菌肺炎最常见，表现为慢性咳嗽、发热、发绀、血氧分压降低，少有肺部啰音。

59. E。解析：90%以上的麻疹患者于发疹前24～48h出现麻疹黏膜斑，在第一臼齿相对应的颊黏膜处，1mm左右，灰白色，周围有红晕，出疹后1～2天消失，具有早期诊断价值。

60. A。解析：本题考查隔离种类。题干中，患者发热、腹痛、腹泻、黏液便的症状和体征可以判断出患者为消化道疾病，因此应采取消化道隔离措施。

61. B。解析：本题考查传染病分类。修订后的传染病防治法列入的法定传染病共40种，其中甲类2种，乙类27种，丙类11种。国家卫计委在2013年11月，规定人感染H7N9禽流感纳入乙类传染病，解除了对人感染高致病性禽流感采取的甲类传染病预防控制措施。

62. D。解析：本题考查传染病患者的隔离。流感是流感病毒引起的急性呼吸道感染，也是一种传染性强、传播速度快的疾病，当疑为流感暴发时，应及时向疾病控制部门报告。按呼吸道隔离要求进行预防控制。

63. B。解析：本题考查水痘患者的护理。水痘特点为皮疹分批次出现，初始为红色斑疹或斑丘疹，迅速发展为清亮、椭圆形小水疱，皮疹呈向心性分布，躯干多、四肢少。因此，由题干中患儿高热1天后身上出现红点，之后变成丘疹又变成小水疱，呈向心性分布，四肢较少，可以诊断为水痘。

64. B。解析：本题考查腮腺炎病人的护理。1岁以内婴儿从胎盘传递的母体抗体中获得免疫球蛋白IgG，因此不易感染一些传染性疾病。小儿发病高峰以5～9岁儿童多见，冬春季节为高发季节。

65. D。解析：本题考查肝炎病人的护理。甲肝、戊肝都属于以粪－口为主要传播途径的感染性疾病。

66. C。解析：本题考查肝炎病人的护理。甲肝患者专用便器，粪便、排泄物要使用5%含氯消毒剂消毒后再倾倒，被污染的物品可在0.5%的含氯消毒剂中浸泡30分钟或沸水煮30分钟消毒。

67. A。解析：本题考查猩红热病人的护理。猩红热患儿有的特殊体征包括：①帕氏线：腋窝、肘窝、腹股沟处可见皮疹密集并伴出血点，呈线状。②口周苍白圈（A）：面部潮红，有少量皮疹，口鼻周围无皮疹，略显苍白。③杨梅舌：病初舌被覆白苔，3～4日后白苔脱落，舌乳头红肿突起。其余选项虽然是猩红热的临床表现，但不是特征性体征。

68. D。解析：本题考查细菌性痢疾病人的护理。细菌性痢疾病变部位最常出现在直肠和乙状结肠，所以腹部压痛部位最可能是左下腹。腹痛特点为剧烈腹痛及腹部（尤为左下腹）压痛。临床表现主要有发热、腹痛、腹泻、里急后重、黏液脓血便，同时伴有全身毒血症症状，严重者可引发感染性休克和（或）中毒性脑病。病情进展快，明显失水，四肢发冷，极度衰竭，易发生休克。

69. A。解析：流行性腮腺炎肿大以耳垂为中心，向前、后、下发展，边缘不清，表面发热但不红，有疼痛及触痛（A错误），其余正确。

70. A。**解析**：艾滋病分为3期，急性期指初次感染HIV的2～4周；无症状期：持续6～8年；艾滋病期：最终阶段。

71. B。**解析**：卡介苗出生时可直接接种，后期需要做PPD试验，阴性才可以接种卡介苗。

第六章　皮肤及皮下组织疾病病人的护理

1. C。**解析**：脓性指头炎一旦出现跳痛、肿胀，应及时在末节患指侧面作纵行切开减压引流，合理应用抗生素。

2. D。**解析**：急性蜂窝织炎患者禁止公用衣帽、毛巾、面盆等，防止接触传染，对患者适当进行隔离，患者所用敷料及接触物要严格消毒或焚毁。在患病期间，除应用药液清洗皮损外，禁止用自来水洗涤患部以防扩延（D错）。患病期间，应禁饮酒或禁辛辣刺激食物，及时治疗瘙痒性皮肤病，有利于减少急性蜂窝织炎的发生。

3. B。**解析**：急性淋巴管炎应卧床休息，抬高患肢。局部可用50%硫酸镁液湿热敷。全身应用抗菌药物，如青霉素静脉滴注等。

4. A。**解析**：患者下肢急性蜂窝织炎伴全身感染，做血培养和抗生素敏感试验的血液标本应在寒战时留取，以提高阳性率。

5. B。**解析**：患者寒战、发热，右小腿内侧皮肤出现鲜红色片状疹，烧灼感，附近淋巴结肿大疼痛，考虑为丹毒，即急性网状淋巴管炎。护理措施为：(1) 遵医嘱使用抗生素（A正确）。(2) 脓肿切开后，保持引流通畅。厌氧菌感染者，以过氧化氢溶液冲洗创面和湿敷（C正确）。(3) 高热给予物理降温，多饮水等（D正确）。(4) 抬高患肢并制动（B错误）。(5) 充分休息，加强营养（E正确）。

6. E。**解析**：疖是单个毛囊及其所属皮脂腺的急性化脓性感染，常扩散至皮下周围组织，其发病与皮肤不洁（D）、擦伤（A）、局部摩擦、环境温度较高或人体抗感染能力低下（C、B）相关。因此询问病史内容时家族史与此无关。

7. D。**解析**：面部"危险三角区"的疖受到挤压时，细菌可沿眼静脉和内眦静脉进入颅内的海绵状静脉窦，引起化脓性海绵状静脉窦炎，出现眼部及其周围组织的红肿和疼痛，并有寒战、高热、头痛，甚至昏迷，死亡率很高。

8. B。**解析**：急性淋巴管炎是指病菌经破损的皮肤、黏膜或其他感染灶侵入淋巴管，引起淋巴管及其周围组织的急性炎症。溶血性链球菌主要多见于风湿性心脏病、风湿热、急性肾小球肾炎、猩红热、急性蜂窝织炎、急性淋巴管炎和淋巴结炎。

9. B。**解析**：面部"危险三角区"的疖受到挤压时，细菌可沿眼静脉和内眦静脉进入颅内的海绵状静脉窦，引起化脓性海绵状静脉窦炎（即颅内感染），出现眼部及其周围组织的红肿和疼痛，并有寒战、高热、头痛，甚至昏迷，死亡率很高。

10. E。**解析**：痈患者血常规检查白细胞计数及中性粒细胞比例明显增加，因此选择E。

11. B。**解析**：记忆型题。急性淋巴管炎常见致病菌为乙型溶血性链球菌、金黄色葡萄球菌等，治疗首选青霉素。淋巴管炎治疗原则为积极治疗原发病灶，全身应用有效抗生素，首选青霉素，局部外敷、理疗，以促进炎症消退。急性淋巴结炎一旦形成脓肿则要切开引流。

12. B。**解析**：脓性指头炎典型的临床表现是搏动性跳痛。脓性指头炎初起时指尖有针刺样疼痛，以后指头肿胀、发红、疼痛剧烈，为搏动样跳痛（典型表现），多伴有发热、全身不适、血白细胞计数增加等全身症状。

13. C。**解析：**记忆型题。脓性指头炎若疼痛剧烈，局部张力较大时，应及时在末节患指侧面作纵行切开减压引流，切口尽可能长，但不能超过末节和中节交界处。因此选择C。

第七章　妊娠、分娩和产褥期疾病病人的护理

1. C。**解析：**胎盘娩出后的子宫逐渐恢复至未孕状态的过程，称子宫复旧，需时6周。于产后1周子宫缩小至约妊娠12周大小，在耻骨联合上方可触及。产后10日，子宫降至骨盆腔内，腹部检查测不到子宫底（A错误），产后6周恢复到正常未孕期大小（C正确B错误）。产后2～3周子宫口仍能容纳两指，产后1周宫颈内口关闭宫颈管复原，子宫颈外形及颈内口完全恢复至非孕状态，产后4周子宫颈完全恢复正常形态（D错误）。血性恶露一般持续3～4日（E错误），浆液性恶露持续10日左右，白色恶露持续3周左右干净。

2. B。**解析：**妊娠合并心脏病孕妇应保证充分休息，每日至少10h睡眠。避免过劳及情绪激动。限制体重过度增长，以整个孕期不超过12kg为宜。

3. E。**解析：**胎动计数是观察患儿安危最简单的方法。正常情况胎动1h不少于3～5次，12h明显胎动次数为30～40次以上。如果12h胎动少于10次，则表明胎儿有危险，在子宫内有缺氧现象。如果在一段时间内胎动超过正常次数，胎动频繁，或无间歇地躁动，也是宫内缺氧的表现。胎动次数明显减少直至停止，是胎儿在宫内重度窒息的信号。

4. A。**解析：**患者异位妊娠破裂出血，出现休克，应立即通知医师，建立静脉通路，迅速扩容，氧气吸入，严密观察病情，做好各项检查，术前准备。

5. A。**解析：**轻型胎盘早剥主要症状为阴道流血，重型胎盘早剥以内出血为主，其程度因剥离面大小及胎盘后积血多少而不同，积血越多疼痛越剧烈，触诊子宫硬如板状，有压痛，尤以胎盘附着处最明显。结合题干，此题选A。

6. B。**解析：**缩宫素的静脉使用：将缩宫素2.5U加于0.9%生理盐水500ml内，从4～5滴/分开始。静脉滴注并观察反应，根据宫缩的强弱进行调节，通常不超过40滴/分。宫缩间隔2～3min，持续40～60s。若出现10min内宫缩超过5次、宫缩持续1min以上或胎心率有变化，应立即停止滴注。

7. A。**解析：**葡萄糖和维生素C可提供能量，加强对缺氧的耐受性，并不能增加体能和耐力，体能和耐性是需要平时锻炼的。

8. C。**解析：**该患者应诊断为胎膜早破，破膜12h以上者应预防性应用抗生素。严密观察产妇的生命体征，白细胞计数，了解感染的征象。给予糖皮质激素促进胎肺成熟。监测胎儿宫内安危。

9. D。**解析：**胎儿的正常心率为110～160次/分，低于100次/分属于胎儿窘迫。

10. E。**解析：**贫血与早产无关。早产的病因：①孕妇因素：如合并有感染性疾病、子宫畸形或肌瘤，急、慢性疾病及妊娠并发症时易诱发早产，而且若孕妇有吸烟、酗酒不良行为或精神受到刺激以及承受巨大压力时也可发生早产。②胎儿、胎盘因素：如前置胎盘、胎盘早剥、胎儿窘迫、胎儿畸形、胎膜早破、胎儿生长受限、羊水过多、多胎等，亦可致早产，所以最易引

发早产的是 E。

11. B。**解析**：血性恶露持续 3 ~ 4 天，浆液恶露持续 10 天左右，白色恶露 3 周干净。

12. D。**解析**：急性胎儿窘迫初期，先表现为胎动过频，继而转弱及次数减少，进而消失。

13. A。**解析**：妊娠晚期性交易导致早产。脐带绕颈 1 周易导致胎儿缺氧或窘迫；慢性输卵管炎易导致不孕；骨盆狭窄易导致过期妊娠；瘢痕子宫易导致子宫破裂。

14. C。**解析**：分娩 24h 后，在产褥期内发生的子宫大量出血，称晚期产后出血。以产后1 ~ 2 周发病最常见，亦有迟至产后 6 周发病者。题干中 3 周前分娩的，应诊断晚期产后出血。

15. B。**解析**：产后抑郁表现为疲劳、注意力不集中、失眠、乏力、对事物缺乏兴趣、社会退缩行为、自责、自罪、担心自己或婴儿受到伤害，重者可有伤害婴儿或自我伤害的行为。产后抑郁的症状一般在产后 2 周发病，至产后 4 ~ 6 周逐渐明显。

16. B。**解析**：妊娠 30 周前臀先露多能自行转为头先露，不需处理。妊娠 30 周后仍为臀先露应予矫正。方法有：①胸膝卧位。②激光照射或艾灸至阴穴。③外转胎位术：用于上述矫正方法无效者，于妊娠 32 ~ 34 周行外转胎位术。而现在患者妊娠 30 周无需住院。

17. B。**解析**：生产后第一天，子宫维持在脐部高度，然后每天下降一横指，10 ~ 14 天子宫会回复到骨盆内的位置，4 ~ 6 周回复到正常体积。喂哺母乳者因宝宝吸乳会使体内释出催产素，刺激子宫收缩加重宫缩痛（D 错误）。产褥早期因子宫收缩（A 错误），常引起阵发性的腹部剧烈疼痛，尤其是经产妇更为明显，称为产后宫缩痛，一般持续2 ~ 3 天后会自行消失（C、E 错误）。

18. D。**解析**：术后发热、腹痛提示盆腔炎。恶露增多，混浊有臭味提示急性子宫内膜炎。急性子宫内膜炎轻者可有下腹疼痛及压痛、低热、恶露增多伴臭味及子宫复旧不良，重者有头痛、高热、寒战、心率快、白细胞增多，下腹部压痛，恶露多有臭味，宫腔分泌物细菌培养阳性。

19. E。**解析**：产后观察产妇宫缩情况，是否存在宫缩乏力，预防产后出血。

20. D。**解析**：孕妇发生早产时出现焦虑，最可能与担心早产儿的预后有关。

21. B。**解析**：妊娠期高血压疾病的基本病变为全身小动脉痉挛。

22. C。**解析**：产妇分娩的新生儿均因轻度窒息转儿科治疗，因此母婴分离、手术后疲劳、家属对新生儿的高度关注带来的失落感是可能的原因。且产后体内雌、孕激素水平急剧下降，也易于导致产妇情绪低落。缩宫素的使用可能的不良作用偶有恶心、呕吐、心率增快或心律失常，不会引起情绪低落，故选择 C。

23. B。**解析**：在分娩过程中，膀胱因过分受压，导致膀胱黏膜充血、水肿，肌张力降低，加之产后外阴伤口疼痛，不习惯卧床排尿，产后疲乏等原因，容易发生尿潴留。

24. E。**解析**：产妇产后 3 天出现下腹痛，恶露多，有臭味，考虑子宫复旧不全合并感染。此时应采取半卧位或抬高床头，促进恶露引流，炎症局限，防止感染扩散，严格执行消毒隔离措施及无菌技术原则，监测体温变化，做好心理护理等。产后 24h 可用红外线照射，每次照射时间为 20 ~ 30min。故选择 E。

25. A。**解析**：产妇妊娠 35 周（妊娠 28 周至不满 37 足周之间），双胎妊娠（病因），宫口已开大 6cm，考虑为早产。

26. E。**解析**：孕妇妊娠中晚期，无诱因无痛性阴道出血，考虑前置胎盘，孕妇应绝对卧床休息，以左侧卧位为佳，定时、间断吸氧；禁作阴道检查及肛查，故选择E。

27. C。**解析**：孕妇妊娠30周，G_2P_0，规律下腹疼痛伴阴道流血，宫缩20秒/7～8分钟，宫缩力弱，肛查胎先露S－3，宫颈管缩短，宫口可容一指尖，提示孕妇早产。此时胎膜未破，胎心率146次/分，提示胎儿存活，无胎儿窘迫，此时应为通过休息和药物治疗控制宫缩，尽量维持妊娠至足月，故选择C。

28. C。**解析**：宫底可触及圆而硬的胎儿部分，提示为臀先露，孕妇胎心音在脐上左侧听得最清楚，右侧凹凸不平，提示胎背在靠左侧，综合分析知胎儿胎位为骶左前位。

【速记点拨】胎心音在靠近胎背侧上方的孕妇腹壁上听得最清楚。枕先露时，胎心音在脐下方右或左侧；臀先露时，胎心音在脐上方右或左侧；肩先露时，胎心音在脐部下方听得最清楚。

29. D。**解析**：输卵管妊娠非手术病人的护理措施包括：(1) 护士密切观察病人生命体征，并重视病人的主诉。(2) 随时观察病人阴道出血量、腹痛程度等症状的发展，及时发现病情变化，给予相应护理（E错误）。(3) 病人应卧床休息（A错误），避免腹部压力增大（D正确）。(4) 护士需提供相应的生活护理。此外，腹部触诊可能导致输卵管破裂，应避免（C错误）。患者应加强营养，不必流质饮食（B错误）。

30. D。**解析**：患者为金黄色葡萄球菌感染，自从20世纪40年代青霉素问世后，金黄色葡萄球菌引起的感染性疾病受到较大的控制，但随着青霉素的广泛使用，有些金黄色葡萄球菌产生青霉素酶，能水解β－内酰胺环，表现为对青霉素的耐药，该细菌最有可能对青霉素存在耐药性。

31. D。**解析**：宫颈阴道部为复层扁平上皮（又叫复层鳞状上皮），所以本题正确答案为D。宫颈管黏膜为单层高柱状上皮。

32. C。**解析**：记忆型题。胎膜由绒毛膜和羊膜组成。胎膜外层为绒毛膜，内层为羊膜，为半透明的薄膜，与覆盖胎盘、脐带的羊膜层相连接。

33. E。**解析**：剖宫产手术部位是子宫下段。子宫峡部在孕期逐渐拉长变薄，形成子宫下段。

34. A。**解析**：G_2P_0代表：怀孕两次，正常生产0次，因此产妇为初产妇。年龄在35岁以上的产妇为高龄产妇。因此选择A。

35. D。**解析**：妊娠期妇女便秘多食高纤维素食物（E）、多饮水（B），适当运动（C），养成定时排便的习惯（A），保持大便通畅，但不可随便使用大便软化剂或轻泻剂，因此选择D。

36. D。**解析**：叶酸是一种水溶性B族维生素，对细胞的分裂生长及核酸、蛋白质的合成起着重要作用，也是胎儿生长发育不可缺少的营养素。若妊娠早期缺乏叶酸，会影响胎儿大脑与神经的发育，造成神经管畸形，因此选择D。

37. E。**解析**：孕妇自述胎动过频，可能为正常情况，也可能为异常情况，此时应立即听胎心音，确定患儿状况，并置孕妇于左侧卧位，使下腔静脉血流通畅，吸氧等处理，并通知医生。不能在未确定问题的时候草率做剖宫产准备，因此选择E。

38. A。**解析**：产力包括子宫收缩力、腹肌及膈肌收缩力和肛提肌收缩力，其中子宫收缩力是临产后的主要动力。

39. B。**解析**：枕先露的分娩机制：(1) 衔接：胎头双顶径进入骨盆入口平面（坐骨棘水平）。(2) 下降：作为判断产程进展的重要标志，贯穿于胎儿分娩的整个产程。(3) 俯屈：由胎头衔接时的枕横径变为枕下前囟径。(4) 内旋转：使矢状缝与中骨盆和骨盆出口前后径相一致。(5) 仰伸。

(6) 复位及外旋转：胎肩及胎儿娩出。因此选择 B。

40. A。解析：记忆型题。第二产程是从宫颈口开全到胎儿娩出，进入的标志为宫口开全。

产程分期		定义
第一产程		规律宫缩至宫口开全
分期	潜伏期	规律宫缩至宫口扩张 3cm
	活跃期	宫口扩张 3～10cm，宫口近开全时破膜
第二产程		宫口开全至胎儿娩出
第三产程		胎儿娩出至胎盘胎膜娩出

41. C。解析：B 超检查可显示子宫壁、胎盘、胎先露及宫颈的位置，是目前诊断前置胎盘最安全有效的首选方法。

42. B。解析：第三产程指胎儿娩出至胎盘胎膜娩出。由于此阶段产妇易发生并发症，最常见的是产后出血。因此应重点预防产后出血，观察子宫收缩，宫底高度，膀胱充盈度，阴道流血量，会阴阴道内有无血肿。每 15～30min 测量一次血压、脉搏，询问产妇有无头晕、乏力等。因此结合选项，对产妇最重要的评估为 B，目的是预防并及时发现产后出血。

43. E。解析：胎儿娩出后子宫腔容积突然明显缩小，胎盘与子宫壁发生错位而剥离排出。若立即为其按摩子宫以协助胎盘娩出，可能导致胎盘剥离不全。

44. B。解析：记忆型题。产后 2h，将产妇连同新生儿送至母婴同室继续观察。因为此阶段产妇易发生并发症，最常见的是产后出血。应观察子宫收缩，宫底高度，膀胱充盈度，阴道流血量，会阴阴道内有无血肿。

45. C。解析：记忆型题。产程图即在头位分娩过程中，以曲线形式记录宫颈扩张和胎头下降的相应关系，同时还要观察宫缩及胎心变化。可动态地表达产程的进展，能作为正确判断和及时处理头位难产的重要依据。

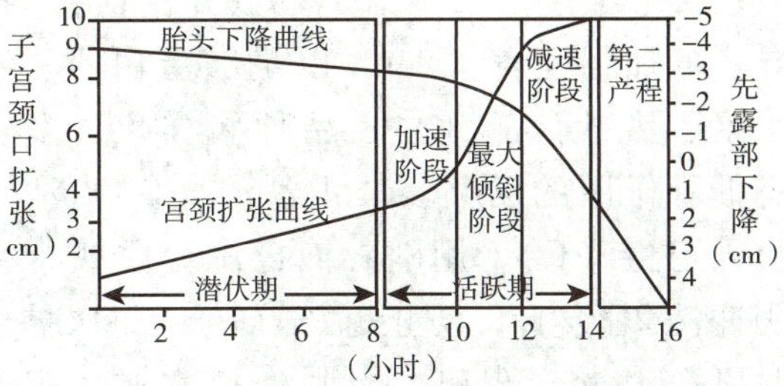

分娩产程图

46. D。解析：正常的胎心率为 120～160 次/分。临产后，应每隔 1h 在宫缩间歇时（D）听取胎心音 1 次，每次听 1min 并记录。

47. D。解析：胎儿娩出后应首先采取的护理措施是清理呼吸道，吸出新生儿口、鼻中的黏液和羊水，保持呼吸道通畅，防止误吸。A、B、C、E 虽内容正确，但不是首要措施，不符题意。

48. D。解析：分娩后会阴侧切的妇女应做好会阴护理，应做好清洁卫生，预防感染，每日冲洗外阴两次，垫消毒会阴垫，若伤口水肿严重者可局部用硫酸镁湿敷（A 错误），由于会阴侧切为开放性伤口，在湿敷过程中，应严格遵守无菌技术，D 正确。B、C、E 选项内容正确，但相比无菌操作并非最需要注意的问题，不符题意。

【速记点拨】凡开放性伤口需注意严格无菌操作。

49. E。解析：本题考查产妇产后应进行会阴护理：用消毒液擦洗会阴或行会阴冲洗2 次/日（C）。每次护理时更换消毒会阴垫。会阴伤口水肿，应以 50% 硫酸镁湿敷（B），严格执行无菌操作，应及时通知医生。如有侧切伤口，采取健侧卧位（D），勤换会阴垫。切口感染或愈合不佳，可在产后7～10 天后行坐浴。因产妇为产后 3 天，尚不能坐浴（E 错误）。红外线照射有利于消除水肿，伤口愈合（A）。

50. B。解析：本题考查预防产褥期的护理内容：室温22～24℃，湿度55%～60%。产后24h鼓励产妇下床活动（B错误）。指导产妇加强营养（A），以足够蛋白质、维生素、热量食品为主，品种多样化，多食有催乳作用的汤类。禁止盆浴（D）。注意个人卫生（C），用消毒液擦洗会阴或行会阴冲洗2次/日，防止感染（E）。每次护理时更换消毒会阴垫。会阴伤口水肿，应以50%硫酸镁湿敷，严格执行无菌操作，应及时通知医生。如有侧切伤口，采取健侧卧位，勤换会阴垫。切口感染或愈合不佳，可在产后7～10天后行坐浴。

51. D。**解析：**乳头皮肤皲裂甚至糜烂出血，会使产妇哺乳时感到疼痛难忍，以致无法哺乳。发生皲裂后，轻者可继续哺乳，哺乳前湿敷乳房和乳头，增加哺乳次数（B错误），缩短每次哺乳时间。发生皲裂后，若症状较轻，可先喂健侧乳房，再喂患侧（A错误）。为减轻喂养时的不适，可采取的护理措施有：①在孕期就应认真用毛巾蘸清水擦洗乳头，使乳头表面增殖、变厚，为以后哺乳做好准备。但不要用酒精和肥皂擦洗乳头（C错误），以免刺激乳头皮肤，导致乳头皲裂。②母亲在哺乳时要洗净双手、剪短指甲、清洁乳头后再哺乳。③哺乳时一定要把大部分乳晕放入婴儿口中（E错误），哺乳完毕不要将乳头从婴儿口中强行拉出。可用手指轻压婴儿下巴，婴儿张嘴后轻轻退出乳头。④切忌让婴儿含乳头入睡，以免浸软乳头，引起乳头皲裂。哺乳完毕，要用手帕或纱布盖住乳头，然后用乳罩托起乳房，这样可以保护乳房乳头。⑤每次哺乳完毕，可将乳头晾干，挤出几滴乳汁，均匀涂抹在乳头上，可以很好地保护乳头（D正确）。

52. C。**解析：**本题考查乳胀的处理：如果婴儿能吸吮，应采取正确的含接姿势频繁喂养（C）。若因乳房过度肿胀，婴儿无法吸吮时，应将乳汁挤出喂哺婴儿，挤奶前先刺激射乳反射，可采用热敷、按摩、拍打等方法。

53. A。**解析：**育龄患者停经52天，尿妊娠试验（+），提示妊娠。查体：宫口闭（关键），子宫大小与妊娠周数相符，最可能为先兆流产。不同流产类型比较：

流产类型	子宫大小	下腹痛	宫颈口	妊娠产物
先兆流产	与妊娠周数相符	无或轻	闭	未排出
难免流产	相符或略小	加剧	扩张	尚未排出
不全流产	小于妊娠周数	减轻	扩张	部分排出，部分在子宫内

54. C。**解析：**妊娠晚期或临产时，突发无诱因、无痛性阴道出血，是前置胎盘的典型症状，因此选择C。

55. A。**解析：**患者非常焦虑、恐惧，所以首要的护理是心理护理，以减轻其恐惧。

56. D。**解析：**怀疑前置胎盘时，切忌肛查（D错误）。此外，一般也不主张做阴道检查，仅在近预产期出血不多，终止妊娠前为排除其他出血原因或明确诊断决定分娩方式前采用，而且必须在输血、输液和做好手术准备的情况下使用（C）。A、B、E均正确。

57. D。**解析：**预防感染最重要的护理措施是保持外阴清洁。此时应监测病人体温、血象及阴道流血、分泌物的性质、颜色、气味等，并严格执行无菌操作规程，加强会阴部护理，发现感染征象后应及时报告医生。孕妇孕32周，A、B、C、E均不宜采取，可能引起流产或对胎儿健康不利。

58. C。**解析：**记忆型题。凡平时月经周期规律，妊娠达到或超过42周尚未分娩者称过期妊娠。

59. E。**解析：**记忆型题。妊娠期高血压疾病的基本病理变化是全身小动脉痉挛。

60. C。**解析**：记忆型题。硫酸镁是目前治疗子痫前期和子痫期的首选解痉药物。A、D为镇静作用。B选项错误。E为降压作用。

61. E。**解析**：患者初产妇，孕36周，结合症状、体征及实验室检查可判断该孕妇处于子痫前期，子痫前期的孕妇首选硫酸镁治疗，而硫酸镁的治疗浓度和中毒浓度相近，在进行硫酸镁治疗时应严密观察其毒性作用，并认真控制硫酸镁的入量，因此E正确。孕妇应左侧卧位休息（B错误）。孕妇血压160/120mmHg，应服降压药降压（D错误）。A、C内容正确，但相较E不是需特别注意的问题，与题意不符。

62. C。**解析**：硫酸镁是治疗中、重度妊娠期高血压疾病的首选解痉药物，但是其治疗浓度和中毒浓度接近，中毒现象首先表现为膝腱反射减弱或消失，所以在使用时要注意：①监测孕妇血压（A错误）；②膝腱反射是否存在，膝反射减弱或消失提示中毒（D错误）；③呼吸不少于16次/分（C正确）；④尿量24h不少于600ml，或每小时不少于25ml（B错误）。通常主张硫酸镁的滴注速度以1～1.5g/h为宜，不超过2g/h（E错误）。

63. C。**解析**：输卵管炎症是引起输卵管妊娠最主要的原因。

64. A。**解析**：输卵管妊娠临床表现：①停经与阴道出血：多数病人会在停经6～8周后出现不规则阴道流血。②腹痛：是就诊的主要症状（A）。③腹部包块。④晕厥与休克：内出血的症状可能与阴道流血量不成比例。

65. C。**解析**：胎盘早剥治疗及护理要点：①纠正休克：迅速开放静脉，积极补充血容量，及时输入新鲜血，尽快改善病人状况（C正确）。②终止妊娠：胎盘早剥一旦确诊，必须及时根据病情采取剖宫产或经阴道分娩终止妊娠。③预防产后出血：分娩后及时给予宫缩剂并按摩子宫，必要时作切除子宫的术前准备，同时预防晚期产后出血。

66. B。**解析**：孕妇担心胎儿安危，提示病人心理问题是恐惧或焦虑。

67. A。**解析**：凡在妊娠期间羊水量超过2000ml者，称为羊水过多。原因包括多胎妊娠（A）、胎儿畸形、孕妇患病（如妊娠糖尿病）、胎盘脐带病变等。

68. C。**解析**：放羊水时应防止速度过快、量过多，一次放羊水量不超过1500ml，放羊水后腹部放置沙袋或加腹带包扎，以防腹压下降引起休克（C）。注意无菌操作，防止感染，给予抗生素。

69. B。**解析**：均小骨盆的特点为骨盆入口、中骨盆及出口平面均狭窄。

70. A。**解析**：记忆型题。B型超声对中、晚期的多胎诊断率几乎达100%。

71. C。**解析**：急性胎儿窘迫多发生在分娩期，产时胎心率变化是急性胎儿窘迫的重要征象。缺氧早期，胎儿电子监护可出现胎心基线代偿性加快，晚期减速或重度变异减速。A、B、D、E为慢性胎儿窘迫的表现。

【速记点拨】 胎儿窘迫早期胎动加速，晚期减慢、消失。

72. C。**解析**：孕妇为妊娠末期，上午家务劳动时突感胎动频繁，至傍晚胎动渐减弱、消失，听诊胎心90次/分(正常120～160次/分)，提示慢性胎儿窘迫。胎儿宫内窘迫的处理：孕妇左侧卧位，间断吸氧（A）。严密监测胎心变化，每15分钟听1次胎心或进行胎心监护（B），注意胎心变化形态。做好术前准备（D），适时终止妊娠。做好新生儿抢救和复苏的准备（E）。C选项可能延误病情，不妥。

73. B。**解析**：胎膜早破患者可采取左侧卧位抬高臀部或头低足高位，以防脐带脱垂造成胎儿缺氧或宫内窘迫。

74. E。**解析**：孕妇胎膜已破，拟行剖宫产术。护士的健康内容应围绕剖宫产的相关问题进行指导，A、B、C、D 正确。孕妇胎膜已破，应绝对卧床，禁止下床活动，以防脐带脱垂，且应避免不必要的肛查和阴道检查，因此 E 选项内容不正确。

75. B。**解析**：是否能继续妊娠应根据孕妇所患有心脏病的种类、病变程度、心功能等决定。其中主要依据是心功能分级。

76. D。**解析**：妊娠合并心脏病患者妊娠 32 ~ 34 周后，分娩期和产后 3 日是心脏负担较重的时期。

77. D。**解析**：患者诊断为妊娠期糖尿病，治疗过程中，如果患者出现极度乏力、头昏、心悸、多汗等，提示出现了低血糖反应，应立即给予葡萄糖或糖水口服。

78. D。**解析**：妊娠合并糖尿病的孕妇，新生儿脱离母体高血糖环境后，无论新生儿体重大小均按早产儿提供护理。脱离母体后高胰岛素血症仍存在，若不及时补充糖，易发生低血糖，所以应重点监测血糖。A、B、C、E 内容正确，但相对血糖来说为次重要，因此选择 D。

79. A。**解析**：产妇因诊断为协调性子宫收缩乏力而烦躁不安，情绪不稳定，对自然分娩失去信心，产妇的心理状态是直接影响子宫收缩的重要因素。针对产妇的情况，首先要关心安慰产妇，消除其精神紧张与恐惧心理，对产程长、产妇过度疲劳或烦躁不安者按医嘱可给镇静剂，如地西泮，因此选择 A。对采取上述措施后仍子宫收缩乏力，在排除头盆不称、胎位异常及骨盆狭窄，无胎儿窘迫，产妇无剖宫产史者，则按医嘱加强子宫收缩，排除干扰项 B。

80. D。**解析**：记忆型题。胎位不正最合适的纠正时间为孕 30 ~ 32 周之间。

81. A。**解析**：矫正臀先露采取膝胸卧位。这种姿势可使胎臀退出盆腔，借助胎儿重心的改变，使胎头与胎背所形成的弧形顺着宫底弧面滑动完成。

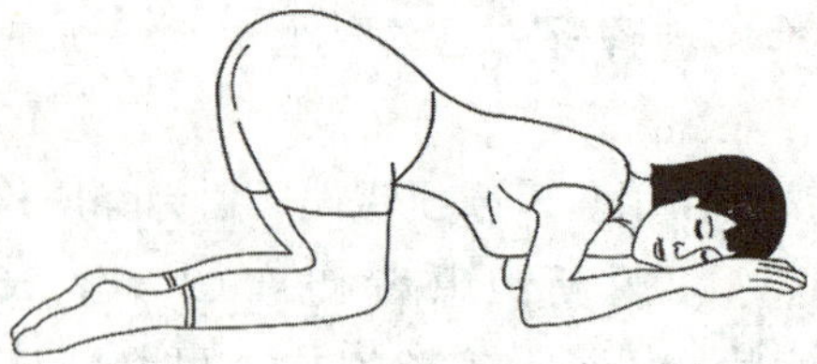

膝胸卧位

82. E。**解析**：胎儿娩出后 24h 内出血量超过 500ml 者为产后出血。产后出血在我国居产妇死亡原因的首位。

83. E。**解析**：患者为晚期产后出血，进行评估时应评估可能与出血相关的因素。如分娩史（了解是否子宫收缩乏力、胎盘剥离不全及残留等、软产道损伤）、患者的血压、脉搏、呼吸、神志情况（患者是否继续出血，出血有无改善）、阴道出血量，了解宫底的大小及有无压痛。母乳喂养与阴道大量出血的相关性最小，选择 E 选项。

84. D。**解析**：对子宫破裂行子宫修补术术后的患者，应指导其避孕 2 年后再孕，以免造成子宫破裂。

85. A。**解析**：需要通过 B 超检查测羊水。

86. E。**解析**：妊娠期高血压疾病的基本病理变化是全身小动脉痉挛，血管阻力增加。各器官的病理改变如下：①脑部的变化。由于脑血管痉挛、缺氧，致血管通透性增加、脑水肿、脑疝，病人出现头痛、眼花、神志不清，甚至昏迷。②肾脏的变化。肾血管痉挛，肾血流量和肾小球滤过率均明显下降，因此体内的一些废物就不能及时排出，表现出肾衰症状及恶心、呕吐等中毒症状。③肝脏的变化。由于血管痉挛，肝细胞可有不同程度的缺血、坏死，甚至大片坏死，所以严重的病人常有转氨酶升高和黄疸出现。④心血管的变化。重症患者，特别是子痫患者可有冠状动脉痉挛，心肌缺血梗死。

87. C。**解析**：臀先露孕妇常感肋下有圆而硬的胎头（E）；腹部检查：宫底部可触到胎头（A）；若未衔接，耻骨联合上方可触到胎臀（B），胎心在脐上方听得最清楚；衔接后，胎臀位于耻骨联合之下，胎心听诊以脐下最明显（C 错误）。肛门检查可触及胎臀、胎足、胎膝（D）。阴道检查，若胎膜已破，可触到胎臀、外生殖器及肛门。

88. A。**解析**：左枕前位表示胎儿的枕骨在母体骨盆的左前方。

89. D。**解析**：造成乳头皲裂的主要原因是婴儿含接姿势不良，所以婴儿应采取正确的含接姿势喂养。

90. D。**解析**：产褥感染应采取半卧位或抬高床头，促进恶露引流，炎症局限，防止感染扩散（D 错误）。保证产妇获得充足休息和睡眠；给予高蛋白、高热量、高维生素饮食；保证足够的液体摄入。遵医嘱使用广谱抗生素，注意抗生素使用间隔时间，维持血药有效浓度。同时需监测体温，每 4 小时测体温 1 次。

91. C。**解析**：停经、腹痛、阴道流血提示流产，宫口已开，子宫小于停经周数提示不全流产，应尽早清宫。

92. A。**解析**：羊水栓塞的预防：加强产前教育，注意诱发因素，及时发现前置胎盘、胎盘早剥等并发症并及时处理；严密观察产程进展，正确掌握催产素的使用方法，防止宫缩过强，严格掌握破膜时间，人工破膜宜在宫缩的间歇期（A 错误），破口要小并注意控制羊水的流出速度。

93. A。**解析**：中骨盆横径：也称坐骨棘间径。两坐骨棘间的距离，平均值约为 10cm。因此中骨盆平面狭窄者，其坐骨棘间距 <10cm。

94. C。**解析**：正常阴道液呈酸性，pH 为 4.5 ~ 5.5；羊水的 pH 为 7.0 ~ 7.5。用 pH 试纸检查，若流出液 pH 为 6.5 时，视为阳性，准确率可达 90%，胎膜早破的可能性极大。

95. B。**解析**：羊水量超过 2000ml 不是早产的依据，其余的选项都是。早产临产的依据是妊娠晚期者子宫收缩规律（20 分钟 $\geq$ 4 次或 60 分钟 $\geq$ 8 次），伴宫颈管消退 $>80\%$ 以及进行性宫口扩张 1cm 以上。

96. D。**解析**：孕妇不能取平卧位，会引起呼吸困难。应取半坐卧位。

97. C。**解析**：本题考查预产期的推算方法。了解末次月经（LMP）的日期，可以推算预产期。计算方法为：末次月经第 1 天起，月份减 3 或加 9，日期加 7。如为阴历，月份仍减 3 或加 9，但日期加 15。本题中 $6-3=3$，$10+7=17$，选择 C。因此，该产妇预产期可能为 2019. 3. 17。

98. D。**解析**：题考查分娩期妇女的护理。进入第二产程的标准是宫口开全。临床上根据不同阶段的特点分为 3 个产程：第一产程（宫颈扩张期）从有规律宫缩开始至宫口开全。初产妇的潜伏期不超过 20 小时，经产妇不超过 14 小时，宫口开大至 6cm 进入活跃期，宫口扩张速度应 $\geq$ 0. 5cm/h。第二产程（胎儿娩出期）宫颈口开全到胎儿娩出，初产妇不应超过 3 小时，经产妇不应超过 2 小时，硬膜外麻醉者在此基础上适当延长 1 小时。第三产程（胎盘娩出期）胎儿娩出到胎盘娩出，需 5 ~ 15 分钟，一般不超过 30 分钟。

99. B。**解析**：产褥期妇女的心理调适要经历三个时期：①依赖期：产后前 3 天，产妇的很多需求需要通过别人来满足。②依赖 – 独立期：产后第 3 ~ 14 日，产妇身体逐渐恢复，开始表现为独立行动。③独立期：产后 2 周 ~ 1 个月。

100. D。**解析**：子宫脱垂患者术后休息 3 个月，避免重体力劳动半年，禁止性生活及盆浴。性生活恢复前须经医生确认已完全恢复后方可开始。

101. C。**解析**：本题考查异位妊娠患者的护理。在异位妊娠中，输卵管妊娠最为常见，也是妇科常见急腹症之一。

102. D。**解析**：本题考查前置胎盘病人的护理。孕晚期患者反复出现阴道流血，可怀疑为前置胎盘。前置胎盘病人出现有活动性出血时需要绝对卧床休息，以左侧卧位为佳，定时、间断吸氧。

103. C。**解析**：本题考查多胎妊娠的护理。多胎妊娠的发生率与种族、年龄、遗传、内源性促性腺激素及促排卵药物的应用等因素有关。多胎妊娠有家庭性倾向，凡夫妇一方家庭中有分娩多胎者，多胎的发生率增加（B 排除）。随着产妇年龄增高、产次增多，多胎发生率可能增加，但这样的影响不明显（D、E 排除）。自发性双卵双胎的发生与体内促卵泡激素（FSH）水平较高有关。多胎妊娠是药物诱发排卵的主要并发症，与个体反应差异、剂量过大有关。饮食与多胎妊娠无关，本题选择 C。

104. C。**解析**：本题考查胎位异常患者的护理。分娩时除枕前位为正常胎位外，其余均为异常胎位。

105. D。**解析**：本题考查产后出血患者的护理。题干中，胎盘完全娩出后阴道出血较多，色暗红，检查发现子宫体软，可以判断出该产妇子宫收缩乏力。子宫收缩乏力的产妇，应用综合方法来进行止血，首先应按摩子宫促进宫缩止血。

106. C。**解析**：本题考查产褥感染病人的护理。题干中，产妇产后 4 天，处于产褥期，结合其下腹痛、恶露多，有臭味、子宫体增大，首先考虑为子宫内膜炎。子宫内膜炎一般可发生于产褥感染，子宫可出现球形增大、柔软并压痛，恶露等症状。

107. A。**解析**：本题考查晚期产后出血患者的护理。晚期产后出血指分娩 24 小时后，在产褥期内发生的子宫大量出血，出血量超过 500ml。产后 1 ~ 2 周发病最常见，亦有迟至产后 6 周发病。又称产褥期出血。

108. C。**解析**：大阴唇皮下为疏松结缔组织和脂肪组织，内含丰富的血管、淋巴管和神经，当局部受伤时易发生出血，形成大阴唇血肿，疼痛明显。

109. C。**解析**：子宫韧带有 4 对：主韧带、阔韧带、圆韧带和宫骶韧带。其中，圆韧带维持子宫前倾；阔韧带维持子宫在盆腔的正中位置；主韧带固定宫颈位置，防止子宫下垂（C 对）；宫骶韧带间接保持子宫前倾位。

110. C。**解析**：子宫韧带有 4 对：主韧带、阔韧带、圆韧带和宫骶韧带。其中，圆韧带维持子宫前倾（C）。

111. A。**解析**：异位妊娠病人多数在停经 6 ~ 8 周后出现不规则阴道流血，就诊时最应该询问的是停经史。

112. C。**解析**：放羊水时应防止速度过快、量过多，一次放羊水量不超过 1500ml，放羊水后腹部放置沙袋或加腹带包扎以防血压骤降。

113. D。**解析**：羊水过多时尽量卧床休息，采取左侧卧位、半坐卧位、抬高下肢（D 错误）。

114. E。**解析**：尖锐湿疣孕妇，若病灶局限于外阴者，可行冷冻或手术切除病灶，可经阴道分娩。若病灶广泛，易发生软产道裂伤引起大出血或巨大病灶堵塞软产道时，应行剖宫产术结束分娩。

第八章　新生儿和新生儿疾病的护理

1. B。**解析**：病理性黄疸具有以下特点：①黄疸出现过早，常在 24h 内出现（B 正确）；②黄疸程度过重，血清胆红素 >205 ~ 257μmol/L；③黄疸进展过快，血清胆红素每日上升 >85μmol/L（5mg/dl）（A 错误）；④黄疸持续过久，足月儿 >2 周，早产儿 >4 周（C 错误）；⑤黄疸退而复现，或再度进行性加重；⑥血清结合胆红素 >26μmol/L。

凡符合以上特点之一者可诊断为病理性黄疸，病理性黄疸多见于新生儿溶血，ABO 血型不合最常见，多数母为 O 型，子为 A 或 B 型（DE 错误）。

2. B。**解析：**患儿出生 3 天出现黄疸，食欲良好提示生理性黄疸，不用特殊处理，多晒太阳即可，新生儿 2 周开始补充维生素 D，该患儿生后 5 天不用补充。光照疗法是降低血清未结合胆红素简单而有效的方法，目前国内最常用的是蓝光照射，一般胆红素 7mg/dl 以上使用，现在胆红素值为 6mg/dl，不用光疗多晒太阳即可。

3. E。**解析：**排除法。ABCD 是现在母乳喂养提倡的做法。蜡烛包限制胸部活动，影响宝宝呼吸，压迫腹部、影响食欲，从而使得宝宝食欲下降，也会增加宝宝患便秘的几率。影响宝宝智力发育。

4. E。**解析：**牛奶中乳糖含量较低（A 错误）；不含一些必要的微量元素，矿物质及维生素含量高（C 错误）；不饱和脂肪酸少于母乳（B 错误）；母乳及牛乳含铁量均低，但母乳中铁约有 75% 可被吸收，而牛奶中铁的吸收率为 13%（D 错误）；不含有免疫蛋白，蛋白质总量虽较母乳多，但大部分是酪蛋白，在婴儿胃中容易结成硬块，不易消化，且可使大便干燥（E 正确）。

5. B。**解析：**早产儿皮肤比较娇嫩，屏障功能比较差，体液和细胞免疫功能不完善，更易发生感染。因此护士对早产儿出院指导时，应向家长重点强调预防感染。选择 B 正确。

6. D。**解析：**新生儿出生时无呼吸，心率小于 90 次/分，全身苍白，四肢瘫软提示新生儿窒息。抢救时清理呼吸道后应建立呼吸，选择 D。新生儿窒息进行复苏可按 ABCDE 程序：A（清理呼吸道）：清除口、鼻、咽部黏液及羊水。B（建立呼吸）：确认呼吸道通畅后对无呼吸或心率 <100 次/分的新生儿应进行正压人工呼吸（40～60 次/分）。正压人工呼吸 30 秒后若心率 <60 次/分，应进入下一步胸外按压。C（维持正常循环）：胸外按压：使新生儿仰卧于硬垫上，垫上肩垫，颈部轻度仰伸，用拇指法或双指法有节奏地按压胸骨下 1/3 部位，每分钟按压 100 次（按压与通气比为 3∶1），按压深度为胸廓按下 1～2cm。D（药物治疗）：建立有效静脉通道，保证药物应用。E（评价）：复苏过程中要每 30 秒评价新生儿情况，以确定进一步采取的抢救方法。

7. B。**解析：**患儿早产儿，有缺氧症状，给予氧气吸入，经皮血氧饱和度应维持在 85%～93% 或血氧分压 50～70mmHg（A 错），吸氧时间不宜过长（C、D 错），一旦症状改善立即停用，防止发生氧中毒。

8. C。**解析：**患儿 Apgar 评分为重度窒息，此时应进行氧疗，注意保暖及监测生命体征，保证呼吸道通畅，预防感染等。患儿目前仍呕吐，不能开奶，以免造成误吸，导致窒息，C 不恰当。

9. D。**解析：**新生儿躯干皮肤色红，四肢较紫（1 分）、心率 120 次/分（2 分）、哭声响亮（2 分）、肌张力好（2 分）、呼吸 45 次/分（2 分），总分 9 分。Apgar 评分：8～10 分为正常、4～7 分为轻度窒息、0～3 分重度窒息。

体征	评分标准		
	0	1	2
皮肤颜色	青紫或苍白	身体红，四肢青紫	全身红
心率（次/分）	无	<100	>100
弹足底或插鼻反应	无反应	有些动作，如皱眉	哭，喷嚏
肌张力	松弛	四肢略屈曲	四肢活动
呼吸	无	慢，不规则	正常，哭声响

注：1 分仅是窒息诊断和分度的依据，5 分及 10 分评分有助于判断复苏效果及预后。

10. E。**解析：**本题考查新生儿脐带护理：新生儿沐浴前，拿掉脐纱，脐部可以用清水洗（E 错误）。每天沐浴后，用消毒干棉签蘸干脐窝里的水及分泌物，再以棉签蘸酒精溶液消毒脐带残端、脐轮和脐窝，注意严格无菌操作（D）。保持脐带干燥，不要用脐纱包扎脐带（B）。尿布的上端勿遮挡脐部，避免尿粪污染脐部。勤换尿布，衣物柔软（A），接触新生儿前后洗手可预防感染的发生（C）。

11. C。解析：记忆型题。新生儿在生后由于体内水分丢失较多，胎粪排出等，出现体重下降，但一般不超过10%，生后10天左右恢复到出生时的体重。

12. A。解析：足月产5天女婴出现阴道分泌物，一般为假月经，属于生理现象，这是因母体雌激素在孕期进入胎儿体内，出生后突然消失引起。

13. A。解析：部分女婴在生后5~7天，可见阴道流出少量的血液，即假月经。这是因母体雌激素在孕期进入胎儿体内，出生后突然消失引起，一般不必处理，选择A。

14. C。解析：臀红是由于新生儿皮肤受粪便刺激引起的，不属于生理现象。新生儿的特殊生理状态包括：①生理性体重下降。②生理性黄疸。③生理性乳腺肿大。④假月经。⑤口腔内改变："马牙"。

15. C。解析：记忆型题。护理早产儿时，室温应保持在24~26℃。

16. A。解析：题干中患儿为早产，体重过低（<2000g），体温不升，易发生新生儿寒冷损伤综合征，对该患儿的护理措施中，最主要的是复温，所以应将患儿置于暖箱中。一般体重<2.0kg者，应尽早置于婴儿培养箱保暖。每日测体温6次，注意体温的变化。患儿血氧饱和度尚可，因此排除干扰项B，选择A。

17. A。解析：胆红素脑病（核黄疸）：患儿精神差，食欲不振，拒乳，肌张力减退，甚至出现尖叫、凝视、抽搐等一系列表现，体内胆红素升高，血清胆红素≥342μmol/L（20mg/d）。

18. C。解析：根据新生儿Apgar评分标准：全身青紫（0分）、四肢伸展（0分）、无呼吸（0分）、心率80次/分（1分）、插鼻有皱眉动作（1分），总分2分。

19. A。解析：新生儿娩出后，采用阿普加（Apgar）评分法判断新生儿有无窒息或窒息的程度。

体征	应得分数		
	0分	1分	2分
皮肤颜色	苍白	青紫	红润
呼吸	无	浅慢且不规则	正常，哭声响亮
心率（次/分）	无	<100	≥100
喉反射	无反射	有些动作	咳嗽、恶心
肌张力	松弛	四肢稍屈	四肢屈曲，活动好

根据上表计算得该患儿Apgar评分为4分。

20. D。解析：亚低温治疗的同时必须注意保暖，同时要保证亚低温的温度要求，患儿给予持续的肛温测试（D），以了解患儿体温波动情况，维持体温在35.5℃左右。

21. E。解析：患儿脑部留有后遗症，出院后的重点应该是注意进行功能训练和智力开发，鼓励家长坚持治疗和随访，减轻脑损伤影响。增强战胜疾病的自信心。

22. A。解析：患儿出生后5天出现黄疸，吃奶好，大小便正常，血清胆红素5mg/dl（小于12mg/dl），考虑生理性黄疸。生理性黄疸是新生儿出生24h后血清胆红素由出生时的17~51μmol/L（1~3mg/dl）逐步上升到86μmol/L（5mg/dl）或以上，临床上出现黄疸而无其他症状，1~2周内消退。

【速记点拨】病理性黄疸出现时间早（24h内），黄疸程度重，持续时间长（足月儿超过2周，早产儿超过4周），血清胆红素浓度高（>205μmol/L或12mg/dl）。

23. C。解析：患儿有新生儿溶血病的基础，结合患儿拒乳、嗜睡、反应低下症状的神经系统症状，考虑并发了胆红素脑病。当血清胆红素＞342μmol/L（20mg/dl），可穿透脑脊液屏障，使大脑神经核黄染、变性坏死，以大脑基底核、下丘脑和第四脑室底部最明显，引起胆红素脑病（核黄疸）。

24. C。**解析**：患儿血清总胆红素280μmol/L，超过我国规定的正常足月新生儿生理性黄疸的胆红素上限（205.2～256.5μmol/L），因此考虑高胆红素血症。

25. B。**解析**：根据患儿此时皮肤发黄，胆红素高，应立即采取光照疗法。

26. E。**解析**：对于新生儿黄疸的患儿，应重点观察皮肤、巩膜黄染的程度，评价黄疸进展情况。

27. A。**解析**：光疗时，将新生儿裸体放于光疗箱中，用黑布遮盖双眼（A）和会阴部位，用单光或双光照射。B、C、D、E 选项内容正确，但与光疗的相关性小，排除。

28. C。**解析**：考查新生儿黄疸健康教育：讲解黄疸病因及临床表现，使家长了解病情的转归。胆红素脑病后遗症，应给予康复治疗和护理指导（E）。母乳性黄疸的患儿，母乳喂养可暂停1～4日，或改为隔次母乳喂养，黄疸消退后再恢复母乳喂养（C 错误）。红细胞 G－6－PD 缺陷者，需忌食蚕豆及其制品（D）。患儿衣物保管时勿放樟脑丸（A），并注意药物的选用，以免诱发溶血。保持大便通畅（B），因此选择 C。

29. B。**解析**：患儿拟诊为新生儿寒冷损伤综合征，新生儿寒冷损伤综合征的临床表现有低体温（体温常低于35℃，重者患儿低于30℃）、硬肿、多器官功能损害等，因此正确答案为 B。

30. C。**解析**：患儿出生后第 5 天，全身冰冷，查体：T 35℃，皮肤是暗红色，双小腿皮肤如硬橡皮样（题眼），提示新生儿寒冷损伤综合征。寒冷损伤综合征一般以生后 1 周内新生儿和早产儿多见，表现为食欲不振或拒乳，反应差，哭声低，心音低钝，心率减慢，尿少，体温常低于 35℃。皮肤发凉、硬肿，颜色暗红，不易捏起，按之如硬橡皮。

【速记点拨】 新生儿若出现体温低于35℃，全身出现硬肿则考虑新生儿寒冷损伤综合征，复温是关键。

31. B。**解析**：新生儿寒冷损伤综合征治疗要点：①复温：是治疗护理的关键措施（B），原则是循序渐进，逐步复温。②支持疗法：合理喂养，保证足够热量与水分供给。③给药，观察病情，保持患儿皮肤完整性。因此选择 B。A、C、D、E 内容均正确，但不符题意。

32. B。**解析**：患儿出生后 10 天，脐部红肿、渗液说明脐部有感染，因此考虑新生儿脐炎（B）。在断脐时或断脐后，消毒处理不严或护理不当引起的脐部炎症。新生儿脐炎患者轻者脐轮与脐部周围皮肤轻度发红；可有少量浆液。重者脐部及脐周皮肤明显红肿发硬，脓性分泌物多并带有臭味；可向周围皮肤或组织扩散引起腹壁蜂窝织炎、腹膜炎、败血症等疾病。轻症者除脐部有异常外，体温及食欲均正常，重症者则有发热、吃奶少等非特异性表现。

33. B。**解析**：新生儿脐炎最常见的致病菌为金黄色葡萄球菌，治疗首选青霉素，金黄色葡萄球菌一般容易产生耐药，可改用头孢类抗生素，因此选择 B 选项。

34. A。**解析**：出生后能进食者尽早喂养（A），根据病情给予 10% 的葡萄糖或吸吮母乳，以预防低血糖。如口服不能纠正者，可静脉滴注葡萄糖（B 错误）。

35. B。**解析**：出生后能进食者尽早喂养，根据病情给予 10% 的葡萄糖或吸吮母乳，以预防低血糖。本题中患儿基本状况良好，且母乳尚未分泌，可喂 10% 的葡萄糖，选择 B。如口服不能纠正者，可静脉滴注葡萄糖，排除干扰项 A。

36. B。解析：早产儿的外观特点：早产儿体重大多在2500g以下，身长不足47cm，哭声轻，颈肌软弱，四肢肌张力低下，皮肤红嫩，胎毛多，耳壳软，指（趾）甲未达指（趾）端，乳晕不清楚，足底纹少，男婴睾丸未降或未完全下降，女婴大阴唇不能盖住小阴唇。

37. A。解析：患儿确诊为低钙血症。遵医嘱静脉注射10%葡萄糖酸钙后，如心率低于80次/分，应暂停注射，避免钙浓度过高抑制窦房结引起心动过缓甚至心脏停搏。因此选择A。

38. B。解析：出生时小儿即具有觅食、吸吮、吞咽、拥抱等一些先天性反射和对强光、寒冷、疼痛的反应，其中有些无条件反射（如吸吮、握持、拥抱等反射）会随着年龄增长而消失。因此，本题正确答案为B。

39. C。解析：保暖复温是新生儿寒冷损伤综合征治疗的首要措施。

40. B。解析：日光浴一般于婴儿早餐后1～1.5小时为宜。

41. C。解析：本题考查早产儿的护理。早产儿病室温度维持在24～26℃，相对湿度在55%～65%。

42. D。解析：本题考查新生儿黄疸的护理。新生儿出生2～3小时后出现黄疸为病理性黄疸。应首先查胆红素的值。

43. A。解析：轻度新生儿缺氧缺血性脑病的主要表现：易激惹（A正确）、肌张力正常（B）、拥抱反射活跃，吸吮反射正常（C），可有肌阵挛（D），无中枢性呼吸衰竭（E），瞳孔正常或扩大，前囟张力正常，预后良好。

44. D。解析：患儿臀位产，生后不安，前囟饱满，心率快，考虑新生儿颅内出血。维生素D缺乏性手足搐搦症可出现惊厥，手足肌肉抽搐或喉痉挛等（A排除）。化脓性脑膜炎有脑膜刺激征、颅内压增高表现（B排除）。新生儿败血症患儿早期精神不佳、哭声弱，发展为嗜睡、不吃不哭不动（C排除）。感染性肺炎多数有上呼吸道感染史，主要表现为发热、咳嗽、气促，肺部固定的中细湿啰音，题干中呼吸音清（E排除）。

第九章　泌尿生殖系统疾病病人的护理

1. A。解析：患者血肌酐708μmol/L，肾小球滤过率10ml/min提示尿毒症，患者血钙降低提示肾性骨病。骨骼系统慢性肾衰可引起肾性骨营养不良症，又称肾性骨病。病人可有骨酸痛、行走不便等。肾性骨病是由于缺乏活性维生素D_3，继发性甲状旁腺功能亢进、营养不良等因素引起。

2. A。解析：子宫从正常位置沿着阴道下降，宫颈外口达到坐骨棘水平以下，甚至子宫全部脱出于阴道口以外，称为子宫脱垂。子宫脱垂分为三度，如下表：

Ⅰ度	轻型	未达处女膜缘
	重型	宫颈外口已达处女膜缘，但未超出该缘
Ⅱ度	轻型	宫颈已脱出阴道口，宫体仍在阴道内
	重型	宫颈和部分宫体已脱出阴道口
Ⅲ度	–	宫颈及宫体全部脱出阴道口外

3. E。解析：卵巢的异位内膜病灶的典型病变型又称囊肿型，即卵巢子宫内膜异位囊肿，囊肿内含有柏油样、似巧克力色液体，故又称卵巢巧克力囊肿。囊肿大小不一，表面呈灰蓝色，常与子宫后壁、阔韧带后叶及侧盆壁粘连、固定，活动度差。

4. C。**解析**：为男患者导尿，导尿管插入尿道 20～22cm，见尿液流出再插入 2cm，保证导尿管在膀胱。C 选项正确。

5. D。**解析**：患者痛经 2 年，呈进行性加重，子宫后壁触及 3 个痛性结节，考虑子宫内膜异位症，给予达那唑进行药物治疗，因此目前最重要的护理措施为用药指导，选择 D 选项。

6. B。**解析**：宫颈锥形切除术后应避免剧烈活动及搬运重物以免引起出血量过多；禁同房和盆浴 2 个月（B 正确），并于术后 2 周、4 周、2 个月复查。

7. D。**解析**：患者前列腺增生术后一天，对其主要的健康教育内容包括：多饮水（B 错误）、禁憋尿；防便秘；提肛肌锻炼（D 正确），利用三腔气囊尿管控制出血，术后前列腺窝的修复需 3～6 个月（C 错误），经尿道前列腺电切术后 1 个月，经膀胱前列腺切除 2 个月后可恢复性生活。术后 1～2 个月内避免剧烈活动，如提重物、跑步、骑自行车、性生活等，防止继发性出血（A、E 错误）。

8. E。**解析**：本题考查急性肾小球肾炎的疾病特点。本病好发于儿童，男性多见（A 错误）。前驱病常为链球菌所致的上呼吸道感染，如急性化脓性扁桃体炎、咽炎、淋巴结炎等潜伏期为 1～3 周。前驱链球菌感染后经 1～3 周无症状间歇期而急性起病（E 正确）。此病虽然有蛋白尿的表现，但大量蛋白尿少见，多为轻中度（B 错误）。急性肾小球肾炎的典型表现：水肿、尿少、血尿、高血压及程度不等的肾功能受累。几乎全部急性肾小球肾炎患者均有肾小球源性血尿，镜下血尿为主（C 错误），肉眼血尿尿色可呈洗肉水样。高血压见于 30%～80% 的病例，系因水、钠潴留血容量扩大所致，一般为轻或中度增高（D 错误）。因此本题正确答案为 E。

9. B。**解析**：本题考查肾性水肿的原因：①肾炎性水肿：主要是由于肾小球滤过率下降。水肿多从颜面部开始，重者可波及全身，指压凹陷不明显。由于水钠潴留，血容量扩张，血压常可升高。②肾病性水肿：主要由于长期大量蛋白尿造成血浆蛋白减少，血浆胶体渗透压降低，液体从血管进入组织间隙产生水肿。此外，继发性有效血容量减少可激活肾素－血管紧张素－醛固酮系统，使抗利尿激素分泌增多，进一步加重水肿。肾病水肿一般较严重，多从下肢部位开始，常为全身性、体位性和凹陷性，可无高血压及循环淤血的表现。患者无明显诱因出现双下肢水肿 2 周（从下肢开始），尿蛋白（++++）（大量蛋白尿），因此为肾病性水肿，主要由于长期大量蛋白尿造成血浆蛋白减少，血浆胶体渗透压降低所致，选择 B。

10. C。**解析**：患者为肾小球肾炎，且有轻度水肿及高血压（150/100mmHg）的表现，轻度水肿及高血压相比较，高血压的危险性更高，更需要重点关注，选择 C。

11. C。**解析**：急性肾小球肾炎预防原则是防止链球菌感染，平日应加强锻炼，注意皮肤清洁卫生以减少呼吸道及皮肤感染。如一旦感染应及时彻底治疗。感染后 2～3 周时应检查尿常规以及时发现异常。定期复查。如果有慢性扁桃体炎反复发作应考虑手术摘除，切除感染灶，防止反复感染。故选 C。

12. C。**解析**：患者慢性肾小球肾炎，内生肌酐清除率为 30ml/min（成人正常值：80～120ml/min），明显下降，此时宜给予优质低蛋白、低磷、高维生素饮食，增加糖的摄入，以保证足够的热量，减少自体蛋白质的分解。优质低蛋白包括鸡蛋、牛奶、瘦猪肉、鸡肉、鱼等，这些食物必需氨基酸含量高、生物利用率高，相对于植物蛋白是优质蛋白质。慢性肾小球肾炎患者需要控制蛋白质摄入量，因此选择 C。

【速记点拨】肝脏疾病选择植物蛋白，肾脏疾病选择动物蛋白。

13. A。**解析**：慢性肾小球肾炎为了维持水电解质、酸碱平衡应：①限制水、钠摄入（D）：钠的摄入应低于3g/d，水肿严重者则应低于2g/天；水的摄入量，可按前一天的总尿量加500ml计算。②控制蛋白质的摄入：控制蛋白质的摄入量，也可达到低磷目的，一般每天每千克体重0.6g，其中一半为优质蛋白质（富含必需氨基酸的动物蛋白质）。③补充各种维生素及微量元素：如维生素A、B、C、D、E及微量元素Ca、Zn、Fe等（C、E）。可给予新鲜蔬菜、水果、坚果、牛肉等。④低磷（B）。慢性肾小球肾炎有高血钾的危险，要避免含钾量高的食品，护理措施A不正确，本题选择A。

14. D。**解析**：肾病综合征的发病特点"三高一低"：①大量蛋白尿；②低白蛋白血症（大量蛋白丢失所致）；③高脂血症；④水肿（血浆胶体渗透压下降所致）。由于长期大量蛋白尿造成血浆蛋白减少，血浆胶体渗透压降低，液体从血管进入组织间隙产生水肿，因此最根本的病理生理改变为大量蛋白尿，选择D。

15. E。**解析**：患者诊断为肾病综合征，尿蛋白4.5g/d（>3.5g/d，提示大量蛋白尿），血浆白蛋白20g/L（提示低蛋白血症）。肾病综合征患者水肿主要由于长期大量蛋白尿造成血浆蛋白减少，血浆胶体渗透压降低，液体从血管进入组织间隙产生水肿，选择E选项。

16. B。**解析**：肾病综合征临床表现为：水肿，高血压，面色苍白、疲乏无力，头晕等，最突出症状为水肿（B），主要并发症为感染。

17. E。**解析**：原发性肾病综合征患儿全身水肿，此时的护理问题为体液过多，因此最重要的评估内容是水肿情况。

18. C。**解析**：患儿诊断为肾病综合征，血浆蛋白降低，大量蛋白尿，且伴有水肿、尿少3天，提示水钠潴留，最主要的护理问题为体液过多。

19. A。**解析**：肾病综合征最主要的并发症是感染，常发生呼吸道、泌尿道、皮肤感染。使用激素期间应限制探视，病人戴口罩。避免受凉、感冒。

20. A。**解析**：肾病综合征的患者应卧床休息至水肿消退，休息可以减轻心脏负担，减少水钠潴留，减少水肿，减少并发症。患儿目前水肿3天，发生压疮的危险性小，可保持适度的床上及床旁活动，必要时再使用气垫床，因此排除干扰项D，选择A。

21. B。**解析**：本题考查肾上腺皮质激素治疗的副作用。患者应用糖皮质激素治疗长达5个月，且伴有双下肢疼痛，提示骨质疏松症。患者食欲增加排除D；库欣综合征主要表现为满月脸、水牛背等。

22. B。**解析**：慢性肾衰患者尿毒症期，出现抽搐（题眼），提示最有可能发生的是低血钙。

23. A。**解析**：记忆型题。尿毒症晚期的患者呼出气体有氨臭味又称尿味（A）。大蒜味常见于有机磷中毒患者（C错误）。烂苹果味常见于酮症酸中毒患者（E错误）。

24. E。**解析**：本题考查慢性肾衰竭患者饮食指导：高热量（E），高维生素，优质低蛋白（D错误），低磷高钙、限盐（A错误）、低脂（C错误）、低钾（B错误）饮食，补充多种维生素。供给患者足够的热量，以减少蛋白质的消耗，此时，应给予高热量饮食。

25. B。**解析**：肾衰竭患者高血压主要由水钠潴留引起，也与肾素活性增高有关，选择B，排除干扰项A（题干为最主要的原因）。

26. C。**解析**：患者血钾6.5mmol/L（正常值：3.5～5.5mmol/L），慢性肾衰竭伴尿少、高钾血症者忌食含钾高的食物如白菜、萝卜、榨菜、橘子（C）、香蕉、梨、桃、葡萄、西瓜等。

27. A。**解析**：肾功能衰竭患者应严格记录24h出入液量，坚持"量入为出"的原则，该患者每天摄入的液体量应为前一天的尿量加上500ml。

28. D。**解析**：急性肾衰竭患者控制感染选用敏感抗生素，不能选用对肾有损害的抗生素，青霉素对肾没有明显损害，其他几项均会对肾产生损害，因此选择D。

29. C。**解析**：体外冲击波碎石（ESWL）后以及手术治疗后患者均会出现血尿，膀胱冲洗液颜色较深时，应加快冲洗速度，以免形成血块堵塞尿路。

30. A。**解析**：90%尿路感染的致病菌来源于上行感染。血行感染临床上很少见。

31. E。**解析**：记忆型题。本题考查尿培养的注意事项。尿细菌培养检查前5天停用抗生素（E），以免导致细菌培养时菌落减少，影响结果。

32. B。**解析**：膀胱炎最常见的致病菌是大肠埃希菌，首选对革兰染色阴性杆菌有效的药物氟喹诺酮类，如氧氟沙星。

33. C。**解析**：碳酸氢钠为碱性，治疗尿路感染时可碱化尿液，与磺胺类药物合用不仅可增强疗效，还可减轻尿路刺激症状，减少磺胺结晶的形成。

34. B。**解析**：采用排除法容易选出正确答案。不能长期预防性服用抗生素，以免造成菌群失调，造成二次感染或产生耐药，选择B。指导尿路感染患者时教育患者每天清洗会阴部（E），及时治疗相关疾病（C、D），避免过度劳累，多饮水（A）、少憋尿。

35. C。**解析**：进行性排尿困难是前列腺增生患者的典型表现症状。A、B、D、E也为良性前列腺增生的症状，但并不是本病典型症状，与题意不符。

36. E。**解析**：术后利用三腔气囊导尿管的目的是压迫前列腺窝，控制出血。

37. A。**解析**：前列腺切除术后最初几天通常会出现血尿，术后第1天会有鲜血，以后逐渐清澈。为了观察是否存在继发性出血，应重点观察并预防治疗出血。感染、尿道狭窄、血栓形成、尿失禁等并发症后期多见，因此排除。

38. C。**解析**：记忆型题。前列腺增生患者术后膀胱冲洗主要目的为防止血块堵塞尿管，因此用常规生理盐水冲洗膀胱1~2天。

39. D。**解析**：膀胱冲洗时，若冲洗液引流不畅，首先应检查引流管是否通畅。若血凝块堵塞管道致引流不畅，可采取挤捏尿管、加快冲洗速度，高压冲洗，调整导管位置等方法。因此选择D，排除干扰项C。

40. C。**解析**：前列腺增生术后进易消化、含纤维多的食物（A），多饮水（B），预防便秘，必要时可服缓泻剂；术后1~2个月内避免剧烈活动（C错误），如提重物、跑步、骑自行车、性生活等，防止继发性出血。进行盆底肌肉锻炼（D）。经膀胱前列腺切除2个月后可恢复性生活（E）。

41. A。**解析**：原发性的肾小球疾病如慢性肾炎、急进性肾炎、慢性肾盂肾炎等；继发性的肾脏疾病如糖尿病肾病、系统性红斑狼疮性肾病等最终均可发展为慢性肾衰。在我国慢性肾衰的首位病因是慢性肾小球肾炎。

42. A。**解析**：高锰酸钾具有强氧化性，可以杀菌消毒。

43. E。**解析**：本题考查高锰酸钾坐浴：局部使用高锰酸钾溶液坐浴的浓度为1∶5000，每日2次，每次20min，水温在40~46℃。月经期间禁止坐浴；坐浴时应将会阴部浸没于浸泡液中。

44. C。**解析**：本题考查滴虫性阴道炎临床表现：稀薄的泡沫状白带增多（典型表现）及外阴瘙痒，可伴有烧灼感、疼痛和性交痛，白带呈灰白色、黄白色或黄绿色脓性泡沫状。

【速记点拨】泡沫状白带提示滴虫阴道炎；豆渣样白带提示外阴阴道假丝酵母菌病；

白带臭味或鱼腥味提示细菌性阴道病；绝经妇女有阴道炎症症状提示老年性阴道炎。

45. D。**解析**：男用阴茎套避孕的原理是利用工具阻止精子进入阴道或子宫腔，且具有防止性疾病传播的作用。

46. D。**解析**：滴虫适宜在 pH 5.2 ~ 6.6 环境下生存，滴虫性阴道炎阴道灌洗可选用 1%乳酸溶液（D 选项）或 0.1% ~ 0.5%醋酸溶液（排除 A，浓度过大）。

【速记点拨】阴道灌洗时，仅外阴阴道假丝酵母菌病选择碱性溶液（2% ~ 4%碳酸氢钠），其余均选择酸性溶液 1%乳酸或 0.1% ~ 0.5%醋酸。

47. C。**解析**：子宫颈炎的临床表现包括白带增多（主要症状）；腰骶部疼痛；性交后出血、盆腔部下坠痛或者不孕；尿路刺激症状。

48. B。**解析**：本题考查宫颈糜烂分度和分型，根据糜烂面积大小分为 3 度。①轻度：糜烂面积小于整个宫颈面积的 1/3。②中度：糜烂面积占整个宫颈面积的 1/3 ~ 2/3。③重度：糜烂面积占整个宫颈面积 2/3 以上。本题糜烂面积占宫颈面积的 1/2，选择 B 选项。

49. B。**解析**：记忆型题。用于治疗厌氧菌感染的抗生素常用硝咪唑类，如甲硝唑和磺甲硝咪唑等。因此选择 B。

【速记点拨】阴道炎用药多为甲硝唑；厌氧菌感染用甲硝唑。

50. A。**解析**：本题考查基础体温测定方法：每晚临睡前将体温计甩到 35℃以下（A），放在醒来后伸手可及的地方（B 排除）。早晨清醒后，立即将体温表放在舌下或腋下 5 分钟后，读数并记录（D 排除），记录一个月后复诊（E 排除）。测量体温前禁止起床及从事一切活动，不可进食、说话（C 排除）。

51. C。**解析**：记忆型题。月经期下腹痛是原发性痛经的主要症状，性质以坠痛为主。疼痛可放射到外阴、肛门、腰骶部、大腿内侧。行经第一天来潮疼痛最剧烈，2 ~ 3 天后缓解。

52. C。**解析**：疼痛为子宫内膜异位症的主要症状。病人多为继发性痛经且呈进行性加重（C），疼痛部位多在腰骶及下腹部，可放射到会阴、肛门及阴道等部位。

53. C。**解析**：腹腔镜检查是诊断子宫内膜异位症的最佳方法，还是治疗的首选手术方法。A、B、D、E 有助于诊断，但不能治疗该疾病。

54. A。**解析**：子宫内膜异位症手术为腹部手术，为了减轻伤口张力，减轻疼痛，选择半卧位（A），此外半卧位还有助于局限炎症。

55. D。**解析**：结合选项，采用排除法容易选出正确答案。淋病会对胎儿会造成影响（E），可能导致早产（A）、胎儿窘迫，新生儿肺炎（B），盆腔感染（C）等。淋病为性传播疾病，不能向所有人隐瞒，应告知与其有性接触者，选择 D 选项。

【速记点拨】传染病流行时公众健康大于个人健康。

56. C。**解析**：淋病可通过性传播，必须告知其丈夫，以防传播，因此选择 C。淋病可能导致早产、胎膜早破（E）、胎儿窘迫（A），新生儿肺炎（B），盆腔感染等（D）。治疗期间禁止性生活，注意隔离。污染物如内裤、浴巾以及其他衣物等应煮沸消毒。分开使用洗浴用具。

57. C。**解析**：前列腺术后 1 ~ 2 个月避免剧烈运动，如提重物、跑步、骑自行车等，防止继发出血。

58. C。**解析**：膀胱结石典型症状为排尿突然中断，并感疼痛，常放射至阴茎头部和远端尿道，变换体位又能继续排尿。常有终末血尿，合并感染可出现脓尿。尿道结石症状：排尿困难、点滴状排尿及尿痛，甚至造成急性尿潴留。肾、输尿管结石可引起肾区疼痛伴肋脊角叩痛，结石活动或引起输尿管完全性梗阻时，可出现肾绞痛。膀胱肿瘤表现为全程无痛肉眼血尿。

59. E。解析：子宫内膜异位症患者经期避免盆腔检查、重力挤压子宫及性生活。宫颈部手术应在月经干净后 3～7 天进行（E 错误）。有先天生殖道畸形的病人应指导其尽早手术。鼓励已婚或婚后痛经的妇女及时生育。

60. C。解析：急性肾炎在发病前 1～3 周有链球菌感染，临床表现为晨起双眼睑水肿，血尿、蛋白尿。

61. D。解析：前尿道结石可在麻醉下，压迫结石近端尿道，注入无菌液状石蜡，轻轻向远端推挤、钩取和钳出，或应用腔内器械碎石，尽量不做尿道切开取石。尿道切开取石可能会出现尿道狭窄。后尿道结石，在麻醉下用尿道探条将结石轻轻推入膀胱，再按膀胱结石处理。

62. C。解析：本题考查急性肾小球肾炎的护理。急性肾小球肾炎的电解质变化最常见的是低钠。

63. C。解析：本题考查阴道炎病人的护理。该患者外阴瘙痒、阴道分泌物增多，白带呈豆渣样。阴道黏膜红肿并附有白膜，应考虑外阴阴道假丝酵母菌病。

64. C。解析：本题考查了宫颈炎患者的护理。宫颈糜烂患者行物理治疗后，应保持外阴清洁，避免剧烈活动及重体力活动，以免引起出血，禁同房和盆浴 2 个月，并于术后 2 周、4 周、8 周复查。

65. B。解析：本题考查痛经病人的护理。题干中，患者为育龄期女性，每月痛经，无其他异常，可口服避孕药缓解症状，口服小剂量避孕药物有助于改善痛经症状，也有助于避孕。

66. B。解析：宫颈外口已达处女膜缘，未超出该缘为Ⅰ度重型（B 正确）。子宫脱垂分度：

分度	分型	下降程度
Ⅰ度	轻型	子宫颈外口距处女膜缘 < 4cm，未达处女膜缘
	重型	子宫颈已达处女膜缘，阴道口可见子宫颈
Ⅱ度	轻型	子宫颈脱出阴道口，子宫体仍在阴道内
	重型	部分子宫体脱出阴道口
Ⅲ度		子宫颈及子宫体全部脱出阴道口外

67. B。解析：慢性肾炎应给予优质低蛋白、低磷、低盐、高热量饮食，限制蛋白质每日每千克体重 0.6～0.8g。同时补充多种维生素和锌元素。

68. A。解析：女性尿道短直而宽，括约肌收缩力弱，尿道口与肛门、阴道相近，女性经期、妊娠期、绝经期因内分泌等因素改变而更易发病。发生尿路感染，要注意个人卫生，每天清洗会阴，局部有炎症要及时就医。避免过度劳累，多饮水、少憋尿、清淡饮食，保持大便通畅、禁止盆浴。如果与性生活有关，可在性生活后排尿，并口服抗生素药物。

69. A。解析：肾病综合征患者一般给予正常量的优质蛋白（富含必需氨基酸的动物蛋白）0.8～1.0g/（kg·d），足够热量，每日每千克体重不少于 126～147kJ（30～35cal），少食富含饱和脂肪酸（动物油脂）的饮食，多食富含多聚不饱和脂肪酸（如植物油、鱼油）的饮食及富含可溶性纤维的食物（如燕麦、豆类等），注意维生素及铁、钙等的补充。给予低盐（食盐 < 3g/d）饮食减轻水肿。

70. D。解析：肾单位由肾小体和肾小管组成（D 正确），肾小体由肾小球和肾小囊组成，肾小管分为近端小管、细段和远端小管 3 部分。

71. C。解析：食欲减退、腹部不适是慢性肾衰最早、最常出现的症状，此外病人多有恶心、呕吐、呃逆、腹泻、消化道出血、口腔尿臭味。

72. A。**解析**：急性肾衰竭的病因包括：肾前性（如血容量不足或肾血管痉挛等）、肾性（急性肾损伤、慢性肾衰竭等）以及肾后性（如尿路梗阻等）。

73. E。**解析**：糖尿病病人代谢紊乱，导致机体各种防御功能缺陷，对入侵微生物的反应能力减弱（E 正确），因而极易感染，且常较严重，泌尿系统感染最常见，如肾盂肾炎。

第十章　精神障碍病人的护理

1. B。**解析**：对强迫症病人，分析此时的心态和不良感受，改善错误的认知，指导病人把注意从强迫症状转移到日常生活、学习和工作中去，有助于减轻病人的焦虑。

2. E。**解析**：焦虑性神经症（简称焦虑症），是以焦虑为主要特征的神经症。表现为没有事实根据也无明确客观对象和具体观念内容的提心吊胆和恐惧不安的心情（A、B、D 错误），还有自主神经症状和肌肉紧张，以及运动性不安。多发生于中青年群体中，女性多于男性（C 错误），诱发的因素主要与人的个性和环境有关，前者多见于那些内向、羞怯、过于神经质的人，后者常与激烈竞争、超负荷工作、长期脑力劳动、人际关系紧张等密切相关，亦有部分患者诱因不典型（E 正确）。

3. B。**解析**：了解睡眠障碍的最重要方法是应用脑电图多导联描记装置进行全夜睡眠过程的监测。因为睡眠不安和白天嗜睡的主诉有各种不同的原因，而脑电图多导联描记对于准确诊断是必不可少的。睡眠根据脑电图变化分为两个时期，即非快眼动期（HREM）和快眼动期（REM），根据脑电图显示评估睡眠障碍程度。

4. B。**解析**：与家人吵架后倒地翻滚，号啕大哭，之后肢体抽动，提示癔症。青春期或更年期的女性，较一般人更易发生分离（转换）性障碍。具有情感反应强烈（B）、表情夸张，寻求别人经常注意和自我中心等表演性人格特征的人在受到挫折、出现心理冲突或接受暗示后容易产生分离（转换）性障碍。

5. B。**解析**：5－羟色胺再摄取抑制剂（SSRIs），如氟西汀、帕罗西汀、舍曲林。服药时应足量、足疗程。一般 2～4 周起效（B 正确），若 4～6 周后仍无效，方考虑换药。

6. B。**解析**：精神分裂症患者最常见的感知障碍为幻觉，其中最常见的是幻听，尤其是言语性幻听。

7. D。**解析**：阿尔茨海默病患者可出现视空间和定向障碍，有走失的风险。结合选项，患者出现四处徘徊，无目的走动时应高度关注，防止走失。

8. C。**解析**：百忧解为一种选择性 5－羟色胺再摄取抑制剂，不良反应包括胃肠道不适（C 正确）、厌食、恶心、腹泻、神经失调、头痛、焦虑、神经质、失眠、昏昏欲睡及倦怠虚弱、流汗、颤抖及目眩或头重脚轻等。

9. E。**解析**：患者重症抑郁症，应向患者强调维持药物治疗的重要性，嘱咐病人即使病情稳定，也要按时复查，在医生的指导下服药，巩固疗效。不可擅自加药、减药或停药（E 正确、A 错误）。鼓励患者锻炼培养健康的身心和积极乐观的态度，生活要有规律，积极参加社会娱乐活动，避免精神刺激，保持稳定的心境（B、C、D 错误）。

10. C。**解析**：精神分裂症是由一组症状群所组成的临床综合征，遗传方式最可能的是多基因遗传。

11. D。**解析**：根据题干可知，敏感多疑，怀疑单位同事有意和她作对，故意给其工作和生活设置障碍，近期经常听到耳边有人说话。经判断患者存在被害妄想，在护理过程中应尽量避免引起患者的猜疑，不要支持或反对患者的妄想观念，也不要试图让患者马上改变他的想法（B、C 错误），消除引起患者不安、多疑的环境，建立良好的医患关系。经常与患者讨论单位同事对她的评价、在患者面前应低声交谈，与患者争论反而会导致患者将护士当作幻想对象，作为敌对面，因此 A、E 错误。因此选择 D。

12. D。**解析**：本题考查失眠的护理措施对失眠症的护理：（1）了解其原因。（2）消除环境中的不良刺激（E）。（3）安排规律生活，建立良好的睡眠习惯（A）。（4）入睡前避免过度兴奋：如阅读亲人来信，看惊险刺激的文学作品。避免过度运动与游戏，聊天或者讨论重要问题（D 错误）。（5）夜间病人入睡后，尽量避免操作。（6）及时解除疼痛不适。（7）个别病人情绪焦虑，要求睡前一定要服用安眠药，可以采取暗示疗法，同时做好安慰工作。临睡前排尿（C）可避免患者半夜起床去卫生间，影响睡眠质量，睡前喝浓茶、咖啡会导致入睡困难（B）。本题选择 D 选项。

13. D。**解析**：本题考查精神分裂症患者的出院指导。出院时指导患者维持正常的营养代谢（A 错误）。参加各种文娱治疗、行为矫正治疗、音乐治疗。在治疗过程中，要鼓励患者多与其他病友进行交流，从而增强治疗信心（D）。康复期患者主要以技能训练为主，为回归社会打下基础。可安排患者参加职业技能训练、社交技能训练、家居技能训练等。帮助病人建立自理模式（B 错误）。维持治疗对于减少复发或再住院具有肯定作用，第一次发作维持治疗 1 ~ 2 年，第二次或多次发作维持治疗时间应更长一些，甚至是终生服药（C 错误）。出院时，正常情况，医院第一次只给开半个月的药物。因此第一次复诊是半个月（E 错误）。选择 D 选项。

14. D。**解析**：题干中患者为精神分裂症患者，此次住院为复发后治疗，因此出院指导应着重强调预防复发，维持治疗对于减少复发或再住院有肯定作用，因此选择 D 选项。应教会患者家属简单的观察、识别和判断疾病复发的方法，嘱其保管好药物并督促或监护患者按剂量服药。

15. A。**解析**：抑郁症包括心境或情绪低落（A）、兴趣缺乏以及乐趣丧失三主征。诊断抑郁状态时至少应包括此三种症状中的一个。因此选择 A 选项。

16. B。**解析**：患者心情低落，少与人交流，对周围事物不感兴趣，为抑郁症的典型表现，最可能的心理问题为抑郁。抑郁症包括心境或情绪低落、兴趣缺乏以及乐趣丧失三主征。

17. B。**解析**：记忆型题。抑郁症病人情绪在晨间加重，晨重夜轻。

18. B。**解析**：患者诊断为抑郁症，且自觉生不如死，提示患者有自杀的危险，因此护理评估中需要重点评估自杀行为。抑郁症半数左右病人会出现自杀观念，护理过程中应严防自杀。

【速记点拨】 *抑郁症患者最重要的护理为严防自杀。*

19. B。**解析**：患者因自杀被发现，以重度抑郁症入院，因此在入院护理时，注意采取措施防止患者自杀，如将患者安排在离护士站近的房间，严格检查患者入院携带的物品，向患者介绍主管护士，向患者介绍同病房的其他患者，严密观察病情变化及异常言行，病人有无流露厌世的想法，警惕突然“症状好转”的消极病人伪装痊愈。不可单独居住，以免患者自杀无人发现，本题选择 B 选项。

20. D。**解析**：对患者实施给药护理时，护士须看护患者服药，确认服下后方可离开，以免患者出现藏药、毁药等行为，保证治疗效果。患者拒绝服药时，不可命令或强制，以免患者抑郁加重。本题选择D选项。

21. C。解析：患者情绪不稳，诉“不想活了”，患者诊断为抑郁症，抑郁症的患者常有自杀倾向，自杀率很高，因此在评估该患者时首先要注意的问题是有无自伤自杀行为。对严重的抑郁症患者一定要严加防护，避免意外的发生。

22. E。解析：针对患者有自杀倾向的护理问题，首要的心理护理是劝阻患者的自杀想法。

23. B。解析：抑郁症患者通过语言表达自己的低自尊和无价值感，表达“我太失败了”等语言，此时护士应该调动患者积极情绪阻断负向思考，以减轻抑郁，选择B选项。

24. B。解析：抑郁症患者的一般性心理治疗包括支持、鼓励、解释、倾听等。此时患者表示不耐烦，就应停止继续宣教（A、C错误），可采取倾听、陪伴的方法给予患者无声的支持（B）。D、E选项表现为对工作不负责，排除。因此本题选择B。

25. B。解析：焦虑性神经症有两种主要的临床形式：惊恐障碍和广泛性焦虑。

26. E。解析：本题考查焦虑症的临床表现：（1）焦虑和烦恼。表现为对未来可能发生的、难以预料的某种危险或不幸事件的经常担心恐惧（D），是焦虑症的核心症状。（2）运动性不安。表现为搓手顿足，来回走动，紧张不安，不能静坐（A），可见眼睑、面肌或手指震颤，或病人自感战栗。（3）自主神经功能兴奋。表现为心悸、心跳加快（B）、气促和窒息感，头昏晕，多汗，面部发红或苍白，口干，吞咽哽噎感，胃部不适，恶心，腹疼，腹泻，尿频（C）等症状。可出现阳痿、早泄、月经紊乱和性欲缺乏等性功能障碍。（4）过分警觉。表现为惶恐，易惊吓，对外界刺激易出现惊跳反应；注意力难于集中；有时感到脑子一片空白；难以入睡和易惊醒；以及易激惹等。E选项濒死感属于惊恐障碍的内容。

27. E。解析：焦虑症的药物治疗：苯二氮䓬类，常用地西泮（A）、阿普唑仑（C）、劳拉西泮（D）、氯硝西泮、咪达唑仑（B），对广泛焦虑障碍的躯体症状的效果较其他药物为佳。奋乃静属于治疗精神分裂症的药物。因此选择E选项。

28. D。解析：本题考查焦虑症患者的心理护理。心理护理内容包括：建立信任的护患关系（A）；鼓励患者倾诉内心感受（C）；帮助其尽快适应新的环境；教导放松技巧（B），做好自我调适；帮助病人认识焦虑时所呈现的行为模式（E）；护士要接受病人的病态行为，不加以限制和批评；与病人共同探讨其产生焦虑的压力源和诱因。焦虑症患者经常出现过分担心、紧张害怕，但紧张害怕常常没有明确的对象和内容。此外，患者还常伴有头晕、胸闷、心慌、呼吸急促、口干、尿频、尿急、出汗、震颤等躯体方面的症状。应多注意患者心理方面的反应，心理问题一旦解决，躯体症状也能随之消失，因此选择D选项。

29. A。解析：抑郁症又称抑郁障碍，以显著而持久的心境低落为主要临床特征，是心境障碍的主要类型。临床可见心境低落与其处境不相称，情绪的消沉可以从闷闷不乐到悲痛欲绝，自卑抑郁，甚至悲观厌世，可有自杀企图或行为；甚至发生木僵；部分病例有明显的焦虑和运动性激越；严重者可出现幻觉、妄想等精神病性症状。

30. A。解析：《中国精神疾病分类方案与诊断标准》中将强迫型人格障碍的症状表现描述为：（1）做任何事情都要求完美无缺（A）、按部就班、有条不紊，因而有时反会影响工作的效率。（2）不合理地坚持别人也要严格地按照他的方式做事，否则心里很不痛快，对别人做事很不放心。（3）犹豫不决，常推迟或避免作出决定。（4）常有不安全感，穷思竭虑，反复考虑计划是否妥当，反复核对检查，唯恐疏忽和差错。（5）拘泥细节，甚至生活小节也要“程序化”，不遵照一定的规矩就感到不安或要重做。（6）完成一件工作之后常缺乏愉快和满足的体验，相反容易悔恨和内疚。（7）对自己要求严格，过分沉溺于职责义务与道德规范，无业余爱好，拘谨吝啬，缺少友谊往来。

31. A。**解析**：患者在日常生活中会反复检查是否锁门和洗手为强迫症的表现。强迫行为是指反复出现的、刻板的仪式动作。患者明知不合理，但又不得不做，以强迫检查和强迫清洗最常见。

32. D。**解析**：题干中患者的描述符合强迫意向。强迫意向：病人反复体验到想要做某种违背自己意愿的动作或行为的强烈内心冲动。病人明知这样做是荒谬的，不可能的，努力控制自己不去做，但却无法摆脱这种内心冲动。强迫怀疑：对自己言行的正确性反复产生怀疑，明知毫无必要，但又不能摆脱。强迫性穷思竭虑：对日常生活中的一些事情或自然现象，寻根究底，反复思索，明知缺乏现实意义，没有必要，但又不能自我控制。强迫情绪：对某些事物的担心或厌恶，明知不必要或不合理，自己却无法摆脱。强迫行为：反复出现的、刻板的仪式动作；病人明知不合理，但又不得不做。

33. A。**解析**：患者主诉怕脏反复洗手，提示患者为强迫症。强迫症病人的治疗原则为心理治疗和药物治疗。

34. B。**解析**：本题考查癔症（又称分离转换性障碍）的病因：①精神因素：特别是精神紧张、恐惧是引发本病的重要因素（B正确）。情绪不稳定、易接受暗示、常自我催眠、文化水平低、迷信观念重、青春期或更年期的女性，较一般人更易发生分离（转换）性障碍。②遗传学：是一种多因素遗传模式。③神经生理学解释：认为意识状态改变是分离（转换）性障碍发病的神经生理学基础。④病理心理学解释：转换泛指通过躯体症状表达心理痛苦的病理心理过程。分离是一种积极的防卫过程，其作用在于将令人感到痛苦的情感和思想从意识中排除掉。

35. E。**解析**：癔症的主要病因为精神因素，情绪不稳定，易接受暗示，常自我催眠的青年期或更年期女性更易发生，自我中心性、表演性、富于幻想的性格（E）更容易导致癔症。

36. A。**解析**：记忆型题。抽搐、惊厥病人的紧急处理措施为镇静解痉，首选地西泮静脉注射（A正确）。氯氮平（B错误）、奋乃静（C错误）为抗精神病药，百忧解（D错误）、丙米嗪（E错误）为抗抑郁药。

【速记点拨】 抽搐发作时首选药为地西泮。新生儿缺血缺氧性脑病惊厥首选苯巴比妥控制。硫酸镁是治疗子痫前期和子痫期的首选解痉药物。

37. E。**解析**：患者因压力大，出现入睡困难，睡眠表浅，多梦早醒，醒后不易入睡，提示患者出现失眠症。失眠症指在有充分睡眠机会和良好睡眠环境的情况下，主诉睡眠始动、维持困难或醒得太早，或长期存在睡眠后不能恢复精力或质量令人不满意，并伴随明显的苦恼或影响到日间的社会、职业功能。

38. A。**解析**：患者难以入睡，一直到凌晨1点才入睡，为入睡困难。

39. C。**解析**：阿尔茨海默病患者的首发症状是记忆障碍。记忆障碍是阿尔茨海默病的早期突出症状或核心症状。

40. D。**解析**：患者为老年女性，对近期事情不能记忆，定向力差，失眠、焦虑，考虑为阿尔茨海默病。阿尔茨海默病表现为记忆减退，对近事遗忘突出；判断能力下降，患者不能对事件进行分析、思考、判断，难以处理复杂的问题；工作或家务劳动漫不经心，不能独立进行购物、经济事务等，社交困难。

41. D。**解析**：阿尔茨海默病治疗：（1）乙酰胆碱酯酶抑制剂（AchE）：临床最常用（D 正确）。如多奈哌齐（安理申）、艾斯能、石杉碱甲（哈伯因）。（2）促脑代谢及推迟痴呆进程：二氢麦角碱。（3）抗焦虑药物。（4）抗抑郁药。（5）抗精神病药。

42. D。**解析**：本题考查阿尔茨海默病患者的护理。主要内容包括一般基础护理，如生活护理、排泄护理、睡眠护理（E）、饮食护理、安全护理、症状护理、反复强化训练患者用脑，帮助患者建立维持自理能力（A），维持大脑活力（B、C）等。患者回忆出现错误并坚持己见时，不必极力说服其接受正确观点，D 选项错误。

43. A。**解析**：本题可采用排除法。阿尔茨海默病患者的护理内容主要包括：一般基础护理，如生活护理、排泄护理、睡眠护理、饮食护理、安全护理、症状护理、反复强化训练患者用脑，帮助患者建立维持自理能力，维持大脑活力等。为防止患者走失，将其整日关在家里的做法明显不正确，应鼓励患者适量运动，与外界接触，A 明显错误。B 选项有助于患者走失后找回。C、D 也正确，目的为建立患者的自理能力。E 选项可帮助患者锻炼记忆力，维持大脑活力。因此本题选择 A。

44. B。**解析**：阿尔茨海默病患者，进食时突发面色发绀，继而倒地、抽搐，意识丧失，考虑为噎食。精神病人噎食一般发生突然，轻者呼吸困难、面色发绀、两眼直瞪、双手乱抓或抽搐，重者意识丧失、全身瘫软、四肢发凉、二便失禁、呼吸停止、心率快而弱进而停止。

45. E。**解析**：出现噎食，首要任务为应迅速将口腔内食物清除，保持呼吸道通畅。A 选项与本题无关，B、C、D 内容正确，但并非最紧急的任务，不符题意。因此，本题选择 E 选项。

46. E。**解析**：噎食的护理评估应着重评估自主呼吸功能状态，以便及时发现窒息以及判断抢救效果，利于及时作出迅速的判断，挽救生命。

47. A。**解析**：精神因素特别是精神紧张、恐惧是引发癔症的重要因素。因此可选用镇静药。

48. C。**解析**：本题考查阿尔茨海默病患者的护理。题干中，患者老年，出现记忆障碍、视空间和定向障碍以及行为改变，符合阿尔茨海默病的表现。阿尔茨海默病是一种起病隐匿的进行性发展的神经系统退行性疾病。临床上以记忆障碍、失语、失用、失认、视空间技能损害、执行功能障碍以及人格和行为改变等全面性痴呆表现为特征。

49. C。**解析**：强迫症发病高峰的年龄阶段是青少年期。

50. D。**解析**：精神分裂症最突出的感知觉障碍是幻觉，以幻听最为常见。

51. A。**解析**：睡眠紊乱：是抑郁状态最常伴随的症状之一，早醒也是不少病人的主诉。

52. A。**解析**：西酞普兰、氟西汀是治疗抑郁症（A）的一线药物。焦虑症（B）常用苯二氮䓬类，如地西泮、阿普唑仑、劳拉西泮、氯硝西泮。阿尔茨海默病（D）常用乙酰胆碱酯酶（AChE）抑制剂，如多奈哌齐（安理申）、艾斯能、石杉碱甲（哈伯因）。帕金森（E）及早使用替代性药物［左旋多巴（多巴胺的前体）］和抗胆碱药物［盐酸苯海索（安坦）、东莨菪碱］。癔症（C）主要是心理治疗和药物治疗，对症选用药物，如失眠紧张用抗焦虑药，情感暴发、朦胧状态可选安定或抗精神病药注射。

第十一章　损伤、中毒病人的护理

1. C。解析：①Ⅰ度烧伤：仅伤及表皮层，生发层健在，再生能力强。表面红板状、干燥，烧灼感，3～7日脱屑痊愈，短期内有色素沉着。②浅Ⅱ度烧伤：伤及表皮的生发层或真皮乳头层（C）。局部红肿明显，大小不一的水疱形成，内含淡黄色澄清液体，水疱皮如剥脱，创面红润、潮湿、疼痛明显。1～2周内愈合，一般不留瘢痕，多数有色素沉着。③深Ⅱ度烧伤：伤及皮肤的真皮层，介于浅Ⅱ度和Ⅲ度之间，深浅不尽一致，也可有水疱，但去疱皮后，创面微湿，红白相间，痛觉较迟钝。需3～4周修复。但常有瘢痕增生。④Ⅲ度烧伤：是全皮层烧伤甚至达到皮下、肌肉或骨骼。创面无水疱，呈蜡白或焦黄色甚至炭化，痛觉消失。靠植皮愈合。

2. A。解析：颅内压增高的表现：头痛、呕吐、视神经水肿、厌食、反应迟钝、脉搏细弱等。

3. C。解析：患者为骨盆骨折后并腹膜后出血，下肢血液可能不畅，选择上肢或颈部静脉比较合适。

4. D。解析：大面积烧伤病人抵抗力低下，需要保护性隔离，应选择单人房间并进行消毒，大面积烧伤病人应单独放置在隔离室，小面积烧伤病人可以在同一病房内，应避免和有金黄色葡萄球菌、铜绿假单胞菌、肠道革兰阴性杆菌感染的病人同住。

5. B。解析：闭合性单处肋骨骨折最明显的症状是局部疼痛，深呼吸、咳嗽或转动体位时疼痛加剧。受伤处胸壁肿胀、压痛、挤压胸部时疼痛加重，可触及骨摩擦音。连枷胸的病人，出现胸壁反常呼吸运动，病人常伴有明显的呼吸困难。刺破肺出现血、气胸表现。

6. E。解析：内镜下取出异物，是唯一有效的治疗方法。内镜检查取出异物后，患儿需在4h后方可进食。

7. E。解析：中国九分法：在100%的体表总面积中：头颈部占9%（9×1）（头部、面部、颈部各占3%）；双上肢占18%（9×2）（双上臂7%，双前臂6%，双手5%）；躯干前后包括会阴占27%（9×3）（前躯13%，后躯13%，会阴1%）；双下肢（含臀部）占46%（9×5+1）（双臀5%，双大腿21%，双小腿13%，双足7%），（女性双足和臀各占6%）。因此此例患者左前臂3%，左手2%，烧伤面积为5%。

8. B。解析：破伤风抗毒素是用类毒素对马进行免疫注射，使马产生抗毒素，然后取其血清，用胃蛋白水解酶水解提纯的IgG分子，保留具有抗体活性，尽可能除去特异性抗原决定簇，再经浓缩提纯制成抗毒素。

9. B。解析：颅前窝骨折表现为眶周皮下及眼球结合膜下瘀血，表现“熊猫眼”征。鼻腔流血并伴脑脊液鼻漏。可合并嗅神经、视神经、脑垂体、丘脑和额叶脑挫伤症状。三主征见于颅内压增高；三凹征见于明显的吸气性呼吸困难；Murphy征见于胆囊炎；五联征见于急性梗阻性化脓性胆管炎。

10. C。解析：躯干、会阴、下肢深Ⅱ度烧伤属于大面积烧伤，补液原则：先晶后胶，晶体液：生理盐水、碳酸氢钠、5%葡萄糖、氯化钠、平衡液。胶体液：血浆、全血、人血白蛋白、706代血浆、右旋糖酐。

11. C。解析：患者夏天进行体力劳动出现头痛、头晕、恶心，继而出现口渴、胸闷、面色苍白、冷汗淋漓、脉搏细速、血压下降，后晕倒在地等一系列症状，提示为中暑。

12. D。解析：患儿未伤及范围包括头、面部、颈部，以及前胸、腹部约8个手掌大的皮肤。小儿头面颈面积＝9＋（12－6）＝

15%，前胸及腹部8个手掌面积=8%，则患儿烧伤面积=100% -（15% +8%）=77%。

13. B。**解析**：破伤风杆菌不能侵入正常的皮肤和黏膜，但一切开放性损伤，如火器伤、开放性骨折、烧伤，甚至细小的木刺或钢钉刺伤（B正确）等，一旦形成了一个适合该菌生长繁殖的缺氧环境，均可能引起破伤风。

14. C。**解析**：支气管镜检查是呼吸系统常见的检查手段。将细长的支气管镜经口或鼻置入患者的下呼吸道，即经过声门进入气管和支气管以及更远端，直接观察气管和支气管的病变，并根据病变进行相应的检查和治疗。

15. E。**解析**：患者股骨头下骨折，非手术治疗12周后疼痛没有缓解，下肢活动受限，不能站立和行走，考虑为股骨头的血液循环因长时间中断而导致股骨头缺血坏死。

16. D。**解析**：反常呼吸运动即吸气时，胸腔内负压增高，软化部分向内凹陷；呼气时，胸腔内负压减低，该部胸壁向外凸出，又称连枷胸，常见于多根、多处肋骨骨折。

17. E。**解析**：肋骨骨折局部疼痛，深呼吸、咳嗽或转动体位时疼痛加剧。受伤处胸壁肿胀、压痛、挤压胸部时疼痛加重，可触及骨摩擦音。连枷胸的病人，出现胸壁反常呼吸运动。结合选项，判断肋骨骨折，胸部检查最可靠的依据是直接或间接压痛。

18. B。**解析**：患者高处跌下后左耳道流出血性液体，怀疑颅骨骨底骨折。首先应做的是检查生命体征。

19. A。**解析**：怀疑患者颅骨骨折，为明确诊断可选择颅骨X线片或CT，故选择A。CT有助于了解骨折情况和有无合并脑损伤。

20. C。**解析**：当颅内血肿形成后压迫脑组织，出现颅内压增高和脑疝的表现，如偏瘫、失语，故选择C。

21. D。**解析**：患者拒绝治疗时，不可强迫治疗（A错误）。此时患者认为医院过度治疗，患者可能对医生与护士长有排斥心理，因此最好的方法是请家属共同劝慰，选择D选项。

22. B。**解析**：患者遭受重物较长时间挤压导致肢体缺血缺氧，为挤压伤。挫伤是钝性暴力所致皮下组织、肌肉和小血管损伤，重者甚至伤及内脏，表现为伤部肿胀、疼痛和皮下淤血。扭伤是外力使关节异常扭转引起关节囊、韧带、肌腱损伤，出现关节疼痛、肿胀和活动障碍。裂伤是钝物打击引起软组织、皮肤裂开。创缘不整齐，周围组织破坏较重，易发生坏死和感染。

23. B。**解析**：本题考查头皮撕脱伤患者的急救：应用无菌敷料覆盖创面后，加压包扎止血（A），同时使用抗生素和止痛药物，保护创面，避免污染（C）。完全撕脱的头皮不作任何处理，用无菌敷料包裹（B错误），隔水放置于有冰块的容器内随患者一起迅速送至医院（E）。不完全撕脱者，应争取在伤后6～8h内清创后缝回原处。因此选择B选项。

24. B。**解析**：肠管脱出患者，现场急救时可用无菌的碗或纱布覆盖脱出肠管，到医院处理后方可回纳，否则会引起腹腔感染，本题选择B选项。

25. E。**解析**：肉芽组织水肿创面可用5%氯化钠溶液湿敷，高渗盐溶液可减轻水肿。若肉芽生长健康：以盐水棉球拭去分泌物后，外敷等渗盐水纱布或凡士林纱布即可。若肉芽生长过度：可将其剪平，以棉球压迫止血。若创面脓液量多而稀薄：可用0.1%依沙吖啶或0.02%呋喃西林溶液纱布湿敷。若创面脓液稠厚且坏死组织多，应用硼酸溶液（优琐）等湿敷。

26. C。**解析**：大面积烧伤2天内，最主要的全身改变为低血容量性休克，选择C选项。大面积烧伤的热力作用使毛细血管通透性增加，导致大量血浆外渗至组织间隙及创面，引起有效循环血量锐减，从而发生低血容量性休克，体液渗出多自烧伤后 2～3h 开始，6～8h 最快，至 36～48h 达高峰。

27. D。解析：烧伤后 24h 内易发生低血容量休克，主要是毛细血管通透性增加，大量体液从血管内渗出引起。

28. E。解析：判断血容量是否充足的简便而可靠的指标是尿量，所以大面积烧伤患者补液时应常规留置导尿进行观察，以调节补液速度。其他选项与题意不符。

29. B。解析：患儿烧伤部位红肿，出现大小水疱，提示为Ⅱ度烧伤，烧伤深度如下表：

深度	临床表现	疼痛	愈合
Ⅰ度	表面红斑状、干燥	烧灼感	3～7 日脱屑痊愈 短期有色素沉着
浅Ⅱ度	红肿明显，大小不一的水疱，内含淡黄色澄清液体，水疱皮如剥脱，创面红润、潮湿	疼痛剧烈	2 周左右愈合，有色素沉着，无瘢痕形成
深Ⅱ度	可有小水疱，疱壁较厚、基底苍白与潮红相间、创面湿润	痛觉迟钝	3～4 周愈合，常有瘢痕增生
Ⅲ度	创面无水疱，呈蜡白或焦黄色甚至炭化成焦痂，痂下可见树枝状栓塞的血管	痛觉消失	必须靠植皮而愈合

【速记点拨】Ⅰ度红干烫；Ⅱ度有水疱，浅度剧痛深钝痛；Ⅲ度无痛伴焦痂。

30. D。解析：患者烧伤后声音嘶哑，口鼻处有黑色分泌物，鼻毛烧焦，提示患者并发吸入性损伤，此时最主要的危险为窒息。头面部烧伤常与吸入性损伤同时发生，系吸入浓烟、火焰、蒸气、热气或吸入有毒、刺激性气体所致。可有呛咳、声嘶、吞咽疼痛、呼吸困难、发绀、肺部哮鸣音等表现，易发生窒息或肺部感染。

31. A。解析：黄色分泌物提示患者可能有脓液渗出，清洁创面首选 3% 过氧化氢。

32. B。解析：患者双手处于深Ⅱ度烧伤康复期，应将双手置于功能位，即手部固定在半握拳的姿势且指间垫油纱布以防粘连。

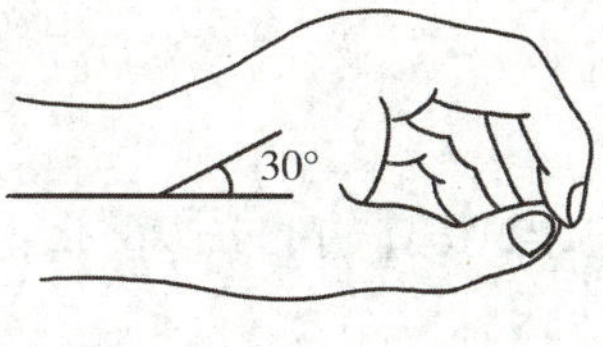

功能位

33. D。解析：中国新九分法，将人体按体表面积划分为 11 个 9%，另加会阴的 1%，从而构成 100%。本题患者烧伤面积为：头面部（9%）＋双上肢（18%）＝27%。

部位	成人各部位面积（%）	小儿各部位面积（%）
头颈	9×1＝9 （发部 3，面部 3，颈部 3）	9＋（12－年龄）
双上肢	9×2＝18 （双手 5，双前臂 6，双上臂 7）	9×2
躯干	9×3＝27 （腹侧 13，背侧 13，会阴 1）	9×3
双下肢	9×5＋1＝46 （双臀 5，双大腿 21，双小腿 13，双足 7）	46－（12－年龄）

【速记点拨】三三三、五六七；十三、十三、二十一；双臀占五会阴一；小腿十三双足七。

34. B。解析：患者烧伤部位有大量水疱，痛觉迟钝，提示为Ⅱ度烧伤，Ⅱ度烧伤且烧伤面积为 27%，因此烧伤程度为中度。我国常用的分度法为：（1）轻度烧伤：Ⅱ度烧伤面积＜9%。（2）中度烧伤：Ⅱ度烧伤面积 10%～29%，或Ⅲ度烧伤面积＜10%。（3）重度烧伤：烧伤总面积 30%～50%，或Ⅲ度烧伤面积 10%～20%，或Ⅱ度、Ⅲ度烧伤面积不足上述百分比，但并发休克、呼吸道烧伤或合并较重的复合伤。（4）特重烧伤：总面积 > 50% 或Ⅲ度烧伤面积 > 20%，或已有严重并发症。

35. A。**解析**：患者烧伤部位为头面部、双上肢。对于头颈部烧伤的患者，常同时并发吸入性损伤，有窒息的危险，因此应重点观察有无呼吸道烧伤及呼吸功能，需要时给予相应处理。

36. D。**解析**：补液原则是尽早开始（A）、先晶后胶（C）、先盐后糖（D 错误）、先快后慢（E），见尿补钾（B）。

37. D。**解析**：记忆型题。患者入院第 5 天出现发热，体温 39.2℃，创面有黄绿色分泌物（题眼）伴有恶臭味，提示铜绿假单胞菌感染。

38. B。**解析**：患者顾虑容貌，不愿离院，为自我形象紊乱的表现。此时在护理过程中以真诚的态度加强与病人的沟通与交流，理解并接受病人非理智的发泄行为。帮助病人面对烧伤的事实，鼓励其树立信心，配合治疗。鼓励病人参与力所能及的自理活动，增强其自信心与独立能力，促进其尽早回归社会。动员患者尽快出院的做法明显不妥。

39. A。**解析**：患者面色苍白，意识模糊，伤口不断流血，提示为实质脏器损伤，再结合伤口的位置（右上腹部），可判断损伤脏器为肝。实质器官和大血管损伤临床表现为腹腔内出血，病人可出现面色苍白、出冷汗、脉率加快、血压下降和尿少等失血性休克表现。

40. C。**解析**：本题考查一氧化碳中毒的预防。加强预防一氧化碳中毒的宣传，居室内用火炉要装烟筒，保持室内通风，A 错误，煤气管道要经常检查维修，C 正确。煤气淋浴器安装在浴室里时，由于浴室不通风，容易引起一氧化碳中毒，B 错误。使用不带有自动熄火装置的煤灶可能导致煤气漏气，不宜使用，D 错误。通气开关在未使用时应关闭，防止煤气漏气，E 错误。因此本题选择 C。

41. B。**解析**：一氧化碳中毒患者，为改善患者状况，可选择高压氧舱治疗。高压氧舱治疗能增加血液中物理溶解氧，加速HbCO的解离，促进一氧化碳消除，提高动脉血氧分压，可迅速纠正组织缺氧。A 选项常用于急性肺水肿，排除。低流量吸氧无法快速纠正组织缺氧，C 错误。D 选项仅脱离环境也无法改善组织缺氧。E 选项适用于心脏、呼吸骤停。因此选择 B。

42. B。**解析**：有机磷农药进入机体后抑制胆碱酯酶活性，致使乙酰胆碱（B）在运动终端积聚，产生 M 样、N 样作用。

43. A。**解析**：有机磷农药中毒患者的尿液气味呈蒜臭味。酮症酸中毒患者尿液呈烂苹果味。

44. D。**解析**：患者不省人事，时有呕吐，皮肤多汗，流涎，双侧瞳孔明显缩小，呼吸有大蒜味（题眼），提示为有机磷中毒。

【速记点拨】 患者出现双侧瞳孔缩小，呼吸有大蒜味考虑有机磷中毒。

45. A。**解析**：我国生产的有机磷农药绝大多数为杀虫剂，如常用的对硫磷、内吸磷、马拉硫磷、乐果、敌百虫及敌敌畏等。

46. C。**解析**：本题考查阿托品化的临床表现：瞳孔较前扩大（A 错误），颜面潮红，口干（C），皮肤干燥（D 错误），肺部湿啰音减少或消失（E 错误），心率加快（B 错误）等。

【速记点拨】 阿托品化：大、红、快、干。

47. A。**解析**：由于有机磷农药中毒后对阿托品的耐受量增大，中毒后必须早期给予足量，由静脉注射，以求速效。以后根据情况，定时给药，使之阿托品化。阿托品化的指标为：瞳孔较前散大；口干（A），皮肤干燥；颜面潮红；肺部啰音减少或消失；心率加快等。

48. E。**解析**：阿托品药物治疗易出现阿托品中毒，一旦出现，应及时停药观察，必要时使用毛果芸香碱进行拮抗。阿托品中毒表现：瞳孔扩大、烦躁不安（E）、意识模糊、谵妄、抽搐、昏迷和尿潴留等。其余选项为阿托品化的表现。本题选择 E 选项。

49. B。**解析**：急性有机磷农药中毒患者使用胆碱酯酶复能剂时应早期足量使用（B 正确，A 错误），但剂量不宜过大，副作用明显，用量过大可能引起室性期前收缩、室颤或传导阻滞。中、重度中毒时，与阿托品合用效果更好（C 错误）。D、E 错误。

50. B。**解析**：患者口服安定 100 片（题眼），呼之不应，意识昏迷，提示镇静催眠药中毒，处理措施为尽快清除毒物，如洗胃，硫酸镁导泻。催吐适用于意识清醒、愿意配合的患者，因此 B 选项错误。

51. D。**解析**：患者由于饮酒过量，昏迷，抽搐 3h，胡言乱语，昏睡，继之昏迷，伴有剧烈抽搐，口吐白沫，无双眼上翻，未咬破舌头，提示为酒精中毒症状，选择 D 选项。因患者抽搐 3h，因此排除干扰项 A。

52. E。**解析**：患者大量饮酒后（题眼），神志不清，呼吸困难，口唇发绀，脉搏、呼吸增快，血压轻度降低，提示急性酒精中毒，选择 E。查体患者腹部无肌紧张，且为轻压痛，排除干扰项 A。

53. D。**解析**：本题考查酒精中毒的治疗。对轻中度中毒者予补液（E）、呋塞米（A）及纳洛酮治疗（B）即可。注射维生素 B_1 治疗 Wernicke 脑病有明显效果（C）。对重度中毒者应加用激素，脱水降颅压等治疗。抗生素对治疗酒精中毒无效，因此选择 D 选项。

54. C。**解析**：患者在烈日下发病，伴有口渴、头晕、胸闷、恶心、四肢无力，且查体无异常，考虑为先兆中暑，中暑的主要原因是高温环境。年老体弱、慢性病患者或过度疲劳而对高温的耐受性降低者更易发生。本题选择 C 选项。

55. D。**解析**：患者被救出后呼之不应，胸部无起伏，应立即进行心肺复苏。

56. C。**解析**：此时该男童面部青紫，意识丧失，自主呼吸停止，颈动脉搏动消失，提示为呼吸、心跳停止，应立即采取措施恢复呼吸与心跳。排除法可选出 C 选项。

57. C。**解析**：青年男性被铁钉扎伤 1 周后，出现张口受限、苦笑面容、角弓反张、抽搐频繁，提示为破伤风。注射破伤风抗毒素可中和游离毒素，A 正确。病室需保持安静避光，以免诱发患者抽搐，D 正确。破伤风杆菌具有传染性，为防止播散，应做好消毒隔离，E 正确。此时患者抽搐频繁，若进食可能引起呛咳窒息，因此 C 错误。

58. B。**解析**：治疗破伤风患者时，注射破伤风抗毒素的作用是中和游离的毒素。破伤风的治疗原则：（1）清除毒素来源：彻底清除坏死组织和异物，用 3% 过氧化氢溶液冲洗，敞开伤口，充分引流。（2）中和游离毒素：①注射破伤风抗毒素，但若破伤风毒素已与神经组织结合，则难以起效，故应尽早使用。用药前应作过敏试验。②深部肌内注射破伤风人体免疫球蛋白一次，早期应用有效。（3）控制并解除痉挛：治疗的重要环节。（4）防治并发症。因此选择 B 选项。

59. C。**解析**：破伤风杆菌具有传染性，为防止播散，应执行接触隔离，所有器械、敷料均需专用。对更换下来的敷料应集中焚烧，病人的用品和排泄物均应消毒。因此选择 C 选项。

【速记点拨】 无保留价值的污染物品，如污染的纸张，破伤风、气性坏疽、非典型性肺炎等感染的敷料等需焚烧。

60. B。**解析**：肋骨骨折多见第 4 ~7 肋骨，因第4~7肋骨长而薄，最易折断。第1~3肋骨粗短，且有锁骨、肩胛骨保护，不易骨折。第8~10肋前端肋软骨形成肋骨与胸骨相连。第11~12肋前端游离，弹性大，不易骨折。

61. D。**解析：**多根、多处肋骨骨折使局部胸壁失去完整肋骨支撑面而软化，出现反常呼吸运动，即吸气时胸壁内陷，呼气时胸壁向外凸出，又称连枷胸，为多根多处肋骨骨折的特征性表现。

62. C。**解析：**患者出现反常呼吸运动，即吸气时胸壁内陷，呼气时胸壁向外凸出，反常呼吸对患者威胁最大的为气体交换受损，因此最重要的护理评估内容是呼吸。

63. B。**解析：**多根、多处肋骨骨折可出现反常呼吸运动，是因为胸壁软化所致，即：吸气时，软化区的胸壁内陷；呼气时，该区胸壁向外凸出。

64. E。**解析：**本题考查骨折的病因类型：直接暴力：外力作用部位发生骨折，如压轧、撞击、火器伤等引起的骨折。间接暴力：着力点以外的部位发生骨折，外力通过传导、杠杆或旋转引起的骨折，如从高处坠下足部着地引起脊椎骨折。肌肉牵拉：肌肉突然猛烈收缩拉断其附着部位的骨折，如投掷手榴弹用力不当引起肱骨结节撕脱骨折。疲劳性骨折：骨质持续受到轻度劳损引起的骨折，如长途行军导致第2、3跖骨骨折。病理性骨折：骨骼本身患有病变，当受到轻微外力即发生骨折，如骨肿瘤、骨结核、骨髓炎等发生的骨折。由于患者是原发性支气管肺癌骨转移后发生的骨折，所以骨折类型为病理性骨折，故选择E。

65. C。**解析：**骨折的三大特有体征为：畸形、假关节活动（异常活动）、骨擦音或骨擦感。因此本例中，分诊护士判断该患儿是否发生骨折的最重要依据是左上臂畸形（骨折的专有体征），故选C。其他选项均为骨折的临床表现，但并非判断依据，不符题意。

66. C。**解析：**为防止骨牵引过度，应每日测量肢体长度，两侧对比。其他选项均为骨牵引的护理措施，但目的并非防骨牵引过度，不符题意。因此选择C选项。

67. B。**解析：**本题考查石膏固定后的护理。骨折部位石膏固定后，最重要的是防止石膏固定部位长期受压，导致局部组织缺血缺氧。因此早期应抬高患侧前臂，增加静脉回流，减轻水肿，同时应密切观察末梢循环（B）。D选项内容正确，但不是最重要的健康教育要点，E不符题意。患侧肢体的功能锻炼应有计划地进行，并非随时进行，C、D错误。因此本题选择B。

68. A。**解析：**肱骨干骨折术后指导病人进行患肢的主动运动，包括手指、掌和腕关节活动，以减轻水肿，促进静脉回流（A）；伤后2~3周，开始肩、肘关节的主动运动，防止肩关节僵硬或萎缩（BCDE）。目前患者术后3天，只能选择A。

69. D。**解析：**功能锻炼是骨折治疗的重要阶段，是功能恢复的重要保证，固定后即可开始功能锻炼，直至痊愈（A）。功能锻炼要遵循动静结合，主动、被动结合（E），循序渐进的原则（B、C正确，D错误）。功能锻炼早期主要进行患者肌肉的收缩和舒张练习，中期进行骨折部位伤、下两个关节的活动，晚期骨折已达愈合标准，进行全面功能锻炼。未固定部位进行主动或被动的关节活动。

70. A。**解析：**本题考查骨盆骨折的治疗原则：首先处理休克和各种危及生命的合并症，再处理骨折。休克的处理为建立静脉输液通路，及时按医嘱输血和补液，纠正血容量不足，因此选择A选项。B、C、D、E应在处理休克之后再进行，不符题意。

【速记点拨】骨盆骨折的首要处理为抗休克。

71. D。**解析：**局部症状：局部疼痛，肢体肿胀并向肢体近端蔓延，伤口周围有大片瘀斑、血疱，甚至局部组织坏死，有淋巴结肿大。全身症状：全身虚弱、烦躁不安、头晕、呼吸困难、语言不清、视物模糊、恶心呕吐、吞咽困难、口周感觉异常、肢体软瘫或麻木、腱反射消失。

72. A。**解析：**苯巴比妥与酒精作用机制相似都可抑制中枢，故不能用于酒精中毒患者。

73. A。**解析：**维持骨盆兜带悬吊有效牵引，牵引量以臀部抬高床面5cm为宜。在骨盆两侧的兜带内置衬垫，以预防压疮。鼓励患者多饮水（B错），多食含粗纤维丰富的蔬菜；经常按摩腹部，促进肠蠕动，必要时服用缓泻剂，利于排便。术前日必须排除肠道内瘀积的大便，以利手术操作，减轻术后腹胀。行牵引的病人需12周以后才能持重（CE错）。对于长时间卧床的病人，指导其练习深呼吸、进行肢体肌肉的等长舒缩（D错），每天多次，每次5～20min。

74. C。**解析：**骨折行骨牵引，因过度牵引可引起骨折段分离，出现愈合障碍。

75. E。**解析：**有外伤史，生命体征平稳，气管居中（排除ABC），呼吸正常，两肺呼吸音存在（排除D），所以诊断单纯性肋骨骨折。

76. E。**解析：**将婴儿翻转而托住其背部，抢救者用两个手指猛击两乳头连线与胸骨正中线交界点下一横指处4次，通过驱使肺内空气向上进入气道，以有足够的驱动力排出异物。

77. A。**解析：**本题考查烧伤病人的护理。题干中，烫伤部位有水疱出现，且疼痛剧烈，可判断为浅Ⅱ度烧伤，因此伤及皮肤为表皮的生发层及真皮乳头层。

深度	伤及组织	临床表现	疼痛	愈合
Ⅰ度	表皮浅层	表面红斑状、干燥无水疱	烧灼感	3～7日脱屑痊愈，短期有色素沉着
浅Ⅱ度	表皮的生发层及真皮乳头层	红肿明显，大小不一的水疱，内含淡黄色澄清液体，水疱皮如剥脱，创面红润、潮湿，水肿明显	疼痛剧烈	2周左右愈合，有色素沉着，无瘢痕形成
深Ⅱ度	真皮层	可有小水疱，疱壁较厚、基底苍白与潮红相间、创面湿润	痛觉迟钝，有拔毛痛	3～4周愈合，常有瘢痕增生
Ⅲ度	皮肤全层，可达皮下、肌肉及骨骼	创面无水疱，呈蜡白或焦黄色甚至炭化成焦痂，痂下可见树枝状栓塞的血管，痂下水肿	痛觉消失	必须靠植皮而愈合

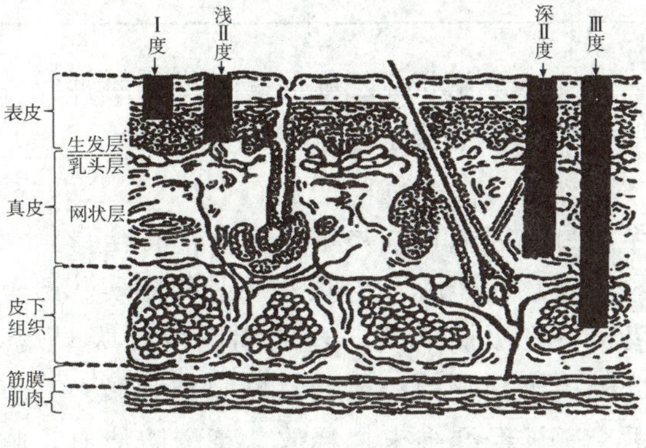

烧伤深度

78. A。**解析：**一氧化碳中毒的发病机制是一氧化碳与血红蛋白结合形成COHb，使组织细胞缺氧，脑对缺氧最敏感，故选A。

79. A。**解析：**磷化锌中毒常用的洗胃溶液是1∶15000～1∶20000高锰酸钾。

80. D。**解析：**本题考查洗胃溶液的选择。安眠药属于巴比妥类，服用大量安眠药中毒，抢救时洗胃液应选择1∶15000～1∶20000高锰酸钾溶液，或者使用硫酸钠导泻。

81. A。**解析：**本题考查了小儿保健。通常所指的气管、支气管异物属于外源性异物，多发生于5岁以下儿童，3岁以下最多，可占60%～70%。

82. C。解析：本题考查破伤风患者的护理。题干中，患者踩到锈钉之后出现牙关紧闭、怕光的表现，符合破伤风的表现。破伤风病人治疗时需将病人安置于隔离病室，保持安静，减少一切刺激，遮光，防止噪声，温度为15～20℃，湿度约为60%。治疗、护理等各项操作尽量集中，可在使用镇静剂30分钟内进行，以免刺激病人而引起抽搐。病室内的急救药品和物品准备齐全，以便及时处理一些严重的并发症，如呼吸困难、窒息等。

83. D。解析：本题考查破伤风病人的护理。破伤风最先受累的肌肉是咀嚼肌，其次是面肌、颈项肌、四肢肌等。破伤风发作时以全身或局部肌肉呈强直性痉挛和阵发性抽搐为主要特征。

84. C。解析：本题考查了四肢骨折患者的护理。胫腓骨干骨折，主要是由于暴力打击或者滑倒、高空坠落所致，由图中可以看出患者在卫生间摔倒后，患者下肢小腿部呈短缩成角畸形，因此考虑发生了胫腓骨干骨折。

85. C。解析：本题考查骨折患者的护理。骨盆骨折的专有体征是骨盆分离试验和骨盆挤压试验阳性。检查者双手交叉撑开病人的两髂嵴，使两骶髂关节的关节面更紧贴，而骨折的骨盆前环产生分离，如出现疼痛即为骨盆分离试验阳性。双手挤压病人的两髂嵴，伤处仍出现疼痛为骨盆挤压试验阳性。

86. D。解析：本题考查骨盆骨折病人的护理。骨盆骨折行牵引术后8周，患者可更换体位，进行抬腿、髋关节被动活动及下肢肌肉的舒缩锻炼，12周后可行双下肢的负重锻炼。

87. C。解析：颅前窝骨折表现为眶周及球结膜下瘀斑出血，俗称“熊猫眼征”“兔眼征”，鼻和口腔流出血性脑脊液，可合并嗅神经和视神经损伤。题干中患者症状符合颅前窝骨折症状，选C。

88. E。解析：在高温下持续工作10h，出现意识不清入院。患者皮肤湿冷，血压70/50mmHg，脉搏细速。体温37.2℃，心率116次/分，说明出现了中暑临床表现中的热衰竭，首要护理问题是体液不足：脱水与中暑衰竭引起血容量不足有关。治疗原则纠正血容量不足，静脉补充生理盐水及葡萄糖液、氯化钾。

89. A。解析：有机磷中毒时毒蕈碱样症状出现最早，表现为头晕、头痛、多汗、流涎、恶心、呕吐、腹痛、腹泻、瞳孔缩小、视力模糊、支气管分泌物增多、呼吸困难，严重者出现肺水肿。

类型	直径（mm）	提示疾病	
正常瞳孔	2～5	——	
瞳孔散大	>5	双侧	青光眼、颅内压增高、阿托品中毒及濒死状态
		一侧	同侧颅内病变所致的小脑幕裂孔疝
瞳孔缩小	<2	双侧	有机磷、氯丙嗪、吗啡中毒
		一侧	同侧小脑幕裂孔疝早期

90. E。解析：乙酰胆碱在横纹肌神经－肌肉接头处过度蓄积和刺激，使面、眼睑、舌、四肢和全身横纹肌发生肌纤维颤动，甚至全身肌肉强直性痉挛。患者常有全身紧束和压迫感，而后发生肌力减退和瘫痪。严重者可有呼吸肌麻痹，造成周围性呼吸衰竭。此外由于交感神经节受乙酰胆碱刺激，其节后交感神经纤维末梢释放儿茶酚胺使血管收缩，引起血压增高、心跳加快和心律失常。

91. D。解析：烧伤时切忌扑打火焰、奔跑以免增加损伤（D 错误），ABCE 都是正确的急救措施。

92. A。解析： 稳定性骨折：骨折端不易移位或复位后不易再移位的骨折，如不完全性骨折及横行骨折（A 正确）、嵌插骨折等。骨折端易移位或复位后易再移位的骨折为不稳定性骨折，如楔形骨折、螺旋形骨折、粉碎性骨折等。

93. B。解析： 休克应尽快恢复有效循环血量后，及时针对原发疾病进行手术处理。

94. A。解析： 患者双下肢严重烧伤，创面湿润，考虑为深Ⅱ度烧伤，包扎疗法适用于四肢Ⅰ度、Ⅱ度烧伤。采用敷料对烧伤创面进行包扎封闭固定可减轻创面疼痛，预防创面感染，同时一定的压力可减少创面渗出、减轻创面水肿。包扎敷料厚度以不被渗液浸透为度，每日坚持，注意有无松脱、臭味或疼痛加剧，注意肢端末梢循环情况，肢体包扎后抬高患者，保持功能位，一般可在伤后 5 天更换敷料，如创面渗出多、有恶臭，且伴有高热、跳痛，需及时换药检查创面。

95. C。解析： 日射病：由于烈日暴晒或强烈热辐射作用头部，引起脑组织充血、水肿，出现剧烈头痛、头晕眼花、耳鸣、呕吐、烦躁不安，患者头部温度高，而体温多不升高，符合题干中患者表现（C 正确）。热射病患者体温常高达 40℃ 以上（D 排除）。热衰竭常引起血容量不足的表现，如脉搏细速、血压下降、昏厥等（A 排除）。热痉挛病人常感到四肢无力，阵发性肌肉痉挛和疼痛（B 排除）。

96. A。解析： 新生儿破伤风是指破伤风梭状杆菌经脐部侵入引起的一种急性严重感染，常在出生后 7 日左右发病，临床上以全身骨骼肌强直性痉挛和牙关紧闭为特征，故有“脐风”“七日风”“锁口风”之称。

97. B。解析： 烧伤患者现场应迅速脱离热源：如火焰烧伤应尽快灭火，脱去燃烧衣物，就地翻滚或跳入水池，熄灭火焰，以阻止高温继续向深部组织渗透。互救者可就近用非易燃物品覆盖，隔绝灭火。切忌扑打火焰、奔跑以免增加损伤。

98. A。解析： 烧伤患者创面愈合过程中，可能出现皮肤干燥、痒痛等，告知病人避免使用刺激性肥皂清洗，水温不宜过高，勿搔抓。烧伤部位在一年内避免太阳暴晒。

99. E。解析： 狂犬病目前尚无有效的治疗方法，一旦发病，死亡率近乎 100%，因此预防狂犬病的发生尤其重要。

100. E。解析： 患者高温下持续工作，意识不清，皮肤湿冷，血压低，脉搏细速，心率快，提示血容量不足，考虑患者中暑热衰竭，首要的护理问题是体液不足（E）。

101. A。解析： 对于有意识的 1 岁以上儿童发生气道梗阻时的处理方法同成人的海姆立克（Heimlich）手法。对于有反应的婴儿推荐使用拍背/冲胸法，对于意识丧失的小儿立即实施 CPR 救治。

102. E。解析： 对于有反应的婴儿推荐使用拍背/冲胸法。施救者取坐位，前臂放于大腿上，将患儿俯卧于其上，手指张开托住患儿下颌并固定头部，保持头低位；用另一只手的掌根部在婴儿背部肩胛区用力叩击 5 次，拍背后保护婴儿颈部，小心将婴儿翻转过来，使其仰卧于另一只手的前臂上，前臂置于大腿上，仍维持头低位，实施 5 次胸部冲击，位置与胸外按压相同，每次 1 秒钟。如能看到患儿口中异物，可小心将其取出，不能看到异物，重复上述动作，直至异物排出。如图所示：

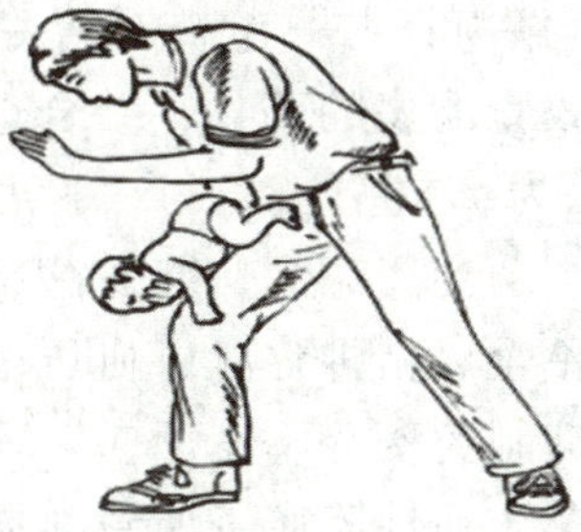

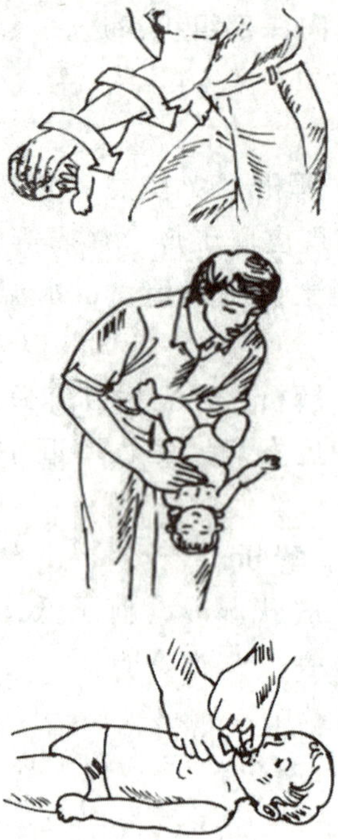

103. C。**解析**：中暑高热伴休克时最适宜的降温措施是动脉快速推注适量4℃ 5%葡萄糖盐水。

104. D。**解析**：患者高空作业，出现剧烈头痛、头晕、眼花、烦躁不安，考虑日射病（D 正确）。日射病头部温度高，体温多不升高，热射病又称中暑高热，典型特点为高热、无汗和意识障碍，体温升高（E 排除）。热痉挛常表现为四肢无力，阵发性肌肉痉挛和疼痛（C 排除）。热衰竭表现为皮肤苍白、出冷汗、脉搏细速、血压下降、昏厥或意识模糊（B 排除）。先兆中暑常出现大汗、口渴、头晕、胸闷、乏力，体温基本正常（A 排除）。

第十二章　肌肉骨骼系统和结缔组织疾病病人的护理

1. E。**解析**：皮损为蝶形红斑提示 SLE（系统性红斑狼疮），首选糖皮质激素治疗。

2. A。**解析**：库欣综合征有满月面、向心性肥胖、水牛背、皮肤紫纹、多血质、皮肤薄等典型临床表现，目前患者因痤疮入院，因此最重要的护理是皮肤黏膜状态。

3. C。**解析**：糖尿病一般使用降糖药，比如磺胺类、双胍类。稳定型心绞痛发作时常用扩张冠状动脉药物，比如硝酸甘油，是目前治疗重症自身免疫病的首选药物。治疗类风湿关节炎，临床较多用非甾体类抗炎药。急性发作首选短效 SABA。

4. C。**解析**：本题考查对胃黏膜刺激性大、可能致胃溃疡的药物，结合选项，选择 C。泼尼松为糖皮质激素药物，可引起满月脸、肥胖、消化道溃疡、继发感染、肾上腺皮质功能不全、精神症状、血压增高、电解质紊乱、抑制免疫等不良反应。环磷酰胺可引起脱发及出血性膀胱炎所致血尿。羟氯喹可引起视网膜变化、皮疹、恶心、腹泻等不良反应。雷公藤总苷不良反应主要为胃肠反应，一般可耐受。免疫球蛋白一般无不良反应。

5. A。**解析**：阿仑膦酸钠为二磷酸盐，对食道有刺激，为尽快将药物送至胃部，降低对食道的刺激，清晨（A 正确）用一满杯白水送服，并且在服药后至少 30min 之内和当天第一次进食前，病人应避免躺卧。

6. A。**解析**：患者患类风湿关节炎，用药后出现体重增加、满月脸、向心性肥胖，提示最可能是糖皮质激素的副作用，结合选项选择 A。泼尼松的不良反应为满月脸、感染、向心性肥胖、消化道溃疡等。环磷酰胺、硫唑嘌呤为慢作用抗风湿药，该类药物易出现胃肠道不适、黑便、头痛、口腔溃疡、肝功异常和骨髓抑制等不良反应。吲哚美辛、阿司匹林为非甾体抗炎药，易出现胃肠道不良反应。

7. A。**解析**：晨僵病人可鼓励患者早晨起床后行温水浴，或用热水浸泡僵硬的关节，而后活动关节。夜间睡眠戴弹力手套保暖，可减轻晨僵程度，急性期后，鼓励病人每天进行被动和主动的全关节活动和功能锻炼，活动量以病人能够忍受为度。

8. E。**解析：**记忆型题。腰椎间盘突出最易发生的部位是 $L_{4\sim5}$ 及 $L_5\sim S_1$ 骶，选择 E。

9. D。**解析：**$L_{4\sim5}$、$L_5\sim S_1$ 正好处于人体上下衔接部位，集中受力点，活动范围广且频繁，因此好发于此，选择 D。

10. D。**解析：**腰椎间盘突出症常用醋酸泼尼松龙加利多卡因行硬脊膜外隙封闭，局部注射药物治疗的目的是止痛（A），减轻水肿（B）、粘连（C）及肌痉挛（E），无预防感染的作用，不包括 D。

11. E。**解析：**颈椎病手术要充分暴露视野，术前要对手术部位进行体位练习，包括颈部前屈（A）、后伸（B）、侧屈（C）、侧转（D）。E 选项不包括在内。

12. A。**解析：**腰椎间盘突出手术后 2～3 天后应逐步练习直腿抬高动作，防止神经根粘连，选择 A 选项。患者进行腰背肌锻炼，以预防肌萎缩，增强脊柱稳定性，排除干扰项 E。

13. C。**解析：**患者 $T_{3\sim4}$ 骨折，呼吸困难，考虑为脊髓损伤或压迫呼吸中枢，导致呼吸肌麻痹。

14. E。**解析：**该患者为脊椎损伤，脊柱骨折、脱位很易引起脊髓损伤，因此搬运此类患者正确的方法是至少要三人平托患者，同步行走将其放在平板上，如有颈椎骨折、脱位，则需要另加一人牵引固定头颈部，并与身体保持一致。因此选择 E。

15. A。**解析：**采用排除法，脊髓损伤的手术并发症较重，若向患者介绍并发症，可能使病人心理负担很大，担心治疗效果、长期卧床、生活不能自理等，表现焦躁不安，性格改变，甚至轻生念头，因此选择 A 选项。B、C、D、E 均有助于患者心理的调节。

16. B。**解析：**链球菌感染是诱发风湿热的病因，预防风湿性心瓣膜病的根本措施是积极防治链球菌感染，选择 A 选项。

17. A。**解析：**风湿性二尖瓣狭窄与风湿热密切相关，诱发风湿热的病因是链球菌感染，苄星青霉素可有效地防治链球菌感染，对风湿热活动期有较好的效果，因此选择 A 选项。

18. A。**解析：**类风湿关节炎活动期最常见的临床表现是晨僵，约 95% 以上的类风湿关节炎患者可出现晨僵。晨僵的程度和持续时间可作为判断病情活动度的指标。

19. D。**解析：**类风湿关节炎患者的特点是对称性、持续性关节肿胀（D）和疼痛，常伴有晨僵。常侵犯腕、掌指关节、近端指关节，以小关节为主，A 错误。B、C、E 均错误。

20. B。**解析：**类风湿关节炎患者应注意避免关节畸形，保持关节的功能，因此需将关节置于功能位。功能位是指能使肢体发挥最大功能的位置。腕关节的功能位为背伸，指关节为掌屈。

【速记点拨】功能位可以简单理解为：最舒适，最放松，最自然的位置。

21. C。**解析：**系统性红斑狼疮是一种自身免疫疾病，糖皮质激素治疗系统性红斑狼疮的主要机制是控制炎症，抑制免疫反应。糖皮质激素是目前治疗 SLE 的首选药，通常采用泼尼松。

22. A。**解析：**本题考查糖皮质激素的副作用，甲泼尼龙为糖皮质激素。大剂量使用激素应注意继发感染（A）、血糖升高、诱发溃疡等副作用。因此选择 A。

23. D。**解析：**系统性红斑狼疮患者应该指导其避免在烈日下活动，禁忌日光浴（C）；忌用碱性肥皂（B），避免化妆品及化学药品，防治皮肤刺激（A 正确，D 错误)；保持口腔清洁及黏膜完整，坚持晨起、睡前、餐后用消毒液漱口（E）；脱发病人减少洗头次数，每周2次为宜，忌染发、烫发、卷发。

24. D。解析： 骨质疏松早期无症状，仅在X线摄片或骨密度测量时被发现。较重者常诉腰背疼痛、乏力或全身骨痛。骨痛通常为弥漫性，无固定部位，检查不能发现压痛区（点）。仰卧或坐位时疼痛减轻，直立后伸或久立、久坐时疼痛加剧；日间疼痛轻，夜间和清晨醒来时疼痛加重。乏力常于劳累或活动后加重。负重能力下降或不能负重。

25. A。解析： 疼痛是骨质疏松最常见、最主要的症状。以腰背痛多见，占疼痛患者的70%～80%。其他选项虽也为骨质疏松的临床表现，但并非最常见，与题意不符。

26. C。解析： 患者主诉疼痛，疼痛是患者已现存的问题，因此排除干扰项A。患者目前对其生活影响最大的危险因素是有受伤的危险，与骨痛有关。

27. D。解析： 应帮助患者提高对本病的认识，养成良好的生活习惯，不吸烟，不酗酒，不饮浓茶（D）、咖啡等，多吃含钙、蛋白质丰富的食物（如牛奶、虾皮、芝麻、豆制品等），因此选择D。

28. A。解析： 围绝经期综合征患者为预防骨质疏松，医嘱用激素替代疗法，同时还需要与钙剂（A）、维生素D同时使用。因此选择A选项。

29. A。解析： 几乎所有系统性红斑狼疮病人均有不同程度的肾脏损害，肾衰竭和感染是SLE的主要致死原因。

30. B。解析： 本题考查类风湿关节炎患者的护理。题干中，患者患类风湿关节炎，晨僵严重。类风湿关节炎患者有晨僵症状时，在夜间睡眠时戴弹力手套保暖（B正确），在早晨起床后先用温水浸泡僵硬关节然后按摩，可有效缓解晨僵症状；在活动期发作时尽量卧床休息，缓解期适当活动；疼痛剧烈时，应遵医嘱给予消炎止痛剂。

31. A。解析： 腰椎间盘突出症指椎间盘变性后纤维环破裂和髓核组织突出，刺激、压迫神经根或马尾神经而引起的一种综合征。

32. A。解析： 疑有脊柱骨折者应尽量避免移动，若需搬运，无论采用何种搬运方法，病人脊柱都应保持中立位（A正确）。

33. D。解析： 系统性红斑狼疮病因尚不清楚，目前认为在病毒、性激素、环境（阳光照射）、药物［普鲁卡因胺（E排除）、肼屈嗪、氯丙嗪、甲基多巴］等因素作用下，出现自身免疫反应疾病。要做好皮肤护理，避免在烈日下活动（A排除），必要时穿长袖衣裤，戴遮阳帽、打伞，禁忌日光浴（B排除）。保持皮肤清洁卫生，可用清水冲洗皮肤破损处，每日3次；用30℃左右温水湿敷红斑处，每次30分钟。忌用碱性肥皂（D正确），避免化妆品及化学药物（C排除），防止刺激皮肤。

34. C。解析： 系统性红斑狼疮首选糖皮质激素。糖尿病一般使用降糖药，比如磺脲类、双胍类。稳定型心绞痛发作时常用扩张冠状动脉药物，比如硝酸甘油。哮喘急性发作首选扩张支气管的药物。类风湿关节炎常用首选甲氨蝶呤。

35. C。解析： 类风湿关节炎（RA）是以对称性多关节为主要表现的异质性、系统性、自身免疫性疾病（C排除）。

36. C。解析： 类风湿关节炎的X线表现：早期表现为关节周围软组织肿胀，关节附近骨质疏松，稍后关节间隙因软骨的破坏而变窄，晚期出现关节半脱位和骨性强直畸形（C正确）。

37. E。解析： 骨质疏松症疼痛急性期：注意保暖及避免寒冷刺激，平时洗用之水宜温，对疼痛部位给予温热敷。

第十三章　肿瘤病人的护理

1. B。**解析：**宫颈癌以鳞癌为主，腺癌仅占20%～25%（A错误）；宫颈癌转移途径以直接蔓延和淋巴转移为主，血行转移极少见（B正确），宫颈癌多发生在子宫柱状上皮和鳞状上皮交界处（C错误）；原位癌属于宫颈上皮内瘤变（CIN三级）（D错误）；宫颈癌鳞癌可分为4种类型：外生型、内生型、溃疡型和颈管型；腺癌癌灶可呈乳头状、菜花状、溃疡及浸润型（E错误）。

2. D。**解析：**B、D说法矛盾，B是正确的；胃癌好发于胃窦部，早期无明显症状和体征，半数病人较早出现上腹隐痛，当胃窦梗阻时有恶心、呕吐宿食，贲门部癌可有进食哽阻感。

3. D。**解析：**子宫肌瘤切除术后半坐卧位有利于血液循环，增加肺潮气量，减轻腹部张力，减少病人的疼痛及伤口缝线张力，腹部渗液局限于盆腔，避免膈下脓肿的形成。

4. D。**解析：**患者诊断“绒毛膜癌”后，出现肺部症状，原因不明，应考虑发生了肺转移（血行转移）。

5. D。**解析：**通常情况下每日脑脊液分泌量约为400～500ml，故每日引流量以不超过500ml为宜，避免颅内压骤降造成的危害。

6. C。**解析：**子宫肌瘤是女性生殖器官中最常见的一种良性肿瘤（E）。根据生长位置的不同，可以划分为浆膜下肌瘤、肌壁间肌瘤、黏膜下肌瘤等（B），子宫肌瘤是性激素依赖性肿瘤（A），临床采用激素药物治疗。子宫肌瘤为球形实质性肿瘤，多发或单个，大小不一，表面光滑，表面有一层由子宫肌层受肌瘤压迫而形成的假包膜（D）。肌瘤呈灰白色，质地硬，切面呈漩涡状（C错误）。

7. A。**解析：**行结肠代食管者应做好肠道准备。术前3～5日口服肠道抗生素，如甲硝唑或新霉素等；术前2日进食无渣流质，术前晚行清洁灌肠或全肠道灌洗后禁饮禁食。

8. C。**解析：**吻合口瘘是食管癌手术后最严重的并发症，多发生在术后5～10天。消化道内容物的漏出，导致胸膜腔感染，表现为持续高热、呼吸困难、胸痛、患侧胸膜腔积气积液，全身中毒症状明显，重者可发生感染性休克。处理应立即禁食禁饮、胃肠减压、胸腔闭式引流、抗感染治疗和营养支持等。

9. A。**解析：**胰瘘多发生在术后5～7天，是胰腺切除术后致命和常见的并发症。

10. C。**解析：**原发性肝癌按组织学类型可分为肝细胞型、胆管细胞型和混合型三类，我国以肝细胞型为主。肝癌大体分型为：结节型、巨块型和弥漫型三类，结节型多见。

11. D。**解析：**胰头癌术后出院应鼓励病人进食高蛋白、低脂、富含脂溶性维生素高的食物，患者术后出现高血糖，因此采取低糖饮食，选择D。

12. B。**解析：**题干中患者使用顺铂化疗后进行水化治疗，主要目的是防止肾功能损害。累积性及剂量相关性肾功不良是顺铂的主要限制性毒性，目前除水化外尚尢有效预防本品所致的肾毒性的手段。顺铂的不良反应包括：消化道反应、肾毒性、神经毒性、骨髓抑制、过敏反应等。

13. B。**解析：**侵蚀性葡萄胎又称恶性葡萄胎，是恶性滋养细胞疾病（E错误），大多继发于良性葡萄胎，病人均有葡萄胎病史，多发生在葡萄胎清除术后6个月以内（A错误），阴道出血是侵蚀性葡萄胎最常见的症状（D错误）；侵蚀性葡萄胎最常见的转移部位是肺，其次是阴道、宫旁（B正确）；肺部转移者最初X线征象为肺纹理增粗，继而发展为片状或小结节阴影，棉球状或团块状阴影是肺部转移的典型表现（C错误）。葡萄胎、侵蚀性葡萄胎、绒毛膜癌的区别见下表：

	葡萄胎	侵蚀性葡萄胎	绒毛膜癌
先行妊娠	无	葡萄胎	各种妊娠
潜伏期	无	多在 6 个月以内	常超过 12 个月
绒毛	有	有	无
滋养细胞增生	轻→重	轻→重，成团	重，成团
浸润深度	蜕膜层	肌层	肌层
组织坏死	无	有	有
转移	无	有	有
肝、脑转移	无	少	较易
HCG	+	+	+

14. B。**解析**：诊断葡萄胎最重要的辅助检查是B超，增大的子宫内无妊娠囊或胎心搏动，呈“落雪状”“蜂窝状”影像。

15. C。**解析**：我国诱发肝癌最主要的疾病是乙型肝炎。临床注意到肝癌病人常有急性肝炎→慢性肝炎→肝硬化→肝癌的病史。

16. E。**解析**：葡萄胎术后患者应坚持避孕1年，避孕方法最好选用工具避孕（阴茎套或阴道隔）。

17. E。**解析**：患者胃癌行胃大部切除术，术后第1天最常见的并发症为胃出血，因此术后最需要重点观察的是胃管引流液。

18. E。**解析**：肾癌根治术后，腹膜后引流管的正常拔出时间是术后7天。

19. B。**解析**：子宫内膜癌根据子宫大小、肌层是否被癌肿浸润、癌细胞分化及转移等情况单选或综合应用治疗方案，包括手术治疗、放射治疗、药物治疗。最常用的治疗方案是手术治疗。

20. C 。**解析**：顺铂会破坏DNA结构。阿霉素会干扰RNA合成；甲氨蝶呤会干扰核酸生物合成；长春新碱会抑制蛋白质合成；伊立替康会抑制拓扑异构酶活性。

21. B。**解析**：子宫动脉栓塞化疗术后穿刺点加压包扎的时间是24h。术后24h可适当在床上翻身活动，但插管侧下肢制动24h，同时注意观察同侧的足背动脉搏动。术后保留尿管24h。

22. B。**解析**：食管癌的转移途径有直接转移、淋巴转移、血行转移，其中主要的转移途径是淋巴转移，血行转移发生较晚。

【速记点拨】一般癌多为淋巴转移；肉瘤多为血行转移。

23. D。**解析**：食管癌典型症状为进行性吞咽困难，选择D。

24. C。**解析**：癌症为消耗性疾病，又因是患者为食管癌手术做准备，且患者能进食，因此给予患者的饮食指导应高热量、高蛋白、高维生素半流食。

【速记点拨】消耗性疾病需高热量饮食，如癌症，甲亢，高热等。

25. D。**解析**：胃大部分切除术术后13天的患者可进软食（A错误），少食产气食物，忌生、冷、硬和刺激性食物。术后应注意休息和活动，患者术后13天，可进行适量的活动，B错误。对于伤口，不能经常消毒伤口，以免延迟结痂愈合，C错误。定期回院复查正确，以便及时发现复发给予治疗，D正确。E错误。

26. B。**解析**：胃大部切除术后早期常见的并发症为出血，因此需重点交接术中出血量，以便术后进行病情观察。其余选项内容正确，但相比不及B选项重要，因此本题选择B。

27. D。**解析**：胃大部切除术后病人常带有胃肠减压和腹腔引流，因此早期最重要的护理措施是保持引流管通畅，观察引流量（D）。胃大部切除术后肛门排气后给予流质饮食，逐渐过渡到普通饮食，A错误。B、E选项内容正确，但并非最重要的护理措施，不符题意。3天内不能下床，以免造成吻合口出血，C错误。

28. C。**解析**：导尿管留置术防止逆行感染的措施：①保持尿道口清洁：女性患者用消毒液棉球擦拭外阴及尿道口。男性患者用消毒液棉球擦拭尿道口、阴茎头及包皮。每日1～2次。C正确。②每日定时更换集尿袋，及时排空，并记录尿量。D错误，应更换1次。③一般导尿管每周更换1次。为防止尿路感染，应多饮水，B错误。不需行膀胱冲洗术，E错误。A选项尿量不能反映尿路感染情况，排除。因此本题选择C选项。

29. E。**解析：**胃大部切除术术后早期常见并发症为出血，手术后24h内可有少量暗红色或咖啡色液体从胃管引出，一般不超过100～300ml，以后胃液逐渐转清。若术后短期内从胃管引流出大量鲜红色血液，持续不止，应警惕有术后出血，需及时报告医师处理，因此术后第1天最应重点观察胃管引流液。因此选择E选项。

30. C。**解析：**患者为贲门癌，近期进食梗阻感加重，因此指导患者少食多餐（A），半流质饮食（B）。癌症属于高消耗、高代谢疾病，对该类患者应给予高热量（D）、高蛋白（C错误）、高维生素饮食（E），因此C选项错误。

31. B。**解析：**原发性肝癌可能与病毒性肝炎、肝硬化、黄曲霉菌、亚硝胺类致癌物、水土因素等有密切相关。我国以乙型肝炎最常见。所以，本题答案为B。

32. A。**解析：**肝区疼痛为原发性肝癌的最常见和最主要症状，多呈间歇性或持续性钝痛或刺痛。B、C、D、E选项内容正确，并非最常见和最主要的症状，不符题意。

33. B。**解析：**肝区疼痛为原发性肝癌的最常见和最主要症状，多呈间歇性或持续性钝痛或刺痛。

34. A。**解析：**肝叶切除术是目前治疗肝癌最主要、最有效的方法。

【速记点拨】外科恶性肿瘤的治疗方法首选手术治疗。

35. B。**解析：**肝癌晚期患者出现烦躁不安，躁动，考虑为肝性脑病。为了防止躁动造成坠床或误伤，须加床档，必要时用保护带。选择B选项。A、C、D、E选项更适用于抽搐患者，不符题意。

36. A。**解析：**胰腺癌的好发部位是胰头部。

37. E。**解析：**胰腺癌患者由于胰腺功能减弱，内分泌功能也减弱，空腹血糖会升高，因此术前使用胰岛素，作用是控制血糖。

38. C。**解析：**患者术后出现心慌、出冷汗，测血糖为3.2mmol/L，为低血糖反应。为缓解症状，护士应遵医嘱补充葡萄糖，因此选择C选项。其余选项无升血糖作用，E选项反而会降低血糖。

39. A。**解析：**本题考查放疗的皮肤护理。放疗会导致皮肤早期发红发痒、疼痛，或红斑、脱皮，晚期会出现色素沉着、萎缩、深部纤维化，护理不当会出现继发感染。为了预防出现严重的皮肤反应，患者需要注意有以下几方面：①尽量保持放射野通风，即尽量不要裹着、包着放射区域皮肤。②保持皮肤干燥清爽（A正确）。③不要使用酒精、肥皂等清洗（B错误）。④避免机械或物理性刺激（E错误），防止创伤及感染。⑤在放疗前不要涂抹短时间难以吸收的药物，因为如果这类药物难以吸收，在放疗过程中相当于在皮肤表面添加了补偿膜，会导致皮肤剂量升高，加重皮肤损伤。⑥未经允许，放射区域切勿使用软膏（D错误）、洗剂或粉剂。C选项热敷理疗错误，放射区域的皮肤如出现红斑，一般不做治疗，可自行消退。

40. A。**解析：**题干中胰腺癌患者由于黄疸，导致全身瘙痒，应指导病人涂抹止痒药（B），保持皮肤的清洁干燥，可用温水毛巾擦拭（C）。剪除患者指甲（D），避免指甲抓挠，以免损伤皮肤，增加感染风险，因此A选项错误。

41. C。**解析：**患者术后变换卧位5min内，腹腔引流管中出现大量红色血性液体，怀疑为吻合口瘘出血，此时应密切观察生命体征，并报告医生，选择C选项。

42. D。解析： 直肠癌的早期仅有少量便血或排便习惯改变，易被忽视，选择D选项。A选项为最常见的症状，不符题意，应避开干扰。B、C、E内容正确，但不是早期症状，不符题意。

43. C。解析： 直肠癌早期仅有少量便血或排便习惯改变，易被忽视。癌肿刺激直肠，患者出现便意频繁及排便习惯改变，肛门坠胀、里急后重、排便不尽感。黏液血便是直肠癌患者最常见的临床症状。直肠指检是直肠癌首选检查方法。

44. E。解析： 结肠造口患者应避免使用产气性、忌生冷和辛辣等刺激性食物（B、C、D）或易引起便秘的食物，摄入产气少、易消化的少渣食物；避免高纤维素性食物（A）；避免饮用碳酸饮料，鼓励病人多吃新鲜蔬菜、水果；注意饮食卫生，避免食物中毒等原因引起腹泻。因此选择E选项。

【速记点拨】 造口的饮食护理注意防腹泻，防便秘，防刺激。

45. A。解析： 手术后1周或造口处伤口愈合后，每日扩张瘘口1次，防止造口狭窄。一般宜取造口侧的侧卧位，多为左侧卧位（D），并用塑料薄膜将腹壁切口与造口隔开，以防流出的稀薄粪便污染腹壁切口而引起感染（B）；及时清除流出的粪液，造口周围皮肤涂氧化锌软膏（C），以防粪液刺激造成皮肤炎症及糜烂。应避免食用产气性、生冷、辛辣等刺激性食物（E）或易引起便秘的食物，摄入产气少、易消化的少渣食物；避免高纤维素性食物；避免饮用碳酸饮料。因此选择A选项。

46. D。解析： 造瘘口开放前，用凡士林纱布或生理盐水纱布外敷结肠造口处，观察造口处周围肠黏膜的血运情况，造口处肠管有无回缩、出血坏死，保持造口处皮肤清洁（C），用生理盐水进行清洗（D错误），保持造口处皮肤周围干燥，在周围皮肤上涂氧化锌软膏等（A），防止肠内容物直接与皮肤接触、刺激皮肤（E），防止局部皮肤炎症、糜烂、发生造口周围皮肤炎，同时观察造口周围皮肤有无湿疹、充血、水疱、破溃等（B）。

47. E。解析： 肾癌属于肿瘤，肿瘤为消耗性疾病，外加肾癌患者持续性的血尿导致肿瘤患者常伴营养不良。肾癌三联症即血尿、腰痛、肿块。

48. A。解析： 肾为实质性脏器，部分切除的病人应卧床1～2周以防止出血。

【速记点拨】 实质性脏器术后卧床时间长，防止出血；空腔脏器术后尽早下床，防止粘连。

49. C。解析： 血尿为膀胱癌最常见和最早出现的症状，多数为全程无痛肉眼血尿，偶尔有终末或镜下血尿。血尿间歇出现，量多少不一。膀胱癌临床表现：①血尿。②尿频、尿痛属晚期症状。③排尿困难和尿潴留：发生于肿瘤较大或堵塞膀胱出口时。④其他：肿瘤浸润输尿管口可引起肾积水。晚期有贫血、水肿、腹部肿块等表现。

50. A。解析： 泌尿系统肿瘤排尿的特点是无痛性肉眼血尿。肾癌病人多为无痛间接性肉眼血尿，膀胱癌多为全程无痛肉眼血尿。

51. E。解析： 膀胱癌最可靠的方法为膀胱镜检查，能直接观察肿瘤位置、大小、数目、形态、浸润范围等，并可取活组织检查。

【速记点拨】 空腔脏器恶性肿瘤的确诊可采用内镜+活检。

52. D。解析： 本题考查留置导尿管的护理。留置导尿管应妥善固定，用带气囊的导管可预防脱落，E正确。保持通畅，避免尿管打折、扭曲等，A正确。尿道口消毒每日两次。避免尿液逆流，引起感染，定期观察并记录尿量、颜色及性质。膀胱癌术后患者须定期行膀胱冲洗，常规冲洗1～3天，应密切观察膀胱冲洗引流液的颜色，根据引流液颜色的变化，及时调整冲洗速度，防止血块堵塞尿管，确保尿管通畅，防止气囊破裂。集尿袋每日更换一次，一般留置导尿管每周更换一次，D 错误。

53. C。**解析**：膀胱癌的膀胱内灌注药物常用卡介苗（C）、丝裂霉素、阿霉素、羟喜树碱等药物，以预防或延缓膀胱肿瘤的复发。

54. C。**解析**：宫颈癌是最常见的妇科恶性肿瘤，以鳞状细胞癌最为多见，多发生在宫颈外口的原始鳞－柱状上皮交界部与生理性鳞－柱状上皮交界部间所形成的移行带区。卵巢癌为死亡率最高的妇科恶性肿瘤，排除干扰项 E。

55. C。**解析**：巴氏共分五级：Ⅰ级正常，Ⅱ级炎症，指个别细胞核异质明显，但不支持恶性，Ⅲ级可疑癌，Ⅳ级重度可疑癌。Ⅴ级：癌。

56. C。**解析**：与经期延长最密切的因素是肌瘤的生长部位。子宫肌瘤分为 3 种，包括浆膜下、肌壁间和黏膜下。如果子宫肌瘤是浆膜下的，或者子宫肌瘤较小位于肌层一般不会影响月经，如果子宫肌瘤位于黏膜下，或者子宫肌瘤较大位于肌壁间，压迫子宫内膜或者使子宫内膜面积增大，那么月经时就会造成子宫内膜脱落不全而导致月经量多和持续不断。因此本题选择 C 选项。其他选项也与经期延长有一定关系，但并非最密切的因素，不符题意。

57. C。**解析**：现代医学认为子宫肌瘤为激素依赖性肿瘤。子宫肌瘤好发于生育年龄的女性，青春期前少见，绝经后萎缩或消失。研究认为雌、孕激素协同促进肌瘤生长。护士在采集病史时，应重点追溯的内容是是否长期使用雌激素，以便确定病因。其余选项也为采集病史时需要采集的内容，但不及 C 选项重要，不符题意。因此本题选择 C 选项。

58. B。**解析**：卵巢癌手术患者应在手术当天早晨留置导尿，本题患者在术前 1 天没有必要导尿。

59. A。**解析**：体重测量应在化疗前进行，以减少测量误差。化疗前的准备还包括：护士应熟练掌握化疗的基础知识；在操作过程中，严格执行“三查七对”和无菌操作原则；做好化疗防护工作；心理护理。

60. C。**解析**：抗肿瘤药物都有不同程度的副作用。其中最严重、最常见的为骨髓抑制，在肿瘤患者化疗期间，最主要的观察项目是血常规。每周应查血象 1～2 次，当白细胞降至3×10^9/L 或血小板降至 80×10^9/L 时应暂停化疗，以预防感染。

61. E。**解析**：葡萄胎患者清宫术后，定期随访内容包括：①HCG 定量测量（A）；②在随访血、尿 HCG 的同时应注意月经是否规则（B），有无阴道异常流血（C），有无咳嗽、咯血及其他转移病灶（D）；③随访期间必须严格避孕 1 年（E 错误），首选避孕套避孕，一般不选用宫内节育器及安全期避孕，避免使用含有雌激素的避孕药。本题选择 E 选项。

【速记点拨】 安全期避孕不可靠，一般为错误选项。

62. D。**解析**：本题考查白细胞的病因。白血病发病与病毒、放射、化学因素、遗传因素有关。

63. A。**解析**：长春新碱能引起末梢神经炎、手足麻木感，停药后可逐渐消失。柔红霉素、阿霉素（多柔比星）、高三尖杉酯碱类药物可引起心肌及心脏传导损害。泼尼松为激素类，副反应主要为类库欣综合征，高血压，糖尿病等。甲氨蝶呤可引起口腔黏膜溃疡。因此选择 A 选项。

【速记点拨】 “春（长春新碱）神（末梢神经炎）”“羚（甲氨蝶呤）羊（口腔溃疡）”“献（环磷酰胺）血（血尿）”。

64. D。**解析**：患儿治疗方案中有环磷酰胺，抗白血病药物环磷酰胺的副作用主要为骨髓抑制，恶心呕吐，脱发及出血性膀胱炎所致血尿。因此要加强监测血常规、骨髓象，选择 D 选项，排除干扰项 C。

65. E。**解析**：本题考查静脉应用化疗药的注意事项。注射化疗药物时尽量选择较粗直静脉（B），首选中心静脉置管（C），推注药物前，先用生理盐水冲管，确定针头在静脉内方能注入（D），药物静注速度要慢，边推边抽回血（A），确保药物在血管内，药物输注完毕后要用生理盐水10~20ml冲洗静脉，以减轻其刺激。发现药物外渗后，立即停止化疗药液的注入，保留针头强力回抽漏于皮下的药液，使用普鲁卡因局部封闭（E错误），或冷敷，抬高患肢48h，以促进局部外渗药液的吸收。注意血管要轮换使用。

66. B。**解析**：一般成人输液速度为40~60滴/分，化疗药物高三尖杉酯碱类、柔红霉素、多柔比星等药物可引起心肌及心脏传导损害，用药时缓慢滴注，<40滴/分（B），用药后观察病人心率、心律及血压。因此选择B选项。

67. E。**解析**：题干中患者乏力，因此C存在；患者食欲减退、消瘦1个月余，因此B存在；伴有发热，且出现恶心，因此D存在，患者白细胞数很低，且有发热，因此A存在；患者血小板数量正常，且无颅内出血的临床表现，E错误。

68. E。**解析**：患者血象为白细胞 $43\times10^9/L$，红细胞 $2.7\times10^{12}/L$，血红蛋白67g/L，血小板 $10\times10^9/L$。血象中血小板计数大幅度降低，提示应注意观察出血，颅内出血最为严重，常表现为头痛、呕吐、瞳孔大小不等、瘫痪甚至昏迷或突然死亡。因此应重点观察颅内出血。

69. C。**解析**：几乎所有的白血病患者在病程中都有不同程度的出血，主要原因是血小板减少、血小板功能异常、凝血因子减少、白血病细胞浸润、感染以及细菌毒素对血管的损伤。

【速记点拨】红细胞减少表现为贫血；白细胞减少表现为感染；血小板减少表现为出血。

70. D。**解析**：患者诊断为慢性粒细胞白血病，脾肿大至脐平，腹部受压可导致脾破裂，需注意脾区有无压痛，观察有无脾栓塞或脾破裂的表现，因此选择D选项。A、B、C、E也为健康指导内容，但并非最需要强调的，与题意不符。

71. B。**解析**：骨髓穿刺患者行胸骨及髂前上棘穿刺时取仰卧位。髂后上棘穿刺时应取侧卧位。腰椎棘突穿刺时取坐位或侧卧位。B错误。

72. B。**解析**：柔红霉素的副作用包括：骨髓抑制，心脏损害，消化道反应。阿糖胞苷的副作用包括消化道反应，肝功能异常，骨髓抑制、巨幼变。高三尖杉酯碱副作用包括：骨髓抑制，心脏损害，消化道反应。

73. D。**解析**：血小板计数 $<50\times10^9/L$ 应减少活动，增加卧床休息时间，排除干扰项C；严重出血或血小板 $<20\times10^9/L$ 时应绝对卧床休息，限制活动，避免头部剧烈活动，以防颅内出血。

74. B。**解析**：骨肉瘤又称成骨肉瘤，是最常见的恶性成骨性肿瘤之一。该瘤恶性程度甚高，预后极差，特点是肺部转移早（B），在临床开始做出骨肉瘤诊断分析时，其中大部分已经发生肺的转移。发病年龄多在15~25岁之间，男性多于女性，好发部位是长管状骨的干骺端，股骨远端和胫骨近端最多见，其次是肱骨和腓骨近端，其他部位如股骨上端、脊椎髂骨等骨组织均可发生。

75. E。**解析**：手术治疗是治疗颅压肿瘤最直接有效的方法。

76. E。**解析**：乳腺癌淋巴转移以腋窝淋巴结转移最多见，其中淋巴结转移多见于同侧腋窝。

77. B。**解析**：乳腺癌特征性的乳腺体征为酒窝征以及“橘皮样”改变。乳房肿瘤增大可致乳房局部隆起，若肿瘤累及乳房Cooper韧带，可使其缩短而致肿瘤表面皮肤凹陷，即所谓酒窝征。当皮内或皮下淋巴管被癌细胞堵塞时，可出现皮肤淋巴水肿，在毛囊处形成许多点状凹陷，使皮肤呈“橘皮样”改变。因此选择B选项。

78. A。**解析**：患者诊断为乳腺癌。橘皮样的改变是因癌肿继续增大，与皮肤广泛粘连，当皮内或皮下淋巴管被癌细胞堵塞时，可出现皮肤淋巴水肿，在毛囊处形成许多点状凹陷，使皮肤呈“橘皮样”改变。

79. D。**解析**：本题考查乳腺癌术后的护理。术后患侧上肢用软枕垫高（A），并进行上肢远心端的按摩，以促进静脉和淋巴的回流，并观察患侧肢端血液循环（C）。保持引流管的通畅（B）。绝对禁止在术侧手臂测血压、注射或抽血（E），以免加重循环障碍。乳腺癌术后24h内患侧肩部制动，以免腋窝皮瓣移动而影响愈合，患者可作伸指、握拳、屈腕活动。术后1~3天，进行上肢肌肉等长收缩，开始肘关节伸展活动（D错误）；术后第4天患者应开始作肩关节小范围活动。

80. C。**解析**：乳腺癌切除术后，应注意保持引流通畅和防止皮瓣移动，伤口覆盖多层敷料并用胸带包扎，使胸壁与皮瓣紧密贴合，主要为了防止皮瓣坏死。

81. E。**解析**：乳腺癌病人术后5年应避免妊娠，以防肿瘤复发。

82. D。**解析**：乳腺癌根治术后定期的复方自检和复查很重要（A、B错误），如有复发能够提前发现；应选择宽松的衣服（C错误），手术后5年内避免妊娠（E错误）。术后应坚持上肢功能的锻炼，早期功能锻炼是减少瘢痕牵拉，是恢复术侧上肢功能的重要环节。因此本题选择D选项。

83. D。**解析**：本题考查乳腺癌根治术后的健康教育。①患侧上肢功能锻炼（D正确）。②出院病人的指导：指导病人自我心理调节，保持豁达开朗的心境和稳定的情绪。介绍出院后化疗、放疗的方案及复查日期。选择宽松舒适避免紧身衣服的衣服（A错误）。手术后5年内应避免妊娠，因为妊娠可促使乳癌复发（C错误）。③乳房自检知识，是健康教育中最重要的，最好在月经后7~10天。化疗期间，应注意补充能量，营养均衡（B错误）。E选项错误。

84. D。**解析**：乳腺癌根治术术后48h内肩关节应处于内收位，避免外展上臂（A错误），可行伸指、握拳动作（C错误）。下床活动时应用吊带托扶患肢（D正确），他人扶持时只能扶健侧（E错误），以免腋窝皮瓣的滑动而影响愈合。术后24h开始，指导病人做伸指握拳动作，以活动腕关节。每日4次，每次做10下。术后2~3天，做前臂伸屈运动，坐位练习屈肘、屈腕。每日4次，每次做10下。术后4~5天，练习患侧上肢摸同侧耳郭、对侧肩。术后5~7天，患侧上肢慢慢伸直，内收，屈曲肩关节，抬高至90°。术后7~10天，练习手指“爬墙”运动（B错误），直至患侧手指能高举过头，自行梳理头发。

85. E。**解析**：患者为年轻女性，乳腺癌手术前表现出悲伤、抑郁，可能与患者对疾病相关知识缺乏、担心预后自我形象有关，应向患者解释疾病相关知识、手术注意事项及预后，建立患者的信心，最佳答案为E。D选项错误，A、B、C不作为首选措施。

86. B。**解析**：原发性支气管肺癌多数起源于支气管黏膜上皮。发病大多在40岁以上，以男性多见，男女之比约为（3~5）:1。

87. C。**解析**：肺段切除术者，应避免手术卧位，尽量选择健侧卧位，以促进患侧肺组织扩张；全肺切除术者，采取1/4侧卧位，以预防纵隔移位和压迫健侧肺而导致呼吸循环功能障碍。

88. D。**解析**：患者为支气管肺癌的鳞状细胞癌，鳞状细胞癌大多数为中央型肺癌。

89. B。**解析**：输注化疗药前应对诊断患者具体情况进行评估以及解释。由于化疗药对血管刺激性大，因此最重要的事项为评估血管，选择 B 选项。还应告知患者化疗相关的知识、常见副作用以及注意事项等。

90. D。**解析**：患者在输注化疗药过程中，突然感觉静脉穿刺处疼痛，提示药液外渗。化疗药物对血管的刺激比较大，要注意保护血管，一旦外渗，应立即停止静脉滴注，局部用 50% 硫酸镁湿敷，防止皮下组织坏死。因此选择 D 选项。

91. D。**解析**：化疗过程中，若白细胞降至3.5 $\times 10^9$/L，血小板降至 80 $\times 10^9$/L，应停止用药。

92. A。**解析**：患者高度怀疑为肺癌，肺癌病因尚不明确，认为与下列因素有关：长期大量吸烟，化学和放射性物质的致癌作用、体内因素和生物学方面。因此在收集资料时不能遗漏吸烟史，选择 A 选项。

93. D。**解析**：为输注化疗药在建立静脉通道时，因化疗药物对血管刺激性强，为避免药液外渗应选择生理盐水，选择 D 选项。此外，化疗药给药前必须先用 0.9% 的生理盐水诱导，确保针头在静脉内再注入化疗药物，输入化疗药物后用生理盐水冲洗管道后再拔针。

94. A。**解析**：患者支气管肺癌术后，有痰不易咳出，为了维持呼吸道通畅，应指导患者深呼吸，有效咳嗽咳痰，必要时进行吸痰，A 选项正确。患者术后 3 天，B、C 选项不利于患者的伤口愈合，排除。患者无大量痰液分泌，体位引流不适用，排除。E 选项对患者刺激性大，必要时才使用，排除。

95. D。**解析**：支气管肺癌患者在出院后若出现肿瘤复发或转移征兆应尽快返院就诊，结合选项，只有 D 选项可能为支气管肺癌复发的表现。

96. B。**解析**：患者肺癌晚期，肺部感染的危险性较高，长期卧床导致痰液聚集在肺内不易排出，且全身营养状况欠佳，增加了感染的风险，经比较，发生可能性最大的为肺部感染。

97. B 。**解析**：按妇科开腹手术进行准备，备皮同子宫颈癌根治手术，术前一日备皮，剔除自剑突下至大腿上 1/3 处及会阴部，两侧至腋中线范围内的所有汗毛和阴毛，并彻底清理脐部。

98. D。**解析**：食管癌术后生命体征稳定后取半卧位（A 错），术后 3 ~ 4 日内严格禁饮禁食（D），禁食期间持续胃肠减压，待肛门排气后即可停止胃肠减压（BC 错）。胃管拖出后应严密观察病情，不应盲目再插入，以免戳穿吻合口，造成吻合口瘘（E 错）。

99. A。**解析**：胃癌最常见的转移部位是左锁骨上淋巴结。

100. C。**解析**：食管癌穿孔时可出现进食呛咳和肺部感染，侵犯喉返神经声音嘶哑，侵犯主动脉大量呕血等。

101. B。**解析**：吻合口瘘是食管癌手术后最严重的并发症，多发生在术后 5 ~ 7 天。消化道内容物的漏出，导致胸膜腔感染，表现为持续高热、呼吸困难。

102. A。**解析**：本题考查了胃癌患者的护理。倾倒综合征主要是指导患者通过饮食调整，包括少量多餐，避免过甜、过咸、过浓的流质饮食；宜进食低碳水化合物、高蛋白饮食；进食时限制饮水喝汤。

103. B。**解析**：本题考查肝癌患者的护理。患者为原发性肝癌晚期，突发右上腹剧痛，且腹膜刺激征阳性，考虑为肝癌结节破裂。肝癌结节破裂出血可导致局部腹痛和休克症状，胆汁等内容物可引起腹膜刺激征阳性。

104. E。**解析**：本题考查胰腺癌患者的护理。胰腺癌的晚期会出现腹水，多为癌的腹膜浸润、扩散所致。腹水可能为血性或浆液性，晚期恶病质的低蛋白血症也可引起腹水。

105. D。**解析**：长期高脂肪饮食，再加上患者全身消瘦、乏力，腹部肿块，可知患者可能为结肠癌。由于右半结肠肠腔较大，一般以全身中毒症状、贫血、腹部肿块为主要表现，并且腹部肿块以右半结肠癌多见。

106. E。**解析：**本题考查大肠癌病人的护理。直肠癌病人术前服用甲硝唑的主要目的是杀灭肠道内细菌，防止感染。甲硝唑主要用于治疗或预防厌氧菌引起的系统或局部感染，如腹腔、消化道、女性生殖系统、下呼吸道、皮肤及软组织、骨和关节等部位的厌氧菌感染，对败血症、心内膜炎、脑膜感染以及使用抗生素引起的结肠炎也有效。

107. E。**解析：**本题考查侵蚀性葡萄胎与绒毛膜癌的区别。最主要的区别是有无绒毛结构，侵蚀性葡萄胎仍可见绒毛的结构，绒毛膜癌则绒毛结构消失。侵蚀性葡萄胎显微镜下可见子宫肌层及转移病灶有显著增生的滋养细胞并呈团块状，细胞大小、形态均不一致，该滋养细胞可破坏正常组织侵入血管。增生的滋养细胞有明显的出血及坏死，但仍可见变性的或完好的绒毛结构。绒毛膜癌显微镜下检查典型的病变为滋养细胞极度不规则增生，增生与分化不良的滋养细胞，排列成片状，侵入子宫内膜和肌层，并伴有大量出血和坏死，绒毛结构消失。因此，本题选择 E。

108. A。**解析：**本题考查乳腺癌病人的护理。患者乳房出现“橘皮样改变”，是由于癌细胞阻塞皮下淋巴管，引起淋巴回流障碍，出现真皮水肿导致。

109. D。**解析：**本题考查乳腺癌病人的护理。患侧术后第二天，不可进行肩关节活动，应该循序渐进。

110. E。**解析：**本题考查乳腺癌病人的护理。乳腺癌淋巴转移可循乳房淋巴液的四条输出途径扩散，约 80% 发生腋窝淋巴结转移，因此重点关注的部位是腋窝。

111. D。**解析：**本题考查乳腺癌病人的护理。患者乳腺癌乳房切除术后，护士应对病人及家属给予心理上的支持，要关心和尊重病人，耐心倾听病人的诉说。

112. B。**解析：**甲状腺癌手术待麻醉清醒、血压平稳后，应采取半坐卧位，有利于呼吸和引流。

113. C。**解析：**本题考查支气管肺癌病人的护理。提示肺癌已有全身转移的表现应为肺转移性的症状，如骨关节综合征（杵状指、骨关节痛、骨膜增生等）、Cushing 综合征、重症肌无力、男性乳腺增大、多发性肌肉神经痛等。选项中，A 选项在早期即出现；B、E 选项为肺癌侵犯胸膜和胸壁的表现；C 选项并非转移性症状，出现时说明肺癌转移到全身。间歇性高热在肿瘤患者明显错误。因此，本题选择 C。

114. A 。**解析：**本题考查肺癌病人的护理。小细胞癌对化疗、放疗较其他类型敏感。腺细胞对化疗、放疗敏感性较差。

115. B。**解析：**本题考查原发性支气管肺癌病人的护理。全肺切除术后的胸腔引流管一般呈钳闭状态，为保证术后患侧胸腔内有一定的渗液，减轻或纠正明显的纵隔移位；患者术后血压稳定后最适宜的体位是半卧位，为避免纵隔移位，心血管扭曲引起休克，不可完全侧卧位，应采取 1/4 侧卧位，以预防纵隔移位和压迫健侧肺而导致呼吸、循环功能障碍；全肺切除术后患者将 24 小时补液量控制在 2000ml 以内，速度以 20 ~ 30 滴/分为宜。

116. C。**解析：**甲状腺癌患者术前指导病人进行手术体位的练习（将软枕垫于肩部，保持头低、颈过伸位），以利术中手术野的暴露。

第十四章 血液、造血器官及免疫疾病病人的护理

1. A。解析：氯霉素最主要、最严重的毒性反应是抑制造血系统，是抗生素中最容易引起再生障碍性贫血的药物。氯丙嗪会导致锥体外系反应；链霉素等氨基糖苷类药物主要不良反应为耳毒性和肾毒性；头孢呋辛酯主要不良反应为肾毒性（较轻）。

2. D。解析：雄激素为治疗慢性再障首选药物，作用机制可能是刺激肾脏产生红细胞生成素，对骨髓有直接刺激红细胞生成作用。

3. E。解析：应用铁剂注意事项：①在餐中或餐后服用（A 错误）；②可与维生素C、果汁等同服，促进铁吸收；③牛奶、茶、蛋类、抗酸药物等可抑制铁的吸收，应避免与含铁食物同服（C、D 错误）；④用吸管或服药后漱口，以防牙齿被染黑（E 正确）；⑤口服铁剂可致胃肠道反应，宜从小剂量开始；⑥药物应妥善存放，以免误服过量中毒；⑦深部肌内注射，抽药和给药必须使用不同的针头。

4. C。解析：患儿厌食，呕吐，反应低下，少哭不笑，面虚胖，皮肤苍白，表情呆滞，应用维生素 B_{12} 治疗，若治疗有效则可诊断为巨幼细胞贫血。一般情况下有效治疗1～2天，病人食欲开始好转；2～4 天后网织红细胞增加，1 周左右达高峰并开始出现血红蛋白上升，2 周内白细胞和血小板可恢复正常。4～6 周后血红蛋白恢复正常。半年后到 1 年，病人的神经症状得到改善。

5. C。解析：患者因重型再生障碍性贫血入院，易于发生出血和感染，目前口腔多处溃疡，为预防口腔感染，应加强口腔护理，督促病人养成进餐前后、睡前、晨起用生理盐水、氯己定或朵贝液等消毒漱口液漱口的习惯，C 选项正确。每日刷牙容易对牙龈造成机械性刺激，引起出血，因此干扰项 D 错误。

6. C。解析：根据患者的临床表现，乏力、心悸、头晕 2 个月，面色苍白，皮肤干燥。初步考虑为贫血，遵医嘱进行血常规检查的目的是检查是否有贫血及其程度。

7. C。解析：应用铁剂时的注意事项：①在餐中或餐后服用（A 错误）；②可与维生素 C、果汁等同服；③牛奶、茶、蛋类、抗酸药物等可抑制铁的吸收，应避免与含铁食物同服（D 错误）；④用吸管或服药后应漱口，以防牙齿被染黑（C 正确，E 错误）；⑤口服铁制剂可致胃肠道反应，宜从小剂量开始；⑥药物应妥善存放，以免误服过量引起中毒。B 选项错误，洋地黄类药物常须服药前测量心率。本题选择 C 选项。

8. E。解析：营养性缺铁性贫血铁剂服用如治疗反应满意，疗程应在血红蛋白达正常水平后，再继续服用铁剂 36 个月，以增加铁储存。

9. C。解析：患者缺铁性贫血，在补充铁剂时应注意含铁丰富的食物，不可与牛奶、咖啡同服，防止影响铁的利用；为增加铁的吸收可与富含维生素 C 的食物同服。咖啡、牛奶、可乐、绿茶影响铁的吸收利用，排除 A、B、D、E。C 选项羊肝富含铁，橙汁富含维生素 C 利于铁的吸收，因此选择 C 选项。

10. B。解析：本题考查再生障碍性贫血的活动与休息指导：一般重度以上贫血（血红蛋白 < 60g/L）要以卧床休息为主。中轻度贫血应休息与活动交替进行。针对该患者血常规结果回报 Hb 59 g/L（ < 60g/L），应卧床休息为主，可间断床上及床边活动，选择 B 选项。

11. A。解析：本题考查丙酸睾酮注射前的注射部位的评估。因丙酸睾酮为油剂，刺激性大，因此需深层注射，由于吸收慢，注

射部位易发生肿块，要经常检查注射部位，发现硬块要及时理疗，A 选项正确。B、C、D、E 为丙酸睾酮副作用及再生障碍性贫血的临床表现的评估，不符题意。

12. B。解析： 血友病患者因遗传性凝血因子减少，易出血。现患者敷料渗血，且烦躁不安，应警惕出血的并发症，因此重点监测生命体征。其他选项内容正确，但应注意优先顺序。本题选择 B 选项。

【速记点拨】 血友病患者的临床表现以出血为中心，治疗及护理以防治出血为主。

13. B。解析： 本题问题为及早识别颅内出血的发生应重点监测的项目，能反映出血倾向的为血小板，血小板计数 $<20\times10^9/L$ 时应警惕颅内出血。因此为了及早识别颅内出血，应重点监测血小板，选择 B 选项。

14. A。解析： 特发性血小板减少性紫癜为出血性疾病，当患者出现呕吐、头痛、视物模糊时等神经系统症状，应考虑颅内出血。

15. C。解析： 根据患者发热、贫血的临床表现，结合外周血象全血细胞减少、网织红细胞明显减少、骨髓增生低下的实验室检查结果，均高度提示再生障碍性贫血的可能。

16. E。解析： 肾型紫癜是病情最为严重且预后相对较差的一种临床类型。

17. D。解析： 再生障碍性贫血主要表现为进行性贫血（A）、出血（E）、反复感染（B、C），而肝、脾、淋巴结多无肿大。

18. E。解析： 面色蜡黄，舌面光滑，有轻微震颤提示巨幼细胞贫血，应添加维生素 B_{12} 和叶酸食物。

19. C。解析： 巨幼细胞贫血患者及时添加富含维生素 B_{12} 和叶酸的辅食，新鲜蔬菜、水果及肉类食品中叶酸含量较高；动物肝、肾、肉、鱼、蛋及乳制品中维生素 B_{12} 含量较高（C 错误）。

20. A。解析： 化疗药最常见的不良反应是骨髓抑制。

21. B。解析： 本题考查缺铁性贫血病人的护理。贫血病人最常见的护理诊断是活动无耐力，与贫血致组织器官缺氧有关。贫血病人最早出现的症状有头晕、乏力、困倦。

第十五章　内分泌、营养及代谢疾病病人的护理

1. C。解析： 糖尿病的疗法：饮食 + 运动 + 教育 + 监测 + 药物治疗，患者体态肥胖，血糖经治疗偏高，可以适当增加运动。

2. C。解析： 缺钙会引起抽搐，所以小孩要补足钙（多吃含钙食物，必要时服葡萄糖酸钙、钙片等），同时要多晒太阳，服食鱼肝油等。

3. A。解析： 双胍对胰岛无刺激作用，主要通过增加外周组织对葡萄糖的摄取和利用，抑制葡萄糖异生及肝糖原分解而起降低血糖作用，可改善胰岛素敏感性，减轻胰岛素抵抗（C 正确）。最适合超重的 2 型糖尿病（E 正确）。双胍类药物进餐时或进餐后服（B 正确），苯乙双胍胃肠反应较大，可引起酮尿、高乳酸血症，禁用于肝肾功能不良，心、肺功能不全，低氧血症等（D 正确）。改善胰岛素敏感性，减轻胰岛素抵抗的是罗格列酮。10～16 岁的 2 型糖尿病患者本品的一日最高剂量为 2000mg；成人最大推荐剂量为一日 2550mg：对需进一步控制血糖患者，剂量可以加至一日 2550mg（即一次 0.85g，一日 3 次）；一日剂量超过 2g 时，为了更好地耐受，最好随 3 餐分次服用（A 错误）。

4. D。解析： 糖尿病肾病患者，早期出现微量白蛋白尿，因此是糖尿病肾病最有价值的检查。

5. B。解析： 基础代谢率（BMR）正常值为 −10% ～ +15%，本病约 95% 的病人增高。测定应在禁食 12h、睡眠 8h 以上、静卧空腹状态下进行。常用 BMR 简易计算公式：

BMR% =脉压+脉率-110。

6. B。解析：日光浴一般于婴儿早餐后1~1.5h进行。日光浴的场地最好选择清洁、平坦、干燥、绿化较好，空气流通但又避开强风的地方。1岁以上的小儿可在气温24~30℃的环境中进行日光浴。最初2~5min，逐渐延长到30min。根据不同的体温尽量暴露小儿的皮肤，但应注意保护眼睛。

7. B。解析：苯丙酸诺龙为蛋白同化激素类药，治疗营养不良的主要药理作用是促进机体蛋白质合成，B选项正确。苯丙酸诺龙既能加剧氨基酸合成蛋白质，又能抑制氨基酸分解生成尿素，并有促进体内钙质蓄积的功能，主要用于蛋白质缺乏症，如严重灼伤、恶性肿瘤患者手术前后、骨折后不易愈合和严重骨质疏松症、早产儿生长发育显著迟缓等。

8. D。解析：患儿月龄4个月，生后牛奶喂养，近1个月出现烦躁、夜间啼哭、易惊醒、睡眠不安等非特异性神经精神症状，考虑小儿维生素D缺乏性佝偻病初期，引起睡眠不安的原因最可能是缺乏维生素D，选择D。

9. A。解析：库欣综合征的典型表现为：满月脸、水牛背、向心性肥胖、多血质、皮肤紫纹、痤疮、糖尿病倾向、高血压（A错误）和骨质疏松等。

10. C。解析：患者记忆力严重减退、反应迟钝，经常猜疑别人，家人都无法和其进行交流和相处提示患者目前存在的主要心理问题是社交障碍，与甲状腺功能低下致精神情绪改变有关。

11. B。解析：患儿血钙1.7mmol/L（正常2.25~2.75mmol/L），人工喂养，近日出现吸气困难，考虑是由于维生素D缺乏导致出现喉痉挛。

12. B。解析：患者服用甲硫氧嘧啶，常见不良反应有：①粒细胞减少，严重者可致粒细胞缺乏症（B正确）。主要发生在治疗开始后2~3个月内，需定期复查血常规，当白细胞低于$3\times10^9/L$或中性粒细胞低于$1.5\times10^9/L$时应停药。②皮疹。③中毒性肝病，用药前、后要检查肝功能。

13. C。解析：患儿出现了典型的“三多一少”症状：多尿、多饮、多食和体重下降，提示最可能为1型糖尿病。

14. C。解析：题干中年轻女性因脾气急躁、怕热、多汗、多食就诊，体检时甲状腺Ⅰ度肿大，两手微抖，眼球有轻度突出，T_3、T_4均高于正常，提示最可能是甲状腺功能亢进症。甲状腺功能亢进临床表现包括：①T_3、T_4过多综合征：高代谢综合征（怕热、多汗等）；精神神经系统（易激动、紧张焦虑、手震颤等）；消化系统（食欲亢进、消瘦等）；心血管、运动、血液、生殖系统等表现。②甲状腺肿大。③突眼。

15. D。解析：患者20岁，甲状腺Ⅰ度肿大，初次就诊，最佳治疗方法为药物治疗，目前常用抗甲状腺药物分为硫脲类（甲硫氧嘧啶、丙硫氧嘧啶）及咪唑类（甲巯咪唑、卡比马唑），本题选择D。手术适应证：①中度以上的原发性甲亢；②继发性甲亢；③高功能腺瘤；④抗甲状腺药物或^{131}I治疗后复发者或坚持长期用药有困难者；⑤腺体较大，伴有压迫症状或胸骨后甲状腺肿等类型的甲亢；⑥妊娠早、中期（<5个月）的甲亢病人。放射性碘适用于30岁以上、不能用药物或手术治疗或复发者。

16. B。解析：抗甲状腺药物常见的不良反应有：①粒细胞减少（B正确）：严重者可致粒细胞缺乏症。主要发生在治疗开始后2~3个月内，需定期复查血常规。当白细胞低于$3\times10^9/L$或中性粒细胞低于$1.5\times10^9/L$时应停药。②皮疹。③中毒性肝病，用药前、后要检查肝功能。

17. E。解析：粒细胞减少可致使感染发生的几率增大，因此最主要的护理措施是预防感染。

18. D。**解析**：糖尿病患者经胰岛素治疗后夜间出现心慌、出虚汗、全身无力，继而神志恍惚的表现，考虑为低血糖反应。低血糖反应多发生在注射后作用最强的时间或因注射后没有及时进食而发生，其表现为疲乏、强烈饥饿感、出冷汗、脉速、恶心、呕吐，重者可致昏迷，甚至死亡。

19. D。**解析**：一旦发现低血糖反应，立即抽血检查血糖，除此之外反应轻者，可用白糖以温水冲服，较严重者必须静脉注射50%葡萄糖40ml，一般注射几分钟后逐渐清醒，此时再让其进食，以防止再昏迷。

20. E。**解析**：采用排除法。甲状腺功能亢进症患者的典型表现：（1）T_3、T_4过多综合征：①高代谢综合征：怕热、多汗，皮肤温暖湿润，低热等。②精神神经系统：易激动、紧张焦虑、伸舌和双手向前平伸时有细震颤等。③心血管系统：心率增快、脉压增大。④运动系统：多数患者有肌无力，肌萎缩，行动困难，临床上呈慢性甲状腺功能亢进性肌病表现。⑤消化系统：患者食欲亢进、消瘦，严重者呈现恶病质、大便频繁。⑥血液系统：白细胞计数偏低，可伴血小板减少性紫癜；部分患者有轻度贫血。⑦生殖系统：女性常有月经稀少、闭经；男性多阳痿、乳房发育；男女生育力均下降。（2）甲状腺肿大：呈弥漫性对称性肿大，质地较软，可伴有震颤及杂音，为本病的重要体征。（3）突眼。A、B选项错误。C、D选项属于甲状腺功能亢进症患者的临床表现，但缺乏特异性。E选项突眼为甲状腺功能亢进症患者的典型表现。经比较只能选择E选项。

21. B。**解析**：呼吸困难和窒息：是最危急的并发症，多发生于术后48小时；原因：①出血及血肿压迫；②喉头水肿；③气管塌陷；④声带麻痹由双侧喉返神经损伤导致。由题干可知，患者咳出血块，可以考虑是切口内出血所导致的呼吸困难。

22. A。**解析**：碘剂能抑制蛋白水解酶，减少甲状腺球蛋白的分解（D错误），从而抑制甲状腺素的释放（B、C错误）。手术前，服用大剂量碘剂能抑制促甲状腺激素释放甲状腺素，从而抑制甲状腺的增生，使腺体缩小变韧，血管减少，有利于手术进行及减少出血（A正确）。

23. A。**解析**：甲硫氧嘧啶能阻止甲状腺内酪氨酸碘化，以及碘化酪氨酸的缩合，从而抑制了甲状腺激素的合成。口服后代谢较快，故维持时间短。主要用于轻度甲状腺功能亢进、甲状腺危象、甲状腺功能亢进的手术前准备及术后治疗。

24. D。**解析**：甲状腺功能亢进有突眼者，应加强眼部护理，如经常点眼药水，外出时戴茶色眼镜（A），以避免强光与灰尘的刺激，睡前涂眼药膏（B）、戴眼罩（E），并抬高头部（C）、低盐饮食，以减轻眼球后软组织水肿。甲状腺功能亢进症患者不宜进食含碘量高的食物，因此本题选择D。

25. D。**解析**：患者为年轻女性，而目前的样貌影响美观，可导致患者出现焦虑、抑郁等心理问题，因此心理疏导的主要目标是让患者得到鼓励和支持，恢复自信，A、B、C、E均恰当。甲亢患者轻者可适当活动，但不宜紧张和劳累，重者则应卧床休息，因此本题答案选择D。

26. A。**解析**：患者术后出现轻微嘶哑可能与手术中损伤喉返神经有关，术后第1天即出现声音嘶哑，考虑钳夹、牵拉或血肿压迫所致损伤，多为暂时性，经理疗等及时处理后，一般在3~6个月内逐渐恢复，A正确。B 减少饮水量，错误。术后早期不能热敷局部，防止手术部位血管扩张，加重渗血，C 错误。术后采取半坐卧位，以利于伤口引流，D 错误。E 选项及早练习发音错误。

27. D。**解析**：餐后 2h 正常血糖 ≤ 7.8mmol/L；空腹血糖正常值：3.9 ~ 6.0mmol/L。

28. A。**解析**：非糖尿病者血糖 < 2.8mmol/L 可诊断低血糖，而糖尿病患者血糖 < 3.9mmol/L 即可诊断为低血糖，因此选择 A。

29. A。**解析**：糖尿病酮症酸中毒患者呼吸和排出尿液的气味均有烂苹果味。

30. C。**解析**：双胍类药物（C）通过增加外周组织对葡萄糖摄取、抑制糖异生降低血糖，因此本题选择 C。磺脲类药物（A、B）直接刺激胰岛 B 细胞释放胰岛素。噻唑烷二酮类药物（D）增加靶组织对胰岛素的敏感性。α - 葡萄糖苷酶抑制剂（E）阻碍糖类分解为葡萄糖，延缓葡萄糖吸收。

31. E。**解析**：二甲双胍通过增加外周组织对葡萄糖摄取、抑制糖异生，可降低体重，不增加血胰岛素水平，对血糖在正常范围者无降低血糖作用，单独用药不引起低血糖，因此，本题选择 E 选项。磺脲类药物（B、C、D）直接刺激胰岛 B 细胞释放胰岛素。胰岛素（A）可降低血糖。

32. D。**解析**：口服降糖药的拜糖平（阿卡波糖）与第一口饭同时嚼服，溃疡病、胃肠炎症患者忌用。磺脲类药物应在饭前半小时口服，如糖适平、优降糖。双胍类药物进餐时或餐后服。

【速记点拨】 口服降糖药仅磺脲类药物饭前半小时服用。

33. A。**解析**：胰岛素常采用皮下注射法，宜选择皮肤疏松部位，如股前部、腹壁（吸收最快，首选部位）、上臂外侧、臀部，每次注射须更换部位皮内注射。因此选择 A 选项。

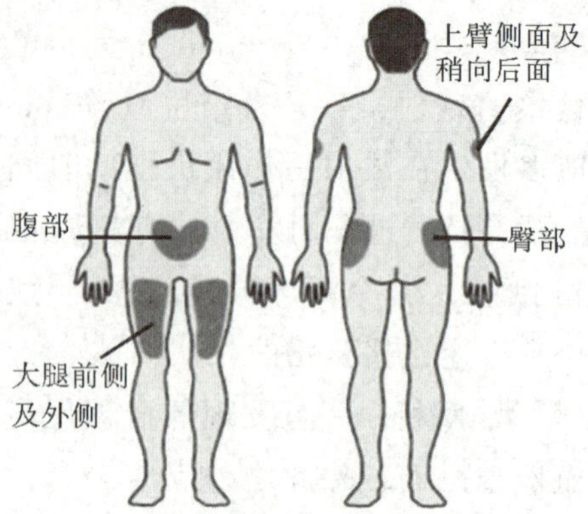

胰岛素注射部位

34. E。**解析**：中老年糖尿病患者更易发生低血糖的主要原因是肝功能减退导致对胰岛素灭活能力降低，从而更容易出现低血糖。

35. B。**解析**：采用排除法。糖尿病患者可并发多种慢性并发症。该患者视物不清为视网膜病变；足趾最近变黑为肢端坏疽，足部感染；双腿及足底刺痛提示神经病变。仅出现胸闷憋气不能确定为冠心病，故 B 冠心病不包括在内。

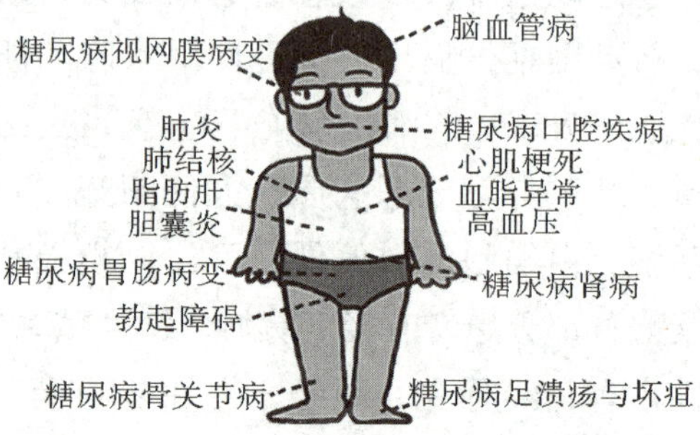

糖尿病并发症

36. E。**解析**：本例患者尿常规检查：尿糖（++），WBC 0 ~ 4/HP，尿蛋白（+++），提示肾病，结合患者糖尿病病史，考虑为糖尿病肾病，糖尿病肾病是糖尿病微血管并发症之一。因此，本题正确答案为 E。

37. D。**解析**：本题考查糖尿病足的护理：①每天洗脚，用温水（水温 < 40℃）、温性肥皂清洗，时间 < 5 分钟；②干毛巾擦干，尤其

是趾间；③干皮肤涂润肤霜，但不能用在脚趾之间；不宜用爽身粉；④洗脚后仔细检查有无皮肤病变；若出现破损应及时就诊，不可自擦药物（D 不妥）；⑤不要自行处理或修剪病变处；⑥不要赤足走路；⑦不要用热水袋或电热毯等热源温暖足部，可穿厚毛巾袜保暖；⑧每日做小腿和足部运动；⑨每年专科检查脚部一次，包括感觉和血管搏动。

38. D。解析： 胰岛素注射给药方式为皮下注射，要求进针角度为 30°～40°，部位选择上臂三角肌下侧，也可选两侧腹壁、大腿前侧和外侧，不可在发炎、有瘢痕、硬结处注射，注射区皮肤消毒，注射完毕拔针，按压至不出血为止。

39. B。解析： 痛风是由嘌呤代谢障碍引起的，痛风患者应限制高嘌呤饮食，如动物内脏（D 错误）、鱼虾类、河蟹、肉类（C 错误）、菠菜（E 错误）、蘑菇（A 错误）、黄豆、扁豆、豌豆、浓茶饮酒等。控制蛋白摄入，多吃蔬菜、水果，多饮水，多食碱性食物，如牛奶、鸡蛋、马铃薯、各类蔬菜、柑橘类水果，碱化尿液，避免酒精饮料。因此选择 B 选项。

40. C。解析： 治疗痛风急性发作的特效药为秋水仙碱，应用越早，效果越好。痛风急性发作时：（1）绝对卧床，抬高患肢，避免负重，待关节痛缓解 72h 后，逐渐恢复活动。（2）迅速应用秋水仙碱，是治疗急性痛风性关节炎的特效药物。（3）非甾体类抗炎药。（4）糖皮质激素：在不能使用秋水仙碱和非甾体类抗炎药时或治疗无效可考虑使用。

【速记点拨】“风（痛风）水（秋水仙碱）”

41. E。解析： 结合题干，患者担心疾病预后，思想负担重，情绪低落，此时最恰当的护理措施应为心理护理，给予患者支持与鼓励，减轻心理压力，建立患者控制疾病的信心，E 选项正确。A、B、C、D 的内容反而会增加患者的心理压力与负担。

42. A。解析： 人体在日光照射时，皮肤中的胆固醇会变成维生素 D，这是体内维生素 D 的主要来源。天然食物含维生素 D 少。本题选择 A 选项。

43. C。解析： 维生素 D 缺乏性佝偻病是由于体内维生素 D 缺乏，导致钙、磷代谢紊乱，造成以骨骼病变为特征的全身性营养性疾病，因此选择 C 选项。

44. D。解析： 小儿维生素 D 钙缺乏出现初期临床表现主要为非特异性神经精神症状，如易激惹、烦躁、睡眠不安、夜间啼哭。常伴与室温无关的多汗，尤其头部多而刺激头皮，致婴儿常摇头擦枕，出现枕秃，此期常无骨骼病变。A、B、C、E 选项的股骨病变为激期的表现。因此本题选择 D 选项。

45. D。解析： 题干中患儿为佝偻病初期，为补充维生素 D，应指导家长每日带患儿行户外活动，直接接触阳光照射，注意保持每日 1～2h（C、E 错误，D 正确）的户外活动时间。夏季气温太高，应避免太阳直射，可在阴凉处活动，尽量多暴露皮肤。冬季在室内活动时应开窗（A、B 错误），让紫外线能够透过。

46. B。解析： 对于生后 2 周的足月新生儿，为防止维生素 D 缺乏性佝偻病的发生，应建议每日口服维生素 D 的剂量是 400U。

47. C。解析： 惊厥时及时清除口鼻分泌物，保持呼吸道通畅，防止窒息（A）。遵医嘱给予镇静剂和钙剂可控制惊厥（B）。惊厥发作时常用 10% 葡萄糖酸钙 5～10ml，以 10% 葡萄糖液稀释 1～3 倍后缓慢推注（10min 以上）或滴注，以免因血钙骤升，发生呕吐甚至心脏停搏（C 错误）。惊厥发作时保持安静，减少刺激，保护患儿安全（D、E）。

48. B。解析： 冬季出生和人工喂养是导致维生素 D 缺乏的常见原因；平时睡眠不安、多汗，是维生素 D 缺乏的表现；患儿出现抽搐，体温 37.8℃（排除高热惊厥）可判断本病是维生素 D 缺乏性手足搐搦症。

49. A。解析： 本题考查库欣综合征患者的护理。库欣综合征患者饮食上应给予高蛋白、高钾、高钙、低钠、低热量、低碳水化合物饮食，以纠正因代谢障碍所致机体负氮平衡和补充钾、钙。患者下肢水肿是由于皮质醇有潴钠排钾的作用，变现为水肿、低钾。故鼓励病人食用柑橘、枇杷、香蕉、南瓜等含钾量较高的水果。

50. D。解析： 空腹血糖调节受损指空腹血糖浓度高于正常，但低于糖尿病的诊断值。包括：6.1mmol/L < 空腹血糖 < 7.0mmol/L，7.8mmol/L < 糖负荷后 2 小时血糖 < 11.1mmol/L。

51. B。解析： 本题考查糖尿病病人的护理。胰岛素注射部位可选在股前部、腹壁、上臂外侧（B 正确）、臀部，每次注射必须更换部位，1 个月内不要在同一部位注射 2 次，以免皮下脂肪萎缩硬化。

52. D。解析： 本题考查营养不良患者的护理。喂养不当是儿童营养不良的主要原因，早期表现为体重不增，随后下降，皮下脂肪减少，皮下脂肪消耗的顺序依次是腹部、躯干、臀部、四肢，最后是面部。

53. A。解析： 左甲状腺素（$L-T_4$）每天服药 1 次，早餐前 30 ~ 60 分钟服用，不应与干扰 $L-T_4$ 吸收的食物或药物同时服用，最利于维持稳定的 TSH 水平。

54. D。解析： 指导痛风病人进食碱性食物（D 错误），如牛奶、鸡蛋、马铃薯、各类蔬菜、柑橘类水果，使尿液的 pH 在 7.0 或以上，减少尿酸盐结晶的沉积。

55.（1）B。解析： 正常 2 岁儿童体重 = 年龄 ×2 + 8 = 12kg，该患儿体重 10kg，所以体重低于正常的百分比 =（12 - 10）/12 ×100% = 17%，体重低于正常均值 15% ~ 25% 为轻度营养不良，题干患儿属于轻度营养不良。体重低于正常均值 25% ~40% 为中度营养不良，体重低于正常均值 40% 以上为重度营养不良。

55.（2）C。解析： 患者为轻度营养不良，皮下脂肪厚度为 0.4 ~0.8cm（C 正确），选项 B 为中度营养不良，选项 A 为重度营养不良。

第十六章　神经系统疾病病人的护理

1. B。解析： 蛛网膜下腔出血指脑表面血管破裂，血液进入蛛网膜下腔。本病最常见的病因为先天性脑动脉瘤，其次为脑部血管畸形。蛛网膜下腔出血的病因确诊需做脑血管造影。

2. C。解析： 患者不能自行翻身，为了预防其他并发症，要勤翻身，家属要学的护理技术是被动运动。ABDE 都是医疗行为，由护士执行，排除法即可。

3. A。解析： 蛛网膜下腔出血后会出现头痛（B）、呕吐、视神经乳头水肿等颅内压高、脑水肿的表现（A），蛛网膜下腔出血的病因为动脉瘤、血管畸形，情绪激动时会发生动脉瘤或畸形血管破裂出血（D），因此患者会有发生焦虑恐惧（C）。

4. A。解析： 采用排除法。CE 不能用于癫痫的治疗。ABD 都可以用于癫痫的治疗，但是速度一定要慢，防止呼吸抑制。癫痫治疗：①地西泮（安定）：成人剂量 10 ~20mg，1mg/min 速度缓慢静脉注射，有效而复发者可在半小时后重复注射或用 100mg 溶解于 5% 葡萄糖水 500ml 中，于 12h 内静脉滴注。注意呼吸抑制。②异戊巴比妥钠：成人剂量 0.5g 溶于注射用水 10ml 内，以每分钟不超过 0.1g 的速度静脉注射，根据患者的呼吸、心率、血压及发作情况控制注射速度。如出现呼吸抑制现象时即应停止。③苯妥英钠：成人剂量 0.5g 静脉注射，总量为 13 ~20mg/kg，速度为每1～2分钟注射50mg。有心律不齐、低血压和肺功能损害史者注射时应特别小心。

5. A。**解析**：甘露醇为高渗溶液，脑水肿患者使用20%甘露醇可降低颅内压，预防脑疝。

6. B。**解析**：在预防化脓性脑膜炎的健康教育中，应强调注意休息，提高机体抵抗力，避免各种感染发生，尤其是上呼吸道感染。

7. B。**解析**：强直－阵挛发作又称大发作，特征性表现是意识丧失和全身抽搐，选择B。

8. B。**解析**：颅内压增高的患者生命体征常出现的改变为“二慢一高”：血压升高（尤其是收缩压），脉搏慢而有力，呼吸深而慢。

9. C。**解析**：患儿出现全身抽搐，呕吐，口腔及支气管内有大量呕吐物，有窒息的危险，此时应就地抢救，不要搬运，立即让患儿去枕平卧位，头偏向一侧，松解患儿衣领，反复惊厥者将舌轻轻向外牵拉；及时清除患儿口鼻腔分泌物、呕吐物等，保证气道通畅（C正确）。抽搐时应避免用力按压或约束肢体，以免造成骨折（B错误）。A、D、E选项内容虽正确，但并非最先采取的措施，不符题意。

10. E。**解析**：本题考查意识状态：①嗜睡：处于持续睡眠状态，能被言语或轻度刺激唤醒。②意识模糊：有时间和地点定向障碍。③昏睡：反射减弱，不易唤醒。④浅昏迷：意识大部分丧失，角膜反射、瞳孔对光反射存在，压眶时有痛苦表情及躲避反应。⑤深昏迷：意识完全丧失，角膜反射和瞳孔对光反射均消失，对各种刺激均无反应。

【速记点拨】嗜睡可唤醒，模糊定向差，昏睡难唤醒，浅昏压眶躲，深昏全都无。

11. B。**解析**：患者意识丧失，压眶时有躲避反应，应属潜昏迷。

12. D。**解析**：患者呼之不应，属于意识大部分丧失，压眶时有痛苦表情，属潜昏迷。

13. D。**解析**：患者呼之不应，意识大部分丧失，角膜反射、瞳孔对光反射存在，压眶时有痛苦表情，应属潜昏迷。

14. B。**解析**：肌力分级：0级，完全瘫痪；1级，肌肉可收缩，但是不能动；2级，肢体可以动，但是不能抬起；3级，肢体可以抬起，但是不能对抗阻力；4级，肢体可以对抗阻力；5级，完全正常。

【速记点拨】0级完全瘫，5级完全健，1缩2动3抬4阻抗。

15. B。**解析**：患者行腰椎穿刺脑脊液检查术后突然停止呼吸，血压下降，考虑为腰穿放出脑脊液过快过多，导致枕骨大孔疝。当延髓呼吸中枢受压时，病人早期可突发呼吸骤停而死亡。

16. C。**解析**：甘露醇为高渗溶液，脑疝患者输入的主要目的是降低颅内压。脑疝发生后应保持呼吸道通畅，并吸氧，立即使用20%甘露醇200～400ml加地塞米松10mg静脉快速滴入，呋塞米40mg静推，以暂时降低颅内压。

17. D。**解析**：首优问题是指威胁患者生命、需要立即采取行动去解决的问题。如心排血量减少、气体交换受损、清理呼吸道无效，严重体液不足、组织流量改变等。根据该患者的表现，应首先解决的是清理呼吸道无效。

18. E。**解析**：本题考查甘露醇用药的护理。脑水肿术后使用20%甘露醇250ml降低颅内压，在30min内快速静脉滴注，最佳滴注速度为100滴/分。

19. E。**解析**：头皮血肿应加压包扎，早期冷敷，24小时后热敷，待其自行吸收；血肿较大时可在无菌操作下，行血肿穿刺抽出积血，再加压包扎。

20. C。**解析**：开放性颅脑损伤是指颅骨和硬脑膜破损，脑组织直接或间接地与外界相通。结合选项，只有C选项不与外界相通，因此选择 C 选项。

21. E。解析： 本题考查内容是急性硬膜外血肿患者的意识障碍的形式，硬脑膜外血肿典型的意识障碍是伤后昏迷有“中间清醒期”，即昏迷－清醒－昏迷，本题正确答案为 E。

22. E。解析： 本题考查格拉斯哥昏迷评分法。意识障碍的程度目前通用的格拉斯哥昏迷计分法（GCS），分别对病人的睁眼、言语、运动三方面的反应进行评分，累计得分，用量化方法来表示意识障碍的程度，最高为 15 分，总分低于 8 分表示昏迷状态，分数越低，表明意识障碍越严重（见表）。本题中：刺痛睁眼 2 分，反应正确回答 5 分，遵命令动作 6 分，总分 13 分，选择 E 选项。

格拉斯哥昏迷计分（GCS）

睁眼反应	计分	言语反应	计分	运动反应	计分
自动睁眼	4	回答正确	5	遵嘱活动	6
呼唤睁眼	3	回答错误	4	刺痛定位	5
刺痛睁眼	2	胡言乱语	3	躲避刺痛	4
不能睁眼	1	只能发声	2	刺痛肢屈	3
		不能发声	1	刺痛肢伸	2
				不能活动	1

23. B。解析： 脑挫裂伤患者应用肾上腺皮质激素，主要目的是减轻脑水肿。肾上腺皮质激素是肾上腺皮质合成和分泌的一类甾体化合物，主要功能是调节动物体内的水盐代谢和糖代谢。

24. D。解析： 动脉硬化是引起短暂性脑缺血发作最主要的病因，可反复发作。

25. D。解析： 患者老年男性，有高血压病史，查体血压增高，意识障碍，脉搏减慢，CT 示左侧基底节区高密度影，考虑脑出血。脑出血多在白天发病，如情绪激动、活动过度、酒后或排便用力时，血压突然急骤升高，致脑血管破裂大量出血而发病，以内囊出血最多见。脑出血在 CT 图像上呈高密度影。脑缺血造成脑组织水肿和坏死时，在 CT 图像上呈低密度影。

【速记点拨】 颅脑 CT：高密度影为出血，低密度影为缺血。

26. A。解析： 患者有高血压病史，因脑出血住院，出现一侧瞳孔散大、不等圆（题眼），提示出现脑疝，可能因脑出血致使颅内压增高所致。

27. C。解析： 患者血压 230/120mmHg，饮酒时发生言语不清、呕吐，随即昏迷，右侧肢体瘫痪，考虑为脑出血导致，为防止出血加重，应首先降低颅内压。降颅内压的首选药为 20% 甘露醇快速滴入。A 选项控制血压不是急需，当颅内压下降时血压也随之下降。因此脑出血急性期一般不予应用降压药，而以脱水降颅压为基础。

28. D。解析： 脑出血患者，医嘱给予 20% 甘露醇静脉滴注，其主要作用是降低颅内压，要求 30min 内滴完。

29. D。解析： 患者脑出血入院，吸烟史 13 年，出院的指导应该着重于避免病因和诱发因素，改变生活习惯，如控制体重，避免情绪激动（A），低盐、低胆固醇饮食（B），低糖、戒烟酒（C），保证充足睡眠（E）等，但病情稳定出院后不需绝对卧床休息，可进行日常生活锻炼，D 错误。

30. C。解析： 患者存在脑梗死后遗症，右侧肢体无力，走路步态不稳，有跌倒的危险，因此在进行家庭访视时，首先指出跌倒的预防，再进行其他项目的指导。因此，本题选择 C。

31. D。**解析**：发生呼吸肌麻痹导致急性呼吸衰竭是急性脱髓鞘性多发性神经炎死亡的主要原因。急性脱髓鞘性多发性神经炎的临床表现：①瘫痪是本病的首发症状，急性呼吸衰竭是本病死亡的主要原因；②感觉障碍；③脑神经损害；④自主神经损害。

32. D。**解析**：帕金森病典型的震颤为静止性震颤，即患者在安静状态或全身肌肉放松时出现，甚至表现更明显。帕金森患者的临床表现为：①静止性震颤。②肌强直。③运动减少。

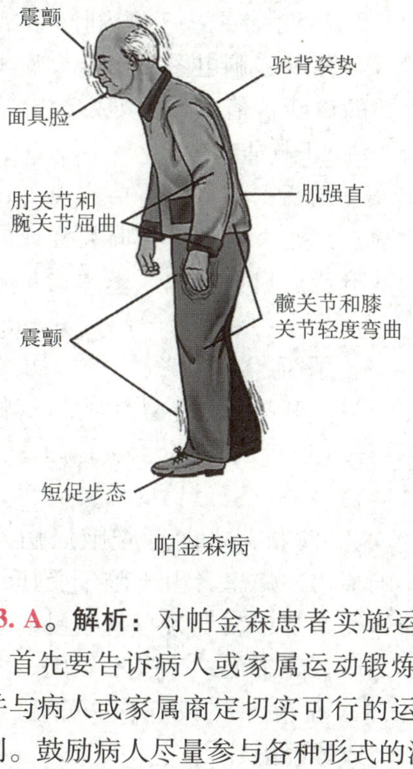

帕金森病

33. A。**解析**：对帕金森患者实施运动护理时，首先要告诉病人或家属运动锻炼的目的，并与病人或家属商定切实可行的运动锻炼计划。鼓励病人尽量参与各种形式的活动，如散步、打太极拳、做床边体操等，注意保持身体和各关节的活动强度与最大活动范围，做到每星期至少 3 次，每次至少 30min，以预防关节强直，因此选择 A 选项。

34. E。**解析**：患者表示现在多以碎步、前冲动作行走，并对此感到害怕，应指导病人思想要尽量放松，尽量跨大步，向前走时脚尽量抬高，双臂尽量摆动，眼睛注视前方不要注视地面等（E 错误），如由家属协助病人行走，应指导其不要强行拉着病人走；在运动锻炼过程中要活动与休息交替进行。

35. C。**解析**：癫痫是一组由大脑神经元异常放电所引起的以短暂中枢神经系统功能失常为特征的临床综合征，脑电图是确诊癫痫的最重要的检查方法。

36. B。**解析**：患儿有癫痫病史，在惊厥发作时，首选药物为地西泮静脉注射，以控制痉挛，选择 B 选项。新生儿缺血缺氧性脑病惊厥首选苯巴比妥控制，排除干扰项 A。

37. B。**解析**：为癫痫发作患者进行急救时，首先要保持呼吸道通畅，以防误吸和窒息，本题选择 B 选项。抽搐发作的护理：（1）一旦发作应迅速将患者就地平卧，解开领扣和裤带，用软物垫在患者头下，移走身边危险物体，以免抽搐时碰撞造成外伤。（2）保持呼吸道通畅：将病人的头部放低，偏向一侧，使唾液和呼吸道分泌物由口角流出。床边备吸引器，并及时吸除痰液。不可强行喂食，以保持呼吸道通畅。（3）防止意外和受伤：用牙垫或厚纱布垫在上下磨牙间，以防咬伤舌头及颊部，但不可强行硬塞。抽搐肢体不可用力按压以免造成骨折、肌肉撕裂及关节脱位。禁用口表测量体温。

38. D。**解析**：根据题干信息，可知患者为抽搐发作。抽搐发作的护理：（1）一旦发作应迅速将患者就地平卧，解开领扣和裤带（A），用软物垫在患者头下，移走身边危险物体，以免抽搐时碰撞造成外伤。（2）保持呼吸道通畅：将病人的头部放低，偏向一侧（B），使唾液和呼吸道分泌物由口角流出。床边备吸引器，并及时吸除痰液。不可强行喂食，以保持呼吸道通畅。（3）防止意外和受伤：用牙垫或厚纱布垫在上下磨牙间（C），以防咬伤舌头及颊部，但不可强行硬塞。抽搐肢体不可用力按压以免造成骨折、肌肉撕裂及关节脱位（D 错误）。禁用口表测量体温。安定静脉推注可控制痉挛（E）。因此本题选择 D 选项。

39. D。解析：本题考查对癫痫患儿的健康宣教，可用排除法。A、C、E 选项的目的为预防受伤。B 选项中为集体活动，可以参加。癫痫患者禁止从事带有危险的活动，如攀高、游泳、驾驶、带电作业等，以免发作时对生命有危险，因此选择 D 选项。

40. A。解析：化脓性脑膜炎是由各种化脓性细菌引起的脑膜炎症，治疗的重要依据是，根据病原菌选用敏感的抗生素，脑膜炎双球菌感染应选青霉素。

41. C。解析：新生儿化脓性脑膜炎患儿出现烦躁不安，频繁呕吐，四肢肌张力明显增高，双侧瞳孔大小不等（题眼），对光反应迟钝，此时应警惕脑疝的发生。

42. B。解析：排除法。患儿右侧肢体活动不利，出院后应增加进行肢体锻炼，争取早日康复。

43. E。解析：根据患儿病情，应考虑其抽搐是由高热引起的高热惊厥。去除病因是控制惊厥的根本。因此为了避免抽搐再次发生，应及时为患儿降温。

44. C。解析：有引流管及输液管时，要固定妥当并保持通畅。平车上、下坡时，患者头部应在高处，以防不适。患者头卧于大轮端。进出门时，应先开门，不可用车撞门。

45. C。解析：患儿 T 39.7℃，查体时患儿突然双眼上翻，四肢强直性、阵挛性抽搐，考虑高热惊厥。高热惊厥主要发生在 6 个月至 3 岁小儿，男孩多于女孩，多发生于急骤高热开始后 12h 内，典型表现为突然发生意识丧失，眼球上翻，凝视或斜视，局部或全身肌群出现强直性或阵挛性抽动，持续数秒至数分钟。

46. B。解析：可用排除法。若抽搐发作时用约束带固定四肢，可能发生骨折或脱臼等损伤。A、C、D、E 的做法均正确。

47. E。解析：阿昔洛韦或其衍生物更昔洛韦主要对单纯疱疹病毒作用最强。利巴韦林和阿糖胞苷可辅助抗病毒，不是首选。

48. A。解析：脊髓位于椎管内，脊神经共有 31 对。

49. B。解析：侧脑室外引流时，引流管及引流瓶妥善固定在床头，使引流管高于侧脑室平面 10～15cm，以维持正常的颅内压。

50. C。解析：脑脊液检查：WBL $< 10 \times 10^6$/L，1～2 周，蛋白可升高，呈蛋白－细胞分离（如细胞超过 10×10^6/L，以多核为主，则需排除其他疾病），细胞学分类以淋巴单核细胞为主，也可出现大量吞噬细胞。

51. B。解析：颅内肿瘤常见症状：颅内压增高，包括“三主征”，即头痛、呕吐及视盘水肿；局灶性症状取决于颅内肿瘤的部位。

52. D。解析：脑电图对确定癫痫发作类型有重要的诊断价值，如为继发性癫痫应进一步行头颅 CT 检查。

53. D。解析：蛛网膜下腔出血临床上以起病急骤，剧烈头痛，多为撕裂样或剧烈胀痛，频繁呕吐，脑膜刺激征阳性为主要临床特征。

54. A。解析：本题考查脑疝病人的护理。题干中，患者一侧肿瘤，剧烈咳嗽引发，小脑幕切迹疝，瞳孔改变为患侧瞳孔散大，对侧肢体瘫痪。

55. A 。解析：本题考查脑疝病人的护理。小脑幕切迹疝患者由于脑干受压，可出现生命体征紊乱，表现为心率减慢或心率不规则，血压忽高忽低，呼吸不规则、大汗淋漓或汗闭，面色潮红或苍白。体温可高达 41℃以上或体温不升。

56. C。解析：本题考查了帕金森患者的护理。帕金森为一种常见的黑质和黑质纹状体通路变性的慢性疾病，与神经系统老化有关，特别是与纹状体内多巴胺含量减少有关，多使用替代性药物进行治疗，如抗胆碱药（安坦、东莨菪碱等）、多巴胺替代药（左旋多巴、美多巴等）。肾上腺素与此病无关。

57. A。**解析**：本题考查帕金森病人的护理。帕金森病病人药物治疗时，应及早使用替代性药物和抗胆碱药物治疗。用药剂量应该为产生满意疗效的最小剂量，必要时根据病情缓慢增加剂量（A 正确，B、C 错误），不宜多品种抗帕金森病药同用，也不宜突然停药。本病需要长期或终身服药治疗，服药期间避免使用利血平、氯丙嗪等药物，以免降低药效。睡前加用复方左旋多巴控释片可缓解肌痉挛（E 错误）。

58. C。**解析**：新生儿缺血缺氧性脑病惊厥首选苯巴比妥钠。肝功能不全者改用苯妥英钠，顽固性抽搐者加用地西泮或水合氯醛。

59. E。**解析**：谵妄是一种急性的脑高级功能障碍，病人对周围环境的认识及反应能力均有下降，表现为认知、注意力（D）、定向（C）与记忆功能受损，思维推理迟钝，语言功能障碍（A），错觉、幻觉（B），睡眠觉醒周期紊乱等，可表现为紧张、恐惧和兴奋不安，甚至可有冲动和攻击行为。谵妄状态往往夜间加重，具有昼轻夜重的规律（E 错误）。

60. A。**解析**：小脑幕切迹疝患侧瞳孔最初有短暂的缩小，以后逐渐散大；严重者双侧眼球固定及瞳孔散大、对光反射消失。

61. C。**解析**：患者脑出血长期卧床，不能自行翻身，骶尾部红肿，压之不褪色，处于压疮淤血红润期，为预防其他并发症发生，瘫痪肢体保持功能位置，进行关节按摩及被动运动以免肢体废用。

62. E。**解析**：患者突然头痛，意识丧失，血压升高，CT 示右侧内囊出血，考虑患者为右侧脑出血。应绝对卧床休息，发病 24～48 小时内避免搬动病人（D 错误），病人侧卧位，头部稍抬高（E 正确 B 错误），头置冰袋可防止继续脑出血（A 错误）；发病 24 小时内禁食，24 小时后如病情平稳可行鼻饲流质饮食（C 错误）。

63. D。**解析**：急性炎症性脱髓鞘性多发性神经炎又称吉兰－巴雷综合征（GBS），是神经系统由体液和细胞共同介导的单向性自身免疫性疾病（D 正确），主要侵犯脊神经根、脊神经和脑神经，主要病变是周围神经广泛的炎症节段性脱髓鞘。

64. B。**解析**：癫痫发作时，用牙垫或厚纱布垫在上下磨牙间，以防咬伤舌头及颊部；抽搐肢体不可用力按压以免造成骨折、肌肉撕裂及关节脱位。

第十七章　生命发展保健

1. B。**解析**：婴儿出生时无骨化中心，3 个月时自腕部头状骨、钩骨开始出现骨化中心，1 岁时桡骨骺中出现，骨化中心的个数等于年龄＋1，至 10 岁时骨化中心出齐，共 10 个。

2. E。**解析**：预防接种不良反应是由疫苗本身固有的特性引起的，分为一般反应和异常反应。一般反应有局部红肿、疼痛、硬结等局部症状，或有发热、不适、倦怠、食欲不振、乏力等全身症状，一般反应的发生率相对较高，但病情轻微，一般不需就医，1～2 天后即可恢复。异常反应是指合格的疫苗在实施规范接种过程中或接种后造成受种者机体组织器官、功能损害，如变态反应等（E 正确）。偶合症是指受种者正处于某种疾病的潜伏期，或者存在尚未发现的基础疾病，接种后巧合发病。虽然偶合症的发生与疫苗本身无关，但很容易与预防接种不良反应尤其是异常反应混淆，受种者或监护人常常认为是由疫苗或预防接种导致的。心因性反应属于癔症。

3. A。**解析**：自 1 周岁后到满 3 周岁前称为幼儿期。此期小儿生长发育速度减退，但智能发育较前突出，语言、思维和社会适应性的发育日渐增强，自主性和独立性表现不断发展，但对自身危险的识别能力不足，自身防护能力较弱，加之各种不良因素的影响，易导致疾病的发生和性格行为的偏离，此期应加强防护，防止意外事件的发生。

4. A。**解析**：乙型肝炎疫苗全程接种共3针，按照0、1、6个月程序，即接种第1针疫苗后，应在第1和第6个月注射第2和第3针疫苗。

5. D。**解析**：口服避孕药的不良反应：①类早孕反应：服药1~3个周期症状自行消失。②月经改变：月经规则、经期缩短、血量减少、痛经症状减轻或消失。可发生闭经、突破性出血（BE）。③体重增加（A）。④色素沉着：少数妇女的颜面部皮肤出现淡褐色色素沉着（C）。而头晕乏力不是服用避孕药的正常反应，因此出现后应报告医生。

6. D。**解析**：体重是反映小儿生长发育的最重要也是最灵敏的指标，是反映孩子近期营养状况的指标。

7. C。**解析**：宫内节育器和阴茎套，为我国妇女的主要避孕方法。剖宫产术后至少半年才可以应用宫内节育器。

8. C。**解析**：鼓励实行母婴同室，不仅有利于母婴之间的感情交流，也利于母亲体内的催乳素的分泌（A 正确）；父亲也应参与照顾婴儿，与婴儿建立起亲密的关系，利于对新生儿今后的身心发展（B 正确）；在为患儿进行日常生活护理时与新生儿说话，对新生儿的听觉也是一个刺激，促进听力发展（C 错误）。除此之外，还可经常和新生儿进行目光交流（D 正确），给色彩鲜艳会转动的玩具看，逗引婴儿的注意（E 正确）。

9. A。**解析**：老年人合理用药的原则：①受益原则；②五种药物原则：老年人同时用药不能超过5种（D 错误）；③择时原则：选择最合适的用药时间进行治疗；④小剂量原则：主要体现在开始用药阶段，即开始用药就从小剂量（成年人剂量的1/5~1/4）开始，缓慢增量（A 正确），以获得更大疗效和更小副作用为准则。老年人除维生素、微量元素和消化酶类等药物可以用成年人剂量外，其他所有药物都应低于成年人剂量（B、E 错误），对于需要使用首次负荷量的药物（利多卡因、乙胺碘呋酮、部分抗生素等），为了确保迅速起效，老年人首次可用成年人剂量的下限（C 错误）；⑤暂停用药原则：当怀疑药品不良反应时，要停药一段时间。

10. D。**解析**：青春期最常见的心理行为问题是多种原因引起的出走、自杀及自我形象不满而出现的心理问题。

11. B。**解析**：患儿6月龄，此时应该注射的疫苗是乙肝疫苗。乙肝疫苗接种年龄为：第一次在出生时、第二次在出生后1个月、第三次在出生后6个月。预防接种程序如下。

项目	结核病	脊髓灰质炎	麻疹	百日咳、白喉破伤风	乙型肝炎
接种疫苗	卡介苗	脊髓灰质炎三价混合减毒活疫苗	麻疹减毒活疫苗	百日咳菌液、白喉类毒素、破伤风类毒素混合制剂	乙型肝炎疫苗
初种年龄	生后2~3天	第一次2个月 第二次3个月 第三次4个月	8个月以上易感儿	第一次3个月 第二次4个月 第三次5个月	第一次出生时 第二次1个月 第三次6个月
接种方法	皮内注射	口服	皮下注射	皮下/肌内注射	肌内注射

续表

项目	结核病	脊髓灰质炎	麻疹	百日咳、白喉破伤风	乙型肝炎
接种部位	左上臂三角肌	–	上臂外侧	有吸附制剂：臀肌或三角肌 无吸附制剂：三角肌下缘	三角肌
注意事项	接种活疫苗时，只用75%乙醇消毒，因活疫苗、菌苗易被碘酊杀死	–			

12. A。解析：卡介苗的接种方法为皮内注射，常选用的注射部位为左上臂三角肌，注射时间为生后2～3天，2个月以上婴儿接种前应做PPD试验，阴性者才能接种，接种活疫苗时，只用75%乙醇消毒，因活疫苗、菌苗易被碘酊杀死。

13. B。解析：输卵管结扎术是在输卵管峡部（B正确）用丝线或银夹阻断输卵管。切断精子与卵子的通道，怀孕是精子与卵子相遇，成为受精卵，发育为胚胎所成。结扎后，阻断其途径，使精子与卵子不能相遇，所以不能受孕。

14. B。解析：胎动次数≥30次/12h正常，<10次/12h为胎动减少。胎动正常，表示胎盘功能良好。

15. B。解析：男孩不听从父母安排，自行判断是非曲直为自主意识增强，独立性增强的表现。青春期常出现的心理行为变化为自主意识增强；自我形象不满；出走、自杀；逆反心理；依恋异性等。

16. D。解析：青春期的保健重点包括：（1）供给充足营养（A正确）。（2）健康教育（B正确）：①培养青少年良好的卫生习惯；②保证充足睡眠；③养成健康的生活方式；④进行正确性教育。（3）法制和品德教育（D正确）。（4）防治常见的心理行为问题，预防意外（C正确）。计划免疫是小儿保健重点。

17. B。解析：米汤及稀粥为泥状食物，应在4～6个月添加，辅食添加顺序如下表：

月龄	食物状态	添加辅食	供给营养素
4～6	泥状食物	米汤、米糊、蛋黄、豆腐、动物血、菜泥、水果泥	补充能量、动物蛋白、植物蛋白、铁、维生素、纤维素、矿物质
7～9	末状食物	粥、烂面、饼干、蛋、鱼、肝泥、肉末	补充能量、蛋白质、铁、锌、维生素
10～12	碎食物	稠粥、软饭、面条、馒头、豆制品、碎肉	补充能量、维生素、蛋白质、矿物质、纤维素

18. E。解析：新生儿家庭访视的主要内容包括：①询问：新生儿出生时的体重、身长，预防接种，新生儿筛查、哺养、睡眠情况，大小便次数、性状，颜色等情况。②观察：新生儿的居住环境。③检查：第一次访视时要对新生儿进行一次全面检查；每次访视时都要测量体重。④指导：合理喂养方法，新生儿的保暖、日常护理、早期养育、预防疾病和意外的有关知识。⑤处理：一旦发现有脐带、口腔感染及尿布皮炎等要及时处理。⑥记录：各项体检指标，出现的异常问题以及相应的护理措施。此题要注意第一条，访

视时需询问新生儿预防接种情况，及时通知家长为患儿接种，但不是在访视时接种，要严格按照免疫程序去社区办理，所以 E 项错误。

19. A。**解析：**胎动计数是孕妇自我监测胎儿安危状态最简单有效的方法。

20. E。**解析：**放置宫内节育器的时间：①月经干净后 3～7 天。②产后 42 天，子宫恢复正常大小，恶露已净，会阴伤口已愈合；剖宫产术后半年。③人工流产术后，宫腔深度 <10cm可立即放置。④哺乳期排除早孕者。

【速记点拨】宫内节育器放置术、取出术以及女性绝育术的进行时间均为月经干净后 3～7 天。

21. E。**解析：**宫内节育器的并发症：①感染；②节育器嵌顿；③节育器移位；④子宫穿孔。不包括 E 选项。

22. D。**解析：**患者月经不规则，因此排除 E，C 选项安全期避孕不可靠，排除。又因患者有滴虫阴道炎，所以应采取阴茎套避孕，排除 A、B。阴茎套使精液不能入阴道而达到避孕目的，且有防止性疾病传播的作用，因此本题选择 D。

23. E。**解析：**避孕药的禁忌证：①严重心血管疾病、血栓性疾病不宜应用，如高血压病、冠心病、静脉栓塞等。②急、慢性肝炎或肾炎。③恶性肿瘤，癌前病变。④内分泌疾病：如糖尿病、甲状腺功能亢进症。⑤哺乳期不宜使用复方口服避孕药。⑥年龄 > 35 岁吸烟妇女服用避孕药，增加心血管疾病发病率，不宜长期服用。严重吸烟者不宜服用。⑦精神病长期服药者。⑧有严重偏头痛，反复发作。

24. B。**解析：**药物避孕的不良反应包括（C 错误）：①类早孕反应：服药 1～3 个周期，症状消失，B 正确。②月经改变：月经规则，经期缩短，血量减少，痛经症状减轻或消失。可发生闭经、突破性出血，A 错误。③体重增加。④色素沉着：少数妇女的颜面部皮肤出现淡褐色色素沉着，C 错误。无腰酸、腹胀等症状，E 错误。

25. C。**解析：**宫内节育器和阴茎套，为我国妇女的主要避孕方法。剖宫产术后至少半年才可以应用宫内节育器。产后未满 6 个月不可以应用药物避孕。

26. C。**解析：**宫高与腹围是反映胎儿生长发育状况的重要指标。每次产前检查时测量宫高和腹围，有助动态观察胎儿发育，及时发现胎儿宫内发育迟缓、巨大儿或羊水过多等妊娠异常，有可能通过及时治疗得到纠正。

27. C。**解析：**小儿年龄分期：①胎儿期。从精子与卵子结合到胎儿娩出。②新生儿期。自出生后脐带结扎起至生后 28 天止。③婴儿期。出生后到满 1 周岁。④幼儿期。1 周岁后到满 3 周岁前。⑤学龄前期。3 周岁后到 6～7 岁入小学前。⑥学龄期。从入小学起（6～7 岁）到进入青春期前。⑦青春期。从第二性征出现到生殖功能基本发育成熟、身高停止增长。

28. C。**解析：**自 3 周岁后到 6～7 周岁入小学前称为学龄前期。此期小儿体格生长发育处于稳步增长状态，中枢神经系统发育日趋完善，智能发育更加迅速，自我观念开始形成，好奇多问，模仿性强。此期应培养小儿良好的道德品质和生活能力，为入学作好准备。

29. D。**解析：**儿童生长发育的规律及影响因素：生长发育的连续性（A）和阶段性、各系统器官发育的不平衡性（D 错误）、生长发育的顺序性（B、E）及生长发育的个体差异性（C）。因此本题选择 D 选项。

30. D。**解析：**体重为各器官、组织和体液的总重量，是体格生长的代表，是营养状况的重要指标。

31. D。**解析：**生长为小儿能量代谢中特有的能量消耗。

32. B。**解析：**乙肝疫苗的初种时间为出生后24小时内、1个月和6个月。

33. C。解析：新生儿出生体重平均为3kg，生后前半年增长最快，每月平均增加600~800g，后半年每月平均增加300~400g，3~5个月时体重是出生时的2倍（6kg），1周岁时增至3倍（9kg）。该小儿体重9kg，提示可能年龄为12个月。

【速记点拨】新生儿出生时、3个月、1岁、2岁，体重为3kg的1倍、2倍、3倍、4倍。

34. B。解析：小儿前囟关闭在1~1.5岁时闭合。后囟出生时很小或闭合，最迟生后6~8周闭合

35. D。解析：与婴幼儿智力发育密切相关的内分泌腺是甲状腺。呆小症是一种先天性甲状腺功能低下或发生障碍所引起的病症。所以，本题正确答案为D。

36. C。解析：皮下脂肪层厚度是判断营养不良程度的重要指标之一，常选用的部位是腹部。

37. D。解析：正常小儿需要在基础代谢、食物特殊动力作用、活动、生长、排泄5个方面获得能量的供给，特别是生长发育的需要，最佳食品是母乳加辅食。

38. C。解析：母乳是婴儿（尤其是6个月以下的婴儿）最适宜的天然食物，对婴儿的健康生长发育有不可替代的作用。出生后最初6个月的纯母乳喂养是建议的喂养婴儿方式，接着以持续母乳喂养并添加适当的补充食品的方式进行喂养，直至2岁或更长。

39. E。解析：小儿生后32天，出生后口服维生素D预防佝偻病。患儿月龄过小，其他选项的辅食不宜添加。添加辅食顺序如下表：

月龄	食物状态	添加辅食	供给营养素
4~6	泥状	米汤、米糊、蛋黄、豆腐、动物血、菜泥、水果泥	补充能量、动物蛋白、植物蛋白、铁、维生素、纤维素、矿物质
7~9	末状	粥、烂面、饼干、蛋、鱼、肝泥、肉末	补充能量、蛋白质、铁、锌、维生素
10~12	碎食	稠粥、软饭、面条、馒头、豆制品、碎肉	补充能量、维生素、蛋白质、矿物质、纤维素

【速记点拨】春（1~2）夏（4~6）秋（7~9）冬（10~12），支（汁）离（泥）破（末）碎。

40. A。解析：小儿辅食添加顺序：4~6个月，可添加泥状食物，如米汤、米糊、蛋黄（A）、鱼泥、水果泥等；7~9个月，可添加末状食物，如粥、烂面条、饼干、蛋、鱼、肉末等；10~12个月，可添加碎食物，如稠粥、软饭、面条、馒头、面包、碎肉等。

41. D。解析：婴儿期就可以开始的早期训练为大小便训练（D），视听能力训练，动作的发展，语言的培养。动作的发展为2个月时可培养俯卧抬头，3~6个月时可应用玩具练习婴儿抓握能力，7~9个月，可练习婴儿站立、坐下和迈步，10~12个月可练习婴儿学走路。A、B、C、E选项的训练开始为时尚早。

42. B。解析：对3个月内的婴儿，可以在婴儿床上悬吊颜色鲜艳、能发声及转动的玩具，逗引婴儿注意；经常面对婴儿说话、唱歌，目的是促进该婴儿神经精神发育。

43. C。解析：7~9个月，用能够滚动的、颜色鲜艳的软球等玩具逗引婴儿爬行，同时练习婴儿站立、坐下和迈步，以增强婴儿的活动能力和扩大其活动范围。

【速记点拨】小儿运动功能的发展："三抬四翻六会坐，七滚八爬周会走"。

44. E。解析：青春期的心理变化特征表

现为自主意识增强，自尊心变强（E），渴望交流和友谊，易冲动并富于幻想，性意识萌动并表现为初期的与异性疏远，到逐渐愿意与异性接近，或对异性产生蒙眬的依恋等正常的心理变化。

45. D。**解析**：从狭义上说，青春期教育主要是性教育，性教育是心理行为指导的重点，选择D选项。青春期是指女孩从11～12周岁到17～18周岁，男孩从13～14周岁到18～20周岁的性功能逐渐发育成熟的时期。这一时期是以性成熟为主要内容的生理成长，对青春期少年的心理及社会方面有着重大的影响。青春期指导还包括：（1）培养青少年良好的卫生习惯。（2）保证充足睡眠。（3）养成健康的生活方式。

46. D。**解析**：该患者年龄16岁，职业为学生，妊娠以及宫外孕不属于此阶段应该出现的情况，此时该患者最可能出现的情绪为恐惧以及不知该如何处理的慌张，所以最可能的情绪为恐慌。

47. B。**解析**：青春期保健分三级，以加强一级预防为重点。（1）一级预防包括：①培养良好的饮食习惯；②培养良好的生活方式和卫生习惯；③适当的体格锻炼和体力劳动；④普及月经生理和经期卫生知识；⑤进行性知识教育；⑥积极进行心理卫生和健康行为指导。（2）二级预防是通过定期体格检查，及早发现青春期少女常见疾病如痛经、青春期功血、原定性和继发性闭经及少女生殖系统肿瘤等，及时发现行为偏差，减少危险因素，预防和处理少女妊娠及性传播疾病。（3）三级预防包括对女性青春期疾病的治疗与康复。

【速记点拨】 一预防；二“三早”（早发现、早诊断、早治疗）；三治疗。

48. B。**解析**：本题考查少女经期卫生指导。该女生自述对月经初潮来临很紧张，害怕身体出现疾病，因此需告知其月经是女性的正常生理现象，讲授有关青春期生理知识、性教育，A、C正确。针对该女生情绪难控制，心神不定，烦躁不安，常与他人争吵，鼓励其多与他人交流，多参加文娱活动，D正确。经期应避免受凉（E正确）、剧烈运动及重体力劳动，结合该女生的状况，不必卧床休息，避免剧烈运动即可，B选项不正确。

49. B。**解析**：脊髓灰质炎疫苗属于减毒活疫苗，冷开水送服或含服。

50. C。**解析**：我国目前使用的脊髓灰质炎糖丸疫苗是减毒活疫苗，对热非常敏感，因此服用糖丸时严禁用热开水送服。服用时应先用汤勺或筷子将糖丸研碎，或用汤勺将糖丸溶于冷开水（不得用热开水）中服用。较大月龄儿童服用糖丸疫苗时，可以像普通糖丸一样放入口中咬碎，溶化后咽下，服后喝点冷开水或糖水，以保证疫苗全部进入胃肠。切忌用热开水或混入其他饮料中服用，以免将疫苗病毒杀死，影响免疫效果。

51. C。**解析**：儿童计划免疫程序如下表：

预防疾病	结核病	脊髓灰质炎	麻疹	百日咳、白喉破伤风	乙型肝炎
接种疫苗	卡介苗	脊髓灰质炎三价混合减毒活疫苗	麻疹减毒活疫苗	百日咳菌液、白喉类毒素、破伤风类毒素混合制剂	乙型肝炎疫苗
初种年龄	生后2～3天	第一次2个月 第二次3个月 第三次4个月	8个月以上易感儿	第一次3个月 第二次4个月 第三次5个月	第一次出生时 第二次1个月 第三次6个月
接种方法	皮内注射	口服	皮下注射	皮下/肌内注射	肌内注射

续表

预防疾病	结核病	脊髓灰质炎	麻疹	百日咳、白喉破伤风	乙型肝炎
注意事项	2个月以上婴儿接种前应做PPD试验，阴性者才能接种	冷开水送服或含服，服后1小时内禁热饮	接种前1个月及接种后2周避免用胎盘球蛋白、丙种球蛋白制剂	2次接种可间隔4～12周	
	接种活疫苗时，只用75%乙醇消毒，因活疫苗、菌苗易被碘酊杀死				

【速记点拨】儿童的免疫接种可利用顺口溜进行记忆："出生乙肝卡介苗，二三四服脊灰丸，三四五月百白破，八月麻疹岁乙脑"。

52. B。**解析**：我国规定1岁内小儿需完成的基础计划免疫包括卡介苗、乙肝疫苗、脊髓灰质炎疫苗、百白破疫苗、麻疹疫苗。1.5～2岁百白破疫苗复种，4岁脊髓灰质炎疫苗复种。

53. D。**解析**：接种活疫苗时，只用75%乙醇消毒，因活疫苗、菌苗易被碘酊杀死，影响接种效果。

54. B。**解析**：卡介苗的接种方法为三角肌下缘皮内注射。

55. D。**解析**：乙肝疫苗的接种方法为上臂三角肌肌内注射。

56. B。**解析**：接种乙肝疫苗1天后出现低热、食欲不振的表现为正常反应。接种后正常反应可以分为局部反应和全身反应两种。①局部反应：疫苗接种后，有的人可在针孔处出现红肿和硬结等现象，是短暂的炎症反应，有的人可在接种部位发生轻度的红、肿、热、痛的炎症反应，有的人还可能出现局部淋巴结肿大或淋巴管炎，上述反应一般在48～72h消退。②发热：中低度发热一般不需特殊处理可自行缓解，必要时可对症治疗。③其他不良反应：部分小儿可伴有头痛、头晕、全身无力、寒战、恶心、呕吐、腹痛、腹泻等症状，以上反应一般多在24h之内消退，很少持续3天以上。

57. A。**解析**：接种前认真询问疾病史、传染病史、接触史、目前健康状况，必要时先做体检，不包括家庭史。

58. A。**解析**：排除法。接种结束后应观察有没有异常反应，不可立即回家，以免发生异常反应不能及时处理。

59. B。**解析**：患儿在接种后出现烦躁不安、面色苍白、四肢湿冷、脉搏细速等症状提示出现了过敏性休克，应使患儿平卧，头稍低，注意保暖，立即皮下或静脉注射1:1000，肾上腺素0.5～1ml，必要时重复，给氧气吸入，尽快抢救。

60. C。**解析**：排除法。患儿母亲非常焦虑，不停哭泣，心理问题为焦虑，与担心患儿的预后有关，可告诉其患儿目前的状况，当前采取的措施及原因，以往类似情况的处理效果，帮助其选择缓解焦虑情绪的方法。告诉其不可陪伴患儿，以免交叉感染的内容错误，该情况下不可陪伴患儿的主要原因为抢救过程中影响抢救，并非防止交叉感染，C选项错误。

61. D。**解析**：老年人的各个系统的生理功能和代谢功能均下降，导致体重随年龄增加而减轻（A错误），血压随年龄增加而升高（B错误），心率随年龄的增加而减慢（C错误），视力随年龄增加而远视程度增加（E错误）。生活自理能力随增龄而降低，D项正确。

62. C。**解析**：老年患者记忆力减退的主要表现是遗忘、记忆不确切，选择C选项。A表述不清是语言表达能差，B症状隐瞒是故意行为。D、E属于意识障碍，不符题意。

63. D。**解析**：老年及危重患者可因应激反应差而症状不典型，体征轻，体温改变不明显，白细胞计数无相应变化。

64. D。**解析**：避孕药的主要成分是雌孕激素，D不是雌孕激素的作用。

65. C。**解析**：老人皮肤变软、变薄，光泽减退，弹性减少，干燥起皱。色素细胞位于皮肤的表皮层，随着表皮细胞代谢功能的下降或失调，很多老年人的皮肤容易出现色素沉着或色素减退斑。皮肤存在硬结属于病理状态。

66. B。**解析**：4岁儿童体重=4×2+8=16（kg）。

67. A。**解析**：小儿中性粒细胞和淋巴细胞第一次交叉在生后4～6天，第二次交叉出现在4～6岁，此后以中性粒细胞为主，6岁后逐渐与成人相似。

68. E。**解析**：婴儿出生时前囟为1.5～2.0cm（D错），1～1.5岁时应闭合（C错E对）。前囟过小或早闭见于小头畸形；前囟迟闭、过大见于佝偻病、先天性甲状腺功能减退症等（A错），前囟饱满提示颅内压增高，见于脑积水、脑瘤、脑出血等疾病，前囟凹陷见于极度消瘦或脱水者（B错）。

69. E。**解析**：儿童在空腹、疲劳、室内闷热、紧张或恐惧等情况下，在接种时或几分钟内，出现头晕、心慌、面色苍白、出冷汗、手足冰凉、心跳加快等症状，重者心跳呼吸减慢，血压下降，知觉丧失。因此建议吃完早餐后再接种。

70. E。**解析**：本题考查计划生育中避孕方法及护理。题干中，女性去外地探亲，最适宜的避孕药应选择探亲避孕药，此类药物的服用时间不受月经周期限制，适用于探亲夫妇。选项中，妈富隆、复方炔诺酮片、左炔诺孕酮三相片为短效避孕药，复方炔雌醚片为长效避孕药。53号抗孕片属于探亲避孕药，适用于定期或不定期探亲使用。因此，本题选择E。

71. B。**解析**：本题考查孕期保健。题干中，评估孕妇的资料包括年龄、孕周、临床症状、体征和B超结果，其中最有价值的资料是B超结果。B超能最准确诊断孕妇情况的检查，可通过B超检查胎儿发育是否正常，可鉴别胎儿是否畸形。

72. D。**解析**：本题考查小儿保健。18个月左右的小儿可能出现生理性厌食，表现为对食物缺乏兴趣和偏食。

73. D。**解析**：本题考查青春期保健。题干中，女生16岁，尚处于青春期，个子矮提示需要补充含钙的食物，促进骨骼生长。青春期是生长发育的第二个高峰期，体格生长迅速，男孩平均每年增长9～10cm，女孩增长8～9cm。

74. C。**解析**：理想体重（kg）=身高（cm）－105，体重±10%为正常；超过理想体重10%～20%为超重，超过理想体重20%以上为肥胖；低于理想体重10%～20%为消瘦，低于理想体重20%以上为明显消瘦，极度消瘦称为恶病质。该病人体重低于20%，因此选择B。

75. E。**解析**：患者宫口松不能放置宫内节育器（D排除），宫颈重度糜烂、阴道前后壁明显膨出不适合用阴茎套避孕（B排除）。安全期避孕失败率高（A排除），选项C国内用的少，患者无短效避孕药禁忌证，最合适。

76. D。**解析**：试管婴儿主要适用于输卵管堵塞性不孕症（最主要适应证），原因不明的不孕症，子宫内膜异位症经治疗长期不孕者，输卵管结扎术后子女发生意外者或输卵管吻合术失败者，多囊卵巢综合征经保守治疗长期不孕者，其他如免疫因素致不孕者。

77. C。**解析**：7～12个月：体重（kg）=6（kg）+月龄（月）×0.25（kg）=8.5kg。

78. E。**解析**：考查儿童预防接种的反应与护理，题干中患儿有晕针，应立即使患儿平卧，头稍低，保持安静，饮少量热开水或糖水，一般可恢复正常。

79. D。解析：小儿 2 岁时身高可达 85cm，题干中小孩身高 88cm，判断小孩为两岁，小儿7个月会打滚（C 排除），8～9个月会坐会爬（A 排除），10～14个月独站和扶走（B 排除），18～24个月能跑和双足并跳（D 正确），3岁可并足跳远、单足跳（E 排除）。

80. C。解析：母乳喂养儿最理想的断奶时间是10～12个月，如因各种原因推延断奶时间，最迟可至2岁。（C 对）。

81. D。解析：全脂乳粉配制时按重量比为1∶8，按容量比为1∶4，即还原为原鲜奶，故4勺全脂乳粉配成全乳时应加水16勺。

82. B。解析：一般老年人运动后最宜心率（次/分）=170－年龄。

第十八章　中医基础知识

1. A。解析：闪火法是拔罐的一种操作。用镊子或木棍等挟住或缠住易燃物，或用纸卷成筒条状，点燃后在火罐内壁中段绕1～2圈，或稍作短暂停留后，迅速退出并及时将罐扣在施术部位上，即可吸住。

2. B。解析：常见的属于外邪致病的先导的邪气是风邪。风邪的性质及致病特点：①风为阳邪，其性开泄，易袭阳位。②风性善行而数变。③风为百病之长。

3. B。解析：砂锅具有易吸收、发挥疗效迅速、制备简单，化学成分少等特点，煎药忌铜铁器，宜用银器瓦罐。

4. A。解析：中医诊断和治疗疾病的基本原则是辨证论治。辨证论治分为辨证和论治两个阶段。辨证是确定治疗方法的前提和依据，因此中医在诊治疾病的活动中，主要在于辨证（A 正确）。辨证就是将四诊（望、闻、问、切）所收集的资料、症状和体征，通过分析、综合，辨清疾病的原因、性质、部位和邪正之间的关系，概括、判断为某种证。

5. A。解析：中医四诊包括：望、闻、问、切。

四诊	望	望全身、望局部、望排泄物；舌诊；手诊等
	闻	听声音和嗅气味
	问	问寒热、问汗、问二便、问饮食等
	切	脉诊，是中医独特的诊断方法 切脉分为三部：寸、关、尺

6. B。解析：中医中的五色指：青、赤、黄、白、黑。

【速记点拨】五行与人体和自然界的对应关系如下表。

五行		木	火	土	金	水
人体	五脏	肝	心	脾	肺	肾
	六腑	胆	小肠	胃	大肠	膀胱
	五官	目	舌	口	鼻	耳
	形体	筋	脉	肉	皮毛	骨
	情志	怒	喜	思	悲	恐
自然界	五声	呼	笑	歌	哭	呻
	五味	酸	苦	甘	辛	咸
	五色	青	赤	黄	白	黑
	五气	风	暑	湿	燥	寒

7. A。**解析**：中医的五味为：酸、苦、甘、辛、咸。

8. E。**解析**：以中医学理论而言，五官指耳、目、鼻、唇、舌。人体内肝、心、脾、肺、肾为五脏；胆、小肠、胃、大肠、膀胱、三焦为六腑。

9. C。**解析**：中医五行学说最基本的概念是金、木、水、火、土。

10. D。**解析**：中医“五脏”是指肝、心、脾、肺、肾。所以本题正确答案为D。

11. A。**解析**：中医的七情是指“怒、喜、思、忧、悲、恐、惊”。

12. C。**解析**：在病情观察中，中医的“四诊”方法包括望、闻、问、切。

13. B。**解析**：不能获得正常睡眠的病症为不寐。中医中“不寐”“不得眠”“不得卧”“目不瞑”，是以经常不能获得正常睡眠为特征的一种病症，为各种原因引起入睡困难、睡眠深度或频度过短（浅睡性失眠）、早醒及睡眠时间不足或质量差等。

14. D。**解析**：常见的中医急症有高热（A）、神昏（B）、中风、中暑、急性出血（E）、脱证、痉症（C）、中药中毒、暴泻等。

15. B。**解析**：拔罐疗法适应证：感冒，慢性支气管炎，哮喘，头痛，三叉神经痛，急、慢性胃肠炎，消化不良，泄泻，腹痛，落枕，颈椎病，肩周炎，类风湿关节炎，膝关节痛，月经不调，痛经，闭经等。拔罐疗法禁忌证：皮肤局部破溃或高度过敏，以及患皮肤传染病的患者不宜拔罐；抽搐、痉挛、醉酒等不宜拔罐；形体消瘦，有重度水肿、病情严重、心衰、呼衰、肾衰者不宜拔罐；妊娠期妇女的下腹部、腰骶部、合谷、三阴交等穴不宜拔罐；有出血倾向疾病，如血友病、血小板减少、白血病等不宜拔罐。

16. C。**解析**：本题考查中医基础知识。复方丹参滴丸的药效主要为活血化瘀，理气止痛。药理作用包括：①增加冠脉血流量。②增加心肌耐缺氧，保护缺血心肌。③抗血小板聚集，防止血栓形成。④改善微循环。复方丹参滴丸并不能增加心脏容量，本题选择C。

17. A。**解析**：本题考查中医基础知识。中药的五味是指酸、苦、甘、辛、咸五种味道。酸，有收敛、固涩等作用；苦，有泻火、燥湿、通泄、下降等作用；甘，有滋补、和中或缓急的作用；辛，有发散、行气等作用；咸，有软坚、散结等作用。

18. E。**解析**：本题考查中医基础知识。肾开窍于耳、心开窍于舌、脾开窍于口、肺开窍于鼻、肝开窍于目。

19. B。**解析**：热证常见的症候表现为恶热喜冷，面赤，口渴喜冷饮，小便短赤，大便干结，舌红苔黄而干，脉滑数。该题考查的是中医诊断学的知识点。红舌主热证，包括实热证和虚热证（B对）；湿证、寒证、阳虚证一般见淡白舌（ACD错）；气血瘀滞证为青紫舌（E错）。

20. A。**解析**：中医六气是指风、寒、暑、湿、燥、火，此为自然界中的“六气”。当六气太过或不及，侵犯人体导致疾病发生时，六气就转化为“六淫”，包括风邪、寒邪、暑邪、湿邪、燥邪、火邪。

21. B。**解析**：肾，五行属水，为“先天之本”，主藏精、纳气，主水液，主骨、生髓，通于脑，下系二阴。其华在发，开窍于耳，在志为恐，与膀胱相表里。怒伤肝，喜伤心，思伤脾，悲伤肺。

22. A。**解析**：中医治病八法：汗法、吐法、下法、和法、温法、清法、消法、补法。

23. C。**解析**：吐法指引导病邪或有害物质从口涌吐的方法（C正确）。汗法（A）是指运用发汗的方药，使患者出汗而逐邪外出的一种治法；下法（B）是指用通泻大便的方法，排除蓄积。和法（D）是指用和解的方法。清法（E）指治疗热症，有清热保津，除烦解渴作用。

第十九章　法规与护理管理

1. E。解析：《人体器官移植条例》明确规定活体器官接受人必须与活体器官捐赠人之间有特定的法律关系，即配偶关系、直系血亲或者三代以内旁系血亲关系，或者有证据证明与活体器官捐赠人存在因帮扶等形成了亲情关系，因此选择 E。

2. E。解析：护士保护了患者享受平等的医疗服务的权利，没有因患者是流浪汉而拒绝治疗。

3. A。解析：县级以上卫生行政机关负责查处所辖区域内的违反卫生法律、法规、规章的案件。

4. E。解析：

护理工作模式	方法
个案护理	一个患者所需要的全部护理由一名当班护士全面负责
功能制护理	工作中心为主，以岗位分工
小组护理	一个或一组护士负责一组患者的护理方式
责任制护理	由责任护士和相应辅助护士对患者进行有计划有目的的整体护理
系统性整体护理	以患者和人的健康为中心，全方位的最佳护理

5. C。解析：我国实行无偿献血制度，提倡十八周岁至五十五周岁的健康公民自愿献血。一次献血一般为 200ml，最多不超过 400ml，两次采集间隔期不少于 6 个月（C 错误）。

6. C。解析：依据题干，患者输入的血液不合格，提供血液的血站和使用血液的医院都有责任，是索赔对象。

7. D。解析：《医疗事故处理条例》自 2002 年 9 月 1 日起施行：医疗事故的行政处理与监督第三十九条中指出：当事人对首次医疗事故技术鉴定结论有异议，申请再次鉴定的，卫生行政部门应当自收到申请之日起 7 日内交由省、自治区、直辖市地方医学会组织再次鉴定。

8. B。解析：根据控制工作的基本类型质量三级结构理论，护理质量标准体系结构包括要素质量、环节质量和终末质量。①要素质量：指提供护理工作的基础条件质量，是构成护理服务的基本要素。内容包括：人员配备如编制人数、职称、学历构成等；可开展业务项目及合格程度的技术质量、仪器设备质量、药品质量、器材配备、环境质量（设施、空间、环境管理）、排班、值班传呼等时限质量、规章制度等基础管理质量。②环节质量：指各种要素通过组织管理形成的工作能力、服务项目、工作程序和工序质量。主要指护理工作活动过程质量。包括管理工作及护理业务技术活动过程。如执行医嘱、观察病情、患者管理、护理文件书写、技术操作、心理护理、健康教育等。③终末质量：指患者所得到的护理效果的质量。如皮肤压疮发生率、差错发生率、一级护理合格率及住院满意度、出院满意度等患者对护理服务的满意度调查结果等（B 正确）。

9. D。解析：根据《中华人民共和国传染病防治法》，甲类传染病：鼠疫、霍乱（D）。

10. C。解析：护理部要求各科室的工作计划根据医院总体工作目标制定，即各部门的目标与组织的总目标保持一致，这体现的是任务与目标一致的原则，选择 C 选项。管理层次原则：要做到组织有效地运转，组织中的层次应越少越好，命令路线越短越好，比如护理管理模式由原来的三级管理变成扁平式二级管理模式。集权分权结合原则：集权是把权力相对集中在高层领导者手中，分权是把权力分配给每一个管理层和管理者。等级和统一指挥原则：强调无论什么岗位，组织的每一个层级只能有一个人负责，下级只接受一位上级管理人员的命令和指挥，对一位管理人员负责；下级只向直接上级请示，只有在确认直接指挥错误时可越级上报。上级不要越级指挥，以维护下级组织领导的权威。专业化分工与协作：组织内活动按照专业化分工，要更好实现组织目标，要进行有效合作。

11. E。**解析**：综合性 ICU 护士按其与床位数之比（3.0～3.5）∶1 来算，需要 30～35 名，否则不易达到 ICU 监测和治疗要求，选择 E 选项。

12. E。**解析**：需要实施手术、特殊检查、特殊治疗的，医务人员应当及时向患者说明医疗风险、替代医疗方案等情况，并取得书面同意；不宜向患者说明的，应当向患者的近亲属说明，并取得书面同意。结合选项，操作前须充分告知并签订知情同意书的是锁骨下静脉穿刺置管。

13. E。**解析**：申请人体器官移植手术患者的排序，应当符合医疗需要，遵循公平、公正和公开的原则，结合选项，患者的社会地位不属于医疗需要，选择 E 选项。

14. C。**解析**：患者诊断为霍乱，霍乱为甲类传染病。患甲类传染病、炭疽死亡的，为避免疫情传播，应当将尸体立即进行卫生处理，就近火化。

15. C。**解析**：医院的管理环境着重强调的是医院的规章制定。

16. B。**解析**：患者以霍乱入院，霍乱为甲类传染病，应采取严密隔离。严密隔离的内容包括：（1）病人应住单间病室，通向过道的门窗须关闭（E 正确）。（2）禁止病人出病室，并禁止探视与陪护（A 正确、B 错误）。（3）接触病人时，必须戴好口罩和帽子，穿隔离衣和隔离鞋，必要时戴手套，消毒措施必须严格。（4）病人的分泌物、呕吐物和排泄物应严格消毒处理（C、D 正确）。污染敷料装袋标记后送焚烧处理。（5）室内空气及地面用消毒液喷洒或紫外线照射消毒，每天 1 次。

17. A。**解析**：保证无菌物品的合格率属于质量控制中的前馈控制。在手术包进入手术室之前及时发现问题，避免感染的产生。

18. C。**解析**：手术室质量标准包括：无菌操作和消毒隔离、手术室管理、手术室各岗位工作质量标准无菌操作和消毒隔离：严格执行无菌操作规程，无菌手术感染率小于 0.5%（B 正确），三类切口感染有追踪登记制度（E 正确）；有严格的消毒隔离制度并认真贯彻；每月定期进行细菌培养（C 不正确）及对手术室空气、医护人员的手、物品进行监测；无过期无菌物品；对感染手术严格执行消毒隔离制度（D 正确）。手术室应清洁、卫生、安静，有定期清扫制度（A 正确）；工作人员的衣、帽、鞋按要求穿戴，对参观人员、实习人员有管理要求；高压灭菌达到无菌要求，有灭菌效果监测；各种登记制度健全。

19. B。**解析**：对注册有效期满未延续注册的、受吊销护士执业证书处罚，自吊销之日起满 2 年的护理人员，需重新进行执业注册。

20. C。**解析**：申请护士执业注册，应当具备的条件之一：具有完全民事行为能力，申请者年龄在 18 周岁以上。

21. C。**解析**：申请护士执业注册，应当具备的条件之一：在中等职业学校、高等学校完成教育部和卫生部规定的普通全日制 3 年以上的护理、助产专业课程学习，包括在教学、综合医院完成 8 个月以上护理临床实习（C 正确），并取得相应学历证书。

22. D。**解析**：护士执业注册的健康条件为无色盲、色弱、听力障碍者及精神病史，无影响履行护理职责的疾病、残疾或者功能障碍。近视不影响申报，选择D选项。

23. E。**解析**：申请护士执业注册，应当具备的条件见19题，不包括户籍证明。

24. E。**解析**：从事护理活动唯一的合法凭证是护士执业资格证书。

25. E。**解析**：护士去异地工作时，应变更执业机构、执业地点，应当向准予注册的卫生行政部门申请办理变更注册手续。

26. E。**解析**：从事护理活动唯一的合法凭证是护士执业资格证书，A不允许。执业证书在有效期内可以从事护理活动。对注册有效期届满未延续注册的（B）、受吊销《护士执业证书》处罚（D），自吊销之日起满2年的护理人员，需要重新进行执业注册。执业地点发生变化的，应办理执业注册变更（C）。承担卫生行政部门交办或者批准的任务以及履行医疗卫生机构职责的护理活动，包括经医疗卫生机构批准的进修、学术交流的，不需要办理变更手续，本题选择E。

27. C。**解析**：护士办理执业注册变更后其执业许可期限为5年。

【速记点拨】凡新办理的执业注册，有效期均为5年。

28. A。**解析**：《护士条例》规定，护士必须经执业注册取得护士执业证书，才能从事护理活动。未经护士执业注册从事护理工作的，由卫生行政部门予以取缔。

29. E。**解析**：甲类传染病包括鼠疫、霍乱。

30. D。**解析**：甲类传染病包括鼠疫和霍乱。

31. A。**解析**：传染性非典型肺炎、炭疽中的肺炭疽，虽被纳入乙类，但可直接采取甲类传染病的预防、控制措施。2013年，卫计委解除了对人感染高致病性禽流感采取的甲类传染控制措施。

32. E。**解析**：肺炭疽、新型冠状病毒感染的肺炎、传染性非典型肺炎（E）被列入乙类传染病，但按照甲类传染病管理。

33. B。**解析**：霍乱和鼠疫为甲类传染病，SARS和传染性非典型肺炎是乙类传染病按甲类传染病管理。

34. D。**解析**：法律规定，医疗机构发现甲类传染病时，应当及时采取下列措施：①对患者、病原携带者予以隔离治疗，隔离期限根据医学检查结果确定；②对疑似患者，确诊前在指定场所单独隔离治疗（D错误）；③对医疗机构内的患者、病原携带者、疑似患者的密切接触者，在指定场所进行医学观察和采取其他必要的预防措施。

35. A。**解析**：修订后的法律规定，医疗机构发现甲类传染病时，应当及时对患者、病原携带者，予以隔离治疗，隔离期限根据医学检查结果确定；对疑似患者，确诊前在指定场所单独隔离治疗（A）；B、C、D、E均可能导致疫情的扩散与传播。

36. B。**解析**：隔离期限根据医学检查结果确定。

37. E。**解析**：患甲类传染病、炭疽死亡的，为避免疫情传播，应当将尸体立即进行卫生处理，就近火化。所以，本题的正确答案为E。

38. B。**解析**：法律对现行传染病疫情报告和公布制度作了完善，并新设立了传染病疫情信息通报制度。任何单位和个人发现传染病患者或者疑似传染病患者时：应当及时向附近的疾病预防控制机构或者医疗机构报告（B）。依照规定，负有传染病疫情报告职责的人民政府有关部门、疾病预防控制机构、医疗机构、采供血机构及其工作人员，不得隐瞒、谎报、缓报传染病疫情。

39. D。**解析**：医疗事故的鉴定机构为各级医学会。

40. A。**解析**：根据题干描述，护士因过错造成患者死亡，属于一级医疗事故。

41. C。**解析**：医疗事故是指医疗机构及其医务人员在医疗活动中，违反医疗卫生管理法律、行政法规、部门规章和诊疗护理规范、常规，过失造成患者人身损害的事故。预防要做到有效防范医疗事故除了设立医疗质量监控部门或人员、加强医疗质量监督管理、提高医务人员技术水平、改善服务态度外，还应制定切实可行的防范医疗事故预案。严格控制探视与预防医疗事故措施无关。

42. E。**解析**：医疗事故过失行为责任分类：①完全责任：指医疗事故损害后果完全由医疗过失行为造成。②主要责任：指医疗事故损害后果主要由医疗过失行为造成，其他因素起次要作用。③次要责任：指医疗事故损害后果主要由其他因素造成，医疗过失行为起次要作用。④轻微责任：指医疗事故损害后果绝大部分由其他因素造成，医疗过失行为起轻微作用。

43. D。**解析**：患者有权复印其门诊病历、体温单、医嘱单、化验单（医学报告）、医学影像检查资料、特殊检查同意书、手术同意书、手术及麻醉记录单、病理资料、护理记录以及国务院卫生行政部门规定的其他病历资料。不包括会诊记录，选择D选项。

44. D。**解析**：因抢救生命垂危的患者等紧急情况，不能取得患者或者其近亲属意见的，经医疗机构负责人（D）或者授权的负责人批准，可以立即实施相应的医疗措施。

45. E。**解析**：因抢救生命垂危的患者等紧急情况，不能取得患者或者其近亲属意见的，经医疗机构负责人（E）或者授权的负责人批准，可以立即实施相应的医疗措施。即在抢救急危患者等紧急情况下，虽然没有患者同意，经医院负责人同意，也可以进行手术抢救。

46. A。**解析**：手术协议签订人应首选患者本人，当患者意识不清或不能签字的情况下，可由家属代签。

47. C。**解析**：国家提倡并指导择期手术的患者自身储血，动员家庭、亲友、所在单位以及社会互助献血。

48. D。**解析**：《献血法》规定，血站是采集、提供临床用血的机构。

49. D。**解析**：我国实行无偿献血制度，提倡18周岁至55周岁的健康公民自愿献血，A选项错误。两次采集间隔时间不少于6个月，C错误。B、E均为长期用药患者，应排除。因此，选择无长期用药的D。

【速记点拨】献血者的确定标准应确保医疗用血的质量，并保证献血者的身体健康。

50. B。**解析**：我国实行无偿献血制度，提倡18周岁至55周岁的健康公民自愿献血。

51. E。**解析**：国家提倡18～55周岁健康公民自愿献血，每次采集血液量一般为200ml，最多不得超过400ml。

52. C。**解析**：两次采集间隔时间不少于6个月。

53. D。**解析**：排除法。献血前的准备主要目的是提高血液质量，高脂食物导致血液质量下降。献血前注意事项：不吃高脂或高蛋白食物（D错误），如肥肉、鱼、油条等，以防止血液浑浊。当日晨，应吃些清淡饮食，如稀饭、馒头、面包、鸡蛋等。献血前心情不要紧张，保持轻松愉快。献血前保证充足的睡眠。献血前最好洗洗澡，换上干净内衣，特别是两个肘弯部要洗干净。献血前一天和当天不要喝酒。献血前两天如有感冒、发热、咳嗽等症状，应该暂缓献血；女性应避免在月经期间以及经期前后3天献血。

54. E。**解析**：献血后注意事项：抽血后保护针眼，用消毒棉球盖好穿刺孔，以胶布固定，并用3个手指顺静脉走向压迫针眼5分钟。为保护好穿刺孔不受感染，至少在4小时内不要取去穿刺孔上的敷料。针眼处1～2天内不沾水。抽血后运动注意个人活动要适度，献血后当天请不要从事高空作业、高温作业、驾驶车辆、体育比赛、通宵娱乐等活动。

55. E。**解析**：疾病预防控制机构、接种单位、疫苗生产企业、疫苗批发企业发现假劣或者质量可疑的疫苗，应当立即停止接种、分发、供应、销售，并立即向所在地的县级人民政府卫生主管部门和药品监督管理部门报告，不得自行处理。

56. E。**解析**：《艾滋病防治条例》第三十八条规定：艾滋病病毒感染者和艾滋病病人应当履行下列义务：将感染或者发病的事实及时告知与其有性关系者。

57. B。**解析**：从事人体器官移植的医务人员应当对人体器官捐献人、接受人和申请人体器官移植手术的患者的个人资料保密。因此，护士应婉言拒绝。

58. C。**解析**：捐献人体器官，要严格遵循自愿的原则。根据条例，捐献人体器官的公民应当具有完全民事行为能力。公民捐献其人体器官应当有书面形式的捐献意愿，对已经表示捐献其人体器官的意愿，有权予以撤销。条例规定，公民生前表示不同意捐献其人体器官的，任何组织或者个人不得捐献、摘取该公民的人体器官；公民生前未表示不同意捐献其人体器官的，该公民死亡后，其配偶、成年子女、父母可以以书面形式共同表示同意捐献该公民人体器官的意愿。任何组织或个人不得摘取未满 18 周岁公民的活体器官用于移植。

59. A。**解析**：在主管医疗护理副院长领导下，设护理部主任 - 科护士长 - 护士长；在护理单元设有护士长 - 护士 - 护理员。在管理中需要统一领导、统一指挥。强调无论什么岗位，组织的每一个层级只能有一个人负责，下级只接受一位上级管理人员的命令和指挥。下级只向直接上级请示，只有在确认直接指挥错误时才可越级上报。上级不要越级指挥，以维护下级组织领导的权威。护士的上级为本病区护士长，因此首先报告护士长。

【速记点拨】管理中各项事务应逐级上报。

60. D。**解析**：在主管医疗护理副院长领导下，设护理部主任 - 科护士长 - 护士长；在护理单元设有护士长 - 护士 - 护理员。护士的上级为本病区护士长，因此首先报告肝胆外科护士长。

61. E。**解析**：护士条例规定，发现患者病情危急未立即通知医师的；发现医嘱违反法律、法规、规章或者诊疗技术规范的规定，未提出或者报告；泄露患者隐私；发生自然灾害、公共卫生事件等严重威胁公众生命健康的突发事件，不服从安排参加医疗救护，均应由县级以上卫生管理部门依据职责分工责令改正，给予警告；情节严重的，暂停其 6 个月以上 1 年以下执业活动，直至由原发证部门吊销其护士执业证书。

62. B。**解析**：设立护理部主任 - 科护士长 - 护士长，实行扁平化的二级管理模式。

63. A。**解析**：每个班次由一名护士负责该患者的全部护理的工作方式属于个案护理。本题考查护理工作模式：①个案护理：是指一个患者所需要的全部护理由一名当班护士全面负责，护理人员直接管理某个患者，即由专人负责实施个体化护理。②功能制护理：是以工作中心为主的护理方式，根据工作的特点和内容划分为几个部分。按岗位分工，可分为处理医嘱的主班护士、治疗护士、药疗护士、生理护理护士等。③小组护理：是将护理人员和患者分成若干小组，一个或一组护士负责一组患者的护理方式。小组成员由不同级别的护理人组成，小组组长负责制定护理计划和措施，指导小组成员共同参与和完成护理任务。④责任制护理：是由责任护士和相应辅助护士对患者进行有计划有目的地整体护理，要求患者从入院到出院，由责任护士和其辅助护士负责。⑤系统性整体护理：是以患者和人的健康为中心，以现代护理观为指导，以护理程序为核心，为患者提供心理、生理、社会、文化等全方位的最佳护理，并将护理临床业务和护理管理环节系统化的工作模式。

64. E。**解析：**以“病人为中心”的优质护理服务工作模式是责任制整体护理。是由责任护士和相应辅助护士对患者进行有计划、有目的地整体护理，要求患者从入院到出院，由责任护士和其辅助护士负责。每个护理人员负责一定数量的患者，以患者为中心，以护理计划为内容，对患者实施有计划的、系统的、全面的整体护理。分组护理是将护理人员和患者分成若干小组，一个或一组护士负责一组患者的护理方式。功能制护理是以工作中心为主的护理方式，根据工作的特点和内容划分为几个部分。按岗位分工，可分为处理医嘱的主班护士、治疗护士、药疗护士、生理护理护士等。

65. A。**解析：**灭菌后的医疗用品不得检验出任何种类的微生物，各种无菌物品的灭菌合格率应达到100%。

66. C。**解析：**P代表计划，即检查质量状况，找出存在问题，查出产生质量问题的原因，针对主要原因制订具体实施计划。D代表实施，即贯彻和实施预定的计划和措施。C代表检查，即检查预定目标执行情况。A代表处理，即总结经验教训，存在问题转入下一个管理循环中。

67. D。**解析：**护士有获得与本人业务能力和学术水平相应的专业技术职称的权利，有参加专业培训、从事学术研究和交流、参加行业协会和专业学术团体的权利。

68. B。**解析：**《中华人民共和国护士管理办法》中规定护士执业注册有效期为5年，需连续注册；中断注册者超过3年的，还应当提交在省、自治区、直辖市人民政府卫生行政部门规定的教学、综合医院接受3个月临床护理培训并考核合格的证明。

69. C。**解析：**事故与差错的区别主要是后果的差异，凡事故产生均造成不良后果。

70. A。**解析：**遵守护理工作的查对制度是保证护理质量的关键，对于此事件的讨论应越快越好 。

71. C。**解析：**本题考查与护士执业注册相关的法律法规。护士首次执业注册应当自通过护士执业资格考试之日起3年内提出执业注册申请。应提交学历证书及专业学习中的临床实习证明、护士执业资格考试成绩合格证明、健康体检证明以及医疗卫生机构拟聘用的相关材料，接受审核。

72. B。**解析：**本题考查与护士执业注册相关的法律法规。护士首次执业注册应当自通过护士执业资格考试之日起3年内提出执业注册申请，提交相关材料，接受审核。因此，2011年5月护士资格证拿到后要在2014年4月之前注册。

73. D。**解析：**本题考查与护士执业注册相关的法律法规。护士首次执业注册应当自通过护士执业资格考试之日起3年内提出执业注册申请，提交学历证书及专业学习中的临床实习证明、护士执业资格考试成绩合格证明、健康体检证明以及医疗卫生机构拟聘用的相关材料，接受审核。

74. D。**解析：**本题考查与护士临床工作相关的医疗法律法规。《传染病防治法》规定：任何单位和个人发现传染病病人或疑似传染病病人时都有义务向附近的医疗或卫生防疫机构报告。责任报告人发现甲类传染病和按照甲类管理的乙类传染病病人、病原携带者或疑似传染病病人时，应在2小时内报告发病地的卫生防疫机构；责任报告人发现乙类、丙类传染病病人、病原携带者或疑似传染病病人时，应于24小时内报告发病地的卫生防疫机构。禽流感属于乙类传染病，责任报告人应于24小时内上报。

75. E。**解析：**本题考查了医院护理质量管理。题干中属于医疗事故，主要责任方为医院及当时所有参与手术的医生和护士。

76. A。解析：本题考查医院护理管理的组织。题干中护士长根据总目标到科室布置分目标，体现了分目标与总目标保持一致、分目标服从总目标的原则，A 正确。医院护理管理组织的原则包括：等级和统一指挥原则，专业化分工与协作的原则，管理层次的原则，有效管理幅度原则，职责与权限一致的原则，集权分权结合原则，任务和目标一致原则，稳定适应原则，精干高效原则，执行与监督分设原则。

77. A。解析：本题考查护理工作模式。①个案护理：是指一个患者所需要的全部护理由一名当班护士全面负责，护理人员直接管理某个患者，即由专人负责实施个体化护理（A 正确）。②功能制护理：是以工作中心为主的护理方式，根据工作的特点和内容划分几个部分。③小组护理：是将护理人员和患者分成若干小组，一个或一组护士负责一组患者的护理方式。④责任制护理：是由责任护士和应辅助护士对患者进行有计划有目的地整体护理，要求患者从入院到出院，由负责护士和其辅助护士负责。⑤系统性整体护理：是以患者和人的健康为中心，以现代护理观为指导，以护理程序为核心，为患者提供心理、生理、社会、文化等全方位的最佳护理，并将护理临床业务和护理管理环节系统化的工作模式。

78. C。解析：护士首次执业注册应当自通过护士执业资格考试之日起 3 年内提出执业注册申请。

79. D。解析：我国实行无偿献血制度，提倡 18 周岁至 55 周岁的健康公民自愿献血。

80. C。解析：血站对献血者每次采集血液量一般为 200 ml，最多不得超过 400 ml。

81. C。解析：一次献血一般为 200ml，最多不超过 400 ml，两次采集间隔期不少于 6 个月。

82. C。解析：《人体器官移植条例》明确规定活体器官接受人必须与活体器官捐献人之间有特定的法律关系，即配偶关系（A）、直系血亲（B）或者三代以内旁系血亲关系（E），或者有证据证明与活体器官捐献人存在因帮扶等形成了亲情关系（D）。

83. E。解析：责任制护理：每个护理人员负责一定数量的患者，以患者为中心，以护理计划为内容，对患者实施有计划的、系统的、全面的整体护理（E 正确）。功能制护理以工作为中心（D 排除）。小组护理是一组护士负责一组病人的护理方式，患者缺乏归属感（A 排除）。个案护理指一个病人所需要的全部护理由一名当班护士全面负责，所需人力多，成本高，并非优质模式（C 排除）。选项 B 分级护理不是工作模式。

第二十章　护理伦理

1. D。解析：遇到灾难事故，护理人员主动提出到救灾第一线去工作，这体现护理人员崇高的职业道德素质。

2. E。解析：《护士条例》中规定了护士的权利包括：①享有获得物质报酬的权利：护士执业，有按照国家有关规定获取工资报酬、享受福利待遇、参加社会保险的权利（A 正确）。②享有安全执业的权利：护士执业，有获得与其所从事的护理工作相适应的卫生防护、医疗保健服务的权利。从事直接接触有毒有害物质、有感染传染病危险工作的护士，有依照有关法律、行政法规的规定接受职业健康监护的权利（E 不正确）；患职业病的，有依照有关法律、行政法规的规定获得赔偿的权利。③享有学习、培训的权利：护士有按照国家有关规定获得与本人业务能力和学术水平相应的专业技术职务、职称的权利（C 正确）；有参加专业培训、从事学术研究和交流、参加行业协会和专业学术团体的权利（D正确）。④享有获得履行职责相关的权利。⑤享有获得表彰、奖励的权利。⑥享有人格尊严和人身安全不受侵犯的权利。

3. C。**解析：**参与突发公共卫生事件救护属于护士的义务。发生自然灾害、公共卫生事件等严重威胁公众生命健康的突发事件，不服从安排参加医疗救护的护士，此行为违反了护士条例，应负相应的法律责任。

4. D。**解析：**护理伦理基本原则包括自主原则、不伤害原则、公正原则、行善原则等。A、B选项反映了公正原则，C、E为不伤害原则及行善原则的体现，D选项泄露了患者的隐私，会伤害患者的自尊，违反了不伤害原则。

5. C。**解析：**为护士进行健康体检属于安全执业的权利。护士执业，有获得与其所从事的护理工作相适应的卫生防护、医疗保健服务的权利。

6. C。**解析：**明星的私人活动及信息属于个人隐私，护士有保护患者隐私的义务，应当尊重、关心、爱护患者，保护患者的隐私，不得到处宣扬或透漏，选择C选项。

7. C。**解析：**患者曾有吸毒史，虽要求保密，但是为了保证患者本身的健康，本着不伤害原则，护士应该和患者的主治医生沟通。不伤害原则不能简单地理解为其目的是强调使病人获得较多的益处或预防较大的伤害。实质上不伤害原则就是“权衡利害”原则的运用。它要求医护人员对诊疗照顾措施进行危险与利益或伤害与利益的分析。

8. A。**解析：**所谓隐私是患者在就诊过程中向医师公开的、不愿让他人知道的个人信息、私人活动或私有领域，如可造成患者精神伤害的疾病、病理生理上的缺陷、有损个人名誉的疾病、患者不愿他人知道的隐情等。A选项侵犯患者的隐私权。

9. B。**解析：**该护士将患者“有尖锐湿疣”这一情况告知他人，侵犯了患者的隐私权。病人有权要求有关其病情资料、治疗内容和记录应如同个人隐私，须保守秘密。病人有权要求对其医疗计划，包括病例讨论、会诊、检查和治疗都应审慎处理，不允许未经同意而泄露，不允许任意将病人姓名、身体状况、私人事务公开，更不能与其他不相关人员讨论病人的病情和治疗，否则就是侵害公民名誉权，会受到法律的制裁。

10. A。**解析：**介绍病情和预后让患者充分了解疾病相关信息是患者的权利，这体现了保证患者权益的义务。

11. D。**解析：**题干中患者要求医护人员不要将真实情况告知同学，体现了患者的隐私权。病人有权要求有关其病情资料、治疗内容和记录应如同个人隐私，须保守秘密。

12. A。**解析：**患者签字同意手术治疗体现了知情同意权，知情同意权是自主原则的一个体现。

13. C。**解析：**题干中的描述属于患者知情同意权。为了使患者能充分行使同意权，医护人员应以患者或其法定代理人能理解的用词，详细向其解说必要和重要的资料或信息，只有当病人完全了解可选择的治疗方法并同意后，治疗计划才能执行。

14. D。**解析：**本案中值班医生因患者无监护人签字且没带够手术费用而延误手术时机，侵犯了患者的基本医疗权。基本医疗权指当人们的生命受到疾病的折磨时，他们就有解除痛苦、得到医疗照顾的权利，有继续生存的权利，任何医护人员和医疗机构都不得拒绝病人的求医要求。医护人员应平等的对待每一个病人，自觉维护病人的权利。

15. B。**解析：**护士借口将孩子抱走，给患者造成了精神上的痛苦，违反了不伤害原则。不伤害原则是指不给患者带来可以避免的肉体和精神上的痛苦、损伤、疾病甚至死亡。自主原则指尊重病人自己做决定的原则。公正包括两方面的内容：一是平等对待病人，二是合理分配医疗资源；行善原则要求护理人员积极做对病人有益的事。

16. B。解析： 患者应遵医嘱出院，有义务交清治疗期间所产生的相关费用。题干中该家属没有履行遵守医院规章制度的义务。医院的各项规章制度是为了保障医院正常的诊疗秩序，就诊须知、入院须知、探视制度等都对患者和家属提出要求，这是为了维护广大患者利益的需要。

17. C 。解析： 本题考查护士执业中的伦理和行为准则。题干中，患者剖宫产 1 个月后再次怀孕，为防止发生子宫破裂，医生建议其流产，医生这种行为是在为病人健康和利益着想，权衡利害之后提出的建议，符合不伤害原则，C 选项正确。不伤害原则是指不给病人带来可以避免的肉体和精神上的痛苦、损伤、疾病甚至死亡。不伤害原则实质上就是“权衡利害”原则的运用，它要求医护人员对诊疗照顾措施进行危险与利益或伤害与利益的分析。自主原则是指自我选择、自主行动或依照个人意愿作自我的管理和决策。公正原则要求护理人员平等地对待病人，要做到尊重病人，以同样的热忱对待病人，以认真负责的作风和态度对待病人；任何病人的正当愿望和合理要求应予以尊重和满足，要尊重和维护病人平等的基本医疗照护权。行善原则是指医护人员对病人直接或间接履行仁慈、善良和有利的行为。

18. D。解析： 患者出言调戏护士、摸护士的脸侵犯了护士人格尊严和人身安全不受侵犯权利。

19. B。解析： 本题考查患者的权利。患者有权利要求医务人员对其既往史、婚育史、生理缺陷等进行保密。但是在下列情况医务人员可以向获得授权的人提供患者的个人资料：如病人签署的知情同意书；患者患有传染性疾病会威胁他人和社会的健康；患者的资料仅用于教学和科研，但不会公开患者的姓名；法律诉讼需要患者资料时。题目中窥探与病情无关的身体其他部位，则侵犯了患者的隐私权。

20. C。解析： 护理伦理基本原则包括自主原则、不伤害原则、公正原则、行善原则等。

第二十一章　人际沟通

1. E。解析： 排除法。患者家属无法参与患者的治疗过程，只能配合医生的治疗。

2. A。解析： 尊重并理解患者，向患者道歉并争取原谅。

3. C。解析： 患者家属是患者病痛的共同承受者（E），是患者的心理支持者（D）、生活照顾者（B），也是治疗护理过程的参与者（A）；是护士沟通和联络患者感情、调整护患关系的重要纽带。因此，护士不仅要与患者建立良好的人际关系，还要与患者家属保持良好的人际关系。

4. E。解析： 积极地暗示，使患者在心理上接受。

5. B。解析： 封闭式提问：又称限制性提问，是将问题限制在特定的范围内，患者回答问题的选择性很小，可以通过简单的“是”“不是”“有”“无”等即可回答。其优点是护士可以在短时间内获得需要的信息；其缺点是患者没有机会解释自己的想法。

6. A。解析： 护患关系的发展是一个动态的过程，一般分为初始期、工作期和结束期三个阶段。三个阶段相互重叠，各有重点。①初始期：亦称熟悉期，是护士与患者的初识阶段，也是护患之间开始建立信任关系的时期。此期的工作重点是建立信任关系，确认患者的需要。②工作期：是护士为患者实施治疗护理的阶段，也是护士完成各项护理任务、患者接受治疗和护理的主要时期。

③结束期：经过治疗和护理，患者病情好转或基本康复，已达到预期目标，可以出院休养，护患关系即转入结束期。

7. C。**解析**：C 选项中互不相让会激化医护人际关系。其他选项皆是改善医护人际关系的途径。

8. A。**解析**：护际沟通应该相互理解，相互支持，相互合作，不应该自行其是。

9. E。**解析**：护士在与患者沟通时，应根据患者的特点，选择适宜的沟通方式和语言，耐心地解释与沟通，避免产生理解分歧和不必要的误会。此题最合适的回答是 E。

10. C。**解析**：患者家属此时担忧患者的安危，护士此时应予以理解，告知家属患者的具体情况最能安慰家属，结合选项，C 选项的回答最合适。

11. E。**解析**：护患语言沟通的原则包括：目标性、规范性、尊重性、治疗性、情感性、艺术性。其中尊重性是护患沟通的首要原则。

12. E。**解析**：题干中患者为慢性疾病稳定期，此时为患者制定康复计划时可协助患者共同制定，选择 E。护士与患者的基本模式小结如下表。

类型	主动－被动型	指导－合作型	共同参与型
特点	“护士为患者做治疗”	“护士告诉患者应该做什么和怎么做”	“护士积极协助患者进行自我护理”
原型	母亲与婴儿的关系	母亲与儿童的关系	成人与成人的关系
护士形象	“保护者”	“指导者”	“同盟者”
适用	不能表达主观意愿、不能与护士进行沟通交流的患者，如神志不清、休克、痴呆以及某些精神病患者	急性患者和外科手术后恢复期的患者	具有一定文化知识的慢性疾病患者（E 正确）

13. C。**解析**：患者为清洁工，在得知需要长期透析治疗后，患者情绪变得低落、抑郁，可能与无力承受高额费用有关。

14. B。**解析**：题干中护士在患者入院时介绍自己属于日常护理用语中的介绍用语。日常护理用语包括：招呼用语、介绍用语、电话用语、安慰用语、迎送用语等。

15. A。**解析**：患儿害怕打针，为其输液时应采取与患儿建立友好关系，鼓励患儿，分散患儿注意力等措施减轻患儿的害怕与恐惧心理。

16. A。**解析**：患者为癌症患者，意识清楚，治疗多日，护士积极照顾患者，原型为成人与成人的关系，关系模式属于共同参与型。

17. D。**解析**：患者的个人因素包括生理因素（C），心理因素（A、B），文化因素，语言因素等，不包括患者的籍贯（D 错误）。护士的专业能力也会影响护患沟通（E）。

18. E。**解析**：所有备选答案均为患者出院时责任护士的工作内容，但其中最主要的工作是评估患者，制定随访计划。因肿瘤患者最重要的是后期随访防止复发。

19. D。**解析**：人际沟通的影响因素中隐秘因素指当沟通内容涉及个人隐私时，若有其他无关人员在场，如同事、朋友、亲友（D 正确）等，将会影响沟通的深度和效果，题干中提示恰逢患者亲属探望，因此选择 D 选项。人际沟通的过程中，其效果受多种因素的影响，而主要因素包括环境因素和个人因素，环境因素主要包括噪声、距离和隐秘性。个人因素主要包括生理因素和心理因素。

20. B。**解析**：题干中提示此时患者感到伤口阵阵疼痛，略显烦躁，导致难以继续，因此导致此次交谈困难最主要的生理因素是伤口疼痛。

21. A。**解析：**护士应体谅、理解、同情患者家属的处境，此时患者正在抢救，关注点都在患者的安危与治疗，所以无心思听入院介绍，才会遭到拒绝。

22. C。**解析：**本题中患者已昏迷，不能表达主观意愿，不能与护士进行沟通交流，应采取主动－被动型护患关系模式。

23. D。**解析：**因患者不会说普通话，故影响沟通最主要的因素是语言因素。

24. B。**解析：**护患关系有初始期、工作期和结束期。初始期为护士与患者的初识阶段，此期的重点是建立信任关系，初步收集资料；工作期是护士为患者实施治疗护理的阶段；患者病情好转或康复，转入结束期。护士询问病史处于初始期。

25. D。**解析：**互相尊重是良好医护关系的原则。

26. B。**解析：**本例中患儿父亲希望护士能一次穿刺成功，而护士两次穿刺失败，为角色期望冲突。①角色期望冲突：患者家属往往因亲人的病情而承受不同程度的心理压力，因而对医护人员期望值过高。希望医护人员能妙手回春、药到病除，要求护士有求必应、随叫随到、操作无懈可击等。然而，护士工作的繁重、护理人员的紧缺等临床护理现状难以完全满足患者家属的需要，加之个别护士的不良态度及工作方式，往往引发护士与患者家属关系的冲突。②角色责任模糊：在护理患者的过程中，家属和护士应密切配合，共同为患者提供心理支持和生活照顾。然而，部分家属将全部责任包括一切生活照顾推给护士，自己只扮演旁观者和监督者的角色；个别护士也将本应自己完成的工作交给家属去做，从而严重影响护理质量，甚至出现护理差错、事故，最终引发护士与患者家属之间的矛盾。③经济压力过重：当患者家属花费了高额的医疗费用却未见明显的治疗效果时，往往产生不满情绪，从而引发护士与患者家属间的冲突。

27. D。**解析：**题干中患者没有理解护士的“不要喝水”，而喝了牛奶，是理解差异。理解差异是由于护患双方在年龄、职业、教育程度、生活环境等方面的不同，使交流沟通过程中容易产生差异，从而影响护患关系。

28. B。**解析：**题干中由于护理管理者和护士出发点、需求不同，双方的期望和关注点不同，属于期望值差异。

29. E。**解析：**题干中的两名护士性格各异，性格属于心理因素。

30. D。**解析：**本题可采用排除法。本题正确答案为D。

31. E。**解析：**患者此时担心置入尿管会引起疼痛，护士此时应该告知患者相关的知识及配合要点，并且给予患者一定的安慰，减轻患者的焦虑，不能欺骗患者或表现为漠不关心。E选项的回答较为妥当。

【速记点拨】语言沟通类问题解答时，在保证患者安全基础上，注意尊重、准确及合乎情境。

32. A。**解析：**患者因长期治疗但不满意效果而产生抱怨。护士此时应予以理解，进行相关的解释并安慰鼓励患者，A选项最为恰当。

33. D。**解析：**题干中患儿由于年龄小，不能理解住院，护士在语言沟通过程中，护士应以真心诚意的态度，从爱心出发，加强与患儿的情感交流，消除患儿的紧张与恐惧感。D选项较为妥当。

34. D。**解析：**患儿家属急切询问患儿情况，病房护士应客观介绍患儿的情况，D选项正确。A、B选项为不负责任的表现。C选项内容不真实，不宜采取。患者家长有权力获知患儿病情，E选项不宜采取。

35. D。**解析：**护士在与患者沟通时，注意沟通内容的准确性。针对性和通俗性；根据患者的特点，选择适宜的沟通方式和语言，避免产生理解分歧和不必要的误会。此题最合适的回答是D。

36. C。**解析**：语言沟通的原则是目的性、规范性、尊重性、治疗性、情感性、艺术性。A、B、D、E选项不符合原则。

37. B。**解析**：该患者因为得乳腺癌而情绪低落，常为一些小事伤心哭泣。所以，本题正确答案为B。

38. A。**解析**：患者因沮丧而哭泣时，应该给患者一个发泄不良情绪的空间，并给予安慰与鼓励，护士不应该制止，A选项不恰当。

39. C。**解析**：患者得知患淋巴瘤后情绪易怒，拒绝治疗，护士在与患者沟通时，应为患者提供发泄的空间和机会，选择适宜的沟通方式和语言，尽可能地满足患者的需求，而不应该批评或责备患者。另外，还需注意沟通内容的准确性、针对性和通俗性。

40. C。**解析**：根据题干描述，护士应该向家属耐心解释医院规定探视时间的意义，取得家属理解。A、B选项在解释无效之后再采取，D、E选项错误。

41. A。**解析**：首因效应又称第一印象，指人在与他人首次接触时，根据对方的仪表、言语、举止等所作出的综合性判断，其中外表是影响第一印象的主要因素。

42. C。**解析**：护士进一步确认喝酒的具体量，使用的沟通技巧是澄清。澄清是护士根据自己的理解，将患者一些模棱两可、含糊不清或不完整的陈述描述清楚，与患者进行核实，从而确保信息的准确性。

43. B。**解析**：澄清即护士根据自己的理解，将患者一些模棱两可、含糊不清或不完整的陈述描述清楚，与患者进行核实，从而确保信息的准确性。结合选项，需要澄清的只有B选项，进一步确认一杯酒具体的量有多少。

44. B。**解析**：开放式提问的问题的回答没有范围限制，患者可根据自己的感受、观点自由回答，护士可从中了解患者的真实想法和感受。其优点是护士可获得更多、更真实的资料，其缺点是需要的时间较长。结合选项，B选项为开放式提问。

【速记点拨】闭合式提问只能回答“是”或者“不是”，能自由回答的为开放式提问。

45. A。**解析**：开放式提问的回答没有范围限制，患者可根据自己的感受、观点自由回答，护士可从中了解患者的真实想法和感受。其优点是护士可获得更多、更真实的资料，其缺点是需要的时间较长。选项中，A选项的回答范围可以没有限制，为开放式提问。

46. B。**解析**：可采用排除法，在提问时应该保证消息传递的有效性，一次把问题抛出，可能导致患者回答时顾此忘彼，专业术语、英文缩写或简称的过多使用可能导致患者听不懂，闭合式提问使患者回答的选择性很少，使资料收集不全。因此选择B。

【速记点拨】护患沟通时以准确及有效为中心。

47. A。**解析**：护患沟通时提问首先应遵循的原则是中心性原则，提问是收集信息和核对信息的重要方式，也是确保交谈围绕主题持续进行的基本方法，所以提问一定要围绕主题进行。

48. E。**解析**：提问是收集信息和核对信息的重要方式，要保证资料的客观性。A选项的括约肌痉挛为专业术语，不宜采用。B选项可能暗示患者，不宜采用。C选项不尊重患者，不宜采用。D选项适合用开放式提问，以便获取准确的饮水量，不宜采用。E选项的提问方式正确。

49. D。**解析**：从他人的角度感受、理解他人的感情，为移情的策略。（1）沉默：①表达自己对患者的同情和支持；②给患者提供思考和回忆的时间以及诉说和宣泄的机会；③缓解患者过激的情绪和行为；④给自己提供思考、冷静和观察的时间。（2）核对：核实是指在交谈过程中，为了验证自己对内容的理解是否准确所采用的沟通策略，可通过重述、澄清两种方式进行核实。（3）阐释：即阐述并解释。阐释的基本原则包括：①尽可能全面地了解患者的基本情况；②将需要解释的内容以通俗易懂的语言向患者阐述；③使用委婉的语气向患者阐释自己的观点和看法，使患者可以选择接受、部分接受或拒绝。（4）移情：即感情进入的过程。移情是从他人的角度感受、理解他人的感情，是分享他人的感情，而不是表达自我感情，也不是同情、怜悯他人。

【速记点拨】 移情：感他人所感。

50. B。**解析：** 非语言沟通是借助非语词符号，如人的仪表、服饰、动作、表情等，以非自然语言为载体所进行的信息传递。本题中患者使用呼吸机，其非语言起到代替作用，以便于信息交流。

51. D。**解析：** 产妇分娩中，疼痛难耐，此时应允许产妇表达疼痛，护士应采取的沟通方式是紧握其手，给予无声的支持。

52. D。**解析：** 患者有听力障碍，因此为了保证信息传递，可选择其他非语言沟通的形式帮助沟通，如用表情或手势，使用文字交流等。倾听时身体位置与患者同高为尊重患者，核实信息能保证信息传递的质量和效果。听力障碍的患者若提高讲话声音反而会引起“重振”，重振现象的存在，导致耳聋又怕吵，同时还会影响其他病人或引起患者的误解。

53. B。**解析：** 护士在工作中应保持举止优雅得体，大方稳重，行走步态应轻盈、稳健，遇紧急情况可快速行走，避免跑步等引起慌乱。

54. A。**解析：** 坐姿要求：抬头，上身挺直，下颌微收，目视前方（E）；挺胸立腰，双肩平正放松；上身与大腿、大腿与小腿均呈 90°；双膝自然并拢，双脚并拢（C），平落于地或一前一后；坐在椅子的前部 1/2 或 2/3 处即可（A 错误）；双手交叉相握于腹前（D）。

55. A。**解析：** 此时应让患者发泄情感，不能阻止患者哭泣。

56. B。**解析：** 本题考查人际沟通的影响因素。在人际沟通中，受到多方面因素的影响，主要包括环境因素和个人因素。环境因素主要包括噪声、距离和隐秘性。个人因素包括生理因素、心理因素（情绪、性格、认知、态度等）、文化因素、语言因素。题中护士业务能力高，热情似火，但是脾气暴躁，是其性格的影响，属于心理因素。

57. B。**解析：** 本题考查人际沟通。护士与患者在术后进行交谈，交谈过程中出现护士手机来电但立即关闭手机、患者伤口疼痛并感到聒噪等状况，涉及的影响因素包括情绪、伤口疼痛，其中伤口疼痛也是导致情绪烦躁的因素之一，即使患者女儿安慰也无法继续，因此最能影响交谈的因素是患者情绪烦躁。情绪是指一种具有感染力的心理因素，可直接影响沟通的有效性。焦虑、烦躁的情绪将干扰沟通者传递、接受信息的能力。

58. D。**解析：** 影响沟通的个人生理因素包括永久性生理缺陷和暂时性生理不适，包括疼痛、饥饿、疲乏等。该患者感到伤口阵阵疼痛，因此，导致此次交谈失败的个人生理因素是患者伤口疼痛。

59. D。**解析：** 此患者为术后患者，更适合指导－合作型。指导－合作型的模式主要适用于急性患者和外科手术后恢复期的患者。指导－合作型特点是“护士告诉患者应该做什么和怎么做”，模式关系的原型为母亲与儿童的关系。在此模式中，护士常以“指导者”的形象出现，根据患者病情决定护理方案和措施，对患者进行健康教育和指导；患者处于“满足护士需要”的被动配合地位，根据自己对护士的信任程度有选择地接受护士的指导并与其合作。

60. A。**解析：** 护患沟通时反馈的最有效的技巧是倾听（A），是全神贯注地接受和感受交谈对象发出的全部信息（包括语言信息和非语言信息），并做出全面的理解。重复（C）和澄清（B）都是为了确保信息的准确性。鼓励（D）可以增强患者战胜疾病的信心。提问（E）是收集信息和核对信息的重要方式。

61. C。解析：共同参与型以护患间平等合作为基础，主要适用于具有一定文化知识的慢性疾病患者，护士以“同盟者”的形象出现为患者提供合理的建议和方案，患者主动配合治疗护理，题干中患者为大学教授，因高血压入院，最佳的护患模式是共同参与型。

62. E。解析：护理礼仪的特征包括规范性、强制性、综合性、适应性和可行性。

63. D。解析：安全需要指希望受到保护、免遭威胁，从而获得安全感，是在生理需要得到相对满足后显露出来。如果安全需要得不到满足，个体可出现焦虑、恐惧、害怕等负性情绪体验以及寻求安全的行为等。题干中患者双下肢截肢手术，可能是对未来的焦虑恐惧，安全需要未得到满足。